질병별 식이 영양 섭생학 I
간·담계, 심·소장계, 비·위장계, 폐·대장계

동양섭생치유학3

질병별 식이 영양 섭생학 Ⅰ
간·담계, 심·소장계, 비·위장계, 폐·대장계

차성훈 지음

우리글

건강하고 지혜로우며 행복한 삶을 위해

필자는 아무것도 모르던 한 평범한 사회인이었다. 그러다가 폐결핵을 치료하기 위해 자연섭생법의 위력을 체험하게 되면서 자연의 원리와 내 몸에 잘 맞는 섭생법의 중요함에 눈뜨게 되었다. 그리고 지난 13년간 공부하여 체험적인 임상 연구를 통해 자연섭생치유학의 전문가가 되었다.

자연섭생법을 안다는 것은, 우주와 대자연의 원리, 하늘과 땅의 원리, 사람의 생리와 병리의 원리, 생명의 원리 등 자연의 모든 원리를 아는 것이다. 대자연이 변화하는 이치가 사람의 생리나 병리의 변화 원리와 같으므로, 필자는 모든 사람들이 자연과 함께 호흡하고 자연의 변화에 순응하는 지혜로운 사람이 되었으면 하는 바람으로 이 책을 쓰게 되었다.

오늘날의 의학은, 질병의 본체와 변화를 탐색하는 본질절인 능력은 거의 상실한 채 피상적인 부분적 개념에만 집착한 나머지, 의학 본연의 임무를 잃어버렸다고 생각한다.

그러다 보니 방송과 신문 등 대중매체를 통해 쏟아지는 무수한 정보 속에서 무엇이 옳은지 무엇을 먹어야 할지 어떻게 하는 것이 건강을 지키는 것인지에 대한 기준이 없어져, 다들 혼란스러워하고 있다. 이런 상황 속에서는 개개인이 자신을 위해 현명한 선택을 해야 한다. 인생은 늘 지혜를 필요로 한다. 건강을 지키고 유지하는 데도 지혜가 필요하다.

이 책이 생명에 관해 관심을 가지고 있는 사람들, 자연의 원리를 탐구하는 사람들, 질병과 싸우고 있는 사람들, 그리고 환자 가까이 있는 사람들에게 올바른 원리를 알려주는 길잡이 역할을 할 수 있었으면 좋겠다. 또한 이 책을 통해 독자들이 보다 더 건강하고 행복한 삶에 한걸음 다가설 수 있기를 진심으로 바라는 바이다.

동양섭생치유학의 핵심은 사람과 자연과의 관계에 있다. 이 책에서는 자연의 원리 및 변화에 따른 체질 형성과 질병의 진행 단계별 진단법과 치유법을 주로 다루고 있기 때문에, 한의학뿐만 아니라 양의학, 섭생학, 양생학, 영양학, 약리학, 본초학, 자연치유학, 동양학중 동양오술(醫學, 地學, 易學, 相學, 命理學)등과도 밀접한 관계를 이루고 있다. 관심 있는 많은 분들이 동양섭생치유학에 더욱 관심을 가지고 연구하게 될 것이라 믿는다.

작금의 의학은 의술에 질병을 맞추는 실정이므로 부분의학으로 빠질 수밖에 없다.

예를 들면, 양의사는 인체를 물질 계통인 해부생리학적 계통의 형이하학적 형상形狀의 치유 기술에 질병을 맞춰 병명이나 증상을 분류해 치유하며, 한의사는 인체를 기질계통인 경락계통에 형이상학적 기상氣像의 치유 기술에 질병을 맞춰 병명이나 증상을 분류해 치유하며, 영양치유학은 식품의 영양 성분적 작용에 질병을 맞춰 병명과 증상을 분류하여 치유하는 실정이므로 다른 치유 방법론이야 논해서 무얼 하겠는가?

각 분야의 관점에서 진단하여 치유하다 보니 불치병, 난치병으로 분류되는 병명만 점점 더 늘어가고, 감기와 같은 간단한 질병조차 고치지 못하고 있는 실정이라 하겠다. 이는 주객이 전도된 상황이다. 한의학이건, 양의학이건, 영양학이건 간에 주主는 아픈 사람이 되어야 하며 아픈 사람에게 맞는 치유술이 전개되어야 원리에 맞는 생리, 병리 체계라 할 것이다.

환자 입장에서 보면 양의학, 한의학, 영양학, 섭생학, 양생학이건 간에 그 이름이 중요한 것이 아니라, 환자 자신의 병을 치유하는 학문이 제일이다. 어떠한 물건이든 용도에 맞게 활용하면 효용이 있는 것이며 용도에 맞지 않게 활용하면 효용이 없는 것 아니겠는가.

치유술도 마찬가지이다. 환자의 질병 변화 단계에 맞는 의술을 활용하면 효과를 볼 것이고 질병의 변화 단계에 맞지 않는 의술을 활용하면 양방이든, 한방이든 효과가 없을 것이다. 이처럼 어떠한 것이든지 치유술은 모두 나름대로 용도가 있겠으나, 그것을 쓰는 사람이 그 용도에 맞게 활용하지 못하면 비효율적이거나 무용지물이 되어버리고 만다.

이제는 원리에 맞게 통합적으로 인식을 바꿀 수 있는 새로운 패러다임이 요구되고 있다. 즉, 질병을 보는 관점이 바뀌어야 한다는 것이다. 그 새로운 돌파구를 찾으려면, 원리에 맞는 기준이 있어야 할 것이다. 필자는 그 기준을 자연에 두고, 동양섭생치유학의 원리를 정리하게 된 것인데, 이 책은 나름대로 통합의학을 목적으로 저술한 것이라 하겠다.

이 책에서 필자는 그동안 생각해왔던 자연의 원리와 변화의 원리, 그에 상응하는 체질론과 사람의 생리 · 병리 원리 및 질병 진단법과 치유 원리 등에 관한 견해를 밝혀두었다. 그리고 섭생법의 기본 원리와 쉽게 실천 할 수 있는 여러 방법들을 설명했다.

섭생학은 질병 치유의 중요한 분야이며, 가장 기본이 되는 부분이다. 그럼에도 불구하고 대다수의 많은 분들이 제대로 된 섭생법을 알지 못해 올바로 실천하지 못하고 있다. 모든 실천법들은 쉽고 흔해야 한다.

자연에서 태양, 공기, 물, 흙 등 4가지 요소가 모든 생명을 살리는 기본이 되듯이, 생명을 살리는 실천법 또한 이처럼 흔하고 누구나 쉽게 실천할 수 있는 것이어야 할 것이다.

음식에도 궁합이 있듯이 자신의 체질에 꼭 맞는 섭생법이나 치유법이 있다.

내 몸에 맞는 섭생이나 치유법을 제대로 실천했을 때 여러 질병을 이겨낼 수 있는 몸이 만들어 지는 것이다.

이 책은 내 몸에 맞게 호흡하고, 먹고, 활동하는 섭생학의 원리에 대해 쓴 것이다. 그러므로 질병이 왜 생기는지, 질병이 어떻게 진행되어 가는지, 그렇게 진행되어 가는 병을 어떻게 낫게 하는지와 같은 물음들에 대한 답이 되리라고 확신한다.

동양섭생치유학을 알면 알수록, 건강해지기 위해 어떻게 대처해야 하는지 알 수 있게 된다.

그러므로 이 책의 주인공은 바로 당신이다.

이 책은 총 5권으로 구성되어 있다.

제 1권은 「총론」편으로 동양섭생치유학의 가장 중요한 원리 부분이므로 반드시 이 부분을 먼저 이해하고 2권, 3권, 4권, 5권을 보아야 부분적인 치유에 빠지지 않게 될 것이다.

제1권 「총론」편에서는 자연의 원리에 의한 사람의 생리, 병리 및 체질론과 질병론, 병인론, 진단론, 치유론에 대해 논했으며, 치유법 중에서도 내재된 기질氣質을 조절하는 섭생법에 관한 이론 및 그 응용을 주로 논했다.

제2권에서는 치유법 중 내재된 물질物質을 조절하는 식이영양섭생학을 논했는데 이는 영양학을 섭생학적 입장에서 재해석하고 영양학적 식품분류를 동양의 음양오행적 관점에 맞춰 분류 편집했다.

특히, 식품분류 편은 제 5권의 부록으로 별도 분류 편집했다.

제3권과 4권에서는 장상론을 기준으로 기질적氣質的 계통에 기준을 두고 정리했으며 현대의 해부생리학적 기준에 입각해 병명론, 질병론을 논하고 거기에 맞는 식이영양섭생학을 응용 치유할 수 있게 논하였다.

2,3,4,5권을 단일본으로 보고 지식적 차원에서 써 먹는다면 부분치유로 빠

질 수 있으므로 반드시 1권의 「총론」편을 읽고 전체를 이해 한 후, 가장 합당하게 2, 3, 4, 5권을 활용했으면 하는 바람이다.

이 책은 서너 해 동안 공부한 결과도 아니고 더구나 한, 두 달에 갑자기 써낸 글도 아니다. 10여년의 공부와 연구를 통해 얻어낸 것이며 한 해, 한 해마다 강의와 임상과 체험적 연구를 통해 하나 하나의 의문점에 대한 해결을 찾아 완성한 것이다.

내가 알게 된 것을 여러 사람들과 함께 나누고 싶은 작은 바람과 열정, 사람들이 조금이라고 올바른 자연섭생법에 관심을 갖기 바라는 마음이 없었다면 이 책은 세상의 빛을 보지 못했을 지도 모른다.

혹시라도 책에 오류가 있다면 저자의 짧은 지식과 부족한 경험 탓이므로 널리 이해해주시기 바라며 그 부족한 부분들이 앞으로 많은 분들의 참여와 관심으로 채워지기를 바랄 뿐이다.

원고를 다 쓰고 나서 다시 읽어보고 있는 지금, 본인은 나름대로 만족하고 있지만 독자 여러분은 많은 불편함과 부족함을 느끼리라 생각한다.

이 자리를 빌어 섭생학이란 작은 창문을 통해 대해大海를 보게 해준 고故 현성玄聖 김춘식 스승님께 깊은 존경심과 감사의 마음을 드리며 많은 참고 문헌을 저술해 준 선先 지식인들에게도 감사를 드린다.

이 책을 출판하면서 많은 어려움 속에서도 묵묵히 지켜봐준 아내와 자료 정리에 힘써준 김은희, 조천호, 김주호, 차승현, 차명진, 차경란에게 고마움을 전한다. 그리고 배움을 청했던 많은 이들과, 우리글 출판사 김소양 사장님과 전 직원에게도 감사를 드린다.

2007년 이른 봄

차 성 훈

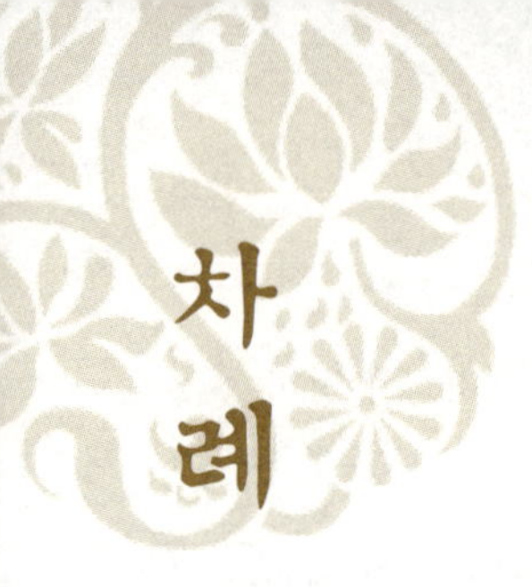

차례

2부 심·소장계

4부 폐 · 대장계

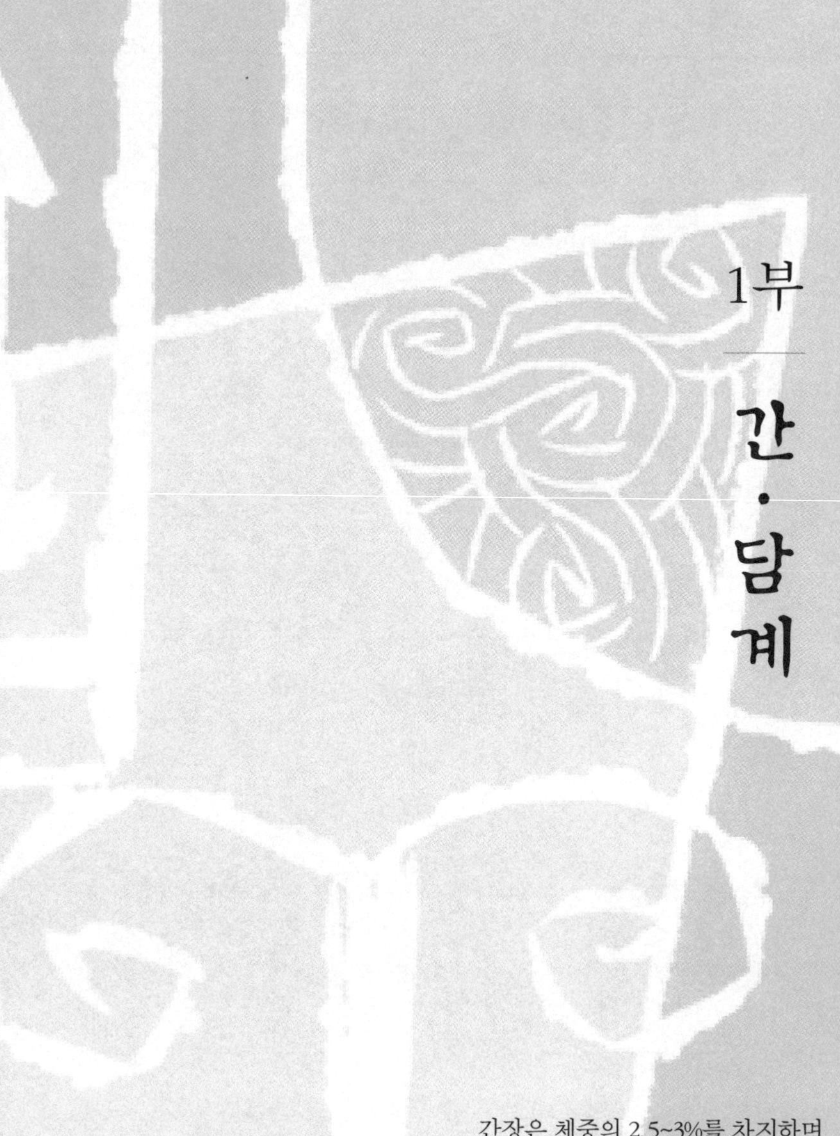

1부

간·담계

간장은 체중의 2.5~3%를 차지하며
신체의 선기관 중에서 가장 크다.
간은 가슴 우측 하단 오른쪽 갈비뼈 안쪽에 깊숙이 위치하고 있으며
크게 우엽과 좌엽으로 나누어져 있고,
그 사이에 담관, 간동맥, 문맥, 신경 및 임파관이 지나고 있다.
담낭은 얇은 근막성 벽으로 되어 있고 성인에서는 길이 7~10cm,
폭 3~5cm의 크기로 복막에 둘러싸여 간 우엽 하면에 부착되어 있다.
담낭은 간에서 합성된 담즙을 농축, 저장하는 주머니로
용량은 약 40~70ml이다.

Ⅰ 간

1. 간의 해부학적 구조

간장은 체중의 2.5~3%를 차지하며 신체의 선기관 중에서 가장 크다. 간은 가슴 우측 하단 오른쪽 갈비뼈 안쪽에 깊숙이 위치하고 있으며 크게 우엽과 좌엽으로 나누어져 있고, 그 사이에 담관, 간동맥, 문맥, 신경 및 임파관이 지나고 있다. 간장의 혈류는 간동맥 및 문맥으로 구성되어 있으며, 간기능의 기본단위는 간소엽이다. 간은 약 3천억 개 간세포가 있고 50만개 정도의 소그룹을 형성하고 있다.

2. 간의 기능

(1) 물질대사

1) 당질대사 (2권 식이영양섭생학 – 탄수화물편 참조)

섭취한 당질은 포도당, 과당 및 갈락토오스로 가수분해되어 문맥을 통하여 간으로 흡수된다. 단당류의 흡수로 혈당이 높아지면 포도당은 간과 근육에서 글리코겐으로 저장되고, 반대로 혈당이 낮아지면 간의 글리코겐이 분해되어 혈당을 상승시킨다. 그 외에도 간에서는 당질 이외의 물질에서 포도당을 합성하여 혈당 조절에 관여한다. 이

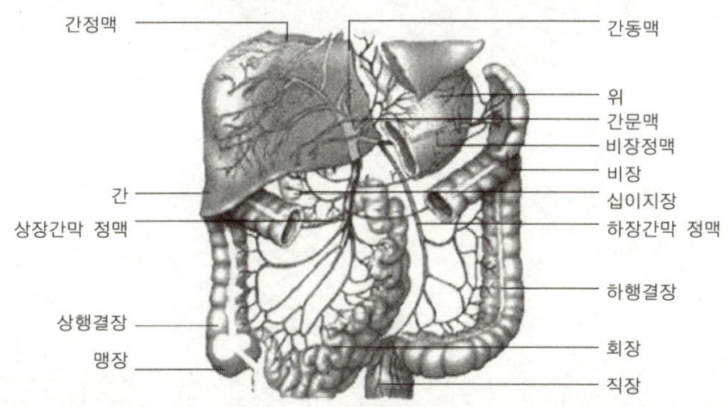

처럼 간은 혈당을 조절하는 능력이 있으므로 간의 기능이 손상되면 간의 글리코겐 저장량도 감소하고 당 신생이 저하되어 저혈당이 된다.

2) 지방질대사 (2권 식이영양섭생학 – 지질편 참조)

섭취한 지방질은 유미지립이 되어 임파관을 통하여 간으로 운반되고 간에서 지단백질을 형성하여 혈중으로 방출한다. 또한 간에서 콜레스테롤, 담즙 및 인지질을 합성한다. 간에서 지방산이 산화되어 에너지를 생산하고, 글리코겐으로 저장되고 남는 과잉의 당질은 지방으로 전환되어 간에 저장된다.

3) 단백질대사 (2권 식이영양섭생학 – 단백질편 참조)

간에서 알부민, 글로불린, 피브리노겐 등의 단백질을 합성하고, 지단백질을 구성하여 지방질을 혈중으로 운반하는데 관여한다. 단백질대사 산물인 암모니아는 요소회로를 통하여 처리하고, 아미노기 전이에 의하여 비필수아미노산을 합성한다. 간장의 기능에 이상이 생기면 프로트롬빈의 생성이 저해되어 출혈이 되었을 때 바로 지혈이 되지 않으며 암모니아가 처리되지 않아 혈중 암모니아가 상승한다. 이는 간성혼수에 크게 관여한다. 그러므로 동물성 단백질은 적게 섭취하는 것이 좋다.

4) 무기질대사 (2권 식이영양섭생학 – 철분과 구리편 참조)

철분은 페리틴의 형태로 구리는 셀룰로플라스민의 형태로 간에 저장된다.

5) 비타민대사 (2권 식이영양섭생학 – 비타민 k · D편 참조)

간에 지용성 비타민이 저장되며, 비타민K는 간에서 프로트롬빈의 생성을 촉진하여 지혈에 관여한다. 그밖에 카로틴은 비타민A와 비타민D를 활성화시킨다.

6) 약물대사

몸에 들어온 각종 약물들은 간에서 다른 물질로 변화되어 작용이 달라지며, 배설될 수 있는 형태로 변화되어 소변 또는 담즙을 통해 배설된다. 알코올도 간에서 대사되어 분해된다. 이러한 해독解毒작용은 간의 중요한 기능이며, 간질환이 있는 환자에게 약물의 남용을 경계하는 것은 약물 자체나 변화된 대사산물이 간독肝毒으로 작용하여 간에 해를 줄 수 있기 때문이다.

(2) 해독작용

아미노산의 대사 분해물인 암모니아는 간에서 이산화탄소와 결합하여 독성이 낮은 요소로 만들어져 소변 중 배설된다. 간은 인체에 유해한 물질을 산화, 환원, 아세틸화, 가수분해를 통하여 무해하게 만들거나 배설되기 쉬운 형태로 만들어 소변을 통하여 배설시킨다. 알코올은 간세포 효소인 ADH, 알코올탈수소효소(CP2E1) 및 카탈라아제에 의하여 아세트알데히드로 만들어지고, 이는 다시 알데히드탈수소효소(ALDH)에 의해 아세트산(식초)으로 분해되어 에너지, 이산화탄소, 물로 전환된 후 소변으로 배설된다.

1) 알코올대사

술은 양면성을 가지고 있어 적당량을 마시면 건강에 도움을 주지만 과다하게 마시면 신체의 모든 부분에 유해한 영향을 미친다. 대사란 정상적으로 섭취된 물질을 다른 화합물(대사물질)로 변화시켜 주는 생체의 화학반응이다. 외부에서 들어오는 물질의 경우(예 : 술), 대사 후에 원래보다 더욱 독성이 강한 대사산물이 간혹 생성되어 신체 조직에 해를 입힐 때도 있다.

① 대사 경로

술(알코올)은 물에 잘 녹아 음주 후에 체내에 들어가게 되면 20%는 위벽을 통해 즉시 혈관으로 흡수되고 나머지 80%는 소장에서 흡수되어 혈액을 통해 뇌와 간을 포함한 신체 각 조직에 분포된다. 혈액을 통해 간에 운반된 알코올은 식초산으로 변한 후 각 조직에 운반되어 산화(대사)되기도 한다. 대사 받지 않은 알코올은 혈중에 남아 있다가 숨(호흡기), 피부 또는 소변으로 배출된다.

② 대사 차이

술(알코올)의 대사는 각 개인의 유전적 또는 환경적 요인에 의하여 결정되는데 각 개인의 성별, 연령, 체중, 영양 상태 및 신체 조건에 따라 어느 정도 영향을 받기도 한다.

③ 성별, 체중

젊고 건장한 남성이 나이가 많은 남자나 여자보다 훨씬 더 빨리 알코올을 대사시킬 수 있다. 실제로 같은 양의 알코올을 남녀가 마셨을 경우, 여자의 알코올 혈중 농도가 남자보다 높기 때문에 남자보다 간, 뇌 또는 심장에 조직손상을 많이 입는다고 보고되어 있다. 여자들의 평균 체중이 남자보다 가벼워 간의 알코올 효소량 및 몸의 수분 함량이 적기 때문에 남자보다 상대적으로 혈중 농도가 높아진다. 또한 최근의 연구 결과로는, 여성의 위장에 존재하는 알코올 탈수소효소(ADH)가 남자에 비해 적게 분포되어, 결과적으로 혈중 농도가 높아진다는 주장이 있어 주목을 받고 있다.

④ 음식

성별뿐만 아니라 위장의 공복 상태나 음식물 존재 여부에 따라 알코올의 흡수가 달라지고, 따라서 혈중농도가 달라질 수 있다. 식사 후 또는 식사 중에 반주로 마시는 알코올은 공복 시 음주할 경우에 비해 3배정도 천천히 흡수된다. 따라서 식사와 함께 천천히 술을 마시면 술이 신체에 축적되는 것을 막아 건강 유지에 도움이 된다.

⑤ 인종

한국인을 포함한 일부 동양인들(중국, 일본인을 포함하여 약 20~40%)에게는 알코올 탈수소효소(ADH)나 아세트알데히드 탈수소효소(ALDH)에 유전적으로 다른 돌연변이가 존재한다. 특히 아세트알데히드의 대사에 관여하는 아세트알데히드 탈수소효소 2(ALDH2) 중 글루타민산이 라이신이라는 아미노산으로 돌연변이가 되어, 이 효소의 역가가 현저히 감소한다. 이와 같은 돌연변이로 인해 술을 한잔만 해도 아세트알데히드가 축적되어 얼굴이 홍시처럼 붉어지는 홍조증을 나타낸다. 이런 사람들의 경우, 주위의 강압적인 분위기 때문에 알코올을 더 마시면 생체에 유독한 아세트알데히드가 축적되어 생체내의 고분자 단백질과 반응하게 되어, 인체에 악영향을 미치므로 건강에 주의해야한다.

2) 알코올과 간

간은 우리 몸에서 가장 큰 장기로서, 필요로 하는 각종 영양분의 대사는 물론 뇌에 필요한 에너지를 공급하고, 독성물질들을 해독시키는 기능을 한다. 알코올을 자주, 지나치게 마시면 거의 100% 모두 알코올성 지방간이 생기고, 심하면(음주자의 10~35% 정도) 알코올성 간염이나 간의 섬유화를 일으킨다. 그리고 더 심하면 음주자의 10~20%는 알코올성 간경화증을 일으킨다.

알코올성 간염이나 간경화증이 바로 나타나지 않고 오랜 기간 과음 후 나타나는 이유는 간세포 특유의 재생능력으로 간세포가 죽어도 일부는 다시 살아나고 또 아픈지 모르고 지나치기 때문이다.

같은 양의 술을 마셔도 사람마다 알코올성 간염이나 간경화증의 발병이 다른 이유는 각 개인마다 갖고 있는 유전적인 요인과 성별의 차이에 있다고 한다. 알코올 대사에 관련된 효소들, 면역이나 저항에 관여하는 단백질이 사람마다 다르다. 여성의 경우 남성보다 체내 수분량이 적고, 알코올 대사 관련 효소 활성이 적어서 혈중 알코올 농도가 높게 나타난다. 여자가 남자보다 알코올에 의한 질병에 더 예민하다는 사실은 역학적인 조사에서 많이 나타나고 있다.

3) 알코올과 두뇌

알코올을 조금 마시면 처음에는 중추 및 말초신경이 흥분되고 위산 분비가 촉진된다. 또 도파민이라는 신경 전달 물질이 분비되어 기분이 좋아지게 된다. 그러나 술을 과음하거나 장기간 남용 또는 과용하면 뇌세포 파괴를 촉진시켜 우리 뇌의 기능을 억제시킨다.

정상인들도 매일 뇌세포가 십만 개씩 죽는데, 알코올을 다량 마시면 더 많은 뇌세포가 죽는다. 이에 따라 학업이나 기억 또는 사고 능력이 모두 떨어지고 이는 알코올의 농도에 정비례하여 나타난다고 한다. 술을 장기간 복용하면, 특히 알코올 중독자의 경우에는 뇌의 정상 구조에 영향을 주어 알코올성 치매, 소뇌 퇴화 및 베르니크 - 코사코프정신병을 일으킨다. 특히 알코올 중독 환자들의 대부분은 성, 나이가 비슷한 정상적 대조군에 비하여 활동적인 뇌의 부피가 훨씬 감소되어 있다는 보고가 많이 있다.

또한 알코올성 치매는 성인 치매 중에 약 1% 정도를 차지하는데, 그 증상은 노인성 치매와 비슷하며 심한 기억상실 증세를 보인다. 특히 최근에 얻은 정보에 대한 기억이 현저히 떨어진다. 이들 뇌의 구조 축소와 기능감소는 유전적인 요인과 알코올 과다 소비로 인한 영양실조에 의해 좌우된다고 알려져 있다.

(3) 담즙 생성

담즙은 지방의 소화 흡수에 중요하며, 여러 가지 물질들이 외부로 배출되는 통로이기도 하다. 오래된 적혈구는 파괴되는데 그 구성성분 중 일부는 빌리루빈이라는 색소로 변화되어 담즙을 통해 배출된다. 간혹 간이나 담관에 종양이 생겨 담즙이 잘 배출되지 않으면 빌리루빈이 몸에 축적되어 황달이 발생하며, 지방 소화에 장애를 초래한다.

(4) 체내 호르몬 균형 유지

호르몬들은 내분비 기관에서 합성되어 미량으로 인체의 각종 기능을 조절한다. 호르몬들은 간에서 화학적으로 변화되거나 배출되며, 갑상선 호르몬, 에스트로젠, 코티졸, 알도스테론 등 중요한 호르몬들이 간의 대사를 받는다. 따라서 간질환이 심하면 호르몬의 불균형을 초래하여 각종 신체 기능에 문제가 생기게 된다.

(5) 혈액의 저장고 역할

간에는 보통 450ml 정도의 혈액이 들어있는데, 이는 전체 혈액량의 10%에 해당한다. 간은 크기가 크고 상황에 따라 늘어날 수도 있기 때문에, 인체의 혈액량 과다 시 과잉 혈액을 수용하는 역할을 할 수 있다. 반대로 혈액량 부족 시에는 혈액을 공급하는 역할도 할 수 있다.

(6) 면역기능

대장에는 수많은 세균들이 살고 있으며, 대장에서 간으로 유입되는 혈류에는 이러한 세균들이 포함되어 있을 수 있다. 그러나 전신의 순환 혈액에 세균이 검출되는 경우는 극히 드문데, 이는 세균들이 간에서 걸러지기 때문이다. 즉 간에는 쿠퍼 세포(Kupffer cell)라는 식균食菌 작용을 하는 세포들이 있어 유입된 세균을 잡아먹기 때문에 간으로 들어오는 세균 중 간을 빠져나가는 것은 채 1%도 되지 않는다.

(7) 산, 염기 평형

간과 콩팥이 서로 도와 에너지를 쓰고 나면 우리 몸에 항상 생기게 되는 수분과 염기를 조절하게 된다.

3. 간질환의 발병 인자

간질환의 발병인자는 크게 4가지가 있다.

(1) 바이러스성 간질환 : 가장 큰 간질환의 요인으로 바이러스는 A에서 G까지 있다. 대표적인 바이러스는 B와 C바이러스이다.

(2) 알코올성 간질환 : 지속적인 음주로 인하여 발생하는 간질환이다.

(3) 약물성 간질환 : 항암제, 항생제, 식품첨가물 등 약물의 과다복용으로 인하여 발생하는 간질환이다.

(4) 면역력 저하 : 인체의 면역력 저하로 발생하는 간질환이다.

4. 간질환의 진행 경로

어떠한 요인으로 간의 기능이 저하되면 우선적으로 염증이 발생하게 된다. 이것이 간염이고 급진적으로 진행하면 급성간염이 되고 염증의 상태가 6개월 이상 낫지 않고 진행되면 만성간염이 된다. 만성간염으로 장기간 간세포가 파괴되면 섬유질과 재생결절이 들어차 간경변증으로 진행된다. 이것이 더 발전되면 간질환의 종착역인 간암으로 넘어간다.

i 급성간염

1. 급성간염이란?

우리 몸에 바이러스가 침입하면 몸의 면역 세포와 바이러스간의 대접전이 일어나고 이 과정에서 간의 세포가 파괴되어 염증이 나타나는데 이를 간염이라 한다. 말 그대로 급격한 증상으로 발병이 되는 간염으로 단기간에 회복되는 간염이다.

2. 급성간염의 원인

급성간염은 바이러스의 감염에 의한 바이러스성 간염, 혈청간염 및 중독에 의한 중독성간염이 있다. 중독성 간염의 원인에는 사염화탄소 등의 화학약품과 의약품 사용에 의해 생긴다.

우리나라의 경우 간염의 70~80% 이상이 바이러스에 의한 것이다. 간염 바이러스의 종류는 A ,B, C, D, E, F, G형이 있으며, 우리나라의 경우 B형 간염이 가장 많다.

만성화되는 급성간염은 B형, C형, D형이며 C형 간염의 약 80%가 만성으로의 가능성이 있어 가장 위험하다. 급성간염은 급격한 증상으로 발병되는 간염인데, 그것이 만성 간질환으로의 발병에 빌미가 된다는 점에 문제가 된다.

3. 급성간염의 증상

급성 간염의 경우 어떤 종류의 바이러스에 의해 감염되었든 간에 증상은 대동소이하다. 일반적인 증상으로는 권태, 허약, 설사, 탈수현상, 오심, 구토, 식욕부진, 황달, 가려움증, 상복부의 불쾌감, 혈액 중 리놀레산의 감소, 발열 등이다.

ii 만성간염

1. 만성간염이란?

6개월 이상 계속되는 간의 전반적인 염증 상태를 말한다. 완전히 회복되는 만성 지속성 간염과, 계속적인 간세포의 파괴로 인하여 지속적인 염증과 섬유화를 동반하고 그 중 약 40%에서 간경변증으로 진행되는 중한 형인 만성 활동성 간염의 두 가지로 구분된다. 바이러스에 의한 간염이 많고 B형과 C형이 가장 많다. 우리나라는 B형 만성간염이 약 60%, C형 만성간염이 25%정도이다. 만성간염이 무서운 것은 그것이 오래 진행되면 간경변, 간암 등 중증의 간질환으로 발전하기 때문이다. 대부분 B형이나 C형 급성간염에서 만성으로 이행되나 때로는 처음부터 만성으로 경과하는 경우도 있기 때문에 발병의 시기는 불분명하다. B형의 만성으로 이행률은 10%로 정도이고 C형의 만성으로의 이행률은 80%로 상당히 높다.

2. 만성간염의 원인

여러 요인들 중에 바이러스, 약물, 알코올, 자가면역기전 등에 의하는 것이 가장 많다. 대개 B형과 C형 간염바이러스에 의해 전파되는 경우가 대부분이다. B형 바이러스에 의한 간염이 C형보다 중증으로의 진행이 빠르다.

3. 만성간염의 증상

　만성간염의 증상은 없거나 경미하고 증상이 있더라도 심하지 않고 특이성이 적다. 자각 증상으로 원인 불명의 피로감, 우상복부 불쾌감, 구역질, 복수, 토혈, 무력감, 전신 권태감, 식욕 부진, 오심, 정력 감퇴, 잇몸 출혈 등의 증상이 있고 자각 증상을 전혀 느끼지 못하는 경우도 있다. 간세포의 파괴로 혈액 중에 GOT와 GPT가 증가한다. 특징적으로 알부민의 합성이 저하되어 알부민과 글로불린의 비가 감소한다.

　※ GOT, GPT는 간에서 만들어지는 대사에 필요한 정상 효소이다. 그런데, 어떤 원인이든지 간이 손상 받으면 간세포가 깨지면서 이 효소가 혈액으로 유리되어 정상보다 많이 증가한다. 따라서 혈액의 GOT, GPT를 측정하면 간 손상이 있는지를 간접적으로 알 수 있다.

　급성 간염 때는 수백에서 수천까지 증가할 수 있으며(정상은 40 이하), 만성 간염 또는 지방간 등에서는 수십에서 수백까지 증가할 수 있다. 그러나 이 수치가 증가하였다는 것은 간 손상이 있다는 정도이며, 이 수치로 간질환의 원인을 알 수는 없다. 또한 한 번의 검사보다는 일정 시기를 두고 여러 번 검사하여 그 변화를 보는 것이 중요하다. 일반적으로 40이하가 정상, 40~100은 비활동, 100 이상은 간세포가 파괴되고 있는 것으로 본다.

iii 간경변증

1. 간경변증이란?

간염 등이 원인이 되어 정상적인 간세포들이 파괴되어 정상 간 조직의 양이 줄어들게 되면서 증식된 결체조직이 간 조직을 둘러싸는 만성 간질환을 통틀어 간경변증이라 한다. 간세포가 파괴되면 그 자리에 섬유질이 증가하고 점차 굳어진다. 처음에는 간이 비대해지지만 나중에는 위축되는 만성질환으로 간 전체가 굳어지고 표면에 크고 작은 결절상태의 융기가 나타나게 된다. 간의 만성질병을 대표하며 지나친 간기능 저하에 의한 대사장애, 문맥계 혈류 장애로 인한 증세가 겹쳐서 복잡한 양상을 나타낸다. 간경변증은 1가지 질병의 병명이 아니라, 각각 원인·병리·증세·예후 등을 달리하는 많은 종류의 질병군에 대한 병명이다.

※ 공통된 형태학적 특징으로는

간 전체에 걸쳐서 병변이 있는 경우,

병의 경과 중 적어도 어느 기간 동안 간세포 장애가 있었던 경우,

간실질에 대상성결절성의 재생이 있는 경우,

오랜 시일을 두고 결합조직이 생겨서 중심정맥과 그리손캡슐이 이어져서 정상적인 간소엽 구조가 변화된 경우 등이 있다.

* **문맥성간경변증** : 알코올성 간경변증·영양성 간경변증·라에넥형 간경변증 등으로도 불린다. 알코올이 주된 원인으로 알려져 있는데 술을 많이 마시면 간에 지방이 쌓이고 이 상태가 10년, 20년 계속되는 사이 간경변으로 되어 간다.
* **괴사후성 간경변증** : 한국 사람에게 가장 많은 간경변증으로 간세포가 간염의 결과로 무더기로 파괴되어 떨어져 나가거나 재생된 간세포가 미처 병집이 생기지 않은 간세포에 불규칙하게

이 증세의 분류는 복잡하여 병리학 · 원인론 · 임상적으로 분류하고 있으나, 정확한 원인을 알 수 없는 경우가 많아 완전한 분류는 어렵기 때문에 학자에 따라 여러 가지로 분류된다. 형태학적으로는 크게 문맥성 · 괴사후성 · 담즙성으로 나누고, 원인적으로는 영양성 · 알코올성 · 바이러스 간염성 · 담즙정체성 · 심장성 등으로 나눈다. 1956년 쿠바의 아바나에서 열린 미주 소화기학회에서 간경화증의 분류에 대하여 토의한 결과, 간경화증은 문맥성* · 괴사후성* · 담즙성* 등 3군으로 분류하기로 결의하였다.

2. 간경변증의 원인

간경변증의 원인은 많으나 무엇보다도 B형간염 바이러스와 술이 대표적이다. B형 바이러스는 대개 만성 활동성 간염을 경과한 후 간경변증으로 진행할 수 있다. 술은 오랫동안 많이 마실수록 간에 손상을 줄 수 있어 지방간, 간염 및 간경변증을 초래할 수 있다. 이외에 여러 가지 약제를 남용하는 것도 간에 부지불식간에 누적된 손상을 초래하여 간경변을 유발할 수 있다.

3. 간경변증의 증상

증상으로는 식도정맥류, 토혈, 복수, 얼굴이 거무티티(흑달), 어깨 · 등 · 가슴에 모세혈관 확대(거미모양 혈관종), 복부정맥, 남자의 유방화, 여성의 털이 많이 생기거나 월경불순현상, 손바닥 · 발바닥 붉어짐, 간성뇌증, 피로감, 식욕 부진, 소화불량, 복부 팽만감, 방귀 잦아짐, 성욕 감퇴, 우측 간 부위 통증, 오른쪽 어깨 뻐근, 오줌색 진해짐, 몹시 가렵고, 잇몸에서 피가 나고 쉽게 멍들고, 관절통, 발목이 붓고, 미열 등이다.

매듭이 생겨 마치 간 전체가 자갈밭처럼 울퉁불퉁하고 무질서하게 망그러지는 병이다. 원인의 대부분이 B형 바이러스 간염인 것으로 알려져 있다.

*** 담즙성 간경변증** : 담즙이 간에 쌓이거나 호르몬계통의 이상, 바이러스 간염의 만성화, 유독성 물질의 중독, 담관수술 후 담도 협착이나 담석으로 인한 담도폐쇄 등이 원인이고 중년기의 여성에게 많다.

iv **간암**

1. 간암이란?

간세포의 이상으로 종양이 생긴 것을 말한다. 간암은 위암에 이어 두 번째로 우리나라에 많이 발생하는 암이다. 우리나라에 미국 등 선진국과 달리 간암이 많은 이유는 간염바이러스 보유자가 많기 때문이다. 이들 간염바이러스 보유자는 만성간염과 간경변증을 거쳐 간암으로 이행될 가능성이 높으므로 간암 예방을 위한 가장 확실한 방법은 간염바이러스 감염을 막는 것이다.

2. 간암의 원인

만성간염 및 간경변증이 악화되는 것이 가장 큰 이유이다. 우리나라의 경우 만성 간질환 및 간암환자의 70%가 B형간염 바이러스, 나머지 20~30%는 C형 간염이 원인이다. 그 외에 아플라톡신 등 진균 독소와 알코올, 호르몬과 피임약, 유전적 요인도 원인으로 보고 있다.

3. 간암의 종류

간에 생기는 암은 크게 두 가지로 나누어지는데 본래 간에서 발생한 암을 원발성 간암이라고 부르고, 다른 장기의 암이 간으로 전이되어 생긴 암을 속발성(전이성) 간암이라고 한다. 전이성 암은 대장암에서 전이되는 경우가 가장 많고 유방암, 위암, 췌장암, 폐암도 전이된다. 우리나라 간암의 90%는 원발성 간암이다. 간세포에서 발생하는 간세포암과 담관상피세포에서 발생하는 담관암이 있으며, 드물게 소아에서 발생하는 간아세포종이 있다. 일반적으로 간암이라고 하면 대부분 간세포에서 기원하는 간세포암을 말한다.

4. 간암의 증상

· 오른쪽 상복부에 둔한 통증이 있다

· 배가 무겁게 느껴지거나 부은 듯하다

· 오심 및 구토

· 설사 및 변비

· 무기력 및 피로감

· 체중감소

· 간 비대

· 황달과 빈혈

· 저혈당

· 열이 난다

· 복강 내 출혈

· 복수

그밖에 간경변의 증상과 유사하다.

V 지방간

1. 지방간이란?

정상적인 간에는 3~5%의 지방이 포함되어 있다. 그런데 여러 가지 원인으로 간장 속의 지방, 특히 중성지방이 현저히 증가(5% 이상) 하는 경우를 말한다. 간염과는 달리 간세포의 파괴는 일어나지 않고, 간세포 내에 중성지방이 축적된 것이기 때문에 원인을 제거할 경우 쉽게 정상으로 회복되지만, 장기간 방치 시에는 간경화로 진행될 수 있다.

2. 지방간의 원인

지방간은 비만과 과음으로 간에서 중성지방의 합성이 증가하거나 기아와 당뇨로 저장지방이 간으로 이동 · 축적되어 발생하기도 한다. 또는 간에서 지방산의 연소가 저하되어 일어나기도 한다. 그 외에 당뇨병, 고지혈증, 심한 단백질 결핍, 항지방간성 인자 부족 시와, 그 외에 폐결핵 등의 감염성 질환이나 약물 복용(항생물질, 부신피질 스테로이드제), 호르몬 분비 이상으로도 나타난다. 과음으로 인한 경우 알코올성 지방간이라고 하는데 90% 정도의 지방간 환자는 만성 음주자에서 발병한다. 알코올성 지방간 환자가 알코올을 계속 마실 경우 알코올성 간염, 알코올성 간경화로 발전할 수 있다. 알코올이 들어오면 간은 알코올을 해독하는 데 모든 역량을 쏟아 부어 지방대사

✳ 비만과 지방간

비만은 지방간이 생기는 가장 흔한 원인으로써 비만한 사람은 몸 전체에 지방이 많기 때문에 지방이 간에 침착될 수 있다. 지방간 환자는 간기능이 정상이면서 증상이 없을 수도 있지만 간에 지방이 과다하게 축적되면 간기능도 나빠지고 쉬 피로하거나 오른쪽 윗배가 불쾌할 수도 있다. 비만 때문에 생긴 지방간은 체중을 조절하면 정상으로 회복된다.

를 제대로 할 수 없게 된다. 결국 지방은 계속 생성되고 쌓이게 된다.

3. 지방간의 증상

대부분의 경우는 별다른 증상이 없으며, 지방간의 증상은 지방의 축적 정도와 축적 기간, 다른 질환의 유무에 따라 달라질 수 있다. 식욕 부진, 구역질, 전신권태감, 체중 감소, 피곤함, 포만감 등의 증상이 나타난다. 황달은 나타나지 않는다. 영양 과잉으로 인한 급격한 지방의 침착은 심한 통증을 유발시킨다. 지방의 함량이 심하면 40%까지 증가하기도 한다.

※ 알코올 분해과정

알코올 ⟶ 아세트알데히드 ⟶ 아세트산 $+H_2O$ ⟶ H_2O+CO_2+ATP

알코올탈수소효소(ADH)   알데히드탈수소효소(ALDH)

알코올이 체내로 들어오면 20% 정도는 위에서 위벽을 통해 즉시 혈관으로 흡수되고 나머지 80%는 소장에서 이보다 늦게 흡수되어 혈액을 따라 뇌와 장기 및 체조직으로 퍼져 나간다. 흡수된 알코올 성분은 간에서 알코올 대사에 의해 산화 분해되어 칼로리로 변하게 된다. 알코올 대사는 알코올이 알코올탈수소효소(ADH)에 의해 아세트알데히드로 전환된 후 알데히드탈수소효소(ALDH)에 의해 아세트산으로 산화되고 이것이 분해되어 에너지, 이산화탄소, 물로 변한다.

아세트알데히드가 혈중에 높아지면 자율신경계와 심혈관계에 강력한 작용을 해 얼굴이 붉어지거나 속이 불편하고 구토증상이 일어나며, 심장 고동이 높아지고, 두통이 발생하는 등의 급성증상을 일으키는 것이다. 이것이 숙취의 원인이 된다.

✱ 간의 알코올 분해 시간
각자의 간 기능에 따라 차이가 있다. 일반적으로 시간당 체중 1kg에 0.1g을 분해한다.
ex)체중 60 ~ 70kg인 사람이면 한 시간에 순수한 알코올 7g정도를 처리할 수 있다.

vi 간 질환의 식이 요법 핵심 포인트

간의 에너지 균형

사람은 약 60조 개의 세포로 만들어져 있고 우리 몸 안에서는 약 300만 개의 생화학적 반응이 일어나고 있는데 이 작용을 가장 크게 하는 곳이 간이다. 그러므로 간에서는 에너지의 균형을 이루는 것이 가장 중요하다. 이러한 균형을 맞추려면 골고루 먹어주고 에너지원(탄수화물, 단백질, 지방)이 인체 내에서 에너지화가 원활히 될 수 있도록 에너지화 시켜주는 비타민, 미네랄, 효소, 발효식품 등의 성분들이 부족 되지 않도록 해주는 것이 중요하다. 이러한 비타민, 미네랄, 효소 등이 많이 들어있는 곳은 식물의 종자의 배아부분이므로 곡물류(통곡식)를 많이 먹어주는 것이 좋다.

식물성 단백질 섭취

피로물질을 만드는 치명적인 동물성 단백질의 섭취를 적게 하고 식물성 단백질을 섭취하도록 한다. 식물성 단백질 급원 식품으로 가장 좋은 것은 단일식품으로 단백질과 기타 영양소의 함유가 가장 뛰어난 '화분과 효모, 효소, 발효식품, 콩과류' 가 가장 좋다.

몸을 따뜻하게

몸이 차지면 세균과 바이러스의 활동이 증가해서 간세포 파괴가 더욱 가중된다. 세균과 바이러스의 활동을 억제하기 위해 몸을 따뜻하게 해야 한다. 몸을 차지게 하는 가장 큰 요인은 찬 음식(찬물, 찬술, 찬 음료수, 빙과류 등)을 먹는 것과 과식이다. 몸이 차져서 체온이 37도 이하가 되면 세균이나 바이러스가 급증할 수 있는 조건이 형성된다. 그러므로 찬 음식과 과식은 피하는 것이 좋다.

* 세균, 바이러스의 활성 억제 온도 : 39~40°

* 효소의 최적 활성온도 : 35~40°

간 기능의 저하로 해독 능력이 약하므로 약물의 무분별한 사용을 금해야 한다.

항암제, 항생제, 소염제, 식품첨가물(MSG), 오염된 물과 음식, 간에 해가되는 한약재 등은 간 기능의 해독 능력을 저하시킬 수 있으므로 무분별한 사용은 하지 않아야 한다. 또한 지방, 술, 설탕, 가공 음식은 피하는 것이 좋다.

장내 환경 개선

장(위장, 소장, 대장)에서 흡수되는 물질이 간문맥으로 가는데 위장, 소장, 대장의 장내 환경이 나쁘면 간으로 흡수되는 내용물도 나쁘게 되어 간 기능이 저하될 수 있다. 그러므로 장내 환경을 개선시켜주는 것이 간 기능 개선에 중요한 역할을 한다.

생야채 식단

생야채와 과일만을 일주일 동안 먹는 것이 좋다. 한 달 동안 식단의 75%를 생야채로 먹는 것이 좋다. 이 기간 동안 신선한 레몬도 섭취하는 것이 좋다.

신선한 주스 섭취

다음 주스를 마시는 것이 좋다. 레몬주스, 순무주스, 민들레 뿌리와 검은무 추출물은 간을 청결히 하고 건강하게 한다.

간염, 간경변에 좋은 약용식물

민들레, 실리마린, 밀크티슬 추출물(서양 엉겅퀴), 우엉, 애기똥풀, 회향풀, 보리, 속새, 백리향, 붉은 클로버, 포도, 검은무 등.

* 모든 날 생선과 조개류는 피하는 것이 좋다. 세균, 기생충, 바이러스의 잠재적인 감염 위험이 있기 때문이다. 간유(동물의 간 기름)도 섭취하지 않는 것이 좋다.

* 간염의 경우 간장 부위에 따뜻한 피마자유 팩을 올려놓는 방법도 도움이 된다.

* 비타민B3(나이아신)은 GOT, GPT 등의 효소를 증가시키기 때문에 피한다.

vii 간 질환의 주증상별 식이 요법

피로, 권태

간의 주요기능 중 하나가 해독기능인데 간 기능이 저하되면 해독 능력도 떨어지게 된다. 피로 물질인 젖산은 간과 신장에서 해독되는데 간 기능의 저하로 해독이 되지 않으면 피로 물질이 근육에 쌓이게 되고 피로감을 느끼게 된다. 피로 물질은 동물성 단백질에서 가장 심하고 많이 생성된다. 동물성 단백질이 분해 되는 과정에서 생성되는 젖산, 요산, 인산, 질소화합물 등의 독소와 피로 물질은 해독 능력이 저하된 간에는 치명적으로 작용하기 때문에 동물성 단백질은 적게 섭취하도록 하는 것이 좋다. 반면에 식물성 단백질은 해가 적고(단, 튀긴 경우는 제외, 튀긴 식물성 단백질은 동물성 단백질과 동일한 작용을 한다) 간세포의 재생에 효과적이기 때문에 식물성 단백질을 섭취해야 한다.

급성간염, 만성간염, 간경변, 간암, 지방간에 나타나는 공통 증상이다.

☞ 식물성단백질 급원식품으로 가장 좋은 것은 단일식품으로 단백질과 기타 영양소의 함유가 가장 뛰어난 화분과 효모, 효소, 발효식품(된장, 김치), 콩과류(팥, 강낭콩, 완두콩, 콩류)이다. 독소를 제거하는 데는 항산화제가 좋다.

＊ 항산화제의 종류

· 원소로서의 항산화제 : 게르마늄, 셀레늄, 크롬 등

· 고분자 항산화제 : SOD, 글루타치온, 카탈라제 등

· 저분자 항산화제 : 비타민C, 비타민E, 비타민B1, 베타카로틴, 이소플라본, 퀴논, 카테킨, 폴리페놀, 글루코사이드, 키토산, 플라보노이드 등

발열

발열은 대부분 바이러스의 증식을 억제하기 위해서 우리 몸의 세포가 만들어낸 인터페론에 의한 효과이다. 우리 몸의 온도가 낮아지면 세균이나 바이러스가 활동이 왕

성해지는데 발열은 몸을 뜨겁게 해서 세균이나 바이러스의 활동을 억제하기 위한 보호작용이다. 급성간염, 만성간염, 간경변, 간암에서 나타나는 공통 증상이다.

☞ 이때에는 몸을 차갑게 하면 안 되는 데 차갑게 하는 가장 큰 요인은 찬 음식을 먹는 것(찬물, 찬술, 찬 음료수, 빙과류 등)과 과식에 의한 체온의 저하이다. 체온이 37도 이하가 되면 세균이나 바이러스가 급증할 수 있는 조건이 형성된다. 따라서 찬 음식과 과식은 반드시 금해야 하며 몸을 따뜻하게 해주어야 한다. 음식도 따뜻하게 먹어야 한다. 발열도 일종의 염증반응인데, 염증을 치료하는 데는 비타민C가 함유된 음식을 섭취해주는 것이 좋다.

· 염증의 종류 : 발열, 부종, 종, 통증의 4가지가 있다.

· 소식이란 : 위 상태가 70%정도 였을 때를 말한다.(본인이 배부르다고 느끼는 순간이 과식에 들어간다)

황달, 흑달, 진한 오줌

수명을 다한 적혈구는 거의 비장에서 파괴되고 일부는 간에서 파괴되는데 그 후 생긴 노란 색소인 빌리루빈이 일시적으로 증가되기 때문에 발생한다. 빌리루빈은 간장에서 처리되어 담즙으로 배설되는데. 이 빌리루빈은 대부분 노화된 적혈구의 찌꺼기인데 물에 녹지 않아서 배설되지 않는 것을 간이 물에 녹는 형태로 변화시켜 담즙으로 내보내는 역할을 한다. 간 기능이 저하되면 혈색소를 간에서 저장, 재활용을 못하게 되고 혈색소는 혈관으로 바로 들어가게 된다. 그러면 혈관 내 빌리루빈의 양이 증가되고 모세혈관이 가장 노출된 눈이나 손발 등이 누렇게 되는 것이다. 일부는 오줌으로 배출되기 때문에 오줌이 진한 황색을 띠게 된다. 일부 환자들은 오줌색이 빨갛게 되는데 이것은 모세혈관의 출혈로 인한 것이다. 흑달 걸린 사람은 빌리루빈 함량이 많아짐으로써 오줌이 약간 푸르스름하게 나올 수도 있고 똥도 흑색변이 나올 수 있다. 담즙색소는 녹황색을 띠므로 초기에는 황색을 띠지만 간경화말기에는 농도가 진해져 흑달이 된다. 담즙은 원래 지방질의 소화흡수를 돕는 물질로써, 황달이 오면 대개 담즙분비의 장애로 인한 소화장애가 동반된다.

급성간염, 만성간염, 간경변, 간암에 나타나는 공통 증상이다.

☞ 황달이 있을 때는 지방을 유화시키는 담즙의 분비가 원활치 않으므로 지방의 섭취를 제한해야 한다. 황달에는 '인진쑥'이 아주 특효이다. 향기 성분과 스코풀게틴 성분이 담즙 분비 촉진작용을 해서 황달에 좋은 효과가 있다. 이밖에도 미나리, 보리싹, 질경이, 붕어, 잉어도 황달에 좋다.

부종, 복수, 다리부종

간에서는 혈장 단백질 알부민을 생성하는데 이 알부민은 혈액의 삼투압 조절의 역할을 한다. 간의 기능이 저하되어 삼투압조절이 되지 않으면 혈액의 수분이 조직으로 나오게 되어 부종이 발생하게 된다. 이것이 더 진행되면 복부에 물이 차는 복수가 생기게 된다.

만성간염, 간경변, 간암에서 나타난다.

☞ 이때에는 알부민의 생성을 촉진시켜 삼투압 조절을 가능하게 해야 하기 때문에 단백질의 섭취가 필요한데, 동물성 단백질의 독소는 간에 치명적이기 때문에 식물성 단백질을 섭취해야 한다. 식물성 단백질 급원식품으로 가장 좋은 것은 단일식품으로 단백질과 기타 영양소의 함유가 가장 뛰어난 '화분과 효모, 효소, 발효식품(김치, 된장), 콩과류(팥, 강낭콩, 완두콩, 콩류)가 가장 좋다. 거기에 복수를 빼주는 것은 영양소 중 이뇨작용이 뛰어난 칼륨이 효과가 좋다. 따라서 식물성 단백질 화분이나 효소, 효모에 칼륨이 함유된 음식을 섭취해 주면 효과가 좋다.

혼수

대부분의 간세포가 파괴되는 전격성 간염이나 간경화의 수준까지 진행된 경우에 발생한다. 이는 전적으로 간세포의 해독 기능이 불완전하여 암모니아를 비롯한 유독물질이 뇌로 들어갔기 때문인데, 의식이 흐려지는 간성뇌증이라 하고 완전히 잃게 되면 간성혼수라 한다. 물론 간 질환에 동반되는 심한 빈혈이나 산소 부족, 영양 장애, 전해질혼란, 저혈당, 발열 및 탈수증 등이 혼수를 촉진하기도 한다.

급성전격성간염, 만성간염, 간경변증, 간암에서 나타난다.

☞ 이때에는 치명적인 독소를 발생시키는 동물성 단백질의 섭취를 적게 해야 한다. 특히 육류, 생선, 조개류(특히 내장류) 섭취를 적게 한다. 여기에 변비가 있다면 변비로 인한 장내부패로 발생한 가스가 치명적으로 작용하기 때문에 변비를 잡아주어야 한다. 변비에 식이섬유가 좋기 때문에 식이섬유가 함유된 식품을 섭취하면 효과가 있다.

식도정맥류, 거미혈관종, 토혈, 혈변, 흑색변

문맥압 항진으로 간으로 가야할 혈액이 식도의 정맥으로 흐르게 되면서 식도, 위, 소장 등에 평소 없던 정맥류가 생긴다. 간은 혈액 저장 능력이 있다. 간 기능의 저하로 인해 혈류량은 일정한데 저장량이 부족하게 되어 그 혈류량이 심장으로 역류를 하게 된다. 그 역류되는 통로가 식도, 위, 장의 정맥으로 통하므로 가슴 부위에 거미혈관종이 나타나게 된다. 또한 식도, 위, 소장 등에서 출혈이 있게 되면 피를 토하거나 아니면 새까맣고 끈적거리는 대변을 보게 된다. 이것은 피가 위장관을 통과하면서 까맣게 변색이 되기 때문인데 이를 흑색변이라고 한다. 혈변이나 흑색변은 위장관 출혈을 반증하는 것이다. 주로 간경변에서 나타난다.

☞ 이때에는 모세혈관을 강화시켜주어 출혈을 예방하는 비타민 $C \cdot K$, 비타민P가 함유된 음식을 섭취하면 효과가 있다.

출혈

간에서는 혈액을 응고시키는 항응고물질을 만드는데 간의 기능이 저하되어 간세포의 합성기능이 약해지면 지혈인자의 생산이 부족해진다. 이때 출혈이 잘 멈추지 않는데 대게 코피, 잇몸 출혈, 자궁 출혈, 그리고 가장 위험한 식도 정맥류 출혈을 비롯한 소화관 출혈이 자주 있게 된다. 또한 담즙의 배설에 장애가 있는 간 질환 시에는 지혈 과정에서 필수적인 비타민 K의 부족이 지방식의 흡수장애와 함께 나타나며, 문맥압 항진 시에는 가장 예민한 혈소판 감소가 반드시 동반되어 출혈과 지혈 지연이 초래된다. 주로 만성간염, 간경변에서 발생한다.

☞ 이때에는 모세혈관을 강화시켜주는 것이 중요하다.

출혈을 막는 비타민C · K, 비타민P(혈액응고비타민), 칼슘, 마그네슘(혈액 응고에 관여)
이 함유된 음식을 섭취하면 효과가 있다.(참조)

설사, 탈수 현상

간 질환이 있으면 간의 담즙배설이나 흡수작용이 방해를 받기 때문에 소화관내에
담즙이 많아져 지방식을 포함한 다른 영양소의 흡수가 저해되어 잦은 설사나 복부의
불쾌감이 동반되기 쉽다. 이때에는 탈수 현상을 막기 위해 지방식의 섭취를 제한하여
야 한다. 주로 급성간염에 나타나는 증상이다.

☞ 이때에는 따듯한 물을 먹어주어야 하는데 탈수 증상이 있으므로 따듯한 0.9%의 식
염수를 먹는 것이 좋다. 단, 식염수는 죽염이 가장 좋다.

가려움증

간에서 해독 능력이 안되면 활성산소가 증가된다. 그러면 정상산소가 결합되는 게
아니고 활성산소가 결합된다. 그렇게 되면 그 활성산소가 각 조직 세포에 영향을 미
치고 각 조직 세포의 노화에 영향을 미친다. 노화된 세포는 새로운 세포로 전환되는
과정에서 히스타민이 발생하게 된다. 이물질이 가려움증을 유발한다.

모든 간 질환에서 나타나는 증상이다.

☞ 이때 가려움증을 막는 것이 항히스타민제인데 항히스타민 작용이 있는 영양 성분은
비타민C와 항산화제가 있다.(비타민C, 항산화제 참조)

상복부의 불쾌감

소화가 잘 안되고 가스가 차서 통증이나 팽만감을 느낄 수도 있다. 우상복부로 은근
히 불쾌하거나 통증이 올 수 있다. 간 기능이 약해져서 간에 사기가 모이게 되는데 그
기운이 모이게 되는 곳이 간경의 기문혈이다. 그 위치가 우측 상복부에 있으므로 불
쾌감을 유발시킨다.

급성간염, 만성간염, 간경변, 간암에서 나타난다.

☞ 기문혈의 사기는 사법을 이용해서 사기를 빼준다.

오심, 구토

간 기능 저하로 인해 몸의 해독 능력이 저하되어 독소가 형성되어서 그 독소가 신경을 자극하는데 간 밑의 신경 중 횡경막과 복근에 경련성 수축을 일으켜 위 내용물이 복압과 흉곽내압의 상승으로 인해 위 내용물이 강한 내압으로 인하여 입 밖으로 튀어나오는 현상을 말한다.

주로 급성간염, 만성간염에서 나타난다.

☞ 이때에는 독소를 제거해주는 것이 중요하므로 항산화제가 좋다.(참조)

영양 장애

오래되거나 심한 간 질환을 가지고 있는 환자는 대부분이 영양 장애나 영양의 불균형을 동반하기가 쉬운데 간 자체가 영양분의 흡수나 소모, 저장을 책임지는 기관이기 때문이다. 그리고 대부분의 영양대사가 간을 중심으로 이루어지고 있기 때문에 영양 결핍은 간 질환의 원인과 치료에 가장 중요한 요소이다. 그러므로 먼저 균형 있는 식사가 제일 중요하다.

모든 간 질환에서 나타난다.

☞ 균형된 식사 : 골고루를 말하는데 골고루란 기미의 균형, 영양학적 균형, 형태학적 균형이 맞는 것을 말한다.

빈혈

빈혈이란 혈액 중의 적혈구의 숫자나 혈색소(헤모글로빈)의 양이 부족한 것으로써 오랜 간 질환 환자에서는 대부분이 존재한다. 빈혈은 골수에서 적혈구를 충분히 못 만들거나, 몸 안에서 너무 많이 소비, 파괴되거나, 혹은 출혈처럼 몸 밖으로 많이 잃어버리면 발생하는데 간 질환의 경우는 위의 모든 이유가 해당될 수 있다. 특히 간경화의 경우가 심한데 흡수 장애와 영양 부족에 의한 적혈구의 생산 부족, 커진 비장에서의 과도한 파괴, 잦은 출혈에 의한 많은 혈액의 손실 등에 의해서 빈혈이 생긴다.

급성간염, 만성간염, 간경변증, 간암에서 나타난다.

☞ 식물의 엽록소와 적혈구의 구조가 거의 비슷하므로 간 기능에 좋은 녹즙 중 철, 비타민B12, 칼슘이 들어있는 것을 먹어주는 것이 좋다.(참조)

관절통

간 기능이 약한 사람들 중에는 뼈나 관절이 약한 사람이 많다. 뼈의 주성분인 칼슘이 소장에서 흡수되기 위해서는 비타민D의 작용이 반드시 필요한데, 간이 이 비타민D를 저장하고 있으면서 작용할 수 있도록 활성화시킨다. 간의 이러한 기능이 저하되면 칼슘 흡수가 저하되고 뼈나 관절이 약해질 수 있다.

급성간염, 만성간염, 간경변, 간암에서 나타난다.

☞ 이때에는 비타민D를 섭취해야 하는데, 먼저 햇빛을 쬐어주고 관절을 받쳐주는 것은 근육이므로 반드시 운동을 해서 관절을 지탱할 수 있는 근육의 힘을 길러주는 것이 중요하다. 그리고 비타민D가 함유된 음식을 섭취해주는 것이 좋다.

유방화, 성욕 감퇴, 월경불순

남자는 남성호르몬이 왕성하게 분비되지만 여성호르몬도 약간은 생성되고, 여자는 여성호르몬이 대부분이지만 약간의 남성호르몬이 생성된다. 이러한 호르몬들은 일정하게 만들어지고 또한 일정한 속도로 없어지는데 이러한 일이 간에서 일어난다. 성호르몬의 전조물질은 콜레스테롤인데 간 기능 저하로 인해 지방대사의 이상으로 혈액 속에 포도당과 지방산의 함량이 높아진다. 이것이 신장에 영향을 미쳐서 신장에서는 콜레스테롤을 가지고 있는 호르몬의 양이 증가하게 된다. 남자는 여성호르몬이 증가되고 여성은 남성호르몬이 증가된다. 이러한 현상으로 인해 남자의 유방이 여성처럼 크게 되고 고환 위축, 성욕 감퇴 등이 나타난다. 반대로 여성은 남성호르몬이 축적되어 남자처럼 목소리가 굵어지거나, 털이 많아지기도 하고, 월경불순 등이 나타난다. 이러한 경우 종종 불임증의 원인이 되기도 한다.

급성간염, 만성간염, 간경변, 간암, 알코올성간질환에서 나타난다.

※ 건강할 때의 호르몬의 비율

·남성의 경우(남성호르몬 10 : 여성호르몬 1)

·여성의 경우(여성호르몬 10 : 남성호르몬 1)

☞ 이때에는 콜레스테롤에 대한 조절을 해주는 것이 가장 중요하다. 그러기 위해서는 먼저 과식을 조심해야 하고 콜레스테롤을 조절해주어야 하는데 항콜레스테롤 인자에는 EPA와 DHA가 있다. 그러므로 EPA와 DHA가 함유된 식품을 섭취해주는 것이 좋다.

1. 간 기능 향상에 도움이 되는 성분

성분	권장량	작용
항산화 영양소	특히 간에 좋은 항산화 영양소	간에서 항산화제는 독소의 제거에 좋다.

원소 항산화제

성분	권장량	작용
게르마늄, 셀레늄, 크롬 등	셀레늄	모든 조직의 치료에 필요한 영양소이다. 셀레늄은 글루타치온 과산화효소라는 항산화효소의 재료가 된다.
	게르마늄	게르마늄은 산소를 재빨리 각 조직에 공급함으로써 신진대사를 활성화시키며 면역체계를 치료하고 통증을 완화시키고 불안을 누그러뜨리는 작용을 한다.

고분자 항산화제

성분	권장량	작용
SOD, 글루타치온, 카탈라제 등	글루타치온	간에서 생산되는 수용성의 가장 강력한 항산화제로서 암 억제 및 항 노화 영양소이다. 대사되는 과정에서 발생한 모든 독성 노폐물질은 글루타치온이 유황 포합물로 만들어서 수용성이 되게 한 후에 소변으로 배설하여 해독을 하며 간세포를 보호한다. **주의** :진통해열제로 유명한 아세트아미노펜(일명 타이레놀)은 먹으면 간에서 대사가 되며 그 과정에서 생긴 물질이 체내 항산화물질인 글루타치온을 소모시킨다. 적당량을 먹을 때에는 별 문제가 없지만, 과량을 먹거나 간이 나쁜 사람이 먹을 때에는 글루타치온이 고갈이 되면서 간이 급속도로 나빠지게 된다.

저분자 항산화제

성분	권장량	작용
비타민C, 비타민E, 비타민B1, 베타카로틴, 이소플라본, 카테킨, 폴리페놀, 키토산, 플라보노이드 등	비타민C	비타민C는 뛰어난 염증 억제제이다. 비타민C가 가지는 면역과 항균기능을 보면 백혈구의 이동을 증가시키고, 세포내에서의 에너지 생성을 촉진하며, 백혈구 막의 산화손상을 보호하고 인터페론 형성을 증가시키는 기능을 가진다. 또한 바이러스의 이중나선구조를 절단하여 바이러스를 격멸하는 작용이

성분	권장량	작용
		있음으로 인해 간염 바이러스도 비타민C의 고농도 혈액 중에서는 1시간 정도면 99% 정도가 불활성화 된다. 고로 바이러스성 간염 치료에 효과가 있다.
코엔자임 큐10	60mg/일	간에 산소를 원활히 제공하여 미토콘드리아 내부에서 탄수화물, 지방, 단백질을 태워 ATP로 바꿔야 하는데 이때 많은 양의 코엔자임 큐10이 필요하다. 또한 지용성 항산화제로서 코엔자임 큐10은 세포벽의 지방산 및 LDL들이 과산화지질로 변질되지 않도록 산화를 막아준다. 즉, 미토콘드리아 막과 세포핵 (DNA)의 산화를 막아 정상 상태로 보존하여 간세포를 보호해 준다.
아미노산(단백질)		간 질환에서는 독성물질의 생성이 적은 식물성 단백질이 좋다. 아미노산은 간세포의 재생을 돕고, 간 내에서의 단백질 합성과 분해 작용에 관여하며 혈장 단백질인 알부민의 생성을 도와 부종이 생기지 않게 한다.
레시틴		지방의 축적을 막는다. 혈관 벽에 흡착되어 혈액순환을 저해하는 콜레스테롤을 혈전 용해하여 막히거나 좁아진 혈관 벽을 청소하고 모든 세포에 충분한 혈액이 공급되게 하며, 몸에 좋은 고밀도 콜레스테롤(HDL)을 증가시키고 저밀도 콜레스테롤(LDL)을 배설하는 작용이 있다.
밀크티슬 (엉겅퀴의 일종)		밀크티슬의 실리마린과 실리빈(실리마린의 주활성성분)이 간세포의 세포막 수용체에 결합해 유해물질이 간세포 안으로 침투하는 것을 방지하고 간세포의 핵 안에 직접 작용해 rRNA→단백질 합성을 증가시켜 손상된 간세포의 재생을 도와준다.
시스테인		생체 주요 항산화제이며 간세포 보호능력에 뛰어난 글루타치온의 전구체이다. 시스테인이 혈액 속에 항상 충분히 존재하면 간에서는 좀 더 많은 글루타치온을 생산하게 되므로 활성산소로부터 간세포를 방어하는 능력이 높아진다.

성분	권장량	작용
메티오닌		간에서 지방을 제거해 주고 유해물질을 몸 밖으로 배설하는 작용을 한다. 또한 알코올 대사 물질인 알데히드와 니코틴 독소를 제거하는 작용을 한다.
아연	30mg/일	모든 조직의 치료에 필요한 영양소이다. 아연은 면역 기능에 중요한 영양소이다. 아연이 부족 되면 적과 싸우는 T세포의 형성과 비장, 흉선, 임파구의 기능이 저하되어 면역력에 영향을 미치게 된다.
사포닌		포도당이 중성지방으로 변하는 것을 억제하며 지방간이나 다른 간 장애를 막아주는 효과적인 성분이다.
타우린		간장 장애로 인해 과산화 지질이 생기는 것을 억제하고, 담즙 분비를 촉진하고, 피로를 회복시켜 간장의 활동을 활성화시킨다. 반면, 성장이 둔화된 낭포성 섬유증이 있는 어린이에게 타우린은 담즙산염과 결합하여 담즙산염을 형성함으로써 지방의 흡수를 증진시켜 성장을 도와주는 작용도 있다.
커큐민		심황의 뿌리에서 얻는 성분으로 간염이나 담석, 담도염 등에 효능이 있고, 간 해독 기능이 있으며 항바이러스 활성이 있어 바이러스성 간염 치료에 효과가 있다. 카레가루에도 함유되어 있다.
글리시르리진		감초의 주성분으로 항바이러스 작용이 있고 항알레르기 작용 등 여러 가지 생리활성 작용과 간 기능 증강작용이 있어 간염 치료에 사용되고 있는 주사약 네오미노파겐C의 주성분이기도 하다.
비타민B12		간세포의 재생을 촉진하기 위해서는 고단백의 식사가 필요한데 비타민B12는 핵산의 합성에 필요한 성분이다. 섭취하는 단백질 양이 많으면 비타민 B12의 소비도 많아진다. 간에 이상이 생기면 담즙분비가 잘되지 않아서 소화에 문제가 발생하는 경우 비타민 B12의 결핍을 유발할 수 있다.
비타민B군	50mg/일	비타민 B1은 간에서 당분과 지방을 연소시킬 때 반드시 필요한 영양소이며, B2, B6 등은 간세포의 재생을 돕는 대표적인 비타민이다. 또한 탄수화물과 지방을 대사할 때 반드시 필요한 비타민이므로 이것이 결

성분	권장량	작용
		핍되면 간은 이들 물질들을 원활하게 대사시키지 못하여 노폐물을 생산하고 간의 지방 침착을 촉진하게 된다.
무기질 복합체		무기질의 충분한 섭취는 모든 조직의 치료에 기본적으로 필요하다.

2. 지방간에 좋은 성분

성분	권장량	작용
식이섬유		지질과 당질의 흡수를 늦춰서 지방이 간에 쌓이는 것을 방지하고 암모니아 등 유해물질의 생성을 억제하고, 간성 뇌증을 예방한다. 유해 물질을 흡착시켜 배설해 주므로 해독에 작용하는 간장의 부담을 가볍게 하는 효과가 있다.
메티오닌		강력한 항산화제로 담낭의 기능을 돕고 항지방간 작용과 간장의 해독작용을 높이는 효과가 있다.
사포닌		포도당이 중성지방으로 변하는 것을 억제하며 지방간이나 다른 간 장애를 막아주는 효과적인 성분이다.
레시틴		지방의 축적을 막는다. 혈관 벽에 흡착되어 혈액순환을 저해하는 콜레스테롤을 혈전 용해하여 막히거나 좁아진 혈관 벽을 청소하고 모든 세포에 충분한 혈액이 공급되게 하며, 몸에 좋은 고밀도 콜레스테롤(HDL)을 증가시키고 저밀도 콜레스테롤(LDL)을 배설하는 작용이 있다.

3. 간염에 좋은 성분

성분	권장량	작용
필수적인 성분		
밀크티슬 추출물		밀크티슬의 실리마린과 실리빈(실리마린의 주활성 성분)이 간세포의 세포막 수용체에 결합해 유해물질이 간세포 안으로 침투하는 것을 방지하고 간세포의 핵 안에 직접 작용해 rRNA→단백질 합성을 증가시켜 손상된 간세포의 재생을 도와준다.
매우 중요한 성분		
코엔자임큐10	60mg/일	바이러스성 감염으로 인해 약해진 면역력을 상승시키는 작용이 있다.
게르마늄	200mg/일	게르마늄은 산소를 재빨리 각 조직에 공급함으로써 신진대사를 활성화시키며 면역체계를 치료하고 통증을 완화시키고 불안을 누그러뜨리는 작용을 한다.
레시틴		지방의 축적을 막는다. 혈관 벽에 흡착되어 혈액순환을 저해하는 콜레스테롤을 혈전 용해하여 막히거나 좁아진 혈관 벽을 청소하고 모든 세포에 충분한 혈액이 공급되게 하며, 몸에 좋은 고밀도 콜레스테롤(HDL)을 증가시키고 저밀도 콜레스테롤(LDL)을 배설하는 작용이 있다.
슈퍼옥사이드 디스뮤타제(SOD)		슈퍼옥사이드 디스뮤타제는 활성산소의 독성을 중화하는 강력한 산화방지제이다.
비타민B군 복합체	100mg/일	비타민 B1은 간에서 당분과 지방을 연소시킬 때 반드시 필요한 영양소이며, B2, B6 등은 간세포의 재생을 돕는 대표적인 비타민이다. 또한 탄수화물과 지방을 대사할 때 반드시 필요한 비타민이므로 이것이 결핍되면 간은 이들 물질들을 원활하게 대사시키지 못하여 노폐물을 생산하고 간의 지방 침착을 촉진하게 된다.
비타민C	3000-5000mg/일	비타민C가 가지는 면역과 항균기능을 보면 백혈구의 이동을 증가시키고, 세포내에서의 에너지 생성을 촉진하며, 백혈구 막의 산화손상을 보호하고 인터페론 형성을 증가시키는 기능을 가진다. 또한 바이러스의 이중 나선구조를 절단하여 바이러스를 격멸하는 작용이 있음으로 인해 간염 바이러스도 비타민C의

성분	권장량	작용
		고농도 혈액 중에서는 1시간 정도면 99% 정도가 불활성화 된다. 고로 바이러스성 간염 치료에 효과가 있다.

중요한 성분

성분	권장량	작용
베타인 염산		적절한 소화에 중요하다. 구기자의 함유 성분 중 베타인은 간장에 지방질이 엉키는 것을 예방하며 지방간을 치유하는 작용이 있다.
효소		간세포의 재생과 활성 및 생체에서 이루어지는 모든 생화학반응을 질서정연하게 하도록 해준다.
칼슘	1500mg/일	간 질환에 문제가 되는 피의 엉킴에 필수
마그네슘	1000mg/일	간질환에 문제가 되는 피의 엉킴에 필수
메티오닌	500mg 두 번 매일 B6과 C의 적은 양과 더불어	간에서 지방을 제거해 주고 유해물질을 몸 밖으로 배설하는 작용을 한다. 또한 알코올 대사 물질인 알데히드와 니코틴 독소를 제거하는 작용을 한다.
시스테인		생체 주요 항산화제이며 간세포 보호능력에 뛰어난 글루타치온의 전구체이다. 시스테인이 혈액 속에 항상 충분히 존재하면 간에서는 좀더 많은 글루타치온을 생산하게 되므로 활성산소로부터 간세포를 방어하는 능력이 높아진다.
단백질		단백질은 간질환시에 손상된 간세포를 복구하고 지방간을 예방하는 작용이 있다.
불포화 지방산 (달맞이꽃 종자유, 연어기름 등)		불포화 지방산은 간의 염증을 완화시켜주며 혈중 지방을 낮춘다.

그 밖의 성분

성분	권장량	작용
비타민A	25000IU/일	비타민A는 중요한 항바이러스 활동을 보여주며 당성피질성 스테로이드군과 중화상 수술로 인한 면역억제를 예방해 주고 비타민A는 산화방지제이므로 유리기와 산화성 손상에 아주 민감한 흉선샘의 쇠퇴를 예방하고 발육을 촉진시킨다.

성분	권장량	작용
타우린		간장 장애로 인해 과산화 지질이 생기는 것을 억제하고, 담즙 분비 촉진 작용을 한다. 간장에서 콜레스테롤로부터 생합성된 담즙산중 콜산과 데옥시콜산 같은 1차 담즙산중 리도콜산은 담즙으로 분비되기 전에 글리신이나 타우린과 중합체를 형성한다. 글리신 또는 타우린이 이같이 담즙산과 중합체를 형성하는 이유는 물론 장에서 지방 흡수를 촉진시키기 위한 것도 있지만 그보다는 담즙산을 해독시키는데 더 큰 의미가 있다.
커큐민		심황의 뿌리에서 얻는 성분으로 항바이러스 활성이 있어 바이러스성 간염 치료에 효과가 있다.
글루타치온		간에서 생산되는 수용성의 가장 강력한 항산화제로써 암 억제 및 항 노화 영양소이다. 대사되는 과정에서 발생한 모든 독성 노폐물질은 글루타치온이 유황 포합물로 만들어서 수용성이 되게 한 후에 소변으로 배설하여 해독을 하며 간세포를 보호한다.
글리시르리진		감초의 주성분으로 항바이러스 작용이 있고 간 기능 증강작용이 있어 바이러스성 간염에 효과가 있다.
철 비타민B12		철과 비타민B12는 조혈작용에 관여하는 영양소로, 간 질환으로 인해 빈혈이 생긴 경우는 적절하게 보충하는 것이 도움을 준다.
EPA DHA		EPA와 DHA는 콜레스테롤을 줄이는 작용을 하는데, 간 질환으로 인해 콜레스테롤의 조절에 문제가 생겨 호르몬이 불균형해질 때, EPA, DHA는 콜레스테롤을 줄이는 데 도움을 준다.
비타민D		간 질환으로 인해 칼슘의 흡수가 나빠져 뼈, 관절이 약해질 수 있는데, 비타민D의 경우는 칼슘의 흡수를 도와 뼈, 관절의 약화를 막는 데 도움을 준다.

4. 간경변에 좋은 성분

성분	권장량	작용
필수적인 성분		
비타민E		비타민E의 항산화 작용은 간장세포가 변성되는 것을 막아준다. 간경변에 걸리면 비타민이 결핍되기 쉬우므로 충분히 보충해 주어야 한다.
콜린		이노시톨과 함께 레시틴의 구성성분으로서 작용하며 간에 지질이 비정상적으로 축적되는 것을 방지하여 지방간에 좋다. 또 손상된 간 세포를 재생하는데 도움이 되며, 간경변에서 진행되는 섬유화를 억제한다.
이노시톨		체내에서 레시틴의 생성을 촉진한다. 레시틴이 간에서 세포로 지방의 이동을 도와주는데, 이노시톨도 함께 지방대사를 돕고 혈 중 콜레스테롤을 감소시켜 동맥의 지방성 경화를 예방하고 심장을 보호한다.
비타민B군	대량공급/일	영양소 흡수와 적혈구 생성에 필수, 간의 소화작용에 좋다.
매우 중요한 성분		
마늘캡슐(특정성분)		마늘의 시스테인, 메티오닌 성분의 강력한 해독작용으로 간장을 강화시킨다.
메티오닌		간에서 지방을 제거해 주고 유해물질을 몸 밖으로 배설하는 작용을 한다. 또한 알코올 대사 물질인 알데히드와 니코틴 독소를 제거하는 작용을 한다.
카르니틴		혈 중 중성 지방량을 감소시키고, 알코올성 지방간을 억제한다.
시스테인 (아미노산의 일종)		생체 주요 항산화제이며 간세포 보호능력에 뛰어난 글루타치온의 전구체이다. 시스테인이 혈액 속에 항상 충분히 존재하면 간에서는 좀더 많은 글루타치온을 생산하게 되므로 활성산소로부터 간세포를 방어하는 능력이 높아진다.
글루타치온		간에서 생산되는 수용성의 가장 강력한 항산화제로서 암 억제 및 항 노화 영양소이다. 대사되는 과정에서 발생한 모든 독성 노폐물질은 글루타치온이 유황 포합물로 만들어서 수용성이 되게 한 후에 소변으로

성분	권장량	작용
		배설하여 해독을 하며 간세포를 보호한다.
레시틴		지방의 축적을 막는다. 혈관 벽에 흡착되어 혈액순환을 저해하는 콜레스테롤을 혈전 용해하여 막히거나 좁아진 혈관 벽을 청소하고 모든 세포에 충분한 혈액이 공급되게 하며, 몸에 좋은 고밀도 콜레스테롤(HDL)을 증가시킨다.

중요한 성분

성분	권장량	작용
알팔파(자주개자리) 아르기닌	쌍떡잎식물 장미목 콩과의 여러해살이풀	건강한 소화기관을 만들고 경변증에 의한 통증과 출혈을 예방한다. 비타민K의 훌륭한 공급원은 알팔파와 녹색잎의 야채이다. 간의 기능을 저해하는 많은 양의 암모니아를 해독한다. 생선, 콩류, 씨 등에 많이 포함되어 있다.
칼슘		칼슘은 통증해소작용이 있으므로 간경변으로 인한 통증완화 작용이 있다. 또한 칼슘은 세포막 투과성을 감소시키므로 해로운 물질이 세포에 들어오는 것을 막아 간세포 파괴를 억제하고 칼슘은 혈액응고 기전에 관여하는 프로트롬빈에 작용하여 트롬빈으로의 생성작용을 도와 간경화로 인한 출혈에 도움이 된다.
비타민C	분할되는 복용량으로 일일 3000-8000mg	면역을 조절하는 인터페론의 생성을 높이는 작용이 있다. 바이러스성 간 질환의 예방과 회복에 도움이 된다. 완충제 형태가 좋다.

도움되는 성분

성분	권장량	작용
알로에 베라		알로에는 라텍스의 성분인 안트라퀴논(anthroquinones)과 안트론(anthrones)이 대장의 연동운동을 증가시키고, 대장점막의 염소이온 통로를 열어 대장에서 전체 수분 흡수량을 감소시킴으로써 하제효과를 내는 것으로 알려지고 있다. 안트로퀴논 글리코사이드 성분은 장내 세균이 만든 효소에 의해 일부 분해되지만, 대부분 소화되지 않은 상태로 대장에 이르는데, 그에 의해 대변이 부드러워지고 배변횟수가 증가하여 내장을 깨끗이 하여 장내 부패가스 감소로 인해 간 해독 작용에 도움을 준다.
코엔자임큐 10	100mg/일	간에 산소를 원활히 제공하여 미토콘드리아 내부에

성분	권장량	작용
		서 탄수화물, 지방, 단백질을 태워 ATP로 바꿔야 하는데 이때 많은 양의 코엔자임큐10이 필요하다. 또한 지용성 항산화제로서 코엔자임큐10은 세포벽의 지방산 및 LDL들이 과산화지질로 변질되지 않도록 산화를 막아준다. 즉, 미토콘드리아 막과 세포핵(DNA)의 산화를 막아 정상상태로 보존하여 간세포를 보호해 준다.
셀레늄	200mcg/일	모든 조직의 치료에 필요한 영양소이다. 셀레늄은 글루타치온 과산화효소라는 항산화효소의 재료가 된다.
게르마늄		게르마늄은 산소를 재빨리 각 조직에 공급함으로써 신진대사를 활성화시키며 면역체계를 치료하고 통증을 완화시키고 불안을 누그러뜨리는 작용을 한다.
비피더스균		간 기능의 저하로 과량 생성되는 암모니아의 생성을 억제하는 작용을 한다. 비피더스균이 함유된 요구르트, 음료, 식품 등을 섭취하는 것이 좋다.
식이섬유		지질과 당질의 흡수를 늦춰서 지방이 간에 쌓이는 것을 방지하고 암모니아 등 유해물질의 생성을 억제하고, 간성 뇌증을 예방한다. 유해 물질을 흡착시켜 배설해 주므로 해독에 작용하는 간장의 부담을 가볍게 하는 효과가 있다.
칼륨		칼륨은 이뇨작용이 있는 영양소로 복수, 부종이 있는 경우 칼륨의 보충이 도움이 된다.
비타민p 비타민k		비타민P, K는 모세혈관을 강화시켜 주어 출혈을 방지하는데, 식도정맥류, 거미혈관종 같은 증상에 도움을 준다.

5. 황달에 좋은 성분

성분	권장량	작용
밀크티슬		밀크티슬의 실리마린과 실리빈(실리마린의 주활성 성분)이 간세포의 세포막 수용체에 결합해 유해 물질이 간세포 안으로 침투하는 것을 방지하고 간세포의 핵 안에 직접 작용해 rRNA→단백질 합성을 증가시켜 손상된 간세포의 재생을 도와준다.
인진쑥		인진쑥의 향기성분과 스코풀게틴 성분이 담즙분비 촉진 작용을 해서 황달에 좋은 효과가 있다.
기타		이 밖에도 미나리, 보리싹, 질경이, 붕어, 잉어도 황달에 효과가 있다.

62

II 담낭

1. 담낭이란?

담낭은 얇은 근막성 벽으로 되어 있고 성인에서는 길이 7~10cm, 폭 3~5cm의 크기로 복막에 둘러싸여 간 우엽 하면에 부착되어 있다. 담낭은 간에서 합성된 담즙을 농축, 저장하는 주머니로 용량은 약 40~70ml이다. 담즙은 간관과 담낭관을 거쳐 담낭으로 흘러 들어가며, 담낭의 근육이 수축하면 담낭관과 총담관을 차례로 거쳐 십이지장으로 분비된다. 총담관은 십이지장에 들어가기 직전에 췌장에서 나오는 췌관과 합쳐지며 십이지장과 연결된 볼록한 부분을 십이지장 유두라고 한다. 그리고 췌관과 만나는 총담관의 바로 위에 있는 오디괄약근은 소장이 비어있을 때에는 수축하여 관을 폐쇄하므로 담즙이 십이지장으로 흐르지 않는다. 담즙 속에는 물에 잘 녹지 않는 성질을 가진 콜레스테롤이 포화농도의 약 200만 배나 들어있다.

2. 담즙의 분비와 배출

담즙은 간에서 분비된다. 담즙은 주로 빌리루빈과 담즙산 그리고 콜레스테롤로 되

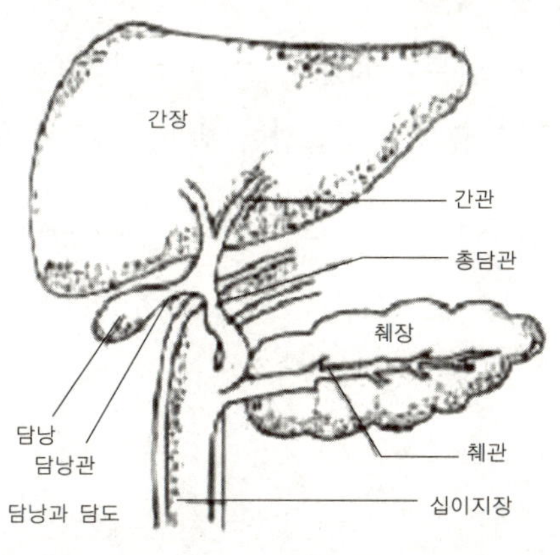

어 있다. 간에 이르는 신경을 모두 절단하여도 담즙 분비는 변함이 없다. 그러나 소장에서 담즙산염, 세크레틴, 단백질, 지방 등이 흡수될 때 담즙 분비가 더욱 촉진되므로 담즙 분비는 신경보다 화학물질에 의하여 촉진된다고 믿어진다. 그리하여 이들을 담즙 분비 촉진물질이라 한다. 이들 가운데에서 가장 강력한 것은 담즙에 포함된 담즙산염이다. 하루에 분비되는 담즙의 양은 1000~1500ml가량이다. 담즙은 끊임없이 분비되지만 소장에서 소화가 진행되고 있을 때가 아니면 오디괄약근의 긴장성 수축으로 담도가 막혀 있어 십이지장에 흘러들지 못한다. 그리하여 담즙은 담낭에 저장되고 담즙수분이 흡수됨에 따라 담즙은 6~10배나 농축된다. 그러다가 소화가 진행될 때 담낭이 수축하고 오디괄약근이 이완하면 담즙을 십이지장으로 배출한다. 보통 담즙은 십이지장을 통과하는 연동이 오디괄약근 위를 지날 때마다 괄약근이 열려 배출된다.

3. 담즙의 수송

담관은 그 모양이 마치 나뭇가지처럼 되어 있다. 큰 줄기를 총담관이라 하는데, 이것이 십이지장으로 연결되어 있고 나뭇가지에 해당되는 부분은 간장 내로 뻗쳐 있다. 나무에서는 나무뿌리에서 흡수된 수분이 나뭇가지로 올라가지만, 담관에서는 반대로 간장세포에서 생성된 담즙이 간장 내에 있는 작은 담관으로 분비되어 그것이 모여서 장으로 흘러내린다. 따라서 담도는 담즙의 수송관의 역할을 한다.

4. 담즙의 인체 내 작용

담즙에는 소화효소가 함유되어 있지 않으나 췌액 중의 지방 분해효소인 리파아제의 작용을 돕는다. 즉, 담즙 중의 담즙산이 지방질을 유화하여 표면적을 넓히고 리파아제의 작용을 쉽게 한다. 일부의 담즙산은 장관에서 흡수되어 간으로 되돌아가는 장간순환을 통하여 담즙의 생성을 촉진한다.

〈담즙의 작용〉

· 지방질을 유화시킨다.

· 지용성 비타민의 흡수를 돕는다.

· 대변이 잘 나오도록 하제의 역할을 한다.

· 위 내용물인 미즙을 중화한다.

· 장내 발효를 저하시킨다.

· 빌리루빈 등과 같은 내인성 노폐물 및 약물과 여러 가지 독성물질 배출

· 장에서 정상적 지방 흡수

· 신체 콜레스테롤의 평형유지에 중추적 역할

· 장으로 면역글로블로빈A의 운반에 중요한 역할

i 담석증

1. 담석증이란?

담석증은 간관, 총간관, 담낭, 총담관 등 담도계의 어딘가에 결석이 생기는 것으로 그 부위에 따라 간관 결석, 총간관 결석, 담낭 결석, 총담관 결석 등으로 나눈다. 결석 종류에 따라 콜레스테롤 결석과 빌리루빈 결석으로 나누는데, 콜레스테롤 결석은 서양인에게 많고 빌리루빈 결석은 동양계 특히 농촌 사람에게 많다.

담석증은 담도계에서 가장 많이 볼 수 있는 질환이며 40세 후반에서 발생 빈도가 높고 여자는 남자의 4배 정도 높은 발생 빈도*를 보인다. 임산부 특히 경산부(이전에 자연분만을 하였던 사람)와 에스트로겐을 투여했을 때 담석 발생률이 높다. 담석증은 동양권에 비하여 구미에서 높은 발생률을 보이고 미국의 통계에 따르면 정상 성인의 10%가 담석을 가지고 있으며 40세 이후 연령층에서는 20%가 담석을 가지게 된다고 알려져 있다. 동양권에서는 빌리루빈색소 침전에 의한 색소석이 더 많고 특히 도시인에 비해 농촌 주민에서 색소석 발생률

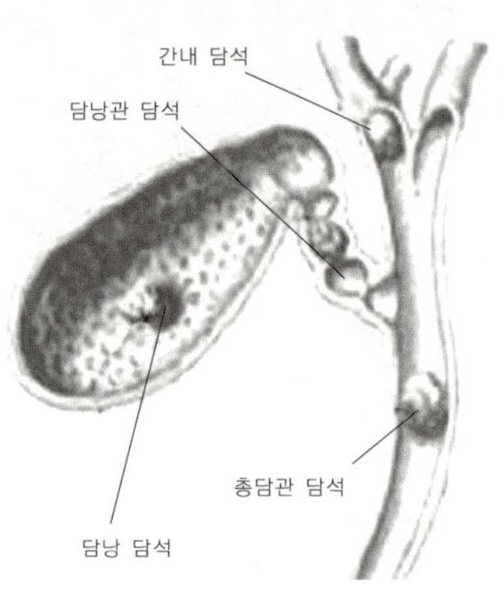

* 여자가 남자보다 담석증이 많이 생기는 이유 : 여성에게 많이 생기는 이유는 여성호르몬이 담즙 내 콜레스테롤 수치를 높이는 기능을 하기 때문이다.

이 높다. 담석증은 발생 빈도와 임상적 증상은 지역과 인종에 따라 상당한 차이를 보이고 있으며 이는 식생활과 생활양식에 밀접한 관련이 있음을 암시한다. 담석의 대부분은 담낭에서 형성되며 때로는 간 내 또는 간 외 담관에 생길 수 있고 담낭 내에 존재하는 결석은 약 50%에서 경미한 만성담낭염 이외에 특별한 임상증상 없이 무증후성 담석증으로 존재한다.

2. 담석의 원인

다음의 세 가지가 주원인으로 거론되고 있다.

(1) 담즙의 원발적 생리화학적 변화

담즙의 구성 성분인 콜레스테롤, 레시틴, 담즙염, 빌리루빈, 칼슘, 기타 유기물질 등의 구성 비율이 변하여 담석을 만드는 원인이 된다.

(2) 담즙의 정체

담낭은 간에서 만들어 낸 담즙을 저장하는 역할을 한다. 뿐만 아니라 담즙으로부터 수분과 전해질을 흡수하여 담즙을 농축시키는 역할까지 하는데, 이 과정에서 담석의 생성이 야기 될 수 있다는 것이다.

(3)담도계의 감염 또는 염증

세균의 침투로 담낭 점막의 투과성에 변화가 생겨 담즙성분의 분포성을 변화시킴으로써 담석의 생성이 촉발된다.

3. 담석의 종류

(1) 구성 성분에 따른 분류

크게 콜레스테롤 담석, 색소성 담석으로 나뉜다.

1) 콜레스테롤 담석

담낭에 주로 발생하며 지방질 대사 이상을 일으키는 당뇨병 환자와 구미인에게 많다. 과다한 콜레스테롤의 섭취로 담즙에 콜레스테롤이 과포화되어 나타난다. 90%이상의 콜레스테롤로 구성되어 있는 백색의 순수 콜레스테롤담석과 콜레스테롤과 빌리루빈이 혼합된 형태의 혼합석이 있다.

2) 색소성 담석

담관에 생기기 쉬우며 만성 간질환 환자에게 발생하기 쉽다. 담도계의 세균 감염으로 글루쿠론산의 포합형 빌리루빈의 분해로 빌리루빈이 유리되고 이것이 칼슘과 결합하여 응집되어 결석을 만든다. 담석의 대부분이 빌리루빈(담즙색소)으로 구성되어있어 갈색과 흑색을 나타내는데 동양인에게는 갈색석이 흔히 발견되고 구미지역에서는 흑색석이 많이 발생된다.

(2) 발생 부위별 분류

1) 담낭담석 : 담낭에 돌이 생긴 것으로 가장 많이 발생하는 부위다.

2) 담관담석 : 총수담관이나 담낭관에 위치한 담석으로 대부분이 갈색석이다.

3) 간내담석 : 간 내에서 광범위하게 발생되는 담석으로 색소성 담석이 주를 이룬

다. 그러나 최근 들어 콜레스테롤 담석도 늘고 있다. 담도계의 감염과 협착이 동반되는 경우가 많아 완전 치료가 어렵고 계속 방치 시에는 담관암이 발생될 가능성이 있고 재발의 가능성도 높다. 서구에서는 매우 드물지만 우리나라를 포함한 동남아시아에서는 그 발생 빈도가 높다.

4. 담석증의 증상

격심한 통증과 발작, 오한, 발열, 트림, 조기포만감, 구토, 상복부의 불쾌감 등이 있으며 황달이 나타나는 수도 있고 전혀 자각증세를 느끼지 못하는 수도 있다. 일반적으로 담석환자의 약 30~50%는 증상이 없으나, 담낭관 또는 총담관으로 이동하면서 폐색과 함께 염증을 일으키면서 증상이 나타난다.

· **전구기** : 복부팽만감, 상복부불쾌감, 식욕부진, 어깨결림, 오심, 구토
· **발작시** : 복통, 방사통(우측어깨, 흉부, 배부), 오한, 발열, 오심, 구토, 황달, 상복부압통, 담낭촉지
· **간헐기** : 상복부불쾌감, 상복부압통점이 남아 있음.

5. 담석증의 합병증

발열과 오한이 동반하면 이차적인 합병증으로 담낭염, 췌장염이 올 수 있다. 담석이 있는 사람은 담낭염이 생기기 쉽다. 담낭염이 된 후 발열하게 된다. 담석이 담낭에서 담관으로 나와 결국 담관을 막게 되면 담즙이 장으로 흐르지 못하여 심한 황달이 된다. 가장 무서운 합병증은 담낭이 터져서 복막염을 일으키는 것이다.

ii 담석증의 식이요법 핵심 포인트

1. 콜레스테롤 담석의 경우

과식 : 영양이 과잉되어 간에서 저장되고 남아도는 당은 지방으로 변환되어 체내의 지방축적이 많아지고 또한 많아진 지방으로부터 콜레스테롤 합성이 증가되고 담즙으로의 콜레스테롤 배설을 증가시켜 담석 형성의 주요 원인이 된다. 또한 과식은 담낭을 수축시켜 많은 담즙을 분비하게 하는데, 담낭의 무리한 수축으로 통증을 가중시킬 수 있다. 그러므로 담석증이 있는 사람은 과식은 피하는 것이 좋다.

저밀도 콜레스테롤(LDL)은 콜레스테롤담석의 중요한 담석 형성 요인 : 과다한 저밀도 콜레스테롤의 섭취로 담즙에 콜레스테롤이 과포화되면 담석이 형성될 수 있다. 또한 지방 섭취량이 증가하면 담낭의 수축이 활발해져 발작을 유발하므로 담석증에서는 저밀도 콜레스테롤을 적게 섭취하는 것이 중요하다. 이러한 저밀도 콜레스테롤은 동물성지방을 섭취함으로써 많이 발생되므로 육류의 섭취를 적게 해주는 것이 좋다. 반면에 고밀도콜레스테롤은 혈중 콜레스테롤 수치를 낮추는 작용이 있어 담석의 예방에 좋다. 고밀도콜레스테롤은 식물성지방에 주로 함유되어 있는데 동물성지방 식품의 섭취를 줄이고 대신 식물성지방 식품을 섭취해 주는 것이 좋다. 단, 식물성지방 식품 중 야자유나 코코넛기름은 저밀도콜레스테롤이 된다.

담즙의 콜레스테롤 농도를 낮추어주는 영양소를 함유한 식품을 섭취해 주는 것이 좋다.

* 식물섬유는 담즙산 중의 콜레스테롤을 변으로 배설시켜 담석의 형성을 막아주는 작용을 하므로 식이섬유가 함유된 식품을 섭취해 주는 것이 좋다.

* 비타민B3는 저장지방에서 지방산 유리를 억제해서 혈중 콜레스테롤을 낮추며 담석 생성을 증가시키지 않는 작용을 하므로 비타민B3가 함유된 식품을 섭취하는 것이 좋다.

* 비타민C는 콜레스테롤을 담즙으로 바꾸어주는데 중요한 역할을 한다. 비타민C가 부족하면 담낭이 과도한 콜레스테롤로 포화되어 콜레스테롤 담석을 형성하기 쉬워지므로 비타민C가 함유된 식품을 섭취해 주는 것이 좋다.

* 키토산은 콜레스테롤의 배출 능력이 뛰어나 키토산제제를 복용해주는 것도 좋다.

자극성 강한 음식은 피해야 : 향신료나 탄산음료, 커피, 알코올, 튀김류 등은 갑작스럽게 위액 분비를 촉진하여 담낭을 수축시켜 담낭에 무리를 주고 통증을 가중시킬 수 있으므로 자극성 강한 음식은 되도록 피하는 것이 좋다.

레몬주스나 올리브유 : 자기 전이나 깨어났을 때 레몬주스와 함께 찻숟가락으로 3스푼의 올리브기름을 복용하면 많은 양의 담석이 대변과 함께 빠져나온다. 레몬주스 대신 포도주스를 사용해도 된다.

담석증에 좋은 약용 식물 : 민들레, 쇠뜨기, 야생참마, 회향, 생강, 파슬리, 페파민트 기름 등

2. 색소성 담석의 경우

(1) 기본적으로 콜레스테롤 담석의 경우와 같은 식이 요법을 따르고 색소성담석 중 흑색담석은 만성간질환이나 용혈성 빈혈, 위절제 후, 당뇨병 등의 질환이 원인이 되어 생길 수도 있으므로 우선 원인 질환에 맞는 섭생법을 따르도록 해준다.

(2) 색소성 담석 중 갈색담석은 담관 내 세균감염이나 기생충(회충 또는 간디스토마) 감염 등을 통해서 발생할 수 있다. 세균의 감염은 세균의 '베타-글루크로니다제' 라는 효소가 작용하여 담즙색소인 빌리루빈을 물에 녹기 어려운 상태로 유리시켜 이것이 칼슘과 섞여서 색소성담석을 형성하게 된다. 또한 담관의 조직 중에도 '베타-글루크

로니다제'가 있어, 담낭벽이 상처를 입으면 이것이 유출되어 작용할 수도 있다. 이때에는 기생충에 감염되었을 시 먼저 기생충을 제거하도록 하고 세균의 활동을 억제하기 위해서 몸을 따듯하게 해주는 것이 좋다. 몸을 차지게 하는 가장 큰 요인은 찬 음식(찬물, 찬술, 찬 음료수, 빙과류 등)을 먹는 것과 과식이다. 몸이 차게 되어 체온이 37도 이하로 떨어지면 세균이나 바이러스가 급증할 수 있는 조건이 형성된다. 그러므로 찬 음식과 과식은 피하고 몸을 따뜻하게 해주는 것이 좋고, 세균에 대한 방어력을 강하게 해주고 염증치료에 효과가 있는 비타민C가 함유된 식품을 섭취해 주는 것이 좋다.〈식품 참조〉

 * 세균, 바이러스의 활성 억제 온도 : 39~40°

(3) 음식으로는 고탄수화물, 저지방식이 담석 형성에 일부 기여하기도 한다. 동물 실험에서는 고탄수화물, 저지방식의 섭취가 고단백, 고지방식군에 비해서 빌리루빈 칼슘석(색소성담석)의 형성에 관여하는 세균성 '베타-글루코니다제'의 저해 물질인 '글루코닉산'이 현저히 감소되어 있음이 증명되어 있다. 따라서 단백질과 지방이 부족하지 않게 섭취해 주는 것이 중요한데, 단백질은 독소를 많이 발생시켜 간에 부담이 되는 동물성단백질(육류)보다는 식물성 단백질이 함유된 식품(콩류, 효소, 화분, 발효식품)을 섭취해 주는 것이 좋고, 동물성지방보다는 혈중 콜레스테롤 수치를 낮추는 작용이 있어 담석의 예방에 좋은 식물성지방이 함유된 식품(배아류의 기름)을 섭취해 주는 것이 좋다.

(4) 담석의 크기가 신진대사에 이상이 올 수 있을 정도면 수술이나 파쇄요법을 해주는 것이 좋고, 신진대사에 지장이 없을 정도의 크기면 섭생법과 식이 요법으로 조절이 가능할 수 있으나, 색소성 담석일 경우에는 약물요법을 병행하는 것이 효과적이다.

iii 담석증의 주증상별 식이요법

담도산통(통증), 오심, 구토

담석증의 가장 특징적인 증상으로 담낭관의 일부 또는 전체 폐쇄에 의한 담낭의 압력이 증가하면서 통증이 유발되며, 그 외에 담낭, 담관의 운동 장애 등의 기능적인 이상으로 통증이 발생할 수 있다. 담낭의 압력이 증가하면 대체로 오심, 구토가 동반되는 것을 흔히 볼 수 있다. 통증의 위치는 우상복부 및 심와부(명치)에 통증이 생겨 오른쪽 어깨나 등 쪽까지 전달되는데 대체로 한밤중에 통증이 흔히 발현되어 1시간 정도 통증이 지속되며 일정한 시간대에 많이 재발한다.

☞ 이때에는 담낭수축을 자극하는 지방이 많은 음식과 자극성음식은 피하고 과식을 하지 않아야 하며, 장관평활근의 경련을 이완시켜 통증을 줄여주는 칼륨이 함유된 식품을 섭취해 주는 것이 좋다.〈식품 참조〉

황달

담석이 총담관을 막게 되면 황달이 생길 수 있다. 담석증에 의한 황달은 보통 폐쇄성 황달이다. 황달은 보통 담석 산통 후 1~2일에 나타나 보통 1주일 내에 소실되는데 일과성이 대부분으로 이때 소변색이 검어지거나 대변색이 옅어진다. 폐쇄성 황달의 경우에는 담즙이 십이지장으로 나오지 못하므로 담즙 내 빌리루빈이란 색소 때문에 평소 노랗게 보이던 대변색이 하얗게 되는 백색변 현상이 나타나며 핏속의 빌리루빈 농도가 높아지면서 소변으로 일부가 배설되어 소변색이 붉고 짙게 변하게 됩니다. 이 외에 황달이 심한 경우 가려움증이 생길 수 있는데 이것은 담즙 속의 담즙산이라는 물질이 빌리루빈과 함께 혈관 내로 흡수된 후 피부에 침착되기 때문이다.

☞ 이때에는 진단 후 담석이 너무 크거나 위험 부위에 있을 때는 수술요법이나 파쇄요법으로 제거해주는 것이 우선이고 그 다음으로는 담즙의 배출을 촉진하는 작용을 하는 식품을 섭취해 주는 것이 좋은데 '인진쑥'이 아주 특효이다. 향기 성분과 스코풀게틴 성분이 담즙분비 촉진작용을 해서 황달에 좋은 효과가 있다. 이밖에도 미나리, 보리싹, 질경이, 붕어, 잉어도 황달에 좋다.

발열

발열은 담낭이나 담관의 세균침입으로 염증이 생기면서 나타나는데 단독으로 나타나기 보다는 황달이나 복통을 동반하는 경우가 많다.

☞ 이때에는 세균을 억제하여 조직의 세포괴사를 막는 것이 중요하다. 세균은 몸이 차지면 더욱 활발히 작용하므로 몸을 따듯하게 해주어야 하고 비타민C는 세균에 대항하는 저항력을 강하게 해주고 세포의 괴사를 막아 염증을 치료하는 작용이 있으므로 비타민C가 함유된 식품을 섭취해 주는 것이 좋다.〈식품 참조〉

74

iv 담석증에 좋은 성분

성분	권장량	작용
레시틴		지방의 축적을 막는다. 혈관벽에 흡착되어 혈액순환을 저해하는 콜레스테롤을 혈전 용해하여 막히거나 좁아진 혈관벽을 청소하고 모든 세포에 충분한 혈액이 공급되게 하며, 몸에 좋은 고밀도 콜레스테롤(HDL)을 증가시키고 저밀도 콜레스테롤(LDL)을 배설하는 작용이 있다.
필수 지방산	오메가3 : 리놀렌산, EPA, DHA 오메가6 : 리놀레산, 감마리놀렌산, 아라키돈산	필수지방산은 혈 중 콜레스테롤을 낮추는 작용을 한다. 담석증의 심한 상태가 지나면 지방의 소량섭취가 필요한데, 이때 필수 지방산은 지용성 비타민의 흡수를 위해서 필요하다.
비타민A, D, E, K	25,000IU/일	지방질이 많은 음식을 제한해야만 하는 췌담도 질환 환자에서는 특히 지용성 비타민(A, D, E, K)이 부족하지 않도록 보충하는 것이 좋다.
비타민B군		비타민 B1은 간에서 당분과 지방을 연소시킬 때 반드시 필요한 영양소이며, B2, B3, B6 등은 간세포의 재생을 돕는 대표적인 비타민이다. 또한 탄수화물과 지방을 대사할 때 반드시 필요한 비타민이므로 이것이 결핍되면 간은 이들 물질들을 원활하게 대사시키지 못하여 노폐물을 생산하고 간의 지방 침착을 촉진하게 된다.
비타민B3		저장지방에서 지방산 유리를 억제해서 혈 중 콜레스테롤을 낮추며 담석 생성을 억제한다.
콜린	500mg/일	이노시톨과 함께 레시틴의 구성성분으로서 작용하며 간에 지질이 비정상적으로 축적되는 것을 방지하여 콜레스테롤 담석 형성을 방지한다.
이노시톨	500mg/일	콜린과 함께 레시틴의 구성 성분으로서 혈 중 콜레스테롤치를 저하시키며 간에서 지방을 대사시키는 데 관여하여 간에 지방이 침착되는 것을 방지한다.
비타민C	3,000mg/일	비타민C의 부족은 담석을 일으킨다. 여분의 콜레스테롤은 담즙산의 원료가 되어 담즙 성분으로 재이용된 뒤에 배설된다. 그런데 비타민C가 결핍되면 담즙산의 합성이 억제되어 혈액 중에 콜레스테롤이 쌓이게 된다. 그러므로 담석증의 예방을 위해

성분	권장량	작용
		서는 비타민C를 충분히 섭취해야 한다. 또한 비타민C는 담낭에 염증이 생긴 경우 염증억제 작용도 한다.
비타민D	400IU/일	담석증으로 인한 쓸개의 기능 저하는 비타민D의 흡수가 저해되므로 비타민D를 보충하는 것이 좋다.
비타민E	600IU/일	비타민E는 세포막과 기타 다른 세포 내부의 작은 구조물 즉, 미토콘드리아, 마이크로좀, 리소좀 등을 둘러싸고 있는 막에 집중되어 있으면서 막의 주요 구성 물질인 인지질이나 콜레스테롤과 접촉하게 된다. 이 두 물질들은 모두 다불포화지방산을 함유하고 있으며, 비타민E는 산화되기 쉬운 다불포화지방산이 활성산소(자유라디칼, 자유기)에 의해 산화, 파괴되는 것을 막는다. 세포막 내에 충분한 비타민E가 있으면 활성산소(자유라디칼, 자유기)를 불활성화시킴으로써 다불포화지방산의 파괴를 방지하여 결과적으로 세포의 손상을 예방하게 된다.
식이섬유		담즙 중에서 포화상태인 콜레스테롤을 변으로 배설시켜 결정의 생성을 억제한다.
타우린		혈중 콜레스테롤 수치를 낮추고, 담석 형성을 억제하는 작용을 한다.
메티오닌		간에서 지방을 제거해 주고 유해물질을 몸 밖으로 배설하는 작용을 한다. 이러한 작용으로 담석 형성을 억제하는 효과가 있다.
키토산		키토산은 콜레스테롤 배출 작용이 있어 담석 형성을 억제하는데 도움이 된다.
칼륨		장관평활근의 경련을 이완시켜 통증을 줄여준다.
인진쑥		담석증에 황달이 있는 경우 도움이 된다. 향기 성분과 스코폴게틴 성분이 담즙분비 촉진 작용을 해서 황달에 좋은 효과가 있다. 그 밖에 밀크티슬, 미나리, 보리싹, 질경이, 붕어, 잉어도 효과가 있다.
EPA DHA		EPA와 DHA는 콜레스테롤을 줄이는 작용을 하여 담석의 형성을 억제한다.

Ⅲ 눈

1. 눈의 구조와 기능

눈은 우리 몸에서 물체를 보는 기능을 담당한다. 눈은 안구와 부속기관으로 나뉜다.

(1) 안구의 기관

1) 각막 : 눈을 보호함과 동시에 눈으로 들어오는 영상을 굴절시켜 망막에 도달하는 렌즈의 역할을 한다. 상당히 얇고 투명한 조직으로서 다섯 개의 층으로 이루어져 있다. 상피층, 외경계판, 각막고유층, 내경계판, 내피층으로 구성되어 있다. 이 각막에 염증이 생기는 것을 각막염이라 하고 각막염은 외부적인 이물질의 침입으로 인해 발생하기 쉽다.

2) 공막 : 흰눈동자에 해당된다. 안구의 뒤쪽 5/6을 차지하는 치밀한 섬유성 조직으로 희고 매우 단단하여 눈의 모양을 유지하는데 중요한 역할을 한다.

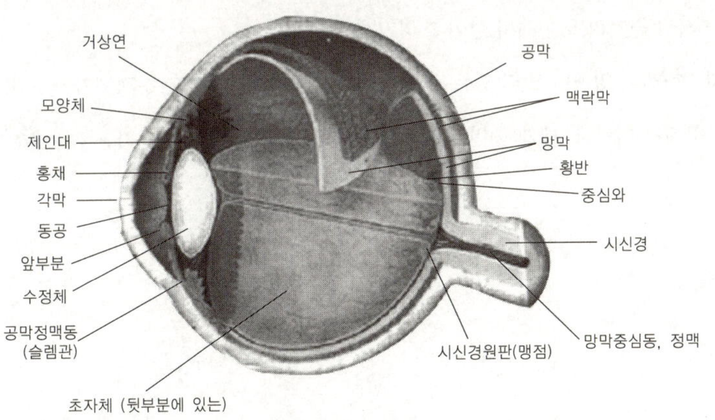

3) 홍채 : 동공이라고도 하고 검은 눈동자에 해당되는 부분이다. 홍채는 카메라의 조리개와 같은 역할을 한다. 외부에서 들어오는 빛의 양에 따라 동공의 크기를 조절한다. 밝은 곳에서는 동공(홍채)이 축소되고, 어두운 곳에서는 동공이 확대된다. 홍채의 색에 따라 검은 눈, 갈색 눈, 푸른 눈으로 구별이 지어진다.

홍채에 생기는 질환으로는 홍채 모양체염이 있다.

4) 수정체 : 양면이 볼록한 모양의 무혈관성 투명 조직으로 사진기의 렌즈 역할을 한다. 바라보는 물체의 원근에 따라 자동으로 그 두께가 조절되어 초점을 맞추는 매우 정밀한 자동초점조절 장치를 가지고 있다. 수정체가 혼탁해지면 백내장이 발생할 수 있다.

※ 각막, 수정체의 굴절 이상으로 생기는 시력 장애

A. 근시 : 안구의 앞뒤 길이가 정상보다 길거나, 각막이나 수정체의 굴절력이 강해 상이 망막보다 앞에 맺어지는 굴절 이상을 말하며, 가까운 곳은 잘 보이고 먼 곳은 잘 안보이게 된다.

B. 원시 : 안구의 전후 길이가 정상보다 짧거나, 각막이나 수정체의 굴절력이 약해서 상이 망막보다 뒤에 맺게 되어, 먼 곳은 잘 보이나 가까운 곳이 잘 안 보이는 것을 말한다.

C. 난시 : 정상 각막은 그 모양이 농구공처럼 둥근 모양인데 난시가 있으면 각막이 마치 럭비공처럼 되어, 서로 다른 각막의 굴절력으로 초점이 한 곳에 일치하지 못해 상이 흐려지게 되며, 이 때는 근거리 원거리 모두에서 상이 흐려지게 된다.

D. 약시 : 가까이 있거나 멀리 있는 사물의 초점을 맞추기 어렵다. 수정체가 굳어져 수정체의 모양을 바꾸기가 어렵다. 대개 중년에 나타난다. 이중초점 안경(원시, 근시 모두를 갖춘 안경)을 사

용해야 한다.

5) 유리체 : 초자체라고도 하며 유리처럼 투명한 젤리모양의 조직으로 안구용적 및 무게의 2/3를 차지하며 작용은 단지 모양을 유지하고 빛을 투과시키는 것이다.

초자체에 생기는 질환으로는 초자체 출혈, 초자체 혼탁이 있다.

6) 망막 : 눈에서 가장 중요한 역할을 하는 시신경이 분포되어 있는 조직으로서 10개의 층으로 이루어져 있다. 이곳의 시세포 층에는 명암을 구별하는 간상세포와 색을 구별하는 추상세포가 있으며 추상세포에 이상이 생기는 경우에 색맹, 색약이 발생한다. 망막에서 발생하는 질환으로는 청년 재발성 망막 초자체 출혈, 중심성 맥락 망막염, 미만성 맥락 망막염, 망막 색소 변성, 망막 박리 신염성 망막염, 당뇨병성 망막염, 망막교종, 축성 시신경염 등이 있다.

7) 시신경 : 시신경은 약 100만개의 섬유로 구성되어 있으며 뇌에서 만나 시신경 교차를 이루고, 두뇌의 후면에 위치한 대뇌의 시각중추로 연결된다.

(2) 안구의 부속기관

1) 안와 : 얼굴 정중선 양측에 있는 뼈로 둘러싸인 공간으로 안와구가 전면으로 향한 '피라밋' 모양을 이루고 있으며, 일곱 개의 뼈로 구성되어 있다.

2) 안검 : '눈꺼풀' 이라 불리는 조직으로 안구와 안와를 덮고 있는 두 개의 보호막

---

* 눈물의 분비 : 사람의 경우에는 외안각(눈꼬리)에 가까운 윗 눈꺼풀 뒤에 있는 눈물샘(누선) 및 그 부근에 산재하는 부누선에서 결막낭 안으로 분비되는 투명한 액체이다. 각막과 결막을 항상 적셔서 이물을 씻어냄과 동시에 각막 상피에 포도당과 산소를 공급한다.

이다. 외부의 자극으로부터 눈을 보호하고 눈으로 들어가는 광선의 양을 차단 혹은 제한하며, 안구표면 위로 눈물을 분포시키는 역할을 한다. 이곳에 '눈다래끼' 라고 부르는 염증이 발생하기도 한다.

　3) 결막 : 결막은 얇고 투명한 조직으로 안검의 안쪽에 붙어있으면서 공막 위에까지 연결되어 있다. 부누선에서 분비되는 점액과 누액은 결막 및 각막의 표면을 매끄럽게 만들어 안검운동과 안구운동이 마찰 없이 이루어지게 한다. 혈관과 림프선이 풍부하여 결막염이 발생할 경우, 충혈 되고 부어오른다. 결막에는 눈에 산소와 영양분을 공급하기 위해 많은 혈관이 분포되어 있다. 결막도 외부 물질로부터 안구를 보호하는 역할을 한다. 이 부위에 염증이 생기면 결막염이라 한다.

　4) 눈물기관 : 눈물기관은 눈물(누액)을 분비하는 눈물샘(누선)과 이를 배출하는 눈물길(누도)로 구성됩니다. 주눈물샘(주누선)은 외안각(눈꼬리)에 가까운 윗 눈꺼풀 뒤에 있고 덧눈물샘(부누선)은 원개결막에 있다. 눈물은 눈물샘에서 분비되어 눈을 적시고, 위아래 눈물점을 통해 눈물소관과 눈물주머니, 코눈물관(비누관)을 지나 하비강으로 배출된다. 보통 슬프거나 기쁠 때 흘리는 눈물은 주누선 눈물이고 평소 눈을 덮고 보호역할을 하는 것은 부누선 눈물이다.

　5) 외안근 : 사람의 눈은 안구에 붙어있는 6개의 외안근으로 움직이는데 이는 4개의 직근과 2개의 사근으로 이루어져 있다. 직근은 안구의 수직과 수평운동을 주로 하고, 사근은 눈을 회전하는 역할을 한다. 이런 외안근에 문제가 생기면 사시가 생길 수 있다.

---

* 눈물의 성분
· 98~99% 물
· 미량의 염분(K+, Cl, Na+)
· pH(수소이온농도), 7.2~7.4(약알칼리)
· 단백질 : 알부민(가장 많다), 글로블린(면역작용), 리소자임(세균용해성 단백질), 베타리신(강력한 항균작용)

i 백내장

1. 백내장이란?

백내장이란 렌즈와 동일한 역할을 하는 수정체가 여러 가지 원인에 의해 혼탁해지는 질환으로 동공으로 들어오는 빛이 차단되고 산란되어 시력이 저하되는 질환이다.

2. 백내장의 종류

(1) 선천성 백내장

날 때부터 백내장이며, 모태 안에 있을 때 수정체의 발육 이상이 원인이 된다. 아이 때부터 시력이 나쁘다. 대부분 원인 불명이지만 유전, 선천성 대사 장애, 염색체 이상과 같은 전신 질환을 동반하는 경우도 있으므로 안과적 검사뿐 아니라 내과적 검사가 필요하기도 하다.

(2) 후발성 백내장

백내장 수술 후 발생하는 것으로, 이름에서 느껴지는 것과는 달리, 백내장이 다시 생기는 것이 아니며, 인공수정체를 넣은 낭에 혼탁이 오는 것을 말한다.

(3) 노인성 백내장

원인은 잘 모르나 나이가 들면서 점차 수정체가 투명성을 잃어가는 질환으로 조금씩 눈이 흐려지고 결국은 눈동자까지 덮이게 되어 실명할 수 있다.

(4) 당뇨병성 백내장

당뇨병성 백내장은 잘 조절되지 않는 유아성 당뇨환자에서 일찍 나타날 수 있는 흔하지 않은 종류이지만 백내장은 양안에 나타나며 진행이 매우 빠른 것이 특징이다. 어른인 경우에는 노인성 백내장이 당뇨가 아닌 환자보다 조금 일찍 발생할 수 있다.

(5) 합병성 백내장

포도막염, 녹내장, 망막박리, 유리체의 변성 및 출혈, 약제(안약 및 내복약)의 부작용 등으로 인하여 수정체에 혼탁이 오는 경우를 말한다.

(6) 외상성 백내장

외상으로 수정체가 파열되거나 파열되지 않아도 타박으로 인하여 수정체 혼탁이 오는 경우를 말하며 가위나 칼끝에 눈을 찔러 수정체가 상하든지, 또는 쇠 조각이 눈에 들어오든지, 공에 맞든지 하여 생긴다.

3. 백내장의 증상

백내장의 증상으로는 통증은 없고 시력장애만 있다. 초기에는 원거리 시력이 다소 장애를 받으나 점점 진행되어 심한 시력장애를 초래하게 된다. 시력감퇴, 복시(이중으로 보임), 근시, 주맹(밤에는 잘 보이고 낮에는 잘 안 보임), 눈부심 등의 증상이 나타난다.

1. 녹내장이란?

녹내장은 눈 안의 압력(안압)이 정상보다 높아져서 시신경을 압박하는 질환으로 실명으로까지 이어지는 무서운 병이다.

2. 녹내장의 원인

시신경에 장애가 오도록 하는 원인 가운데서는 안압(눈의 압력으로 몸으로 말하면

✳ 3대 진단 기준

① 정상이상의 안압 : 20mmHg 이상

안압의 정상치는 10~20mmHg로 간주되고 있으나 개인 차이가 있어 안압이 정상인 경우에도 시신경에 장애가 오는 경우도 있고, 높은 안압인데도 시신경에 아무 변화가 없는 경우도 있다.

② 시신경 유두함몰(Cup/Disk 비율 : 0.30이상)

시신경유두 함몰이 진행함에 따라 시야 결손이 커지고 시력 저하가 오게 된다.

③ 녹내장성 시야 변화

시신경이 손상을 받으면 시야가 손상을 받는데 이로 인해 시야가 좁아지는 시야협착이 생긴다.

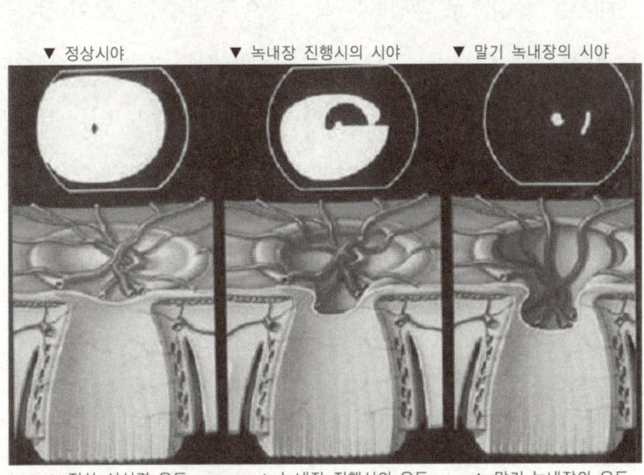

혈압에 해당된다)이 중요한 위치를 차지하고 있다. 눈의 모양체에서는 눈의 형태를 유지하고 각막과 수정체(렌즈)에 영양을 공급하는 물(방수)이 계속 생성되어 방수유출로를 통해 빠져나간다. 만약 이 방수유출로에서 방수가 제대로 빠져나가지 못하면 안압이 올라가게 되는 것입니다. 이것이 바로 녹내장의 발생 원인이 된다.

3. 녹내장의 종류

(1) 개방각 녹내장

일반적으로 흔히 말하는 녹내장으로 눈에 전혀 이상이 없이 서서히 안압이 상승하면서 시신경 손상이 발생한다. 특별히 환자가 말기까지 증상을 느낄 수가 없으며 시력의 감소나 시야의 감소를 환자가 느낄 때는 이미 실명직전에 가까운 경우가 많다.

(2) 정상안압 녹내장

안압은 정상 수준인데도 시신경 손상이 계속 진행하는 경우는 정상안압 녹내장이라고 하며 심혈관질환, 편두통, 저혈압 등과 연관이 있다. 안압을 더욱 낮추면 시신경 손상을 방지할 수 있다.

(3) 폐쇄우각 녹내장

대부분 급성으로 발생하는 녹내장으로 방수유출로가 갑자기 막히면서 안압이 급속도로 상승하며, 오심, 구토, 안통, 두통, 시력 저하가 발생한다. 안과에서는 응급질환으로써 즉시 치료하지 않으면 영원히 실명할 수도 있는 무서운 질환이며, 우리나라에서는 흔한 형태의 녹내장이기 때문에 주의를 요한다.

(4) 속발성 녹내장

눈의 염증, 종양, 오래된 백내장, 당뇨병 등에 의해 합병증으로 발생하는 녹내장으로 각각의 원인 질환별로 치료하게 되며 역시 방치하면 실명에 이르게 된다.

(5) 선천성 녹내장

태아 시기부터 방수유출로가 형성이 제대로 되지 않아 발생하며 검은 동자가 뿌옇게 흐려 보이며 눈물이 많이 나고 눈이 지나치게 커진다. 대부분 즉시 수술을 요하는 경우가 많다.

4. 녹내장의 증상

- 시력이 저하된 것 같은 느낌이 있다.
- 머리가 무겁거나 아프다(두통).
- 기분이 안 좋고, 오심 및 구토증세가 있다.
- 어깨가 결린다.
- 불빛을 보면 그 주위에 무지개 비슷한 것이 보인다.
- 눈이 무겁고 피곤을 느끼기 쉽다.
- 눈이 아프다.
- 눈에 이물질이 들어간 듯한 느낌이 있다(이물감).
- 안개가 낀 듯 보인다.
- 눈이 딱딱해지고 눈동자가 커진다.
- 흰자위가 충혈 되고 메스꺼움과 구토 등이 있다.

iii 황반변성

1. 황반변성이란?

황반이란, 우리 눈 뒤쪽에 위치한 카메라의 필름에 해당하는 망막이라고 하는 신경조직의 중심부위를 말하는데, 이곳에는 엽황소가 풍부하여 약간 노랗게 보인다. 황반부는 망막 중의 중심부로 빛이 들어와서 초점이 맺히는 부위로 이 부분은 망막이 얇고 색을 감지하는 세포가 많이 모여 있다. 따라서 미세한 부분에 대해 초점을 정확히 맞출 수 있도록 조절해주는 기능을 하기 때문에 독서, 바느질, 운전 시, 또한 색을 구별하는데 중요한 역할을 한다.

황반변성이란 망막 중심에 있는 황반이 변성하여 둥근 맹점이 생기고 시간이 지나면서 이 맹점이 점점 커져서 진행하면 시력을 상실하는 질환이다.

2. 황반변성의 종류

황반변성은 건성과 습성의 두 가지 형태가 있다.

(1) 건성 형태

건성 형태는 망막에 드루젠(노란 반점)이나 망막색소상피의 위축과 같은 병변이 생긴 경우를 말한다. 이는 흔히 보는 형태로 연령 관련 황반변성 모든 증례의 약 90%를 차지하고 있으며, 보통 심한 시력 상실을 유발하지는 않지만 습성 형태로 발전할 수 있다. 황반에 있는 시세포가 서서히 파괴되기 때문에 시간이 지날수록 황반의 기능이 떨어지고 중심부 시력이 감소하기 시작한다. 건성 노인 황반변성은 처음에는 한쪽 눈에서만 생길 수 있는데 나머지 눈도 영향을 받는 경우가 많다.

(2) 습성 형태

습성 형태는 연령관련 황반변성 모든 증례의 약 10%를 차지하며 망막 밑에 맥락막 신생혈관이 자라서 생긴다. 이러한 신생혈관은 우리 눈의 망막 중에서 특히 중요한 황반부에 삼출물, 출혈 등을 일으켜서 중심 시력에 영향을 주며, 발생 후 2개월~3년 사이에 실명을 초래하기도 한다. 습성 형태의 황반변성은 진행 속도가 매우 빨라서 수주 안에 시력이 급속히 나빠진다.

3. 황반변성의 원인

(1) 연령

나이가 들어감에 따라 황반변성에 걸릴 확률이 높다. 나이가 들어가면서 세포가 노화되어 몸의 전반적인 저항력이 떨어지므로 황반변성에 걸릴 위험성이 크다.

(2) 흡연

담배를 피우는 사람은 더욱 위험도가 높은 것으로 밝혀졌다. 망막에 혈액, 산소 및 영양을 공급하는 모세혈관과 망막 사이에는 미세한 공간이 있는데, 담배를 피우면 몸 속으로 들어온 담배의 화학물질이 미세한 공간에 기능 장애를 일으킨다. 이로 인해 혈액, 산소 및 영양 공급이 감소되어 황반 변성을 촉진시키게 되는 것이다.

(3) 콜레스테롤

지질 섭취가 많아 혈중 콜레스테롤이 높은 사람은 노인 황반변성 위험성이 높다. 지질은 활성산소와 결합하는 성질이 강해 망막세포의 손상을 가중화시킨다.

(4) 황산화제의 섭취 부족

혈중 항산화비타민 농도가 낮은 사람에게 노인 황반변성 위험성이 높다. 활성산소에 의해 세포가 파괴되는 것을 방지하는 황산화물질의 섭취가 부족하면 황반변성의 위험성이 높다.

(5) 햇빛 노출(자외선)

햇빛 노출이 많으면 노인 황반변성 위험성이 높다. 자외선(특히 자외선과 청색광)이 조직에 열을 가해 화학반응을 일으켜 단백질이나 세포를 손상시키는 것이다. 이는 일종의 화상과 같다.

4. 황반변성의 증상

· 시야 가운데가 흐릿하다.
· 시야에 흐릿한 점이 보인다.
· 직선이 꾸불꾸불해 보인다.
· 시야 중심에 검거나 빈 부분이 있다.

iv 눈질환의 식이요법 핵심 포인트

활성산소 발생은 눈의 기능 저하 불러와

여러 가지 원인으로 눈에 활성산소가 많이 발생하면 안구에 많은 포화지방산과 결합해 과산화지질이 되어 눈의 조직과 세포를 손상시킨다. 여기에 침전물이 생기고 영양 공급이 막히면 시세포가 손상되고 시력 저하 및 전반적인 눈의 기능이 저하된다. 눈 질환에서는 이러한 활성산소의 발생을 억제시켜주는 것이 가장 중요한데, 이러한 활성산소는 몸의 온도가 차지게 되면 많이 발생하고 또 동물성지방과 기름에 튀긴 음식을 섭취하면 많이 발생한다. 몸을 차지게 하는 가장 큰 요인은 찬 음식(찬물, 찬술, 찬 음료수, 빙과류 등)을 먹는 것과 과식이고, 동물성지방이 많은 식품은 육류이다. 따라서 찬 음식과 과식, 육류의 섭취는 피하는 것이 좋고 이러한 활성산소를 제거하는 항산화영양소가 함유된 음식을 섭취해주는 것이 좋다.

항산화제의 종류

· 원소로서의 항산화제 : 게르마늄, 셀레늄, 크롬 등
· 고분자 항산화제 : SOD, 글루타치온, 카탈라제
· 저분자 항산화제 : 비타민C, 비타민E, 비타민B1, 베타카로틴, 이소플라본, 퀴논, 카테킨, 폴리페놀, 글루코사이드, 키토산, 플라보노이드 등등

백내장, 녹내장, 황반변성 등의 눈 질환에서는 눈의 시력이 저하되므로 시신경에 대한 영양의 공급과 눈의 건강을 유지시켜주는 영양소의 섭취가 중요하다

비타민B1은 시신경에 대한 영양공급을 해주어 시신경을 보호해주고, DHA는 눈의 망막을 구성하는 필수성분으로 망막의 반사능력을 향상시키고 시신경을 보호해 준다. 칼륨은 딱딱해진 안구를 부드럽게 유지시켜 주며, 비타민C는 건강하고 젊은 내부 수정체의 외피에 많이 집중되어 있으며 백내장을 막아주는데 매우 중요한 영양소이다. 비타민A는 눈의 피로를 풀어주고 각막을 튼튼히 해주어 눈의 건강을 유지시켜준

다. 눈의 기능 회복을 위해 이러한 영양소가 함유된 식품을 섭취해 주는 것이 좋다

비타민A, 비타민B1, 비타민C, DHA,칼륨

간, 담의 기능이 저하되면 전체적인 눈의 기능이 저하된다

간, 담의 기능을 향상시켜주는 것이 중요하다. 간은 수많은 생화학적 반응을 담당하는 중요한 장기인데, 이러한 기능을 정상적으로 수행하기 위해서는 에너지의 균형을 이루는 것이 가장 중요하다. 이러한 균형을 맞추려면 골고루 먹어주고 에너지원(탄수화물, 단백질, 지방)이 인체 내에서 에너지화가 원활히 될 수 있도록 에너지화를 시켜주는 비타민, 미네랄, 효소, 발효식품 등의 성분들이 부족하지 않도록 해주는 것이 중요하다. 이러한 비타민, 미네랄, 효소 등이 많이 들어있는 곳은 식물의 종자의 배아부분이므로 곡물류(통곡식)를 많이 먹어주는 것이 좋다.

90

자외선은 활성산소를 많이 발생시켜 눈의 노화현상을 촉진시키게 된다

자외선은 눈의 흰자위의 조직에 퇴행성 변화를 일으켜 눈이 자주 충혈 되고 눈 표면의 눈물층이 쉽게 파괴되어 눈이 쉬 마르는 안구건조증, 흰자위에서 까만자위로 살이 자라 들어가는(익상편) 등의 변화가 나타나게 되고, 눈 안의 수정체에는 혼탁이 생겨 시력이 저하되는 백내장을 유발시킬 수 있다. 그러므로 눈 질환이 있는 사람은 햇볕을 오래 쬐는 것은 피하는 것이 좋고 자외선을 차단하기 위해 자외선 차단 코팅용 선글라스를 착용하는 것이 좋다.

설탕은 시신경으로부터 비타민 복합제를 지나치게 많이 빼앗아간다.

특히 정제 백설탕은 눈의 건강을 유지해주는 칼슘을 빼앗아가므로 정제 설탕은 피하는 것이 좋다. 칼슘이 모자라면 안구를 형성하고 있는 각막의 탄력성이 없어져 안구가 늘어나기 쉽고 이러한 사람이 독서를 많이 하거나 TV시청을 오래 하면 모양체근의 굴신운동이 약해지거나 안구가 팽창하여 안축이 늘어나고 시력이 저하될 수 있다. 그러므로 되도록 설탕의 섭취는 피하는 것이 좋다.

안약의 남용은 피해야 한다

특히 대부분의 안약은 '보존제' 라는 방부제가 들어 있어서 눈의 건강을 해칠 수 있고 또 안약의 스테로이드 성분은 안구 내의 방수유출 조직인 섬유주 조직을 망가뜨려 방수가 흘러나가지 못하게 하므로 녹내장의 원인 인자가 되므로 함부로 안약을 장기간 사용하는 것은 녹내장은 물론, 심하면 실명까지 이를 수 있으므로 안약의 남용은 피하는 것이 좋다. 항콜린제 사용 시 안압을 상승시켜 질환을 악화시킬 수 있으므로 주의한다. 항콜린제 대신 0.9%의 죽염물을 안약 대신 사용하는 것이 좋다.

눈 질환에서는 눈이 피로하지 않게 하는 것이 중요하다. 일상생활에서 독서, TV 시청, 컴퓨터작업 등은 장시간 하지 않는 것이 좋다

· 독서를 오래 하게 되면 눈의 깜빡이는 횟수가 줄어 눈이 마르고 어두운 불빛에서는 책을 눈 가까이 하므로 눈의 조절근육이 피로하여 피로감과 통증을 느끼게 된다.

· 밤늦게까지 일을 한다거나, 텔레비전을 보는 등의 야행성 행동은 면역계통뿐만 아니라 눈을 피로하게 만드는 요인으로 작용을 하니 잘 때 자고, 움직일 때 움직이는 자연스러운 행동이 좋다.

스트레스는 교감신경을 자극하여 눈물의 분비가 줄어들게 된다

또 긴장하면 눈을 깜박거리는 횟수가 감소하게 되고 이에 따라서 눈이 건조해지고 피로해진다. 반대로 편안하면 부교감신경이 활발하게 작용하여 눈물이 잘 나오게 되어 눈의 피로를 막아준다. 그러므로 과도한 스트레스를 받지 않도록 하여 눈의 피로가 쌓이지 않도록 조절해주는 것이 좋다. 비타민C, 구연산 같은 영양소는 피로물질을 제거해 피로회복에 좋다. 이러한 영양소가 함유된 식품을 섭취해주는 것이 좋다.

흡연은 금물

흡연은 혈관의 수축을 촉진하고 원활한 피의 흐름을 막아 눈의 혈관 내 산소 부족현상을 초래할 수 있고 또한 담배의 니코틴은 눈에 중요한 영양소인 비타민C의 결핍을 초래하여 눈 건강에 좋지 않다. 되도록 흡연은 피하는 것이 좋고 담배연기가 가득한 공간도 피하는 것이 좋다.

카페인 성분은 녹내장 가중

커피, 홍차, 콜라 등의 카페인 음식은 혈관을 수축시켜서 안압을 상승시켜 녹내장을 가중시킬 수 있으므로 녹내장이 있는 사람은 카페인 함유 식품을 피하는 것이 좋다.

카페인함유식품 : 원두커피 80~135mg, 인스탄트 커피 65~100mg, 차 30~70mg, 콜라 30~45mg, 초콜릿 30mg, 각성제 100mg, 감기약(정제) 30mg

렌즈 청결

특히 콘택트렌즈를 사용하는 사람은 안질환에 특히 주의해야 하는데 렌즈를 통한 감염의 위험이 높기 때문에 청결히 사용하는 것이 좋다.

증류수와 백내장

백내장 환자는 항히스타민제, 유제품, 열처리된 지방분이 있는 음식을 피하고, 증류수를 마시는 것이 좋다. 증류수는 백내장 예방에 절대적으로 필요하다.

스트레스

녹내장 환자에게는 비타민B3(나이아신) 및 감초, 안정제와 항히스타민, 흡연, 커피, 술 등은 피하고 TV를 시청하거나 독서를 하는 것과 같은 지속적으로 눈에 스트레스를 주는 것을 피한다.

안구건조증에는

안구건조증 환자가 눈물샘이 부어오르거나 하면 가공식품은 피하고 칼슘을 먹어주고 연기를 피하고 헤어드라이어의 사용을 자제하며 바람이 심한 날엔 안경을 쓰고 인공눈물을 사용하는 것이 좋다.

안건염 환자

눈 주위를 깨끗이 해주되, 씻지 않은 손으로 비비지 말고, 눈의 피로가 쌓이지 않도록 충분한 수면을 취하는 것이 좋다.

황반변성 환자

황반변성 환자는 술, 담배, 설탕, 열처리 된 지방 식품을 피하는 것이 좋다.

ⅴ 눈 질환의 주증상별 식이요법

백내장 - 시력장애, 단안복시, 주맹현상

수정체는 혈관과 신경이 없기 때문에 백내장이 생겨도 통증과 충혈이 없는 것이 특징이다. 수정체 혼탁은 위치, 정도 및 범위에 따라 다르다. 백내장 초기에 수정체 주변부의 혼탁은 별로 시력장애를 초래하지 않으나 혼탁이 동공 부위 또는 후극부에 있으면 밝은 곳에서 축동이 일어나 시력이 몹시 감퇴하는 경우가 있다, 백내장이 진행되어 수정체 전체가 혼탁하면 항상 시력이 감퇴된다. 또 부분적인 혼탁으로 굴절상태가 수정체의 각 부분마다 다르거나 혼탁이 시축을 방해할 때 복시가 발생하기도 한다. 시력이 더욱 나빠지면 복시는 사라진다.

또한 주맹현상이 올 수 있는데, 환한 곳에서는 눈동자가 작아져 오히려 잘 안보이며 방안이나 좀 어두운 곳에서는 눈동자가 커져 오히려 잘 보이는 현상이다.

☞ 이때에는 눈의 수정체에서 이물질을 제거해주는 것이 중요하다. 수정체의 이물질 제거에 좋은 비타민E가 함유된 식품을 섭취해주는 것이 좋다. 또한 수정체는 모든 다른 부위에 비해서 비타민C의 농도가 매우 높은 것으로 알려져 있다. 비타민C에는 활성 산소를 제거하는 항산화 작용이 강하다. 따라서 비타민C가 함유된 식품을 섭취해 주는 것이 좋다.〈식품 참조〉

녹내장 - 머리가 무겁거나 아프고, 눈의 통증, 시력 저하

안구의 안압 상승으로 시신경이 압박되어 나타나는 증상이다. 안통이 동반되며, 눈이 빠질 것 같기도 하다.

☞ 이때에는 안압을 내려주고 시신경에 영양을 공급하여 시신경의 손상을 막는 것이 중요하다. 비타민P의 일종인 루틴은 비타민C와 함께 안압을 내려주는 효과가 있으므로 루틴과 비타민C가 함유된 식품을 섭취해 주는 것이 좋다. 또 비타민 B1은 시신경에 영양을 공급하여 시신경보호 작용이 있으므로 비타민B1이 함유된 식품을 섭취해주는 것이 좋다.〈식품 참조〉

황반변성 – 시야가 흐릿, 시야 중심에 검거나 빈 부분, 직선이 꾸불꾸불하게 보인다

중심 시야의 기능을 맡고 있는 황반부 조직이 이상이 생기면 주변 물체는 잘 보이지만 중심에 있는 물체가 선명하게 보이지 않고 시야의 중심에 암점이 나타나거나 직선이 꾸불꾸불하게 보이게 된다.

☞ 이때에는 황반조직의 세포손상을 막아주고 망막에 영양을 공급해주는 것이 중요하다. 비타민C는 항산화작용이 강하여 활성산소에 의한 황반조직의 손상을 방지해주고 DHA는 눈의 망막을 구성하는 필수성분으로 망막의 반사능력을 향상시키고 시신경을 보호해 준다. 비타민C와 DHA가 함유된 식품을 섭취해주는 것이 좋다.〈식품 참조〉

vi 눈과 관련된 질환에 좋은 성분

1. 눈에 좋은 성분

성분	권장량	작용
항산화 영양소	특히 눈에 좋은 항산화 영양소	여러 가지 원인으로 눈에 활성산소가 많이 발생하면 안구에 많은 포화지방산과 결합해 과산화지질이 되어 눈의 조직과 세포를 손상시킨다. 여기에 침전물이 생기고 영양 공급이 막히면 시세포가 손상되고 시력 저하 및 전반적인 눈의 기능이 저하된다. 눈 질환에는 이러한 활성산소의 발생을 억제시켜주는 항산화 영양소가 가장 중요하다.
원소 항산화제		
게르마늄, 셀레늄, 크롬등	셀레늄	셀레늄은 안구에 손상을 일으키는 과산화지질을 분해하는 효소의 필수 성분이다. 비타민E와 공동으로 작용하면 효과가 상승한다.(200mcg/일)
고분자 항산화제		
SOD, 글루타치온, 카탈라제 등		
저분자 항산화제		
비타민C, 비타민E, 비타민B1, 베타카로틴, 이소플라본, 카테킨, 폴리페놀, 키토산, 플라보노이드 등	비타민C	비타민C는 눈의 점막을 생산하고, 수정체의 노화를 막아 주고, 안구의 압력을 줄이는 항산화제이다. 결핍되면 시력이 저하되고, 백내장이나 녹내장에 쉽게 걸린다.(2000mg/하루 3번)
	비타민E	각막세포의 세포막이 산화되면 수정체에 섬유증식이 일어날 수 있다. 비타민 E는 수정체 섬유막에 주로 존재하며 세포의 산화를 막는 항산화제로 시세포를 보호한다. 어떤 경우는 백내장 조직을 반대로 저지하는 경우도 있다.(400IU/일)
	비타민A, 베타카로틴	안구의 기능에 절대적으로 필요하며 활성산소를 차단하는 기능도 한다. 시각조절 세포인 간상세포와 원추세포의 로돕신과 시홍을 만드는데 참여함으로서 시각기능에 작용한다. 눈의 망막에서 단백질과 결합하여 야맹증을 막아준다.

성분	권장량	작용
단백질		눈 조직의 성장과 유지에 필요하고, 눈의 수액을 조절하는 작용을 한다.
DHA		DHA는 눈의 망막을 구성하는 필수 성분으로 망막의 반사능력을 향상시키고 시신경을 보호해 준다.
비타민B군	100mg씩/하루 두 번	안구 내부 세포의 대사에 필요하다.
비타민B1		신경은 뇌와 마찬가지로 당분에서만 에너지를 공급받을 수 있는데 비타민B1이 결핍되면 당분에 의한 에너지 생산이 원활하지 못하여 신경계통에 이상이 생겨 눈의 신경도 이상을 초래하게 되는데, B1의 보충은 시신경에 영양을 공급하여 눈의 긴장을 풀어준다.
아연	50mg/일	아연은 시색소인 로돕신의 생성에 관여하여 어두운 곳에서의 시력기능에 문제가 생겨 암 적응능력의 저하, 야맹증이 발생할 수 있으며 각막, 수정체의 부종과 혼탁 결막염이 생기고 좌우 대칭의 건조증과 각막 연화증, 시신경염증, 백내장을 유발할 수 있다. 아연의 결핍은 망막의 분리와도 연관이 있다.
칼륨		딱딱해진 안구를 부드럽게 유지시켜 준다,
구연산		구연산은 눈의 건조와 피로회복에 좋다.
눈에 좋은 약용 식물		* 매자나무(barberry) : 한국 특산종나무로 경기도 이북에 분포하며 잎에는 독성이 있으나 줄기와 뿌리는 건위제로 쓰고, 말린 뿌리와 줄기를 삶은 물로 눈을 치료한다. 속껍질은 노란색 염료로 사용한다. * 아이브라이트(bilberry) : 아이브라이트는 허브의 일종으로 시력을 높이고, 눈병에 효력 있는 한해살이 풀로 차나 술을 만들어 복용한다. 여기에서 짜낸 즙이나 우려낸 즙은 화장수나, 점막염증을 치료하는 약으로 이용되어 축농증, 비염, 코감기 등에도 효과가 뛰어나며 특히 눈을 좋게 하는 것으로 널리 알려져 있다. * 라즈베리 잎과 열매(raspberry) : 나무딸기속의 저목성 과수로 가지에는 가시가 있으며 우리나라에 자

성분	권장량	작용
		생하는 산딸기도 이에 속한다. 잎은 차로 마실 수 있으며 치약, 항암제, 상처나 궤양의 소독제로도 사용되어 눈의 충혈이나 염증 등에 좋다. * 카모밀 : 허브의 일종으로 아줄렌이라는 성분을 함유하고 약용식물로 화농을 진정시키고 자극을 연화시키는 효능을 지니고 있다. 피부와 점막 피부 그리고 위장벽 등의 모든 신체 내 염증을 치료하는 효능을 지녔다. 또한 피부의 진정효과를 가졌으며 알레르기를 가라앉히거나 상처 치유에 좋은 효능을 보여 눈의 염증 치료에 효과가 있다. 차로 복용하거나 찜질의 습포로도 이용하면 효과적이다. * 블루베리 : 블루베리는 항산화 성분인 플라보노이드가 풍부하여 눈에 좋은 식품이다.

2. 비토반점Bitot's spot에 좋은 성분

비토반점 : 외측부의 각막 쪽에 저변을 둔 삼각형의 비누거품과 같은 반점

성분	권장량	작용
비타민A		비타민A의 결핍으로 인한 비토 반점의 불용해에 도움을 준다.

3. 충혈된 눈에 좋은 성분

성분	권장량	작용
비타민A 비타민C		비타민A, C는 눈의 모세혈관을 튼튼하게 하고 눈의 충혈을 없애 준다.
비타민B군 비타민B1		비타민B군의 결핍은 충혈된 눈과 연관이 있다. 비타민B와 비타민B1은 시신경에 영양분을 공급해 주는 역할을 해 시력을 향상시킨다.
비타민B2		비타민B2의 결핍은 눈의 충혈을 야기시킨다. B2의 보충은 충혈을 제거하는 데 효과적이다.

성분	권장량	작용
비타민B6		비타민B6가 단백질과 지방의 활용에 필요한 효소의 구성 성분으로 알려져 있는데, 비타민B6가 결핍되면 피부 내에 있는 유선이 정상기능을 할 수 없어 눈, 눈썹에 습진 등의 피부염이 발생할 수 있어 눈의 충혈을 초래한다.
비타민B12		흐릿하고 물기가 많고 빠르게 눈이 노화되는 것은 B12가 부족해서이다.
아미노산		필수아미노산과 불필수아미노산 두 종류가 다 필요하다. 특히 필수 아미노산인 라이신, 히스티딘, 페닐알라닌의 경우 결핍되면 눈의 충혈을 초래한다.
비타민P		모세혈관을 강화하고 모세혈관의 투과성을 조절해 눈의 충혈과 망막출혈에 좋다.
비타민K		비타민K는 모세혈관과 정맥의 결체조직을 강화시키는 역할을 한다.

4. 침침한 눈에 좋은 성분

성분	권장량	작용
칼륨	99mg/일	초과된 나트륨과의 균형을 잡아준다. 칼륨이 부족하면 눈의 부드러움이 감퇴되어 안구가 딱딱해 질 수 있는데 그렇게 되면 눈은 약해지고 흐려진다.
비타민A	25000-5000IU/일	안구 내 액체의 적당한 균형에 필요하다.
비타민K		비타민K는 모세혈관과 정맥의 결체조직을 강화시키는 역할을 한다.
콜린		콜린이 부족하면 안구의 동맥이 콜레스테롤로 막혀 혈액순환이 순조롭지 못하므로 눈이 어둠침침해진다.

5. 백내장에 좋은 성분

성분	권장량	작용
항산화 영양소	특히 눈에 좋은 항산화 영양소	여러 가지 원인으로 눈에 활성산소가 많이 발생하면 안구에 많은 포화지방산과 결합해 과산화지질이 되어 눈의 조직과 세포를 손상시킨다. 여기에 침전물이 생기고 영양 공급이 막히면 시세포가 손상되고 시력 저하 및 전반적인 눈의 기능이 저하된다. 눈 질환에는 이러한 활성산소의 발생을 억제시켜주는 항산화 영양소가 가장 중요하다.

원소 항산화제

성분	권장량	작용
게르마늄, 셀레늄, 크롬 등	셀레늄	셀레늄은 안구에 손상을 일으키는 과산화지질을 분해하는 효소의 필수 성분이다. 비타민E와 공동으로 작용하면 효과가 상승한다.(200mcg/일)

고분자 항산화제

성분	권장량	작용
SOD, 글루타치온, 카탈라제 등	글루타치온	건강한 수정체의 유지와 독성으로부터의 보호에 도움을 주는 효능이 있는 항산화제이다. 또한 백내장의 진행을 감소시키는 효능도 있다.

저분자 항산화제

성분	권장량	작용
비타민C, 비타민E, 비타민B1, 베타카로틴, 이소플라본, 카테킨, 폴리페놀, 키토산, 플라보노이드 등	비타민C	수정체에 항산화물질인 비타민 C가 고농도로 존재하는 것은 산화적 손상으로부터 수정체 단백질을 보호하기 때문에 고농도로 존재한다. 비타민C는 산화적 손상으로부터 수정체를 보호하여 백내장의 예방에 효과가 있다.(3,000mg/하루 4번 나누어서)
	비타민E	각막세포의 세포막이 산화되면 수정체에 섬유증식이 일어날 수 있다. 비타민 E는 수정체 섬유막에 주로 존재하며 세포의 산화를 막는 항산화제로 시세포를 보호한다. 어떤 경우는 백내장 조직을 반대로 저지하는 경우도 있다.(400IU/일)
	비타민A, 베타카로틴	안구의 기능에 절대적으로 필요하며 활성산소를 차단하는 기능도 한다. 시각 조절 세포인 간상세포와 원추세포의 로돕신과 시홍을 만드는데 참여함으로써 시각 기능에 작용한다. 눈의 망막에서 단백질과 결합하여 야맹증을 막아준다. 25000-50000IU 베타카로틴은 비타민A의 전구체로서 항산화작용이 있다.

성분	권장량	작용
	바이오 플라보노이드	눈의 망막에서 활성산소를 제거한다.
	루테인	식물에 존재하는 항산화제로, 식물의 지용성 색소의 구성성분인 카로테노이드(carotenoids)에 속한다. 망막에 주로 존재하며 백내장의 치료에 효과가 있고, 직사광선으로부터 망막을 보호하는 역할을 한다.
구리	3mg/일	구리는 눈의 색소 침착에 관여하고 적혈구에서 발견되는 구리 함유 효소인 슈퍼옥사이드 디스뮤타제(SOD)와 카탈라제의 구성 성분이기도 하다. 이 효소는 항산화제로 작용한다. 결핍되면 멜라닌 색소 합성이 저하되어 눈에 색소를 침착시킨다.
망간	10mg/일	망간은 여러 가지 효소의 보조효소로 관여하여 전신적인 생화학반응에 관여하며 SOD(슈퍼옥사이드 디스뮤탄제) 등의 보조인자로 작용한다. 이 효소는 항산화제로 작용하며 구리와 망간은 백내장 성장의 지체와 정상적인 치료에 중요한 요소들이다.
아연	50mg/일	눈에서 가장 중요한 무기질로 주로 망막의 황반부에 많이 존재하며 빛에 의해 유발되는 손상으로부터 보호하여 준다.
라이신 (아미노산의 일종)	500mg/일	수정체 복구에 필요한 콜라겐 형성에 중요하다. 또 안구에 손상을 입히는 바이러스를 중화시킨다.
비타민B5 (판토텐산)	50mg/일	스트레스를 줄이는 비타민이다.
비타민B1(티아민) 비타민B2(리보플라빈)	50mg/일	안구 내 세포의 대사에 중요하며, 시신경에 영양을 공급하여 눈의 긴장을 풀어준다. 비타민B2의 결핍은 백내장을 초래하기도 한다.
비타민B군		비타민B군의 결핍은 백내장과 연결된다. 비타민B군 비타민은 다같이 함께 섭취할 때 가장 효과가 있으며 세포내 안구 신진대사를 위해 필요하다.
칼슘		칼슘이 부족하면 백내장이 발생한다.

6. 녹내장에 좋은 성분

성분	권장량	작용
매우 중요한 성분		
콜린	1,000-2000mg/일	콜린은 아세틸콜린의 전구물질로 아세틸콜린은 신경근을 자극시키는 신경전달물질로 신경계에 대단히 중요하며, 과잉의 지방이 체내에 축적되는 것을 막아주고 콜린이 부족하면 안구의 동맥이 콜레스테롤로 막혀 혈액순환이 순조롭지 못하므로 눈이 어둠침침해지고 눈의 기능을 저하시킨다.
비타민C	10,000-15,000mg	비타민c는 정상적인 눈을 유지하는 역할을 한다. 안구 방수의 압력을 줄인다.
판토텐산	100mg씩/하루 3번	스트레스에 좋은 비타민으로 부신에 필요한 스트레스를 막아준다.
루틴 (비타민P의 일종)	50mg씩/하루 3번	안구 뒤쪽의 안압을 줄여준다.
비타민B군	50mg씩/하루 3번	안구내부세포의 대사에 필요하고, 눈의 긴장을 풀어준다.
비타민E	400IU/일	비타민E는 수정체 섬유막에 주로 존재하며 수정체에 있는 불순물을 제거하는 데 효과가 있다.
DHA		DHA는 눈의 망막을 구성하는 필수성분으로 망막의 반사능력을 향상시키고 시신경을 보호해 준다.
도움되는 성분		
게르마늄		조직에 필요한 산소공급을 증가시키고, 통증을 경감시킨다.
이노시톨		중요한 비타민B군의 일종으로 스트레스를 줄여 정신적으로 차분하게 하여 주며 레시틴의 구성성분으로 지방과 콜레스테롤의 대사에 중요하고 동맥의 혈관이 굳어지는 것을 막고 콜레스테롤을 감소시킨다.
무기질 복합체 비타민A 베타카로틴		모든 성분이 치료에 도움을 주기 위해 필요하며 안구 뒤쪽의 압력을 완화시켜 준다.

7. 황반변성에 좋은 성분

성분	권장량	작용
항산화 영양소	특히 눈에 좋은 항산화 영양소	여러 가지 원인으로 눈에 활성산소가 많이 발생하면 안구에 많은 포화지방산과 결합해 과산화지질이 되어 눈의 조직과 세포를 손상시킨다. 여기에 침전물이 생기고 영양 공급이 막히면 시세포가 손상되고 시력 저하 및 전반적인 눈의 기능이 저하된다. 눈 질환에는 이러한 활성산소의 발생을 억제시켜주는 항산화 영양소가 가장 중요하다.
원소 항산화제		
게르마늄, 셀레늄, 크롬 등	셀레늄	셀레늄은 안구에 손상을 일으키는 과산화지질을 분해하는 효소의 필수 성분이다. 비타민E와 공동으로 작용하면 효과가 상승한다.(200mcg/일)
고분자 항산화제		
SOD, 글루타치온, 카탈라제 등		
저분자 항산화제		
비타민C, 비타민E, 비타민B1, 베타카로틴, 이소플라본, 카테킨, 폴리페놀, 키토산, 플라보노이드 등	비타민C	비타민C는 눈의 점막을 생산하고, 수정체의 노화를 막아 주고, 안구의 압력을 줄이는 항산화제이다. 결핍되면 시력이 저하되고, 백내장이나 녹내장에 쉽게 걸린다.(2000mg/ 하루 3번)
	비타민E	각막세포의 세포막이 산화되면 수정체에 섬유증식이 일어날 수 있다. 비타민 E는 수정체 섬유막에 주로 존재하며 세포의 산화를 막는 항산화제로 시세포를 보호한다. 어떤 경우는 백내장 조직을 반대로 저지하는 경우도 있다.(400IU/일)
	비타민A, 베타카로틴	안구의 기능에 절대적으로 필요하며 활성산소를 차단하는 기능도 한다. 시각조절 세포인 간상세포와 원추세포의 로돕신과 시홍을 만드는데 참여함으로써 시각기능에 작용한다. 눈의 망막에서 단백질과 결합하여 야맹증을 막아준다. 항산화제로서 비타민A의 전구체이다. 모든 눈병에 좋다. (2000IU)

성분	권장량	작용
상어연골		실명에 기여하는 눈 안의 미세한 핏줄 성장을 억제 정지시킬 수 있으며 예방할 수 있다.
비타민A	50,000~100,000 IU/일	안구의 기능에 절대적으로 필요하며 활성산소를 차단하는 기능도 한다. 시각조절 세포인 간상세포와 원추세포의 로돕신과 시홍을 만드는데 참여함으로써 시각 기능에 작용한다. 모든 눈병에 필요한 성분이다.
비타민C	1,000~2,500mg/ 하루 4번 나눠서	활성산소의 피해로부터 보호해주는 강력한 항산화제이다.
비타민P(바이오 플라보노이드)		눈의 피해를 예방하고 백내장으로부터의 눈의 압력을 경감한다.
비타민E	600~800IU/일	활성산소의 파괴요소이며 중요한 항산화제이다.
아연	45-80mg/일	아연의 결핍은 눈병을 야기시킬 수 있다.

8. 색맹에 좋은 성분

성분	권장량	작용
비타민A	50,000IU/일	안구의 기능에 절대적으로 필요하며 활성산소를 차단하는 기능도 한다. 시각 조절 세포인 간상세포와 원추세포의 로돕신과 시홍을 만드는데 참여함으로써 시각 기능에 작용한다. 이러한 작용으로 비타민A는 색맹에 도움을 줄 수 있다.

9. 결막염에 좋은 성분

성분	권장량	작용
비타민A		비타민A가 부족하면 뮤코다당류 합성능력의 저하로 눈물 분비기관에서 눈물 분비가 잘 안되고 세균이 감염되어 망막에 변화가 일어나 각질화와 더불어 안질 증세가 악화되고 망막파열 현상이 생긴다. 이 증세가 더욱 진행되면 결막염이 된다. 비타민A는 면역력을 강화시키며 특별히 바이러스성 결막염에 중요하다.
비타민C	2,000~6,000mg/하루에 나누어서	비타민C는 면역과 항균기능이 있고 바이러스의 이중나선구조를 절단하여 바이러스를 격멸하는 작용이 있다 또한 항궤혈인자로 괴혈병을 막거나 염증의 전파를 막으며 눈의 질환 및 염증을 현저히 개선시킨다.
아연	50mg/일	눈에서 가장 중요한 무기질로 주로 망막의 황반부에 많이 존재하며 빛에 의해 유발되는 손상으로부터 보호하여 준다. 모든 눈의 질병에 중요하며, 면역 체계를 향상시킨다.
칼슘		다른 무기물을 조정하여 세포막 투과성을 감소시키는 해로운 물질이 세포에 들어오는 것을 억제하여 세포 내의 대사 기능저하를 막아 모든 인체 조직회복에 큰 도움을 주고 눈을 지나치게 자주 깜빡인다거나 물기가 많을 경우, 색소층의 염증, 결막염 등에 효과가 있다.

10. 안구건조증, 안건염에 좋은 성분

성분	권장량	작용
필수지방산	오메가3 : 리놀렌산, EPA, DHA 오메가6 : 리놀레산, 감마리놀렌산, 아라키돈산	눈물의 지방층은 불포화지방산으로 구성되어 있다. 지방층은 눈물의 증발을 막고 눈물이 골고루 퍼지는 것을 도와준다. 이 지방층이 염증이나 피부의 포화지방산에 오염되면 눈물이 증발하여 건조증이 생기게 된다. 필수지방산은 눈물의 적절한 지방층을 형성하여 준다.

성분	권장량	작용
비타민A, 베타카로틴	25,000-50,000IU/일	눈물은 비타민A를 함유한다. 비타민A는 건조하고 흠이 생긴 눈에 이익이 된다. 비타민A의 부족은 수성층 눈물의 부족을 야기시켜 안구건조증이 생긴다
비타민B6	50mg/일	비타민B6는 체내에 나트륨과 칼륨의 균형을 이루어 체내의 수분 조절과 신경 및 근·골격계의 기능을 정상으로 유지시킨다. 결핍되면 눈이 긴장되고 쉽게 피곤하며 건조되기 쉽다
비타민C	2,000-4,000mg/ 하루에 몇 번 나누어서	항궤혈성 인자로 염증을 감소시키며 눈을 보호하는 강력한 항산화제이다. 누선에서의 눈물 생성에 비타민C가 관여한다. 비타민B6, C, 아연은 건조한 눈에 상호작용하여 치료한다.
아연	50mg/일	체내 아연의 양이 부족하거나 아연 결합 부위에 변이가 생기면 로돕신의 기능이 떨어지면서 세포 괴사와 망막기능의 퇴화현상이 발생해 시력 기능에 문제가 생겨 암 적응능력이 저하되고, 야맹증이 발생할 수 있으며, 각막, 수정체의 부종과 혼탁, 결막염이 생기고 좌·우 대칭의 건조증과 각막연화증, 시신경염증, 백내장을 유발할 수 있다. 심하면 실명에까지 이를 수 있다.
비타민P(바이오 플라보노이드)		염증을 감소시키며 눈을 보호하는 강력한 항산화제이다.

11. 원시에 좋은 성분

성분	권장량	작용
비타민B군	50~100mg/일	안구의 세포 대사를 향상시킨다.
비타민B2		비타민B2는 세포로부터 산소를 운반하는 효소와 같이 작용하므로 세포의 호흡에 관여한다. 안구세포의 호흡 대사 및 성장, 눈의 피로, 백내장의 예방 및 치료에 도움을 주고, 빛에 대해서 예민한 상태(눈이 피로하거나, 따갑거나, 침침하거나, 눈물이 흐르는 등) 또는 각막 혈관 신생에 도움을 준다.

12. 눈 가려움증에 좋은 성분

성분	권장량	작용
비타민B군 감마리놀렌산	50~100mg/일	안구의 세포 대사를 향상시킨다. 염증을 감소시키는 항염증 작용이 있다.
비타민B2	50mg/일	안구세포의 산소 증가를 돕는다.
비타민A	50,000IU/일	안구의 기능에 절대적으로 필요하며 활성산소를 차단하는 기능도 한다. 시각조절 세포인 간상세포와 원추세포의 로돕신과 시홍을 만드는데 참여함으로써 시각 기능에 작용한다. 모든 눈병에 필요한 성분이다.
비타민C 비타민P(바이오 플라보노이드)		세포벽을 튼튼히 해주어 가려움증을 유발시키는 히스타민이 유리되는 것을 방지하여 준다.
비타민B6		항히스타민 작용이 있다.

13. 안구 통증에 좋은 성분

성분	권장량	작용
비타민B군	50~100mg/일	안구의 세포 대사를 향상시키고 비타민B군을 신경 안정호르몬이라 한다.
비타민B2		비타민B2는 세포로부터 산소를 운반하는 효소와 같이 작용하므로 세포의 호흡에 관여한다. 안구세포의 호흡 대사 및 성장, 눈의 피로, 백내장의 예방 및 치료에 도움을 주고, 빛에 대해서 예민한 상태 (눈이 피로하거나, 따갑거나, 침침하거나, 눈물이 흐르는 등) 또는 각막 혈관 신생에 도움을 준다.
칼슘		칼슘은 통증 해소 작용이 있으므로 어느 종류의 통증이건 칼슘을 복용하면 통증이 완화되고 두드러기의 가려움증도 완화된다.

14. 광공포증에 좋은 성분

성분	권장량	작용
비타민A	50,000IU	안구의 기능에 절대적으로 필요하며 활성산소를 차단하는 기능도 한다. 시각조절 세포인 간상세포와 원추세포의 로돕신과 시홍을 만드는데 참여함으로써 시각 기능에 작용한다. 모든 눈병에 필요한 성분이다.
비타민B2		비타민B2는 세포로부터 산소를 운반하는 효소와 같이 작용하므로 세포의 호흡에 관여한다. 안구세포의 호흡 대사 및 성장, 눈의 피로, 백내장의 예방 및 치료에 도움을 주고, 빛에 대해서 예민한 상태 (눈이 피로하거나, 따갑거나, 침침하거나, 눈물이 흐르는 등) 또는 각막 혈관 신생에 도움을 준다. 광선 공포증은 비타민B2가 부족할 때도 나타난다.
비타민C		수정체에 항산화물질인 비타민C가 고농도로 존재하는 것은 산화적 손상으로부터 수정체 단백질을 보호하기 때문에 고농도로 존재한다. 생체에서 자외선은 일종의 이물질이므로 이것을 퇴치하기 위해 활성산소가 만들어지며 필요 이상으로 남아있

성분	권장량	작용
		는 활성산소가 눈에 영향을 미쳐 눈의 기능을 저하시킨다. 비타민C는 자외선에 의한 항산화효과가 크다.

15. 암점에 좋은 성분

성분	권장량	작용
비타민A		안구의 기능에 절대적으로 필요하며 활성산소를 차단하는 기능도 한다. 시각조절 세포인 간상세포와 원추세포의 로돕신과 시홍을 만드는데 참여함으로써 시각 기능에 작용한다. 모든 눈병에 필요한 성분이다.

16. 속눈썹의 감소에 좋은 성분

성분	권장량	작용
비타민B군, B2, B3	50~100mg/일	속눈썹의 감소를 예방한다.
맥주 효모		맥주 효모는 비타민B군의 좋은 공급원이다.
비타민A	50,000IU/일	피부와 머리카락의 건강을 증가시키며 모든 눈병에 필요하다.

고려사항
· 자기 전에 아마인 기름이나 아주까리기름을 눈썹에 바른다. 눈썹을 두껍게 하고 정상적인 성장을 촉진한다.

17. 궤양성 눈에 좋은 성분

성분	권장량	작용
비타민C	6,000mg/하루에 나누어서	항궤혈성 인자로 염증을 감소시키며 눈을 보호하는 강력한 항산화제이다. 비타민C는 눈의 점막을 생산하고, 수정체의 노화를 막아 주고, 안구의 압력을 줄이는 항산화제이다. 염증의 치료와 바이러스 억제에도 유용한 물질이다.

18. 각막의 궤양에 좋은 성분

성분	권장량	작용
비타민A	50,000IU	안구의 기능에 절대적으로 필요하며 활성산소를 차단하는 기능도 한다. 시각 조절 세포인 간상세포와 원추세포의 로돕신과 시홍을 만드는데 참여함으로써 시각 기능에 작용한다. 모든 눈병에 필요한 성분이다.
비타민C	6,000mg/하루에 나누어서	항궤혈성 인자로 염증을 감소시키며 눈을 보호하는 강력한 항산화제이다. 치료를 돕는 항 바이러스성 물질이다.
비타민B군, B2		안구세포의 호흡 대사 및 성장, 눈의 피로, 백내장의 예방 및 치료에 도움을 주고, 각막 혈관 신생에 도움을 준다.
아연	50mg/일	체내 아연의 양이 부족하거나 아연 결합 부위에 변이가 생기면 로돕신의 기능이 떨어지면서 세포 괴사와 망막기능의 퇴화현상이 발생해 시력 기능에 문제가 생겨 암 적응능력의 저하, 야맹증이 발생할 수 있으며, 각막, 수정체의 부종과 혼탁, 결막염이 생기고 좌·우 대칭의 건조증과 각막연화증, 시신경염증, 백내장을 유발할 수 있다. 심하면 실명에까지 이를 수 있다.

19. 눈의 피로에 좋은 성분

성분	권장량	작용
비타민A	50,000IU/일	안구의 기능에 절대적으로 필요하며 활성산소를 차단하는 기능도 한다. 시각 조절 세포인 간상세포와 원추세포의 로돕신과 시홍을 만드는데 참여함으로써 시각 기능에 작용한다. 모든 눈병에 필요한 성분이다.
베타카로틴		망막을 건강하게 유지하고 눈 점막이 건조해지는 것을 막아준다. 눈의 피로나 시력 회복, 안구 건조, 야맹증 개선에도 효과가 인정되어 눈의 비타민이라고도 불린다. 베타카로틴은 과잉될 우려가 없을 뿐만 아니라 결핍된 A를 보충해 주는 비타민이므로 많이 섭취해도 좋다.
비타민B군	50~100mg/일	안구 내 세포의 신진대사를 증가시킨다.
비타민B1		몸의 피로를 풀어 주고 시신경의 작용을 높여 눈을 정상화하는 작용을 한다. 시력 장애를 예방하는 데에도 도움이 된다. 결핍되면 눈이 피로하고, 눈의 조절력이 약해져 눈이 노쇠해지거나 밝은 곳을 보기 어려워지는 증상이 나타난다.
비타민B2		눈의 피로를 감소시키는데 도움을 준다. 눈의 기능을 활성화하고 눈의 점막을 정상으로 유지해 준다. 그다지 강하지 않은 빛에도 눈이 부시고, 눈에 윤기가 없이 까칠까칠함, 가려움, 눈이 침침함, 흐리게 보임, 어두워지면 물체를 보기 어려워지는 등의 시력 이상 증상에는 비타민B2가 효과적이다.
비타민B12		신경세포 내의 단백질, 세포, 핵산의 합성을 돕고 정상으로 작용하게 도와준다. 피곤한 눈의 증상을 개선하고 녹내장을 예방한다.
비타민C		비타민C는 눈의 점막을 생산하고, 수정체의 노화를 막아 준다. 결핍되면 시력이 저하되고, 백내장이나 녹내장에 쉽게 걸린다.
비타민E		활성산소로부터 세포막을 지켜준다. 세포막을 구성하는 인지질 중에는 불포화지방산이 있는데 이것은 산화되면 과산화 지질이 되어 세포에 상처를 입힌다. 과산화 지질은 단백질과 결합해서 축적되

성분	권장량	작용
		면 눈의 노화를 촉진한다.
안토시아닌		안토시아닌은 수용성의 보라색 색소로 알코올과 결합하면 흡수율이 높아진다. 망막의 로돕신이라는 색소는 사물이 보이는 것을 느끼게 해준다. 매일 소비되기 때문에 재합성하지 않으면 안 되는 성분이다. 안토시아닌은 로돕신의 재합성을 도와주므로 피곤한 눈, 야맹증, 각막염 등에 효과가 있다.

20. 눈 안의 부유물(floater)에 좋은 성분

*세포 조각이 눈 안에서 떠다니는 것을 floater라 한다. 이런 floaters는 망막에 그림자를 드리우기 때문에 개인들은 확실한 명암이 구별되는 장소에서 눈앞에 천천히 움직이는 부유물을 볼 수 있다.

성분	권장량	작용
펙틴		안구를 통해 순환할 수 있는 중금속을 중화시킨다.
메티오닌		중금속을 중화시킨다.
비타민A	50,000IU/일	안구의 기능에 절대적으로 필요하며 활성산소를 차단하는 기능도 한다. 시각조절 세포인 간상세포와 원추세포의 로돕신과 시홍을 만드는데 참여함으로써 시각 기능에 작용한다. 모든 눈병에 필요한 성분이다.
항산화제		세포막의 산화를 일으키는 활성산소를 제거한다.
항산화 영양소	특히 눈에 좋은 항산화 영양소	여러 가지 원인으로 눈에 활성산소가 많이 발생하면 안구에 많은 포화지방산과 결합해 과산화지질이 되어 눈의 조직과 세포를 손상시킨다. 여기에 침전물이 생기고 영양 공급이 막히면 시세포가 손상되고 시력 저하 및 전반적인 눈의 기능이 저하된다. 눈 질환에는 이러한 활성산소의 발생을 억제시켜주는 항산화 영양소가 가장 중요하다.
원소 항산화제		

성분	권장량	작용
게르마늄, 셀레늄, 크롬 등	셀레늄	셀레늄은 안구에 손상을 일으키는 과산화지질을 분해하는 효소의 필수 성분이다. 비타민E와 공동으로 작용하면 효과가 상승한다.(200mcg/일)
고분자 항산화제		
SOD, 글루타치온, 카탈라제 등		
저분자 항산화제		
비타민C, 비타민E, 비타민B1, 베타카로틴, 이소플라본, 카테킨, 폴리페놀, 키토산, 플라보노이드 등	비타민C	비타민C는 눈의 점막을 생산하고, 수정체의 노화를 막아 주고, 안구의 압력을 줄이는 항산화제이다. 결핍되면 시력이 저하되고, 백내장이나 녹내장에 쉽게 걸린다.(2000mg/하루 3번)
	비타민E	각막세포의 세포막이 산화되면 수정체에 섬유증식이 일어날 수 있다. 비타민E는 수정체 섬유막에 주로 존재하며 세포의 산화를 막는 항산화제로 시세포를 보호한다. 어떤 경우는 백내장 조직을 반대로 저지하는 경우도 있다.(400IU/일)
	비타민A, 베타카로틴	안구의 기능에 절대적으로 필요하며 활성산소를 차단하는 기능도 한다. 시각조절 세포인 간상세포와 원추세포의 로돕신과 시홍을 만드는데 참여함으로써 시각 기능에 작용한다. 눈의 망막에서 단백질과 결합하여 야맹증을 막아준다.

IV 편두통

1. 편두통이란?

편두통이라는 말은 기원전 2세기 페르가몬의 갈레누스가 'Hemicrania(편두통)' 라는 말을 사용한 데서 유래됐다 편두통은 유전적 소인이나 신경적 소인으로 머리의 한쪽 부위에 발작적이고 반복적인 통증을 일으키는 대표적인 혈관성 두통 질환이다. 혈관성 질환인 만큼 심장 박동이 혈관에 전해질 때마다 증상이 나타난다. 대개 남성에 비해 여성에게서 2배 이상 많은 발생률을 보이고 있어 일각에서는 여성 질환으로 보는 시각도 있으며 신체가 허약한 사람일수록 발병률이 높고 기후의 변동에 따라 증상에 변화가 생기기도 한다.

2. 편두통의 원인

편두통의 원인은 아직도 확실하지 않으며, 여러 가지 가설에 의해 추정되고 있다. 편두통의 기전을 설명하는 가장 최근의 과학적인 이론은 Moskowitz 등이 주장한 삼차신경혈관계 이론이다.

(1) 혈관설

편두통이 생기려면 혈관의 국소적인 수축으로 뇌에 피가 부족해지는 뇌허혈 상태

---

* 섬휘암점

시야 일부에 어른거리는 빛이 나타나 물체가 보이지 않고, 그 뒤에 두통이 일어나는 상태를 말한다. 시야에 섬광閃光이 일어나서 그것이 몇 분간 계속되고, 그 동안에 시야의 일부가 안 보이게 된다. 섬광이 사라지면 이어서 두통이 30분에서 몇 시간 동안 계속된다. 이 상태는 어느 정도 계속된 다음 저절로 낫지만 몇 번이나 재발하는 것이 보통이다. 섬광은 주변의 시야에서부

가 되어 전조증상이 발생하고 혈관이 다시 확장되면 두통이 발생한다고 한다. 이와 같은 혈관의 이상 반응이 계속되면 혈관벽이나 혈관 주위 조직에서 무균적 염증이 생겨서 처음의 욱신욱신하던 박동성 두통이 나중에는 욱신거림이 없어지는 비 박동성 두통으로 변할 수 있다. 그러나 두통 발작 시 뇌혈류를 측정해보면 뇌혈류와 혈관의 수축 이완의 관계를 설명하기가 어렵다.

(2) 세로토닌설

세로토닌이란 하나의 세포에서 다른 세포로 메시지를 전달하는 신경 전달 물질이다. 편두통은 발작 전 혈소판의 세로토닌의 함량이 증가하고 발작 시에는 세로토닌의 농도가 감소하며 소변에서는 세로토닌과 그 대사산물의 농도가 증가한다.

(3) 신경설

혈관설로는 섬휘암점*의 암점은 설명할 수 있어도 섬휘 즉 양성 증상은 잘 설명할 수 없었다. 이에 근거하여 편두통의 주축을 혈관이 아닌 신경이라고 주장하는 신경설이 제창되었다. 그중 하나에 섬휘암점이 확산성 억제에 의함을 주장하는 가설이 있다. 브라질 생리학자 Leao는 1944년 유해자극이 뇌피질에 가하면 후두엽에서 전두엽으로 향하는 뇌피질 억제현상을 보인다고 한다. 이러한 현상은 전형적 편두통에서는 볼 수 있으나 보통 일상적 편두통에서는 볼 수 없다.

(4) 단일 아민설

편두통 환자는 중추의 단일 아민계에 불안정성이 있다는 가설로써, 두통의 전조증

터 번개처럼 중심으로 향하는 경우가 많다. 뇌혈관의 일시적인 경련에 의해 혈류가 정체되어 일어나는 것으로 알려져 있지만 드물게는 뇌혈관의 형태 이상이 원인인 경우도 있다.

상 시기에는 공복이나 졸리는 현상은 시상하부자극, 청반핵 자극으로 노아드레날린, 아드레날린계에 작용, 최하구역(뇌의 '마름모오목'이라는 부위의 가장 아래쪽에 있는 부위)에 혈류 이상으로 구역, 구토를 일으킨다.

(5) 삼차신경 혈관계의 작용

삼차신경은 두통을 전달하는 중요한 통로이며 삼차신경의 무수신경이 뇌혈관에 분포하는데 이 신경을 통하여 통증의 전달과 자율신경의 조절이 이루어지는데, 이 신경의 말단부에서 통증을 유발하는 물질인 substance P(아픔의 감각을 일으킨다고 여겨지고 있는 화학 물질)가 나오며 혈관 확장, 혈관 투과성 증대 등이 무균성 염증 상태가 되어 두통이 유지된다는 가설이다.

(6) 간·담의 기능 저하로 인한 편두통

간·담의 기능이 저하되어 담경의 기혈순환정체로 인한 편두통이 올 수 있다.

(7) 심포·삼초의 기능 저하로 인한 편두통

심포·삼초의 기능이 저하되어 신경성으로 인한 편두통이 올 수 있다.

3. 편두통의 유발 인자

(1) 내인성 유발 요인

· 스트레스
· 정서 장애

· 호르몬 변화(에스트로겐) : 여성의 경우 월경 주기 때 호르몬 변화로 야기될 수

있다.

· 수면 : 잠을 너무 많이 잘 경우.

· 공복 상태 : 혈당보다는 유리지방산의 유리 때문.

· 피로

(2) 식품 및 흡연에 의한 요인

· 음식물 : 타이라민이 포함된 치즈, 초콜릿, 밀감, 커피, 알코올 중에서 붉은색 포

도주, 우유 제품, 견과류(호두, 밤, 개암 등), 소금, 토마토, 코코넛 등

· 음료수

· 흡연, 음주

· 알레르기 유발원

· 아질산염/질산염 : 방부제에 많이 들어있음. 햄, 핫도그, 소세지, 베이컨 등 처리

된 육류, 페퍼로니가 들어있는 피자

· 글루타민산염

· MSG : 통조림 고기, 생선, 약간의 중국음식

· Accent : 고기를 연하게 하는 식품 첨가제

· 아스파테임 : FDA에 공인된 감미료.

(3) 편두통을 일으키는 약물

· 에스트로겐

- 에르고타민의 남용 및 금단

- 카페인 과다

- 인도메타신

- 니페디핀

- 디피리다몰

- 리서핀

(4) 기타 유발 인자

- 뇌동맥 조영촬영

- 외상

- 투석

- 발광체 노출 : 강력한 햇빛, 눈

- 기후 : 무더우며 건조한 바람이 부는 날씨

- 운동 : 미식축구선수, 복싱선수

- 고도(높이)

4. 편두통의 종류

일반적으로 편두통의 분류는 다음의 3가지로 분류한다.

(1) 일반적(전조가 없는) 편두통

편두통의 70%가 여기에 속하며 전조 증상 없이 두통이 발생하는 경우이다. 전형적 편두통보다는 통증이 심하지 않으며, 통증이 머리의 한쪽만 있는 것이 아니라 전체적으로 묵직하게 아프면서 나타난다. 두통과 함께 속이 메슥거리고 배가 아픈 증상이 자주 동반되며 나이가 어릴수록 이런 증상이 더 잘 나타난다.

(2) 전조를 동반하는 편두통

1) 전형적 편두통

세 단계로 증상이 나타난다.

① 전조기 : 두통이 발생하기 전 몇 분에서 몇 시간 전에 시각 장애(시야의 한 부분이 안보이거나 뿌옇게 되거나 불이 빤짝)나 환각 등의 증상이 먼저 나타난다. 전조는 15~30분 정도 지속된다.

② 두통기 : 두통은 전조기 후 시작되며 1~2시간으로부터 며칠 간 지속될 수 있다. 두통은 심하며 박동성이며, 초기에는 한쪽에만 나타나지만 1~2시간 후에는 반대쪽도 나타나서 전반적으로 나타날 수 있다. 대부분 이른 아침에 나타나서 저녁에는 증상이 완화되며 잠을 자면 소실된다.

③ 두통 후기 : 두통이 있은 후 가끔 통증이 있었던 부위에 두피 통각을 느끼며 매우 피곤해진다.

2) 합병성 편두통

드물게 나타나는 것으로 두통에 선행하여 신경학적 장애가 나타나는 것을 말한다. 신경학적 장애 증상은 두통이 시작되면서 없어지는데 간혹 지속될 수 있다. 신경학적 장애는 물체가 두 개로 보이거나 눈꺼풀이 내려오거나, 일시적으로 한 쪽 팔다리를 움직이지 못하거나, 귀에서 윙윙거리거나 앞이 빙빙도는 어지러움증 등이 있다. 이런 증상들은 뇌 안의 혈관이 일시적으로 수축하여 피가 잘 통하지 않아서 생기는 것으로 대개는 완전 회복되나 일부에서는 회복되지 않을 수도 있다.

(3) 변이성 편두통

두통은 별로 심하지 않으나 발작적으로 신경 기능에 이상이 생기는 경우이다. 갑자기 배가 심하게 아프고 토하는 증상이 반복적으로 나타나는 주기성 구토와 갑작스럽게 어지러우면서 걷지 못하는 발작성 현훈 등이 있다.

5. 편두통의 증상

(1) 두통

주로 두통의 위치가 한쪽 머리에 국한된다(양쪽에서 나타날 수도 있으며 두통의 위치가 바뀔 수도 있다). 지끈거리는 박동성(맥박이 뛰는 것 같은) 두통이다. 두통의 강도는 약한 경우보다는 일반적으로 심한 경우가 대부분이다. 한번 생기면 4시간 이상 지속된다.(72 시간 정도 계속되기도 하나 보통 1주일 이상 계속되지 않는다.)

(2) 시야 장애

시야 장애와 같은 편두통의 전구증상은 뇌혈류 양이 떨어져 뇌세포의 대사가 감소되어 나타나며 그 이후 뇌혈관의 확장과 주위 염증에 의해 통증이 발생한다.

⑶ 오심, 구토

구역 또는 구토, 눈부심이나 소음에 대한 과잉 반응 중에서 적어도 하나를 동반한다. 연수의 망상체에 위치한 구토 중추는 구토 작용의 고위중추로써 구토의 모든 과정을 통괄한다. 구토중추와 위장관 및 다른 장기 내에 있는 감각수용체의 구심성수용체는 직접 연결되어 있어 이로부터 자극을 받으면 구토를 일으킨다. 뇌혈액 순환 장애로 인하여 구토 중추에 이상이 생겨 오심, 구토 증상이 나타날 수 있다.

⑷ 한쪽 또는 양쪽 팔다리에 감각의 이상 등 국소 신경 증상

감정의 변화, 스트레스, 눈부신 빛, 소리, 냄새와 같은 과도한 외부 자극, 혈관 확장 치료 등의 요소가 대뇌피질, 시상, 뇌하수체, 내·외경동맥을 자극하여 일정 기간 동안 동맥의 혈관 수축을 일으켜 두개골의 혈류를 감소시키며 이러한 대뇌의 혈행 감소는 말초 빈혈을 야기하여 신경성 기능 이상을 일으켜 한쪽 또는 양쪽 팔다리에 감각의 이상 등 국소 신경 증상 등을 일으킬 수 있다.

i 편두통 식이요법 핵심 포인트

스트레스

스트레스를 받게 되면 교감신경이 자극을 받아 머리 주위와 목뒤 근육이 만성적으로 수축이 되어 통증을 일으키게 되며 또한 뇌혈관의 수축 후 확장될 때 두통이 생기기도 한다. 스트레스에 의해 편두통이 유발되고 악화되는 경향이 있으므로 스트레스를 받지 않는 환경을 만드는 것이 중요하다.

장내 환경이 중요

장내 환경이 좋지 않으면 독소가 많이 생기고 이 독소가 뇌혈관에서 혈관벽을 파괴하여 혈액순환에 지장을 주어 편두통을 유발할 수 있으므로 장내 환경을 개선해주는 것이 중요하다. 혈액 속의 독소를 제거하는 데에는 항산화제가 좋고 EPA, DHA은 뇌 쪽으로의 혈액순환을 개선시켜주고 비타민B3는 말초혈관을 확장시켜 혈액순환을 촉진시켜주고 마그네슘은 혈관과 근육의 수축·이완에 작용하는 미네랄로서 뇌로 가는 혈관이나 근육의 수축을 억제하여 혈류의 순환을 촉진시켜주어 편두통의 예방과 치료에 효과가 있다. 또한 뇌혈관의 미토콘드리아의 에너지 발생 능력을 증가시켜 편두통 예방에 효과가 있는 비타민B2가 함유된 식품도 섭취해 주는 것이 좋다. 그러므로 항산화물질, EPA, DHA, 비타민B2, 비타민B3, 마그네슘이 함유된 식품을 섭취해주는 것이 좋다.〈식품 함량 참조〉

장내환경을 개선하려면

· 동물성 단백질(육류)은 독소를 많이 발생시키므로 피하는 것이 좋다.

· 장내 온도인데 몸이 차져서 체온이 37도 이하가 되면 세균이나 바이러스가 급증할 수 있는 조건이 형성된다. 그러므로 찬 공기, 찬 음식, 과식은 피하는 것이 좋다(찬물, 찬 술, 찬 음료수, 빙과류 등).

(세균, 바이러스의 활성 억제 온도 : 39~40°)

· 장내 유익균의 먹이가 중요한데 유익균이 좋아하는 먹이가 식이섬유와 올리고당이다.

· 과식을 하게 되면 흡수되지 않은 과잉의 영양분이 체내에 축적되고 독소를 많이 발생시키므로 과식은 피하는 것이 좋다.

. 편두통을 유발하는 인공감미료, 식품첨가물이 첨가된 식품의 섭취는 피하는 것이 좋다.(내용 참조)

항산화제의 종류

· 원소로서의 항산화제 : 게르마늄, 셀레늄, 크롬 등

· 고분자 항산화제 : SOD, 글루타치온, 카탈라제

· 저분자 항산화제 : 비타민C, 비타민E, 비타민B1, 베타카로틴, 이소플라본, 퀴논, 카테킨, 폴리페놀, 글루코사이드, 키토산

간

간은 독소를 해독하는 장기이므로 간의 기능을 개선시켜 독소 제거를 원활히 할 수 있게 해주는 것이 중요하다. 이때에는 간을 영양해주는 식물성 단백질 식품을 섭취해주는 것이 좋다. 식물성 단백질 식품은 콩류식품, 효소, 화분, 발효 식품 등이 있다.

몸을 차지 않게 한다

체온이 높으면 혈관이 팽창하고 혈류량이 증가한다. 반대로 온도가 낮으면 혈관이 수축하고 뇌 쪽으로의 혈류량이 저하되어 뇌혈액 순환 장애를 일으키는 요인이 될 수 있으므로 몸을 따뜻하게 해주는 것이 중요하다. 몸을 차지게 하는 요인인 찬 공기, 찬 음식(찬물, 찬술, 찬 음료수, 빙과류 등), 과식은 피하는 것이 좋다.

· 체내의 온도는 37~38° 일 때가 가장 좋다.

규칙적인 식사습관을 가지도록 한다.

밥을 굶으면 혈중 내 당의 농도가 떨어져서 뇌신경 세포가 당의 공급을 원활하게 받지 못하여 정신 신경계에 혼란이 일어나고 두통을 일으킨다. 자주 머리가 아픈 사람은 절대로 식사를 거르지 말고 하루에 3번 일정한 간격으로 규칙적으로 식사하면서

적절한 영양을 섭취해야 한다.

카페인

카페인도 과량 섭취하면 편두통을 일으킬 수 있으므로 과량의 카페인의 섭취를 제한한다. 규칙적으로 카페인을 복용하면 카페인에 대한 감수성이 떨어지게 된다. 카페인의 섭취가 감소하면 아데노신에 대해 과민하게 되고 이 과민성으로 인해 혈압이 떨어지게 되고 뇌에 필요이상의 혈액이 많아져 두통을 일으키게 된다.

적당한 철분 섭취

무기질 중 구리와 철분이 함유된 식품을 과다 섭취했을 경우에도 편두통이 나타날 수 있으므로, 구리나 철분이 함유된 식품, 영양 보조 식품의 섭취를 적당하게 조절하여 과잉 영양이 되지 않게 하는 것이 좋다.

피해야할 음식

고기, 시리얼, 빵, 튀김 제품과 지방, 기름진 제품, 아스피린, MSG(가공 식품 조미료), 타이라민이 포함된 치즈, 쵸콜릿, 밀감, 커피, 알코올 중에서 붉은색 포도주, 우유 제품, 견과류(호도, 밤, 개암 등), 소금, 토마토, 코코넛, 흡연·음주 등은 피하는 것이 좋다.

목과 등, 머리를 매일 마사지하는 것도 도움이 된다.

ii 편두통에 좋은 성분

성분	권장량	작용
매우 중요한 성분		
비타민B군		비타민B군은 정상적인 신경계의 기능을 유지하는 데 중요한 영양소이다.
비타민B1(티아민)		티아민은 세로토닌을 시냅스로 유입하는 과정에 관여함으로써 신경 자극의 전달을 조절하는 것으로도 알려져 있는데 티아민이 결핍되면 이러한 작용이 안 되어 신경 자극의 전달에 이상을 초래하여 세로토닌과 관계된 여러 증상들이 나타날 수 있다. 세로토닌은 마음을 편안하게 하는 호르몬이라고 하는데 아무리 편안한 마음을 갖고 싶어도 세로토닌이 나와 주지 않아 마음이 불안해진다. 또 너무 과하게 분비돼도 돌발적이 폭력성을 발산하게 되거나 지나치게 잠을 많이 자고 기분이 가라앉게 된다.
비타민B2(리보플라빈)		뇌혈관의 미토콘드리아의 에너지 발생 능력을 증가시켜 편두통 예방에 효과가 있다.
비타민B3(나이아신)	200mg씩/ 하루 3번	나이아신을 복용하고 나서 얼굴 및 목, 가슴 등으로 열감이 느껴지며 붓고 두피 부분이 따끔거리는 증상이나 몸에 발진이 나타난다면, '나이아신 플러쉬 현상(말초혈관이 확장되어 혈액 순환이 좋아지면서 나타나게 되는 것)'이라 볼 수 있다. 나이아신은 과량의 비타민C와 함께 정신분열증 치료에 투여되기도 하고 편두통, 두통, 메니에르증후군, 수족냉증, 고혈압, 고지혈증 등에 다양하게 이용된다. 나이아신은 말초혈관을 확장시켜 뇌의 혈액 순환을 촉진시킨다.
비타민B5(판토텐산)	100mg씩/ 하루 2번	판토텐산은 부신을 자극하여 부신피질 호르몬 생성량을 증가시키는데, 이는 피부 및 신경의 건강을 위해 대단히 중요한 일이다. 이는 스트레스에 저항할 수 있는 힘과 인내력을 증가시킨다. 비타민B5는 항스트레스 비타민으로 불리며 신체가 스트레스를 받을 때 부신호르몬에 의해 필요하다.
비타민B6(피리독신)	50mg씩/ 하루 3번	비타민B6는 중추 신경 조절 및 뇌 활동에 관여하는 세로토닌과 감마아미노부트릭산(GABA), 노르에피네프린, 에피네프린, 세로토닌, 도파민 등과 같은 신경전달 물질을 합성하는 화학반응에 작용하

성분	권장량	작용
		는 효소의 보조효소로 이용된다. 신경 전달 물질은 신경세포간의 정보 전달을 하는 물질로 비타민B6는 신경 전달 물질의 합성 과정에 관여한다.
비타민C	3,000-6,000mg	스트레스를 경감시켜주는 아드레날린 호르몬을 생산하는 것을 도와주며 면역계를 튼튼히 한다.
루틴(비타민P의 일종)	200mg	편두통을 일으키는 한 요인이 되는 중금속을 제거한다.
불포화지방산 EPA DHA		불포화 지방산은 정상적인 지방대사와 뇌세포의 작용에 필요하다. EPA, DHA는 혈관을 확장시켜 뇌의 혈액순환을 촉진시키고, 여러 연구에서 편두통에 효과가 있음이 밝혀졌다.

도움되는 성분

성분	권장량	작용
칼슘	2,000mg	칼슘과 마그네슘은 정상적인 신경전달 기능에 작용한다. 칼슘은 신경 자극 전달을 촉진하는 작용을 하며, 마그네슘은 지나친 신경 전달을 안정시키는 작용을 한다.
마그네슘	1,000mg	
식이섬유		장내 환경이 좋지 않으면 독소가 많이 생기고 이 독소가 뇌혈관에서 혈관벽을 파괴하여 혈액순환에 지장을 주어 편두통을 유발할 수 있으므로 장내 환경을 개선해주는 것이 중요하다. 식이섬유와 유산균은 장내 환경을 개선하는 데 도움을 준다.
유산균		
항산화 영양소 원소 항산화제 : 게르마늄, 셀레늄, 크롬 등 고분자 항산화제 : SOD, 글루타치온, 카탈라제 등 저분자 항산화제 : 비타민C, 비타민E, 비타민B1, 베타카로틴, 이소플라본, 카테킨, 폴리페놀, 키토산, 플라보노이드 등	특히 좋은 항산화제: 셀레늄, 글루타치온, 비타민C, 비타민B1	우리 몸에 스트레스를 받으면 활성산소가 증가하고 이 활성산소가 신경을 자극하여 편두통을 유발할 수 있다. 이 활성산소를 제거하는 데 항산화제가 작용한다.

성분	권장량	작용
마늘 캡슐		천연 항생성분으로 독소 제거에 좋다.
편두통에 도움되는 약용 식물		· 은행잎 엑기스, 백합, 로즈마리, 회향풀, 체리, 마늘, 파슬리 등은 편두통에 효과가 있다. · 화란국화(피버퓨(Feverfew)) : 초롱꽃목 국화과의 여러해살이풀로 편두통을 치료하고 예방하는 데 뛰어난 효과가 있다.

V 근육

1. 근육의 정의

근육은 힘살이라고도 한다. 골격이나 피부, 내장에 부착하여 인체의 형태를 구성함과 동시에 골격을 움직여 전신의 운동을 가능하게 하고 내장 기관의 운동을 돕는 조직이다.

2. 근육의 종류

근육은 크게 근조직의 형태와 기능에 따라 3가지로 나눈다. 골격근, 심근, 평활근의 3가지 형태로 구분되고 이들 근육 조직은 각각의 세포의 구조, 위치, 기능 및 근육이 수축되는 방법이 다르다.

근육의 종류별 비교

구분	골격근	심장근	평활근
분포 부위	전신의 골격에 부착	심장의 벽	내장기관의 벽, 혈관의 벽 등
근섬유의 크기(직경, 길이)	직경 : 약 10~100μm, 길이 : 1~4.5cm	직경 : 약 9~12μm 길이 : 100~150μm	직경 : 약 2~10μm, 길이 : 45~500μm

구분	골격근	심장근	평활근
수축의 속도	빠르다가 느려진다	느리다	매우 느리다
칼슘의 공급원	근형질세망	근형질세망과 세포외액	근형질세망과 세포외액
근원섬유의 유무	있다	있다. 그러나 근원섬유의 두께가 일정치 않다.	없다. 그러나 액틴과 마이오신 필라멘트들이 전체적으로 존재한다.
수의근, 불수의근	수의근	불수의근	불수의근
조절신경	체성신경계	자율신경계	자율신경계
횡문(가로 무늬)의 유무	있다	있다	없고 민무늬다
자동성	없음	근조직에 있음	근 자체에 있음
피로도	대	소	중

$^*\mu m : 10^{-6}m$

(1) 골격근

1) 구조

체중의 약 40~45%를 차지하고 있는 골격근은 신체의 골격에 부착되어 있으며 운동신경의 지배를 받아 자신의 의지대로 움직일 수 있는 수의근이고, 조직학적으로 매우 섬세한 섬유가 밝고 어두운 띠를 번갈아 가면서 배열되어 있어 횡문근이라 한다. 골격근은 수백 개에서 수천 개의 근섬유로 구성되어 있고 결합 조직으로 둘러싸여 있으며 혈관과 신경섬유로 구성되어 있다. 근육은 근속이라는 근섬유의 뭉침 덩어리가 몇 개씩 뭉쳐져서 근외막이라는 외피로 둘러싸여져 있다. 근섬유에는 근원섬유가 뭉

처져 존재하고 근원섬유 안에는 가는 필라멘트(액틴)와 굵은 필라멘트(마이오신)가 존
재한다. 인체의 골격근은 200종에 약 650개 정도이다.

① 근섬유(근세포)

근세포라고 하며 결합조직에 의하여 그물의 눈과 같이 둘러싸여 있으며, 그 내부에
는 근섬유에 산소 및 영양을 공급하는 혈관 및 수축을 위한 신호를 보내는 신경섬유
가 존재한다. 거대세포로서 직경은 10~100μm이며, 평균 인체세포의 10배이고 길이는
약 1~4.5cm정도이다. 근섬유의 핵은 여러 개가 있어 다핵세포이다.

② 근원섬유

근섬유에는 수백 개에서 수천 개의 근원섬유가 있다. 직경이 1~2μm정도이다. 근원
섬유를 현미경으로 보면 명암의 가로무늬가 교대로 나타나는데 밝게 보이는 부분을
'명대' 라고 하고 어둡게 나타나는 부분을 '암대' 라고 한다. 가는 필라멘트와 굵은 필
라멘트가 들어있고 이 필라멘트의 결합과 분리에 의해 근육이 수축되고 이완된다.

③ 필라멘트

근원섬유 속에는 미세한 필라멘트가 있는데, 주로 마이오신으로 되어 있는 굵은 필
라멘트(직경 약 16nm)와 주로 액틴으로 되어있는 얇은 필라멘트(직경 약 7~8nm)로 구
성되어 있다. 이러한 굵은 필라멘트와 얇은 필라멘트는 일정한 간격으로 맞물려있기
도 하고 떨어져 있기도 하다. 근원섬유는 이 필라멘트들의 분포양상으로 띠 모양을
이루고 있는데, 검은 띠를 형성하는 부분을 A띠 부분이라 한다. A띠 부분의 중간 부

분은 밝은 줄무늬를 가지고 있는 'H띠 부분'이 있는데 이는 근육이 이완된 상태에서만 볼 수 있다. A띠 부분은 주로 굵은 필라멘트로 이루어졌지만 양 옆쪽으로는 얇은 필라멘트와 접해 있다. 검게 보이는 이유는 두 필라멘트가 접해있기 때문이다. 그러나 H부분은 접해있지 않고 굵은 필라멘트만 있는 구역이므로 검지 않고 밝다. A띠의 검은 부분 양옆으로 붙어있는 흰 부분을 'I띠 부분'이라고 한다. 이 부분은 얇은 필라멘트로만 이루어졌기 때문에 밝다. I부분의 중간 부위에는 검은 선 부위가 있는데 이를 'Z선 부위'라고 한다. 한 Z선과 Z선 사이를 '근절'이라고 한다. 근육의 수축은 이 근절이 짧아지는 상태이다.

2) 종류

골격근의 종류를 여러 가지로 분류할 수 있지만 크게 형태학적으로 분류한다면 적근과 백근으로 분류할 수 있다. 적근은 붉은 색을 띠며 백근은 흰색을 띠는데 이와 같은 색깔의 차이는 근세포에 함유된 '미오글로빈*'이라는 색소단백질의 양적 차이에 의한 것이다. 적근은 미오글로빈의 함유량이 많고 백근은 미오글로빈의 함유량이 적다.

① 적근

수축 속도가 느리기 때문에 지근이라고도 한다. 적근은 골격근 가까운 심층부에 존재하는데 순간적인 큰 힘을 낼 수는 없지만 지속적인 동작에도 피로해지지 않고 오래동안 수축을 유지할 수 있어 자세유지근이라고도 한다. 적근에는 직경이 작은 근섬유가 매우 많이 함유되어 있고, 그 하나하나의 근섬유에는 근형질이 풍부하고 미토콘드리아와 지방이 많이 함유되어 있다. 적근은 일종의 산소 수송 통로인 모세혈관이 잘

＊ **미오글로빈** : 헤모글로빈과 비슷한 적색 색소를 함유하고 있는 단백질로서 조류나 포유류의 근육을 불그스름하게 염색하는 물질이다. 미오글로빈은 척추동물의 혈색소인 헤모글로빈과 화학적으로 아주 유사하다. 근육 내에서 산소는 산소분자 그대로가 아니라 미오글로빈단백질과 결합하고 있다. 미오글로빈 분자는 햄(Heme)이라고 하는 철(Fe)이 들어 있는 분자를 안고 있어 산소는 그 철에 붙어있다. 이 햄이 붉은 색이기 때문에 미오글로빈이 붉은 색을 나타내는 것이다.

발달돼 있고 미토콘드리아가 많이 분포돼 있어 유산소성 장거리 운동에 주로 사용되는 근육이다. 마라토너와 같은 지구력을 많이 필요로한 사람에게 많이 발달한다. 적근은 등뼈 주위라든가 손발 깊은 곳에 있는 근육에 많이 존재하고 모세혈관이 많이 발달해있어 운동을 하게 되면 산소의 공급이 많이 필요로 한다. 유산소 운동에 적합한 근육이다.

② 백근

수축 속도가 빨라서 속근이라고도 한다. 백근은 체표면에 가까이 존재하는 데 주로 급속한 동작을 하기 때문에 피로해지기 쉽다. 백근은 직경이 큰 근섬유가 많고 미토콘드리아와 지방은 적은 편이다. 백근은 적근에 비해 수축 반응 속도가 배 이상 빠르고 짧은 시간에 강한 힘을 발휘하기 때문에 주로 무산소성 및 단거리 운동 그리고 순발력 등에 사용된다. 마라토너가 적근이 발달됐다면, 보디빌더의 근육은 주로 백근으로 구성돼 있다. 백근은 운동을 통해 굵기가 커지는 효과가 있지만, 적근은 크기 자체의 변화보다는 성질이 강화되는 특성이 있어 단거리 선수와 장거리 선수의 체격 차이가 나타난다.

3) 부착

근육의 양끝은 건(힘줄)이라는 조직에 의해 뼈와 붙어있다. 건은 콜라겐이라고 하는 섬유성단백질로 구성되어 있어서 매우 강한 힘에는 견딜 수 있으나 수축성은 없으며 건의 길이는 여러 가지이다.

4) 골격근의 기능

① 움직임

인체와 인체 부분의 모든 움직임은 근수축의 결과이고, 골격근은 움직임과 조작을 담당하며 외부의 환경 변화에 빠르게 반응할 수 있다. 예를 들면, 근수축의 속도와 힘은 달리는 차에서 뛰어내리는 것을 가능하게 한다. 시력은 안구를 움직이는 골격근에 의해 부분적으로 의존하고 수축하는 안면근은 기쁨이나 격노를 표현할 수 있다.

② 자세유지

골격근이 인체의 자세를 유지하기 위하여 일한다는 것을 잘 알지 못한다. 그렇지만 이들 근육은 거의 지속적으로 기능하며 근육 간에 서로 미세한 조정을 하여 중력이 하방으로 당겨도 앉거나 자세를 유지할 수 있다.

③ 관절 안정

활동을 일으키기 위하여 근육이 뼈를 당겨 움직임을 만들더라도 근육은 골격관절을 고정시킨다. 골격근은 어깨나 무릎 같은 강화가 적거나 보완성이 없는 관절면을 지닌 관절을 안정시킨다.

④ 열 생산

완전한 효율을 가진 기계는 없기 때문에 근육은 수축함으로써 열을 생산하며 이 열은 정상 체온 유지에 중요하다.

⑤ 에너지원의 저장

근육의 주 에너지원은 탄수화물이다. 탄수화물은 소화, 흡수되어 전신의 에너지로 쓰이고 간과 근육에 글리코겐의 형태로 저장된다. 이 글리코겐은 근섬유 세포질(근형질) 부분에 저장되었다가 근육이 수축과 이완할 때 분해되어서 에너지원으로 쓰이게 된다.

(2) 심근(심장근)

1) 구조

심장을 이루는 근으로 골격근과 같이 횡문을 이루나 자신의 의지대로 움직일 수 없는 불수의근이다. 근세포는 원주상 길이 $100{\sim}150\mu m$, 직경 $9{\sim}12\mu m$로 골격근 섬유보다 작고 가늘다. 핵은 근세포 중앙부에 1~2개씩 있으며, 세포질에는 미토콘드리아나 글리코겐 등이 많이 함유되어 있어 심근의 수축 작용에 이용되고 있다. 미토콘드리아의 용적은 약 25%를 차지하는데(골격근은 약 2%) 골격근에 비해 많은 이유는 심장은 지속적인 운동을 위하여 에너지가 많이 필요한데 미토콘드리아는 에너지를 생성하는 기관으로 에너지 생성 시 산소가 필요하기 때문이다.

2) 종류

심근은 조직학적으로 특수심근과 고유심근으로 구분된다.

① 특수심근

특수심근은 자극생성 및 흥분전도에 관계하는 자극전도계로 구성되어 있다. 자극

전도계는 동방결절, 결절간 전도로(웬케바하 경로 등), 방실결절, 방실속, 퓨킨예섬유로 구성된다. 이러한 근육도 실질적으로 고유심근과 같은 구조이지만 흥분 전도 속도는 고유심근보다 약 10배 정도 빠르다.

② 고유심근

고유심근은 흥분되면 수축하기 때문에 작업근이라고도 한다. 고유심근의 세포는 크고 작은 것 등 여러 가지가 있으며 횡문근을 가지고 있다.

3) 심근의 기능

심근은 수축과 이완을 반복하여 심장의 원활한 펌프작용을 위한 원동력으로 혈액을 방출하여 혈액순환의 원동력 역할을 한다.

(3) 평활근

심근으로 이루어진 심장을 제외하면 내장 근육은 대개 평활근으로 이루어져 있다.

1) 구조

내장과 혈관벽 등을 이루는 근육으로서 자율신경의 지배를 받고 있어 자신의 의지대로 움직일 수 없는 불수의근이다. 가로 무늬가 없기 때문에 평활근이라 불리며 중앙에 핵이 있는 작은 방추형태의 세포이다. 평활근섬유는 직경이 약 $2 \sim 10 \mu m$이고, 길이는 약 $100 \sim 500 \mu m$이다. 근섬유를 구성하는 필라멘트의 수가 적고 배열이 불규칙하여 수축 기간이 느리고 수축력도 약하다. 평활근 중에서 방광이나 소화관벽을 형성하고 있는 근세포들은 서로 융합, 즉 세포결체를 이루고 있는데 이를 내장 평활근*이라고 하고, 혈관벽이나 눈의 홍채를 이루는 세포결체가 없는 근을 다단위평활근이라고 한다. 근형질세망이 덜 발달되어 있고 T세관이 없다. 심근세포처럼 간극접합*을 하고 있다.

2) 평활근의 기능

혈관벽의 평활근은 혈압을 유지하는데 관여하고 또한 소화기, 비뇨기 및 생식기관의 평활근은 기관을 통해 음식물, 소변, 태아(출산 시)등을 내려 보낸다.

3) 평활근의 가소성

평활근을 잡아당기면 쉽게 그 길이가 늘어나서 길어지는데, 이때 잡아당기기 시작할 때 발생하는 장력이 바로 없어져서 연장된 길이를 그대로 유지한다. 예를 들면 방광에 소변의 양이 점점 늘어나더라도 방광의 내압은 별로 커지지 않는데, 이것은 소변 량의 증가에 따라 그때그때 평활근이 늘어나기 때문이다. 이와 같은 성질을 가소성이 있다고 한다. 그러므로 방광에는 방광내압의 상승 없이 상당히 많은 양의 소변

---

* **내장 평활근의 구조** : 보통 내장의 평활근은 2개의 평활근 층이 존재하고 이는 서로 직각을 이룬다. 이들 중 하나는 종주근층으로 기관의 장축을 따라 평형으로 달리고, 다른 하나는 환상근층으로 기관의 둘레를 둘러싸고 있다. 환상근층의 수축은 기관의 강을 조이게 하고 길어지게 하며, 종주근층은 기관을 확장시키고 짧게 한다. 이들 두 층이 교대로 수축하고 이완하는 것은 관강의 물질을 혼합시키고 내부의 통로를 따라 이동시킨다. 이 현상을 연동운동이라 한다. 소화관, 직장,방광 및 자궁의 평활근의 수축은 기관의 내용물을 배출시킨다.

* **간극접합**

골격근에서 근섬유는 각각 독립적이나, 심근은 간극접합에 의해 인접한 심근세포에 연결되어 있다. 간극접합은 한 세포로부터 자극을 다음 세포로 전달시키는 인접한 세포들의 원형질 막을 통한 전달체계이다. 간극접합은 각 심근세포의 끝 부분에 집중되어 있고 각 간극접합은 콘넥신 단백질로 구성되어 있다. 간극결합은 이온들이 세포에서 세포로 자유롭게 통과할 수 있도록 하여, 심장 전체를 통해 흥분을 다른 세포로 직접 전도하도록 한다. 심장 섬유들이 전기적으로 간극결합에 의해 연결되기 때문에 심근 전체가 하나의 단위 또는 기능적 세포결체로써 움직인다. 즉, 세포 하나가 전체로서 전체로서의 기능을 갖는다.

이 축적될 수 있다.

3. 근육의 특성

근조직은 근육의 임무를 수행하게 하는 몇 가지 기능적 특성을 가지고 있다. 이러한 특성에 흥분성, 수축성, 신전성, 탄력성이 포함된다.

(1) 흥분성

흥분성은 자극에 반응할 수 있는 능력이고, 근육의 경우 자극을 예로 들면, 신경세포에서 유리되는 신경 전달 물질, 호르몬, PH의 국소적인 변화이다. 이에 대한 반응으로 근막을 따라 전류가 발생하고 전도되도록 하며, 이것이 근세포를 수축하게 한다.

〈근육의 흥분을 자극시키는 요소〉

A. 화학적 요소

a. 신경 전달 물질이나 호르몬 : 근육이 수축을 하기 위해서는 신경의 말단에서 근세포로 흥분이 전해져야 하는데, 신경말단에서 근세포로 흥분을 전하는 방법이 신경 전달 물질을 통한 방법인데, 신경 전달 물질은 신경의 말단에서 분비되어 근세포의 수용체와 결합한다. 골격근에서는 신경의 말단에서 아세틸콜린이 분비되어 근세포의 수용체와 결합하면 활동 전압이 발생하여 흥분이 근세포 전체로 전도되어 칼슘 방출과 함께 수축이 이루어지게 된다. 호르몬인 에피네프린(아드레날린)과 노르에피네프린(노르아드레날린)도 교감신경에서의 신경 전달 물질로 작용하여 심근(노르에피네프린)과 평활근(에피네프린)의 수축에 관여를 한다. 또한 프로스타글란딘도 평활근의

수축과 이완에 관여를 한다.

  b. PH의 국소 변화 : 근육 내의 PH의 변화도 근육의 흥분에 영향을 주는데 근육 내 pH는 항상 혈중 pH보다 0.4~0.6 정도 낮게 나타나는데 이것은 근육 내 생성된 젖산의 농도가 혈중 젖산 농도보다 더 높기 때문이다. 고강도의 운동은 근육 내 많은 젖산을 생성하게 된다. 젖산은 쉽게 수소이온을 해리시키는 강산이기 때문에, 많은 수소이온을 만들어 pH를 낮추어 에너지 대사에 관여하는 효소들의 활성을 억제시켜 ATP 생산 능력을 감소시키고 칼슘 이온과 경쟁하여 근수축 기전을 방해하게 된다.

  B. 물리적 변화

  a. 온도 : 근육의 온도가 낮아지면 그 근육이 생산해 내는 힘의 수축과 이완 속도가 감소된다. 반대로 근육 내 온도가 높으면 대사가 활발하게 일어나는데, 근신경계도 높은 온도에서는 자극과 흥분을 전달하는 신경의 소통 능력이 향상되고, 결합조직인 건이나 인대 같은 부분도 높은 온도에서 그 기능이 더욱 활발해진다. 근육의 온도는 38~39도로 상승되어 있을 때 가장 대사가 활발하여 최상의 기능을 나타낸다.

  b. 충격(외상) : 물리적인 충격을 받으면 근육세포가 파괴된다. 넘어지거나 부딪쳐 충격을 받으면 멍이 들거나 붓거나 하는 것이 바로 이러한 현상인데, 이것을 외상이라고 한다. 이러한 외상은 근육의 변화를 가져오고 근육 내 미세혈관이 수축하게 되고, 이로 인해서 근육 내 산소공급의 부족으로 근육의 에너지 생산에 장애를 받게 되어 수축과 이완능력이 저하된다.

(2) 수축성

적당하게 자극될 때 단축될 수 있는 능력이다. 이러한 특성은 모든 다른 조직 형태와 구분되게 한다.

(3) 신전성

신전하거나 확장될 수 있는 능력이다. 근섬유는 수축할 때 단축되지만 이완되었을 때는 안정 시의 길이 이상으로 신전될 수 있다.

(4) 탄력성

근섬유가 신전된 후 다시 안정 시의 길이로 회복되는 능력이다.

4. 근육의 에너지 생성과 대사

모든 세포의 활동에서는 에너지가 필요하고 이 에너지를 만들기 위해서는 ATP[*]가 필요하다. ATP는 에너지를 생성하는 물질이기 때문에 모든 세포에서 필요하며, 생명 활동을 하기 위해서는 항상 필요하다. 생명체에서 ATP가 없으면 곧 죽음을 뜻한다. 근육 내에서도 정상적인 대사를 위해서 에너지가 필요하고 그러한 에너지를 만들기 위해서 ATP를 생성한다. 근육이 수축하는 데는 이 ATP가 분해되면서 나오는 에너지가 필요하다. ATP의 생성 과정은 근원섬유 안에서 이루어진다.

(1) 근육 내에서의 ATP생성

근육이 수축하고 이완되기 위해서는 에너지가 필요하다. 이 에너지는 ATP라는 물

---

[*] ATP : 아데노신3인산이라고도 한다. 아데노신은 아데닌이라는 질소함유 유기화합물에 오탄당(탄소 원자가 5개인 탄수화물의 일종)이 결합된 화합물이다. 아데노신에 인산기가 1개가 달려 있으면 아데노신1인산(AMP)이라 하고, 2개 달려 있으면 아데노신2인산(ADP)이라 한다. 생물체에서 에너지를 만드는데 쓰이는 물질이다.

질이 있어야만 생성되는데 이 ATP가 분해되면서 그때 에너지가 발생하게 된다. 평소에 근육에는 어느 정도의 ATP가 저장되어 있는데 근육의 ATP 저장량은 한정되어 있어 4~6초 동안만 쓸 수 있다. 근육의 수축이 계속되면 ATP는 재생산되어야 하는데 근육은 여러 가지 대사를 통해서 ATP를 생성하고 저장한다. 근육 내에서 ATP의 생성은 3가지 경로를 통하여 이루어진다. 첫째는 ADP(아데노신2인산)와 크레아틴의 상호작용, 둘째는 유산소성(호기성) 호흡, 셋째는 혐기성 당분해에 의해서이다.

1) ADP(아데노신2인산)와 CP(크레아틴인산염)의 시스템에 의한 ATP 생성

격렬한 운동 때 산소의 작용 없이 근육의 정상적인 대사를 위해서 ATP를 생성하는 경우이다. 보통 안정 시에는 주로 호흡을 통한 산소의 공급으로 인해 근육 내에서 ATP를 생성하는데 격렬한 운동 시에 근육은 산소를 많이 필요로 하게 되나 산소가 근육에 충분히 공급되지 못하기 때문에 근육에서는 산소를 필요로 하지 않는 경로를 통해서 ATP를 생성하게 된다.

활동하는 근육에서 6초 후에 ATP가 고갈되면 근육은 ATP를 재생산하기 위해서 근육에 저장된 고에너지 분자인 CP(크레아틴인산염)라는 물질을 사용하게 된다. 이 크레아틴인산염과 근육에 저장되어 있는 ADP(아데노신2인산)가 결합하면 크레아틴과 ATP가 형성된다. 크레아틴은 근육 내 저장되고 생성된 ATP는 근육의 활동에 쓰이게 된다.

2) 유산소성 호흡

주로 안정 시나 가벼운 운동 상태, 적당한 운동 상태에서 ATP를 생성하는 경로이다. 유산소성 호흡에 의한 ATP 생산은 산소를 이용한 ATP 생산 경로이다. 안정 시나 가벼운 운동 상태에서는 근육이 필요로 하는 산소를 충분히 공급할 수 있기 때문에 안정 시와 가벼운 운동 동안에는 거의 전적으로 이 경로를 통한 ATP 생산에 의존한다. 이것은 위의 경우보다 더 많은 ATP를 생산할 수 있고 주로 자유지방산이 산화되어 이 기간 동안 ATP를 생산한다. 그러나 운동의 강도가 증가함에 따라 포도당이 주요 에너지원이 된다. 가벼운 운동 상태보다 조금 더 진행된 적당한 운동 상태에서는 지방산과 포도당의 이용비율이 거의 같다. 유산소성 호흡은 미토콘드리아에서 발생하며, 지방산이나 포도당이 미토콘드리아에서 산소와 반응하여 ATP를 발생시키게 된다. 이러한 과정을 '산화인산화' 라고 한다.

※ 지방산의 ATP 생성 경로

안정 시에는 거의 대부분이 혈액 속의 지방산의 공급으로 ATP를 생성하게 된다. 혈액 속의 지방산이 근섬유로 들어오고 미토콘드리아로 들어가서 산소와 반응하여 ATP가 생성된다.

※ 포도당의 ATP 생성경로

안정 시에는 주로 혈액 속의 지방산이 근육으로 들어와 ATP 생성에 쓰이는데 운동의 강도가 증가함에 따라 점점 포도당의 쓰임이 증가하게 된다. 혈액 속에는 일정량의 포도당이 있고 이것은 근육의 에너지원으로 쓰이기도 한다. 혈액 내의 포도당이 근세포 내로 들어오기도 하고 또한 근육에 저장되어 있던 글리코겐(에너지 생산을 위한 탄수화물의 결합체)이 가수분해되어 포도당이 되기도 하는데, 이 두 가지 경로를 통해 근육 내로 들어온 포도당은 분해되어 '피루브산' 이 된다. 이 피루브산으로 되는 과정에서 1차적으로 ATP가 생성되어 쓰이고 생성된 피루브산은 두 가지 경로를 거치는데 그 중 하나의 경로는 미토콘드리아로 들어가서 산소와 작용하고 이때 2차적으로 ATP가 생성된다. 또 하나의 경로는 미토콘드리아로 들어가지 못하고 피로물질인 젖산으로 되는 과정이다.

3) 혐기성 당분해

　주로 격렬한 운동 상태에서 ATP를 생성하는 경우이다. 적당한 운동 상태에서는 포도당이 근육 내로 들어와서 분해되어 피브린산이 되는데 이는 미토콘드리아에서 산소와 반응하여 ATP를 생산한다(유산소성 호흡). 급격한 운동 상태에서 근육의 수축 활동이 심해져 수축된 근육이 근육 내의 혈관을 압박하여 혈액 운반을 방해하여 산소와 포도당의 공급이 줄어들게 된다. 이렇게 산소가 부족한 상태가 되면 미토콘드리아로의 산소의 공급이 부족하여 유산소성 호흡을 할 수가 없게 된다. 이런 상태에서라도 근육의 수축을 위해서 ATP를 생산해내는데 위의 유산소성 호흡과정을 보면 포도당이 피루브산으로 분해되고 그 가운데에 ATP가 1차적으로 생성이 된다. 피루브산은 근세포의 미토콘드리아로 가서 산소와 반응하여 다시 2차적으로 ATP를 생성하지만 일부 피루브산은 미토콘드리아로 가지 못한다. 미토콘드리아는 반드시 산소가 있어야만 반응할 수 있는데 격렬한 운동 상태에서는 산소가 부족하게 공급되므로 미토콘드리아가 산소와 반응을 할 수 없다. 때문에 피루브산은 미토콘드리아로 들어갈 수 없다. 이때의 피루브산은 미토콘드리아로 가지 못하고 피로물질인 젖산으로 된다. 이렇게 산소를 이용하지 못하고 **젖산**으로 되는 과정을 '혐기성 당분해'라고 한다. 혐기성 당분해 과정으로 만드는 ATP는 포도당이 피루브산으로 분해될 때 1차적으로 생성되는 ATP이다. 이는 유산소성 호흡에 의해 만드는 양의 5%에 지나지 않지만 생성 시간은 2.5배가 빠르다.

결국 혐기성 당분해 과정은 격렬한 근육 활동의 기간 동안 다량의 ATP가 요구될 때 짧은 시간 동안의 ATP를 제공할 수 있다. 하지만 피로물질인 젖산을 생성하여 근육의 피로를 부르는 원인이 되기도 한다. 즉, 격렬하고 갑작스런 운동은 근육에 산소를 충분히 공급하지 못하게 되고 혐기성 당분해 과정을 통해 젖산을 축적시켜 단시간에 피로를 느끼게 되는 것이다.

※ 젖산의 대사 경로

격렬한 운동을 하게 되면 근육으로의 산소의 공급이 부족하게 되고 그 와중에서 근육은 수축을 위해서 혐기성 당분해 과정을 통해서 ATP를 생성해낸다. 그 부산물로 근육의 피로물질인 젖산이 많이 축적되는데 심한 운동을 하게 되었을 때 피로를 느끼는 이유가 바로 이 때문이다. 근육에 생성된 젖산은 다시 혈액을 타고 간으로 가서 20~30%는 간세포 내에서 ATP를 생성하는 데 쓰이고 70~80%는 포도당으로 재합성된다. 재합성된 포도당은 간에서 글리코겐으로 저장되던지 다시 근육으로 가서 대사 작용에 쓰이거나 근육 내에서 글리코겐으로 되어 저장된다.

근육내의 젖산축적 → 근육내의 모세혈관으로 들어감 → 대정맥을 통해 심장으로 감 → 대동맥을 나와 간으로 감 → 간에서 처리됨 → 재합성된 포도당 간 근육에서 저장, 쓰임

근육내 에너지 생성경로와 비교

무산소성 과정		작용
ADP-CP(아데노신2인산, 크레아틴 인산염) 시스템	혐기성 해당 과정	유산소성 호흡
· ATP생성속도가 가장빠름. · 체내 소량인 CP가 분해되면서 ATP를 재합성. · CP는 최대 운동 후 약 6~8초가 지나면 고갈. · 에너지 계속 합성	· ADP-CP 시스템 다음으로 빠르게 에너지 생성. · 근육(글리코겐)과 혈액 속(포도당)에 있는 당분을 이용. · 당분해 과정을 거치며 산소가 부족하여 젖산이 축적됨. · 아주 제한적으로 사용.	· ATP를 합성하는데 가장 오랜 시간이 걸림. · 산소가 충분하여 젖산이 축적되지 않고 포도당, 지방산 등이 이산화탄소와 물로 완전 분해. · 가장 많은 ATP를 생성함

세 가지 시스템의 비교

구분	무산소성과정(ADP-CP시스템, 혐기성 해당 과정)	유산소성 과정(유산소성 호흡)
ATP 생성 속도	빠름	느림
ATP 생성 능력	적음	많음
피로도	높음	낮음
에너지 공급원	ADP-CP, 포도당	지방산, 포도당
젖산 축적	많음	적음
작용되는 조건	격렬한 운동 시	안정 시, 가벼운 운동 시

5. 근육의 수축과 이완

각 근육의 수축 방식은 조금씩 차이가 있다. 가장 두드러진 특징은 운동 신경이 지배하는 골격근은 수축과 이완이 일어나기 위해서는 반드시 신경의 전달이 먼저 이루어져야 하는데, 심근과 평활근은 신경의 전달이 없어도 스스로 수축과 이완을 할 수 있는 '자동성'이 있다는 점이다. 그리고 모든 근육이 수축이 이루어지기 위해서는 반드시 칼슘의 작용이 필요하다.

(1) 골격근의 수축과 이완기전

골격근섬유가 수축하기 위해서는 근육이 신경의 작용을 받기 때문에 신경말단에 의해서 근섬유가 자극되어야 하고 자극으로 인해 생긴 활동전압이 근막에 널리 전도되어야 한다. 이러한 활동 전압의 전도에 의해 세포 내 칼슘이온의 농도가 일시적으로 증가되고 배출되어 칼슘의 결합으로 근원섬유에서 수축이 일어나게 된다. 그 과정을 살펴보면,

1) 신경근 접합

신경의 전달이 없어도 수축과 이완을 할 수 있는 '자동성'이 있는 심근과 평활근과는 달리 골격근은 반드시 신경의 작용을 받아야 한다. 골격근의 움직임은 체성신경계에 의해 조절되는데 체성신경의 말단은 근육이 신경의 전달에 의해 작용하므로 신경이 근섬유에 접해있다. 그런데 딱 붙어있지 않고 '시냅스틈'이라는 공간에 의해 분리되어 있다. 이렇게 신경과 근섬유가 접해있는 것을 '신경근 접합'이라고 한다. 신경의 말단에는 시냅스주머니가 있는데 여기에서 근육의 수축을 위한 신경 전달 물질인 '아세틸콜린*'을 분비한다. 신경말단과 접해있는 근섬유의 근막은 함몰되어 있고 '운동종판'이라는 패어진 특수 부위가 있다. 이 운동종판에 아세틸콜린 수용체가 있어서 분비된 아세틸콜린을 수용한다. 아세틸콜린이 수용체와 결합하면 탈분극이 일어나고 활동 전위가 생기게 되고 활동 전위는 근막을 타고 다른 세포로 전도된다.

① 아세틸콜린의 분비 경로

골격근이 수축하기 위해서는 먼저 대뇌의 명령이 신경을 타고 척수로 전해지고 척수에서 다시 신경을 타고 골격근으로 전해져야 한다. 척수에서 연결된 신경이 골격근과 맞닿아 있고 활동 전압이 이 신경을 타고 흘러서 말단에 전해지면 말단(축삭 종말)

---

* 아세틸콜린

근육의 수축에 작용하는 물질로 신경의 말단에서 분비된다. 신경말단에서 분비된 아세틸콜린은 자극의 전달이 끝나면 콜린에스테라아제에 의해 콜린과 아세트산으로 분해된다. 콜린은 콜린아세티라아제의 작용에 의해 효소적으로 합성되어 다시 아세틸콜린이 된다.

에서 아세틸콜린이 분비되는데, 먼저 분비되기 전에 칼슘이 작용한다. 말단에 활동전압이 전해지면 신경말단의 막에 있는 칼슘 통로가 열려서 세포외액의 칼슘이 신경말단 내로 유입된다. 말단 내에 유입된 칼슘은 말단 안에 있는 시냅스주머니가 신경말단의 가장 겉 부분인 축삭막과 융합하도록 하고 시냅스주머니가 축삭막과 융합되면 이때 아세틸콜린이 방출된다.

② 아세틸콜린의 작용과 분해

분비된 아세틸콜린이 근세포에 붙어 있는 그 수용체인 니코틴아세틸콜린 수용체(니코틴과도 결합하기 때문에 니코틴아세틸콜린 수용체라고 함)와 결합하게 되면 수용체 내의 이온 통로가 열리면서 나트륨과 칼륨이온의 투과성이 상승하게 된다. 세포 밖의 나트륨이온이 세포 내로 많이 들어오게 되어 안정막전위는 변화하게 되고 세포내의 전압은 높아지게 된다. 즉, 탈분극 현상이 생긴다. 더 자극이 강해지면 활동 전위가 생겨서 주위의 세포로 자극을 전달하게 된다. 결합된 아세틸콜린은 근세포막에 붙어있는 '아세틸콜린 에스테라아제' 라는 아세틸콜린 분해효소에 의해서 아세트산(초산)과 콜린으로 분해되고 콜린은 다시 신경말단으로 재흡수 되어 콜린아세티라아제의 작용에 의해 아세틸콜린으로 재합성된다.

〈탈분극과 활동 전위〉

모든 세포의 막에는 일정한 전압을 유지하고 있다. 세포에서 세포로 신호가 전달되기 위해서는 전압의 전달이 이루어져야 한다. 세포에서 물리적인 또는 화학적인 자극이 일어날 때 그 세포에서는 일시적인 전기적 변화가 일어난다. 이러한 전기적 변화는 세포 내와 세포 외의 음이온과 양이온의 분포에 따른 변화인데, 모든 세포는 세포 안과 세포 밖에 음이온과 양이온을 가지고 있다. 세포 안에는 칼륨이온이 많고 세포 밖에는 나트륨이온이 많다. 나트륨이온이 세포 안으로 들어갔다가 나가고 칼륨이온이 세포 밖으로 나갔다가 들어가고 함으로써 항상 세포 안에는 칼륨이온이 많고 세포 밖에는 나트륨이온이 많게 되어 전압 차의 균형을 이루게 된다. 이러한 이온들의 작용으로 인해 세포막은 일정한 전압을 형성하고 있는데, 안정된 상태에서 이루는 세포막의 전압을 '안정막전압'이라고 한다. 보통 안정 시 세포 밖은 +이온을 띠고 세포 안은 −이온을 띠고 있다. 이는 세포막의 나트륨−칼륨 펌프라는 전압조절성 기구가 안정된 전압을 유지시키고 있기 때문이다. 세포에 흥분이 전달되면 세포막의 이온분포가 변하게 되어 세포 밖의 나트륨이온이 세포 내로 많이 들어오게 되어 세포 내의 전압은 높아지게 되어 세포막의 안정막전압이 변하게 된다. 이렇게 세포막의 전압이 음전압에서 양전압 방향으로 변하는 것을 '탈분극'이라고 한다. 자극의 강도가 높아지면 세포내의 전압은 점점 높아지게 되고 탈분극 현상이 특정 전위 수준(역치전위)을 넘어서게 되면 다른 인접 부위로 자극을 전도시킬 수 있는 정도의 전압을 형성한 '활동 전위'가 발생한다. 탈분극만 일어나고 활동 전위가 일어나지 않으면 흥분을 전도

147

근육의 안정막 전압과 역치전위

종류	골격근	심장근	평활근
안정막전위	−90 mV	−90 mV	−60 mV
역치전위	−55 mV	−60 mV	−30 mV

* mV(millivolt) : 밀리볼트라 하고 전압을 뜻하는 측정 단위이다. 1,000분의 1볼트.
* 역치전위 : 활동전위가 발생하는 전위.

할 수가 없기 때문에 근육의 수축은 일어나지 않는다. 이 활동 전위가 세포 전체에 흥분을 전달하게 되는 것이다.

2) 흥분-수축 연결

전달된 활동 전압은 근막을 따라 널리 퍼지는데 근섬유안의 관으로 된 조직인 '가로소관(T소관)' 이라는 부분으로 전파된다. 가로소관으로 활동 전압이 전파되면 가로소관의 벽에서 칼슘이 통과하는 통로가 열린다. 칼슘 통로가 열리면 가로소관과 나란히 붙어있는 또 하나의 관으로 이루어진 근형질세망 내의 칼슘 통로도 개방된다. 근형질세망은 칼슘의 저장소 역할을 하는데 이때 근형질세망 내의 칼슘 통로가 개방되면 칼슘이 나오게 된다.

3) 근육의 수축

배출된 칼슘은 근원섬유로 들어가서 필라멘트에 작용하게 된다. 근육의 수축은 결국 이 필라멘트의 길이의 변화이다. 수축은 필라멘트가 짧아지는 것이고 이완은 길어지는 것이다. 필라멘트는 주로 마이오신으로 이루어진 굵은 필라멘트와 주로 액틴으로 이루어진 가는 필라멘트가 있는데 이 두 필라멘트가 결합하여 활주(미끄러져 두 필라멘트가 겹쳐서 길이가 짧아짐)로 인하여 근육의 수축이 일어나게 되는데 이때 칼슘이 관여하게 된다. 굵은 필라멘트는 많은 마이오신 분자들로 구성되는데 그것의 모양은 튀어나와 있는 2개의 머리와 줄기 같은 꼬리를 가지고 있고 가는 필라멘트는 서로 얽혀있는 두 가닥의 액틴이라는 단백질이 사슬처럼 꼬여있다. 선 모양의 '트로포미오신' 이라는 복합체가 붙어있고 이 트로포미오신에 '트로포닌복합체' 라는 결합 억제 물질이 붙어 있다. 이 굵은 필라멘트와 가는 필라멘트는 위아래로 평행하게 연속하여 떨어져 있다. 수축이 일어나기 위해서는 이 두 필라멘트가 결합하여야 하는데 평소에 는 트로포미오신과 트로포닌복합체(3가지 폴리펩티드 결합체)는 액틴과 마이오신이 결 합하지 못하도록 액틴에 결합하여 액틴과 마이오신의 결합 부위를 봉쇄하고 있다. 결 국 트로포미오신과 트로포닌복합체가 이동되어야만 결합 부위가 드러나게 되고 결합 할 수 있는 것이다.

칼슘이 배출되어 농도가 높아지면 칼슘은 트로포닌복합체 중 하나인 'TnC' 라는 물질에 결합한다. 칼슘이 결합하면 결합 부위를 봉쇄하고 있던 트로포미오신과 트로 포닌복합체는 이동하게 되고 결국 액틴과 마이오신이 결합할 수 있도록 결합 부위를 노출시킨다. 노출된 결합 부위에 마이오신의 2개의 머리가 결합하게 되고 활주가 일 어나게 되어 근육이 수축하게 되고 근절의 길이가 짧아지게 된다. 이 상태가 근육이 수축된 상태이다.

4) 골격근 수축 시 근원섬유의 모양 변화

근세포가 수축하면 개개의 근절은 단축되고, 근절의 길이가 짧아지면서 근원섬유 또한 짧아지고 결국 세포가 전체적으로 짧아지게 되어 수축이 일어나게 된다. 그런데 특이한 점은 근절이 짧아지면서도 근필라멘트의 길이는 변화하지 않게 된다. 길이가 변화되지 않는 이유는 수축하는 동안 가는 필라멘트가 굵은 필라멘트 쪽으로 미끄러 지기 때문인데(활주), 근섬유가 이완되면 굵은 필라멘트와 가는 필라멘트가 약간만 중 복되나 수축되면 가는 필라멘트가 A띠 부분의 중심부 쪽으로 더욱더 깊숙이 들어가

*** 운동 시 근육이 굵어지는 이유**
운동을 하면 근육 세포 내 단백질의 합성과 분해가 함께 증가하는데 근육 단백질의 재합성속도 가 분해 속도를 능가하기 때문에 근섬유가 굵어지는 것이다. 근섬유의 수가 증가하는 것이 아 니라 근섬유의 굵기가 굵어지는 것이다. 즉, 운동을 함으로써 근육을 구성하는 단백질인 액틴 과 마이오신의 굵기가 증가하는 것이다.

게 된다. 가는 필라멘트가 미끄러지면서 그들에 붙어 있는 Z선이 굵은 필라멘트 쪽으로 당겨지며 전체적으로 Z선간의 거리가 좁아지고 I밴드가 짧아지며 H띠 부분이 사라지고 A띠 부분이 근접해서 움직이나 길이는 감소하지 않는다.

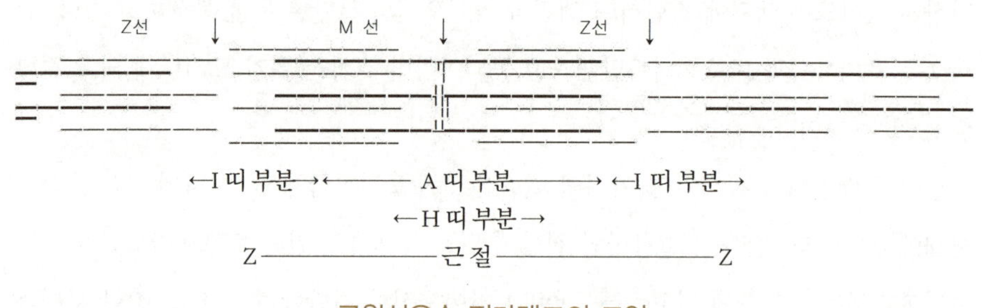

근원섬유속 필라멘트의 모양

5) 골격근의 수축의 종류

① 연축

근육이 매우 짧은 기간 동안 일시적인 수축을 일으키는 현상으로 잠복기-수축기-이완기의 과정을 거친다.

잠복기는 자극을 가하고 근육이 수축하기 전까지의 약 0.01~0.02초 동안이고, 수축기란 장력을 발생시켜 짐을 들어올리는 작업을 수행하는 시기로 약 0.04초 동안 지속된다. 이완기는 수축하였던 근육이 회복되는 시기로써 약 0.05초 동안 지속된다. 근육의 한쪽 끝을 고정하고 다른 끝에 무게를 달아 수축시켰을 때, 근육의 길이는 줄어들고 장력은 변화가 없이 일어나는 수축을 등력성 수축이라고 하며, 근육의 양쪽 끝을 고정하여 근육이 자극을 받아 수축하더라도 근 길이에는 단축이 없이 힘만을 나타낼 때 이것을 등장성 수축이라고 한다. 팔다리를 움직이거나 물건을 들어올릴 때는 등력성 수축에 해당하고, 똑바로 선 자세를 유지하고 있을 때는 몸의 여러 관절을 고정하여 움직이지 못하도록 힘을 작용시키므로 등장성 수축에 해당된다.

② 강축

골격근에 적당한 시간적 간격으로 반복해서 자극을 가하면 연축이 합쳐져서 더욱 큰 힘과 지속적 수축이 일어나게 되는데 이것을 강축이라고 한다. 자극을 연속적으로 짧은 간격으로 가하면 근육에는 큰 장력(수직으로 작용하는 힘)이 발생하고 지속적으로 수축이 유지되는데 이것을 완전강축이라 하고, 반면에 자극의 간격이 길어지면 강축 곡선이 완전하지 못하고 톱니처럼 생긴 곡선을 그리게 되는데 이것을 불완전강축이라 한다. 연축은 매우 짧은 기간의 수축이므로 일어나는 일이 거의 없고 모든 운동은 대부분 강축에 의해서 일어난다.

③ 긴장

정상적인 근육은 항상 약한 수축을 계속하고 있다. 이는 운동 신경으로부터 약한 자극이 계속 근육에 도달하고 있어서 근육에 있는 여러 개의 운동 단위가 서로 번갈아가며 강축을 하고 있기 때문인데, 이것을 근육의 긴장이라 한다. 예를 들면 우리가 손을 힘없이 내리고 있어도 손가락은 약간 구부러진 상태로 있고, 또 손을 흔들어도 손가락은 흔들리지 않는 현상이다. 근육의 긴장에는 극히 적은 양의 에너지만 소모되기 때문에 이로 인해 근육의 피로는 일어나지 않으며 깊은 잠에 빠졌을 때는 전신의 근육에서 긴장이 거의 없어진다.

④ 강직

강직은 병적 상태로써 활동 전압이 유발되지 않은 상태의 강축을 의미한다. 예를 들면 사람이나 동물이 죽은 후에 근육 내에 ATP(에너지로 쓰이는 물질)도 없고 활동 전압도 발생되지 않아, 골격근이 강축을 일으키는데 이것을 사후강직이라고 한다. 사후강직에 의한 수축은 매우 강력하여 강직된 팔을 펴거나 구부리려고 하면 부러질 정도로 센 힘이 필요하다. 근육이 과도하게 피로할 경우에도 강직이 나타날 수 있다.

⑤ 마비

골격근은 수의적으로 수축을 일으킬 수 있는데 만약 중추신경계와 운동신경계의 손상으로 흥분의 전달이 차단될 때는 수의적 수축이 불가능해지는데 이것을 마비라고 한다. 마비된 근육의 위축은 반드시 마비 때만 일어나는 것은 아니고 관절 등의 고정으로 장기간 근육이 수축하지 못할 때도 불사용 위축현상이 나타나기도 한다. 이와 반대로 근육이 과도하게 운동했을 때 근육의 부피가 커지고 수축력도 커지게 되는데 이것을 비대라고 한다.

⑥ 경련

다양한 종류의 근육들이 불규칙적으로 일어나는 조화롭지 못한 강축을 말한다.

(2) 심근의 수축과 이완기전

체성운동신경에 의한 외부 자극을 필요로 하는 골격근과는 달리 심근은 수축에 필요한 활동전위를 자동으로 생산할 수 있다. 이러한 자동 성향을 자동성이라 한다. 심장에 있는 많은 부위가 활동 전위를 일으킬 수 있고 또한 심박조율기로 작용할 수 있다. 그렇지만 정상 심장에서는 오직 한 부위만이 스스로 전기적 활동을 하고 이에 의해 심박조율기로 작용하는 것으로 알려져 있다. 이 심박조율기 부위를 동방결절이라 한다. 동방결절은 우심방의 상대정맥 개구부 근처에 있다. 이 동방결절의 자극으로 인한 활동 전위가 방실결절로 퍼지고 방실 속을 거쳐 푸르킨예섬유에 이르고 전체 심근 세포를 자극한다. 이러한 자극에 의한 칼슘의 방출로 인해 심장 근육이 수축하게 된다. 심장 근육의 수축의 과정을 살펴보자.

1) 자극의 전도

심장 근육의 수축은 자동성을 지닌 심근 세포인 동방결절에서 자극으로부터 시작된다. 자극 전도계의 세포는 전기적 흥분을 받으면 고유 심근 세포에 그 흥분을 전달한다. 그 결과 고유 심근 전체에 흥분이 전도된다.

2) 흥분-수축 연관

심근도 골격근과 마찬가지로 흥분하면 활동 전압이 발생한다. 활동 전압이 T세관 아래로 탈분극으로 전도되고 근형질세망에서 칼슘이 방출되도록 한다. 칼슘의 방출에서 골격근과 다른 점은 골격근에서는 칼슘의 방출이 근형질세망에서만 방출되나 심근에서는 약 20%의 칼슘이 세포외 공간에서 들어온다. 이 칼슘은 근형질세망의 칼슘 통로의 개방을 촉진시킨다.

3) 근육의 수축

심장 근육의 수축은 골격 근육의 수축과 똑같은 경로로 일어난다. 즉, 굵은 필라멘트와 가는 필라멘트가 칼슘의 작용으로 인해서 결합하고 활주가 일어나게 되어 수축이 된다.

(3) 평활근의 수축과 이완기전

평활근은 골격근의 10% 정도 되는 액틴과 마이오신이 포함되어 있어서 골격근보다 수축 속도가 느리고 장력도 약하다. 평활근의 활동 전위의 발생은 단단위 평활근과 다단위 평활근이 서로 차이가 있다. 내장 기관과 같은 단단위 평활근은 주로 심근과 유사하게 자동성이 있고 간극결합으로 되어 스스로 자극을 발생시켜 세포 전체로 흥분을 전도할 수 있다. 다단위 평활근은 신경 자극(자율 신경)을 필요로 하고 간극 접합을 거의 갖지 않고 있다.

1) 자극의 전도

자동성에 의해서나 신경의 자극에 의해서 흥분이 생기면 활동 전위가 발생하여 활동 전위가 세포 전체로 퍼지게 된다.

2) 흥분-수축 결합

퍼진 활동 전위는 세포를 자극하여 칼슘을 방출시킨다. 횡문근에서처럼 평활근 수축은 근세포의 세포질 내 칼슘농도가 증가하면서 일어난다. 그러나 평활근의 근형질세망은 골격근보다 덜 발달해 있고 T세관은 없다. 근형질세망으로부터 방출된 칼슘은 세포 외에서 세포 내로 이동한다.

3) 수축

칼슘이온이 모든 근육 형태에서 동일한 촉발 역할을 하지만 평활근에서는 칼슘의 작용이 골격근과 심근하고는 좀 다르다. 칼슘은 골격근이나 심근에서는 트로포닌과 결합하나 평활근에서는 트로포닌이 없다. 대신에 트로포닌과 구조적으로 유사한 '칼모듈린'과 결합한다. 칼모듈린에 칼슘이 결합된 복합체는 미오신 경사슬 키나아제라는 효소를 활성화시켜 미오신 교차다리의 구성 성분인 미오신 경사슬을 인산화시킨다. 미오신 교차다리의 인산화는 액틴과의 결합을 가능하게 하고 결국 수축을 일으킨다.

ⅰ 근무력증

1. 근 무력증이란?

근 무력증은 근육과 신경의 접합부에 기능 장애가 생겨 근육의 힘이 비정상적으로 약해지거나 피로해지는 병이다. 같은 일을 지속하거나 반복해서 하는 경우에 몸의 힘이 서서히 약해지며, 휴식을 취하면 회복되는 증상이 특징적이다. 발생 빈도는 인구 100만 명당 약 50명 정도로 비교적 드문 병이며, 남자보다 여자에게서 조금 더 자주 발생한다.

2. 근 무력증의 원인

근육을 움직이는 것은 뇌로부터 근육을 움직이라는 신경 신호(전기적 신호)가 근육에 전달되어야만 가능하다. 그런데 신경 말단과 근육은 서로 연결되어 있지 않고, 일정한 간격으로 떨어져 있기 때문에, 신경 말단에 도달한 전기적 신호가 근육에 직접 전달되는 것이 아니고, 일단 신경 말단에서 신경 전달 물질을 분비하고 이 신경 전달 물질이 근육에 작용해서 근육을 움직이는 전기적 신호를 만들어내는 것이다. 여기서 신경 전달 물질은 '아세틸콜린' 이라는 물질이며, 근육막에는 이 아세틸콜린을 감지하는 수용체가 있다. 근 무력증은 근육막에 있는 아세틸콜린 수용체가 자가면역질환(자기 신체의 일부를 남의 것으로 인식해 항원. 항체 반응을 일으키는 질환)으로 파괴되어, 신경

말단 부위에서 분비되는 아세틸콜린이 근육막에 충분히 전달되지 못하여 생기는 질환이다. 또한 수용체 자체에 돌연변이가 동반하거나, 아세틸콜린을 생성하거나 분해하는 세포 기관에 돌연변이가 생겨도 근 무력증이 생길 수 있다.

3. 근 무력증의 증상

증상은 몸의 일부나 전체에 나타나는데, 병의 초기에는 눈꺼풀이 처지거나(안검하수) 물체가 둘로 보이는 증상(복시) 등 눈과 관계된 증상만이 나타나기도 하나 이중의 일부는 계속해서 눈 증상만 나타나기도 한다(이런 경우를 '안구형'이라고 부른다. 약 15% 정도). 하지만 대부분의 경우에 몸의 다른 부위에도 근육의 피로 현상이 생기는 '전신형'(약 85%정도)으로 발전한다. 신체에 어떤 근육이든지 침습될 수 있으나 특히 눈, 얼굴, 입술, 혀, 인후 및 경부의 근육을 침습한다. 이러한 증상이 아침보다 저녁에 심해지고 반복 운동으로 빨리 피로해지는 것이 특징이다. 근육을 쓰면 쓸수록 마비가 심해지고, 좀 쉬면 나아지는 등 증상의 기복이 있다. 하지만 팔 다리가 저리거나 쑤시고 감각이 둔해지는 증상은 없다. 만약 이런 감각 증상이 있다면, 근 무력증이 아닐 가능성이 매우 높다. 주요 증상으로는 다음과 같다.

(1) 근육의 무력감, 마비

근 무력증의 증상 중 가장 중요한 증상은 팔, 다리, 목 및 안구 운동을 담당하는 근육이, 많이 사용할수록 쉽게 피로해지고 힘이 없어진다(마비된다)는 것이다. 충분한 휴식을 취하면 다시 힘이 생기지만 계속 운동이나 활동을 할 경우 몇 분 내에 무력해지는 특징이 있다. 이것은 정상적인 사람이 운동을 하고 나면 피로를 느끼는 것과는 전혀 다르다. 예를 들어, 질긴 고기를 씹는다고 했을 때 근 무력증 환자들은 차츰 근육이 마비되어서 더 이상 씹기가 힘들어진다.

(2) 눈꺼풀 하수증상

눈꺼풀이 저절로 내려와서 눈을 제대로 뜨지 못하는 증상.

(3) 복시

물체가 이중으로 보이는 증상.

(4) 호흡곤란

횡격막근육의 기능 저하로 운동이 저하되면 생명이 위험할 수도 있다.

그 외에 목 부위의 근육에 이상이 생겨 음식물을 삼키기 힘들거나(연하 장애), 코 부위의 근육 이상으로 콧소리(비음) 등의 증상이 생기기도 한다.

ii 근이영양증

1. 근이영양증이란?

　진행성 근이영양증이라고도 하고 '근 디스트로피'(디스트로피는 '이영양'이라고 하는 의미)라고도 한다. 글자 그대로 근육의 영양 장해에 의해 몸, 팔, 다리 등을 움직이게 하는 동작을 할 수 없게 되는 심각한 병이다. 유전적인 경향이 짙으며 가족력이 있는 경우가 대부분이다. 임상 및 유전양식이 다른 몇 개의 병형으로 각각 진행되는 것과 성장 발달이 완성된 후 증상이 출현하여 비교적 서서히 진행하는 것 등 매우 많으며 예후도 다양하다. 진행성의 근위약(근육이 약해짐)을 보이며, 근육 조직 검사에서 근육의 괴사 및 재생 과정을 보이고, 근 섬유의 크기가 고르지 않고 다양하며, 근섬유가 괴사된 자리에 지방 및 섬유화 조직으로 대치된 소견을 보이는 근 질환을 모두 이르는 말이다.

2. 근이영양증의 원인

정확하게 밝혀진 것은 없으나 일반적으로 염색체의 유전적 이상으로 보고 있다.

3. 근이영양증의 종류와 증상

일반적으로 4가지 유형으로 나눈다. 듀센형, 베커형, 안면견갑상완형, 지대형인데 이 중 듀센형과 베커형은 염색체중 성염색체의 이상에 의한 것이고 안면견갑상완형과 지대형은 상염책의 이상에 의한 것이다.

(1) 듀센형

· 가장 빈도가 높고 증상은 3세 이전에 나타나기 시작하며, 거의 남자 어린이에게서 발생하한다. 어릴 때부터 걸음걸이에 이상을 보이는데 5세쯤이면 부모들도 알 수 있게 나타난다.

· 일어날 때 무릎을 잡고 일어나거나, 계단을 오를 때도 힘들어하고, 점점 배가 앞으로 나오며 허리는 뒤로 젖혀 걷게 된다. 뒤꿈치를 들고 걷다가 힘이 빠지면 보행이 힘들고 팔의 힘도 적어진다.

· 출생 후 1~2세까지는 성장 발육을 하나 2~3세가 되어 걷기 시작하면서 근력의 약화가 시작되어 걸음걸이가 이상해지면서 오리걸음 및 발 앞꿈치로 걷고 대개는 3~7세 때 병원을 방문하게 된다.

· 어릴 때 장딴지나 허벅다리 근육은 더욱 통통해진다.

· 10세가 지나면 스스로 보행은 어렵고 척추는 구부러지기 시작하며 앉아 있기 힘들게 되고 17세 전후에는 누워서 생활하게 된다.

(2) 베커형

· 듀센형의 근육병과 아주 유사하나 근육이 저하되는 속도는 다르다. 임상 증상이 미미하며 증상의 시작은 5세 이후부터 20대 전에 나타난다고 하며 보행은 16세까지 가능하고 수명은 거의 정상에 가깝다.

· 남자 아이 중에 5세 전후에 발병하여 25세 전후까지 분포한다.

· 장딴지 근육이 비후해지는 것도 듀센형과 비슷하다.

(3) 안면 견갑 상완형

· 처음 발병하는 나이는 7세 이후(보통 10대)이며, 남녀 모두에게 나타난다. 여자와 남자에게 모두 나타날 수 있고 10대에서 20대에 증상이 나타나기 시작하며 평균 수명에는 거의 지장이 없다.

· 주로 얼굴과 어깨 근육의 약화로 나타나는데, 눈을 감는 것이 불완전하거나 휘파람을 불지 못하고 볼을 내밀기가 힘들게 되서 얼굴이 늘어지며, 때로는 팔, 어깨 부위와 다리의 근육이 약해지고 또 살이 빠져 있는 것을 발견할 수 있다.

· 상지에서 점점 하지로 진행하나 그 진행은 매우 느려 중년이 지나도 일상 생활에 큰 영향이 없을 때도 있다.

· 허리 아래로 장애가 진행되며 보행이 힘들게 되기도 하는데 사람마다 그 증상은 다르며 수명은 보통 사람과 크게 다르지 않다.

(4) 지대형

· 대개 20세 전후(대체로 10대 후반기)에 발병하여, 남녀 모두에게 나타난다.

· 먼저 어깨 주위의 근육이나, 엉덩이, 허벅지 주위 근의 힘이 약해지는 것으로 시작하여 팔은 얼굴과 머리 높이로 올리기가 힘들다. 견갑골은 날개같이 튀어나와 익상 견갑(견갑골이 날개처럼 튀어나오는 현상)을 특징적으로 보이며 안면 근육의 약화는 거의 없다.

· 하지는 앉았다 일어나거나 계단을 오르는데 어려움이 나타나며 진행은 비교적 느리다.

· 30~40세 이후는 운동 기능 장애가 확실히 나타난다.

(5) 기타

· 팔과 다리에서 끝부분만 힘이 빠지는 형

· 눈꺼풀이 아래로 내려오거나 안구 운동에 관계되는 근육에 발생하는 것 등도 있다.

iii 근육 경련

1. 근육 경련이란?

근육 경련은 우리가 흔히 '쥐가 난다' 라고 표현하는 현상으로 이것은 근육이 강하고 빨리 수축되어 근육이 정도 이상으로 흥분됐을 때 나타나는 일종의 근 피로 현상이다. 온몸의 근육이 발작적으로 오그라드는 병적인 증상을 경련이라고 한다.

2. 근육 경련의 원인

근육이 경련되는 원인에는 여러 가지가 있다. 냉기, 척추강협소증, 전해질 이상, 근육 피로, 스트레스, 임신 등으로 인해 생길 수 있다.

(1) 냉기

피부나 근육이 온도가 낮아지면 수축하게 되고 혈관이 좁아지게 되어 일시적으로 혈액 순환이 정체될 수가 있다. 이러한 상태에서는 근육의 영양과 산소 공급이 원활하지 않게 되어 근육 경련이 나타날 수 있다.

(2) 척추강 협소증에 의한 근육 경련

척추강 협소증에 의해 척추신경 통로가 좁아져 신경이 압박됨으로써 나타나는 것

으로, 특히 장딴지에 발생하는 근육 경련의 경우 제5요추와 제1천추 사이에서 나오는
제1천추신경(좌골신경의 비복신경에 이상)이 눌려져 나타나는 것이다.

(3) 전해질 이상에 의한 근육 경련

근육과 신경세포의 활동을 조절하는 물질인 수분과 전해질(칼슘, 마그네슘, 칼륨, 나
트륨 등)의 대사 이상으로도 근육 경련이 자주 발생한다. 특히 과격한 운동으로 땀을
많이 흘리거나 전해질의 영양 결핍, 설사를 많이 하면 전해질의 손실을 초래하여 근
육 경련이 발생하는 경우가 많다.

(4) 근육의 피로에 의한 근육 경련

지나친 운동으로 인해 근육이 지치면 근육의 자율 수축 능력이 떨어져 보통의 근 수
축이 일어나야 할 때 경련이 잘 일어난다.

(5) 스트레스에 의한 근육 경련

스트레스를 지나치게 받게 되면 혈관이 수축되고 혈액 순환이 원활하지 못하게 된
다. 그러면 근육이 수축되어 긴장되는데, 이런 상태의 반복과 지속은 경련을 유발할
수도 있다.

(6) 임신에 의한 근육 경련

임신을 하게 되었을 때, 각종 영양소와 무기염류 등이 태아에게 공급됨으로써 산모
가 영양이 부족하게 되어 근육 경련이 생길 수도 있다.

　이 밖에도 근육 염좌 등의 근육 자체 질환, 갑작스런 운동, 발한에 의한 혈액과 근육 중의 탈수 현상, 국소적인 순환기계의 기능 장애, 비타민B1의 부족 등으로 인해서도 근육 경련이 생길 수 있다.

iv 근육 질환의 식이요법 핵심 포인트

단백질 섭취

근육 질환에서는 고른 영양을 섭취해야 하며, 특히 근육의 구성 재료인 단백질의 섭취를 충분히 해주어 근육 조직의 재생과 성장을 촉진시켜 주는 것이 중요하다. 단백질은 분해 되어 최종적으로 아미노산으로 되는데 아미노산은 필수아미노산과 비필수아미노산이 있다. 필수아미노산은 체내에서 합성이 불가능해서 외부로부터 섭취해야만 하고 비필수아미노산은 체내에서 합성이 된다. 근육의 형성은 이 두 아미노산이 적절히 필요한데, 근육 질환에서는 약화된 근육 조직을 강화하기 위해서 이러한 단백질의 충분한 섭취가 중요하다. 비필수아미노산은 체내에서 합성되므로 별 문제가 되지 않지만 필수아미노산은 합성이 안 되므로 결핍되지 않도록 충분히 섭취하는 것이 중요하다. 필수아미노산은 주로 콩류식품, 효소, 효모, 발효식품, 육류 등에 많이 들어있다. 특히 화분은 단일 식품 중 필수아미노산 8가지가 가장 많이 들어있는 양질의 단백질 식품이다.

수축과 이완에 중요한 무기질

근육의 수축과 이완이 원활하기 위해서는 무기질의 작용이 중요하다. 근육 질환에서는 근육의 수축과 이완에 장애가 생길 수 있으므로 수축과 이완에 관여하는 무기질 성분이 부족하지 않게 충분히 섭취해주는 것이 중요하다. 근육의 수축과 이완에 관여하는 무기질은 주로 나트륨, 칼륨, 칼슘, 마그네슘 등인데 칼슘은 근육의 수축에 관여하고 나트륨, 칼륨, 마그네슘은 이완에 관여한다. 이러한 무기질 성분이 부족 되지 않게 평소에 충분히 섭취하는 것이 좋다.

피로는 금물

근육 질환에서는 근육에 피로가 쌓이지 않도록 해주는 것이 중요하다. 근육의 무리한 사용은 피로 물질인 '젖산' 을 많이 생성도록 하여 근육을 산성으로 만들어 근육의 조기 피로를 유발시키고 근육의 수축과 이완을 어렵게 만든다. 이러한 피로 물질인 젖산은 간에서 해독되는데 간의 기능이 좋으면 이러한 젖산의 해독이 빨리 이루어져 근육이 원래의 기능을 빨리 회복하게 된다. 따라서 근육 질환에서는 근육에 피로가 쌓이지 않게 무리한 근육의 사용은 피하는 것이 좋고 간의 기능을 개선시키는 방법을 병행하는 것이 좋다.〈간 기능 개선 참조〉

적당한 운동

근육 질환에서는 적당한 운동을 통하여 근육 조직을 튼튼히 해주는 것이 중요하다. 격렬하고 힘을 많이 요하는 보디빌딩 같은 무리한 운동은 오히려 피로 물질인 젖산을 많이 생성시켜 근육의 피로를 누적시키므로 피하는 것이 좋고 가볍고 지속적인 유산소 운동을 해주는 것이 좋다. 유산소 운동은 젖산의 생성도 적을 뿐만 아니라 근육 내의 모세혈관을 확장시켜주고 근육에 산소와 영양소를 원활하게 공급해 주기 때문에 근육의 에너지대사를 활발하게 해준다. 유산소 운동은 걷기나 등산, 스트레칭, 체조 등과 같이 지속적으로 할 수 있는 운동이다. 따라서 근육 질환에서는 근육의 기능 향상을 위하여 자신에게 맞는 유산소 운동을 적당히 해주는 것이 좋다.

효소의 충분한 섭취

근육 질환에서는 효소의 충분한 섭취가 중요하다. 근육이 원활하게 움직이기 위해서는 여러 가지 각종 효소의 촉매 작용이 필요한데, 효소의 부족한 섭취는 근육의 원활한 작동을 저해한다. 근육 질환에서 저하된 근육의 기능을 개선시키기 위해서는 효소의 섭취를 부족하지 않게 해주는 것이 좋다.

V 근육 질환의 증상별 식이요법

1. 근 무력증

(1) 기본적으로 근육 질환 전체 식이 요법을 따르고 근 무력증은 신경의 말단에서 분비된 신경 전달 물질인 '아세틸콜린'의 수용체가 자가 면역에 의해 파괴되는 것이므로 면역작용이 정상적으로 이루어지게 하는 것이 치료의 핵심이다.

(2) 자가 면역에 의한 질환이므로 면역계의 정상적인 기능을 회복시키는 것이 중요하다. 면역력을 바로잡고 강화시켜주기 위해 '면역력 저하' 항목의 식이 요법을 병행하도록 하는 것이 중요하다.

168

(3) 근 무력증은 신경 전달 물질인 아세틸콜린의 수용체가 자가 면역에 의해 파괴되어 아세틸콜린과 수용체와의 결합이 적게 되어 충분한 자극이 되지 않아서 일어나는 것이다. 하지만 이때 아세틸콜린의 양이 적어지지 않도록 해주어 최대한 결합력을 극대화시키는 것이 중요하다. 아세틸콜린은 '콜린'이라는 비타민 B복합체로부터 만들어지며, 또한 콜린은 레시틴이 가수분해될 때 또는 간조직에서 세린으로부터 생성되기도 한다. 따라서 근 무력증에서는 아세틸콜린의 전구 물질인 콜린성분과 레시틴 그리고 세린이 부족하지 않게 함유식품을 충분히 섭취해주는 것이 좋다. 신경세포에서 아세틸콜린의 합성을 돕는 조효소의 작용을 하는 것이 비타민B1이다. 비타민B1도 같이 보충해주는 것이 도움이 된다.

(4) 비타민E(토코페롤), 비타민B1(티아민), 망간의 섭취 부족은 근 무력증을 유발할 수 있다. 근 무력증인 경우에 이러한 영양소의 충분한 섭취가 치료에 도움을 준다. 따라서 비타민E, 비타민B1, 망간이 부족하지 않도록 함유 식품을 적당히 보충해 해주는 것이 좋다. 단, 망간 같은 경우는 중금속이므로 과량 섭취하지 않도록 하는 것이 좋다.

(5) 근육이 이완된 상태이므로 근육의 수축에 관여하는 영양소의 섭취가 부족하지 않게 해주는 것이 중요하다. 근육의 수축에 관여하는 영양소는 칼슘인데, 칼슘이 부족하지 않게 칼슘 함유 식품을 충분히 섭취하는 것이 좋다.

(6) 근 무력증에서는 근육이 이완되어 쳐져있으므로 힘을 쓸 수가 없어서 많은 휴식을 취하게 되는데 그렇다고 움직임이 없이 휴식만 취한다면 오히려 근육의 기능이 쇠퇴하여 증세는 더욱 심해진다. 근 무력증에서는 적당한 운동을 통하여 근육의 기능이 저하되지 않게 해주는 것이 중요하다. 휴식을 취해가면서 무리되지 않게 가벼운 유산소 운동을 자신에게 맞게끔 조절해주는 것이 근육의 기능 향상에 도움이 된다.

2. 근육 경련

(1) 기본적으로 근육계 질환의 전체 식이 요법을 따르고, 경련을 유발하는 원인의 제거와 경련을 완화시켜주는 섭생법을 취하는 것이 치료의 핵심이다.

(2) 피부나 근육이 냉기로 온도가 낮아지게 되면 그 부위의 혈관이 수축되고 혈액순환이 원활하지 않게 되어 근육의 영양과 산소의 불충분한 공급으로 경련이 발생할 수 있다. 따라서 근육 경련에는 피부나 체표에 냉기가 스며들지 않도록 조절을 잘해주는 것이 중요하다.

(3) 무기질의 대사 이상으로 인해 근육의 수축과 이완이 잘 되지 않아서 경련이 발생할 수가 있다. 근육의 수축 이완에 관여하는 영양소는 나트륨, 칼슘, 칼륨, 마그네슘인데 이들 성분이 부족하지 않도록 충분히 섭취해주는 것이 중요하다. 칼슘은 근육의 수축에 관여하고 나트륨, 칼륨, 마그네슘은 이완에 관여한다. 실제로 근육 경련이 잘 일어나는 사람은 평소 땀 등으로 이러한 전해질의 배출이 정상인에 비하여 많은 것으로 나타난다.

(4) 스트레스 또한 혈관을 수축시켜 혈액 순환을 저해시켜 근육의 경련을 유발시킬 수가 있다. 따라서 평소 경련이 있는 경우에는 스트레스를 되도록 받지 않도록 조절해주는 것이 중요하다.

(5) 임신한 경우에 태아에 대한 영양소 공급으로 각종 영양소와 무기질 결핍으로 경련이 나타날 수 있으므로 이때에는 각종 영양소와 무기질이 결핍되지 않도록 충분히 섭취해주는 것이 중요하다.

(6) 근육이 경직이 잘되고 뻣뻣해져 있는 경우가 많으므로 경직된 부위에 마사지나 근 이완 운동을 통하여 근육을 부드럽게 풀어주는 것이 중요하다. 근 이완에 좋은 운동은 근육을 뻗어주는 운동인데 체조나 스트레칭 같은 운동이 좋다.

(7) 염좌나 좌상 등 타박상에 곧바로 뜨거운 찜질은 피하고 찬 찜질을 2~3일 지속하고 그 후에 매 25분마다 뜨거운 찜질을 교대로 해준다. 찬 찜질이 부종과 염증에 효과적이기 때문이다. 또한 염좌는 반드시 x-ray 촬영을 해서 뼈의 상태를 확인해야 한다.

(8) 근육 경련에 좋은 약용 식물
* 당귀, 은행잎 엑기스, 속새풀, 엘더베리 추출물, 떡갈나무 추출액 등

vi 근육질환에 좋은 성분

1. 근 무력증에 좋은 성분

성분	권장량	작용
필수적인 성분		
카르니틴		카르니틴은 근육 쇠약을 방지하는 주요 영양소이다. 근 무력증에 근육의 강도를 증가한다.
콜린		근 무력증은 신경 전달 물질인 아세틸콜린의 수용체가 자가 면역에 의해 파괴되어 아세틸콜린과 수용체와의 결합이 적게 되어 충분한 자극이 되지 않아서 일어나는 것인데, 이때 아세틸콜린의 양이 적어지지 않도록 해주어 최대한 결합력을 극대화시키는 것이 중요하다. 아세틸콜린은 '콜린'이라는 비타민 복합체로부터 만들어지는데, 또한 이 콜린은 레시틴이 가수분해될 때 생성되기도 한다. 따라서 근 무력증에서는 아세틸콜린의 전구물질인 콜린성분과 레시틴이 부족하지 않게 함유 식품을 충분히 섭취해주는 것이 좋다.
레시틴		
칼륨		칼륨은 신경 세포막에서 나트륨과 함께 전압 차이를 형성하여 신경 자극이 근육 세포로 전달될 수 있도록 한다. 칼륨이 결핍되어 세포외액에 칼륨이 적어지면 세포내의 칼륨이 세포 외로 이동하여 세포막의 전압은 더욱 음전압이 되어 활동 전압이 발생하기가 어렵게 된다. 골격근, 심근에 활동 전압을 유발시키기 위해서는 정상보다 더 강한 자극이 요구되는데 이때 근육으로 자극 전달이 잘 되지 않아 수축이 어려워지게 된다. 심근, 내장근, 사지근 등의 흥분성이 저하되어 근 무력, 심장 박동이 불규칙해지고 혈액 펌프 능력이 감소되는 등 근육의 약화 현상이 나타나게 된다.
비타민B1		비타민B1이 결핍되면 근 무력증이 생길 수 있다. 신경세포에서 아세틸콜린의 합성을 돕는 조효소의 작용을 하는 것이 비타민B1이다. 비타민B1도 같이 보충해주는 것이 도움이 된다.

성분	권장량	작용
망간		망간이 결핍되면 근 무력증이 생길 수 있다.
비타민E		비타민E가 결핍되면 근 무력증이 생길 수 있다. 비타민E는 근육의 세포막을 보호해주어 퇴화를 방지하고, 모든 근육의 효과적인 활동에 유익한 작용을 하고, 근육을 유리기로 인한 피해를 줄여 힘을 저장해주고, 근육의 색조를 보전하고, 근육 속에 축적된 젖산을 배출함으로써 염증의 통증을 완화시켜 주고, 산소를 혈관 내에 보존함으로써 근육의 내구력을 증대시킨다. 또한 적절한 칼슘과 마그네슘의 물질 대사를 위해 필요하다.
칼슘		근육이 이완된 상태이므로 근육의 수축에 관여하는 영양소의 섭취가 부족하지 않게 해주는 것이 중요하다. 근육의 수축에 관여하는 영양소는 칼슘인데, 칼슘이 부족하지 않게 칼슘 함유 식품을 충분히 섭취하는 것이 좋다.

2. 근육 경련에 좋은 성분

성분	권장량	작용
필수적인 성분		
칼슘	1,500mg/일	밤이나 낮에 다리 경련이 있는 사람은 칼슘과 마그네슘의 부족이 있는 경우가 많다. 칼슘과 마그네슘은 근육의 수축과 이완에 관여하는 중요한 무기질이다. 칼슘은 근육을 수축시키고 마그네슘은 이완시킨다. 두 무기질 중 하나만 결핍되어도 근육 경련이 일어난다. 우유에 대한 과민 반응이 있다면 유산염의 형태는 사용하지 않는 것이 좋다.
마그네슘	750mg/일	
나트륨		나트륨 이온이 근세포막으로 들어오게 되면 근세포 안의 전압이 높아지고 결국 이 활동 전압은 근세포에 깊이 전달되어 근형질세망에서 근육 수축을 일으키는 칼슘이온을 유리시키게 된다. 나트륨의 결핍은 근육 세포에서 자극을 전달하는 데 지장

성분	권장량	작용
		을 주게 되어 정상적인 근육의 작용이 원활치 못하게 되어 근육 경련 같은 현상이 나타난다.
비타민E	400-1,000IU	비타민E는 근육의 세포막을 보호해주어 퇴화를 방지하고, 모든 근육의 효과적인 활동에 유익한 작용을 하고, 근육을 유리기로 인한 피해를 줄여 힘을 저장해주고, 근육의 색조를 보전하고, 근육 속에 축적된 젖산을 배출함으로써 염증의 통증을 완화시켜 주고, 산소를 혈관 내에 보존함으로써 근육의 내구력을 증대시킨다. 또한 적절한 칼슘과 마그네슘의 물질 대사를 위해 필요하다.

매우 중요한 성분

성분	권장량	작용
칼륨	99mg/일	칼륨은 신경 세포막에서 나트륨과 함께 전압 차이를 형성하여 신경 자극이 근육 세포로 전달될 수 있도록 하여 근육 이완에 관여하며 적절한 칼슘과 마그네슘의 물질 대사를 위해 필요하다.
비타민D	400IU/일	비타민D는 점막세포에서 칼슘 결합단백질(CaBP)을 비롯해 칼슘 흡수에 필요한 단백질을 합성하고, 세포막의 유동성을 증가시켜 칼슘과 인이 쉽게 세포막을 통과할 수 있게 하여 소장 점막세포에서 칼슘과 인의 흡수를 촉진한다. 칼슘이 근육을 수축시키는데 중요한 작용을 하며 비타민D가 칼슘의 흡수를 도와 근육 이완에 도움을 준다.
규소(실리콘)		칼슘의 흡수를 도와준다.
비타민B군, B1, B3	100mg/일	비타민B1이 결핍되면 당질대사가 진행되지 않아서 피루브산과 젖산 등의 포도당 중간 대사 물질이 혈액과 근육 내에 과도한 축적으로 인해 일시적 근피로가 올 수 있고 당분이 정상적으로 에너지를 생산하지 못하여 유산과 피루브산이 신경을 자극함으로 인해 근육통과 근육경련이 일어날 수 있다. 또한 혈액순환과 세포 대사 기능에 도움이 된다.
비타민B6		비타민B6는 간과 근육으로부터 글리코겐을 유리시켜 에너지를 만드는데 도움을 주므로 육체적 활력을 위해 필수 성분이다. 또한 신경 및 근 골격계의 기능을 정상으로 유지시킨다. 비타민B6의 결핍은 근육 경련을 초래한다.

성분	권장량	작용
비타민C 비타민P(바이오 플라보노이드)	3,000mg/일	비타민C는 카르니틴의 생합성에 필요한데 카르니틴의 주된 기능은 지방산이 세포질로부터 미토콘드리아 내로 운반되도록 돕는 물질이고 지방산은 미토콘드리아 안으로 들어간 산화된다. 즉, 카르니틴은 지방의 에너지화를 촉진하여 근육에서 에너지를 만들도록 주선하는데, 카르니틴의 생합성에 비타민C가 관여한다. 비타민C가 부족하게 되면 카르니틴의 생합성에 지장이 생겨 근육의 쇠약 및 근육 경련을 초래할 수 있다. 바이오 플라보노이드는 근육에 원활한 혈액순환을 도와준다.

도움되는 성분

성분	권장량	작용
코엔자임큐10	100mg/일	항산화 작용으로 피로 물질을 제거하고, ATP 생성에 관여한다.
레시틴		레시틴은 혈관 벽에 흡착되어 혈액순환을 저해하는 콜레스테롤을 혈전 용해하여 막히거나 좁아진 혈관 벽을 청소하고 모든 세포에 충분한 혈액이 공급되게 하며, 영양의 흡수 및 노폐물의 배설 등 생명의 기초 대사에 관여한다. 세포를 재생시키고 치유함으로써 도움을 준다.
비타민A	25,000IU/일	비타민A는 동물의 구조 조직의 보존과 시력이나 조직의 재생과 같은 육체적으로 중요한 기능에 관여한다.
아연	50mg/일	칼슘과 비타민B의 작용에 상호 작용하여 도움을 준다.

3. 염좌, 좌상 그 밖의 근육과 관절의 손상에 좋은 성분

성분	권장량	작용
매우 중요한 성분		
비타민C		비타민C의 가장 중요한 역할은 콜라겐의 합성이다. 비타민C의 결핍은 콜라겐 손상으로 괴혈병이 발생한다. 콜라겐은 세포와 세포 사이를 연결시키는 시멘트와 같은 일을 하는 물질이다. 만일 콜라겐이 연약하면 모세혈관도 약하게 형성되어 가벼운 충돌에도 멍이 들거나 출혈하게 된다. 콜라겐은 피부, 연골, 치질, 골질, 세포간질, 모세혈관, 근육 등의 구성요소이고 총 단백질의 약25~33%를 차지하고 있다.
칼슘	1,500~2,000mg/일	칼슘은 골격을 구성과 결합 조직을 복구하는데 필요하다.
단백질		결합 조직, 인대, 힘줄을 복구하고 강화시켜준다. 자유 형태의 아미노산은 체지방을 줄여주고 양성 니트로겐의 균형 상태를 유지시켜준다
단백질 분해 효소		상처가 있을 때 생기는 활성산소를 파괴한다.
도움되는 성분		
무기질 복합체		무기질의 고른 보충은 조직의 치료에 필수적이다.
규소(실리콘)	500mg/일	결합 조직의 복구와 칼슘의 흡수에 필요하다.
마그네슘	750~1,000mg/일	마그네슘 또한 골격에 매우 중요한 요소이다.
칼륨	99mg/일	조직의 치료에 필수적이다.
비타민B군	100mg/일	스트레스 상황에 모든 종류의 비타민B는 좋다. 비타민B5는 특히 좋다.
비타민B5	500mg/일	
비타민B6		비타민B6는 간과 근육으로부터 글리코겐을 유리시켜 에너지를 만드는데 도움을 주므로 육체적 활력을 위해 필수 성분이다. 또한 신경 및 근 골격계의 기능을 정상으로 유지시킨다.
비타민E	400~1,000IU/일	활성산소를 제거하는데 도와준다.
아연	50mg/일	중요한 조직 복구제이다.

VI 편도선

1. 편도선의 구조

편도선이란 구강 내 인두점막 안에 발달한 임파선 조직이며 면역 세포의 집합체로서 점막으로 덮여 있으며 구개편도와 인두편도, 설편도, 이관편도가 하나의 고리모양의 형태를 이루며 구성되어 있다. 편도선은 입안을 크게 벌려보면 목젖 옆에 위치하는 림프조직으로 구강 및 비강으로 유입되는 병원체와 싸우는 일차적인 방어막이라 할 수 있다.

2. 편도의 종류

편도는 보통 구개편도, 인두편도, 설편도, 이관편도, 복편도 이렇게 5가지가 있다.

구개편도는 구협(口峽 : 구강과 인두의 경계)의 양쪽 하부의 편도와에 존재한다. 혀의 뿌리 부근에 있는 다수의 사마귀 모양의 돌기 집단인 설편도, 인두편도는 코 뒤쪽의 인두후 상벽에 있으며, 여기에 이어서 이관인두구(이관이 인두로 개구한 곳)에서 이관편

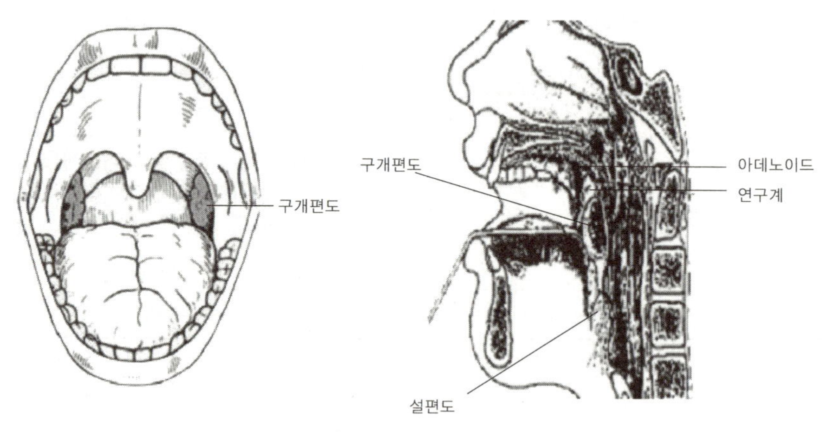

도가 된다. 복편도는 충수부에 위치한다.

3. 편도선의 기능

편도는 백혈구의 일종인 임파구들이 풍부하게 분포되어 있는 조직이어서 주로 하는 일은 목을 통해 들어오는 박테리아나 바이러스 등을 걸러주고 감염에 맞서 싸울 수 있는 항체를 만들어 면역 작용을 한다. 면역 기능과 관련이 있는 T임파구가 많이 분포되어 있다. 편도선은 태어날 때는 작았다가 점점 커져 사춘기가 되면 다시 작아진다.

편도의 기능은

첫째, 호흡기를 통해 침입한 세균에 대한 방어 기능과 여과 기능이 있으므로 호흡기 계통의 첫 검문소 역할을 한다.

둘째, 림프 조직이므로 항체를 생성하여 감염에 대한 저항성을 유지한다.

셋째, 우리 몸의 열을 조절한다.

ⅰ 편도선염

1. 편도선염이란?

일반적으로 편도선염이라 함은 그 중 목젖의 양옆에 있는 구개편도에 발생한 염증을 말하고 이때 대부분은 편도 뒤쪽에 있는 목 부위의 점막에도 염증이 동반된다.

2. 편도선염의 원인

(1) 감염 : 세균성(포도상구균, 연쇄상구균), 바이러스성

(2) 과로 · 과음 · 과식 · 자극성음식

(3) 기후변동(특히 환절기나 겨울철)

(4) 비강 및 부비동 수술 후

3. 편도선염의 종류

(1) 급성편도선염

구개편도의 급성 염증으로 인한 편도선의 발작과 종창, 황백색의 반점 등이 생기는 단계이다.

(2) 만성편도선염

 계속되는 급성편도선염에 의해 구개면도 및 인두편도의 크기 증가에 따라 기계적 폐색과 귀나 코 등 주위의 장기에 악 영향을 미치는 단계이다.

4. 편도선염의 증상

 고열을 동반한 목 주위의 통증, 혀설태, 음식을 못 삼키거나 전신 권태감이 온다. 가끔 쉰 목소리가 나고 얼굴이 붓거나 침을 흘리며 두통이 있기도 하다. 또한 편도가 붉게 부어오르고 누런 고름이 생기며 언어 장애와 구강 악취 등이 나타나고 만성화되면 반복적인 열 감기를 자주 앓게 되며 편도 비대 증상이 나타나게 된다.

 구개편도의 비대는 코 골이, 치아의 부정 교합과 같은 증상을 유발, 인두편도비대는 코 막힘, 구강 호흡, 코 골이, 수면 시 무호흡, 삼출성 중이염 등의 심각한 증상을 유발한다.

5. 편도선염의 합병증

 편도선염을 간과하여 계속 무리한 활동을 하거나 치료 없이 지내다 보면 염증이 심해져서 편도 주위나 인후 벽에 농양이 생기기도 하며 급성 경부임파선염, 급성 후두 기관염, 급성 중이염, 급성 유양돌기염, 급성 부비동염 등의 합병증을 일으킬 수 있고, 더 진행되면 신체 내의 다른 곳으로 파급되어 아급성 세균성 심내막염 및 급성 신장염, 급성 화농성 관절염 등 심각한 전신 질환을 유발하기도 한다.

ⅱ 편도선염의 식이 요법 핵심 포인트

차가운 공기와 음식을 피해야

찬 공기를 피하는 것이 가장 중요하다. 찬 공기를 흡입해서 인체 내의 온도가 낮아지면 세균과 바이러스가 활동하게 되고 인체는 이러한 이물질을 차단하기 위해 편도를 붓게 하여 열을 발생시켜 이물질의 흡입을 최소화하도록 한다. 몸을 차지게 하는 가장 큰 요인은 찬 공기의 흡입, 찬 음식(찬물, 찬술, 찬 음료수, 빙과류 등)을 먹는 것과 과식이다. 몸이 차게 되어 체온이 37도 이하가 되면 세균이나 바이러스가 급증할 수 있는 조건이 형성된다. 그러므로 찬 공기, 찬 음식, 과식은 피하는 것이 좋다.

* 세균, 바이러스의 활성 억제 온도 : 39~40°

충분한 영양 섭취

세균과 바이러스의 활동을 억제하기 위해서는 몸의 면역력을 증강시키는 것이 중요하다. 면역력을 증강시키기 위해서는 영양을 골고루 섭취해야 한다. 이중 가장 중요한 것은 인체 내에서 온갖 면역 물질을 만드는 단백질인데, 육류의 동물성 단백질은 인체 내에서 독소를 과다 발생시키므로 육류의 섭취는 적게 하고 식물성 단백질 식품을 주로 섭취해주는 것이 좋다. 식물성 단백질은 주로 콩류, 화분, 효소, 발효 식품에 많이 함유되어 있다. 또한 비타민B군은 면역력을 증가시키는 필수 영양소이고, 비타민C는 항바이러스 작용과 활성산소 제거 작용이 뛰어나서 세균과 바이러스의 증식을 억제해주는 효과가 있다. 그러므로 면역력을 증강시켜주기 위해서 식물성 단백질, 비타민B군, 비타민C가 함유된 식품을 먹어주는 것이 좋다.

유제품과 밀가루 섭취는 줄여야

편도는 면역 기관으로 이물질이 많이 들어오면 면역 항체 과민 반응으로 알레르기가 발생하기 쉽다. 편도선염에서는 편도의 기능이 저하된 상태이기 때문에 편도의 기능을 저하시키는 알레르기 유발인자가 되기 쉬운 유제품과 밀가루 음식의 섭취를 줄이는 것이 좋다.

알레르기를 일으키기 쉬운 식품

· 동물성 식품 : 우유, 날계란, 고등어, 오징어, 가다랭이, 새우, 돼지고기, 게, 연어, 꽁치, 전갱이, 조개류, 바닷가재 등

· 식물성 식품 : 메밀, 밀, 옥수수, 강낭콩, 겨자, 고추냉이, 복숭아, 완두콩, 대두, 콩 제품, 피망, 카레 가루, 귤, 복숭아, 호두나 밤 등의 견과류

· 기타 : 초콜릿, 인공 착색료, 인공 조미료, 식품 첨가물

소금은 세균과 바이러스의 내액에 있는 수분을 빼앗아 활동하지 못하도록 하는 작용이 있으므로 소금물로 자주 가글해 주는 것이 좋다.

* 미지근한 죽염물이 좋다.

흡연은 하지 않는 것이 좋다.

iii 편도선염 증상별 식이 요법

편도부음, 목 주위의 통증

세균과 바이러스의 침투로 편도가 붓게 되는데, 편도는 이물질의 흡입을 최소화 하게 되어 붓게 된다. 그래서 음식을 못 삼키고, 몸 주위의 통증이 발생할 수 있다. 코 뒤쪽에 있는 편도 조직인 인두편도와 혀 뒤쪽에 있는 설편도가 동시에 염증이 일어나는 경우가 많으며, 염증이 주위 조직으로 확대되어 편도주변이나 목 부위에 고름이 고일 경우 통증을 일으킬 수 있다.

☞ 이때에는 찬 공기의 흡입을 최소화해주는 것이 중요하다. 찬 공기로 인해 인체 내의 온도가 낮아지면 세균과 바이러스가 활동하게 되므로 마스크를 써서 찬 공기의 흡입을 최소화해주는 것이 좋다. 그리고 세균과 바이러스의 증식을 억제해주는 소금물로 자주 가글하는 것도 좋다. 소금물은 미지근한 죽염물이 가장 좋다. 또한 염증을 가라앉히기 위해서는 염증으로 인한 세포 조직의 보수와 점막 건강에 도움이 되는 비타민A가 함유된 음식을 섭취해 주는 것이 좋다. 또한 세포의 괴사를 막아서 염증 치료에 도움이 되는 천연 항생제인 프로폴리스나 비타민C가 함유된 식품을 섭취해 주는 것이 좋다.

삼출성 중이염

삼출성 중이염은 비대해진 인두편도가 귀에서 코로 통하는 유스타키오관을 막거나 병균의 제공원으로 작용하는 경우로 고막 안에 삼출액이 차서 청력이 떨어지게 되며 텔레비전의 소리를 크게 틀거나 불러도 잘 못 알아듣는 등, 소아의 경우 언어 습득에 지장을 줄 수도 있다. 성인의 경우 아데노이드는 대부분 퇴화된 상태이므로 문제를 일으키는 경우는 거의 없다. 그러나 구개편도가 반복적인 목감기의 원인이 되는 경우, 즉 만성 편도염은 성인에게도 흔히 볼 수 있다.

☞ 이때에는 비대해진 인두편도의 붓기를 제거하여 주는 것이 중요하다. 붓기를 제거하기 위해서는 몸을 차게 하는 요인(찬 공기, 찬 음식, 과식)을 피하고 몸을 따뜻하게 해주는 것이 좋다. 프로폴리스나 비타민C는 염증 치료에 효과가 있어 붓기를 빼주는데 도움이 되므로 비타민C가 함유된 식품을 섭취해 주는 것이 좋다.

반복적인 열감기(한열왕래)

편도선의 기능 중 열을 조절해주는 기능이 있는데, 어떤 요인으로 인해 편도선의 기능이 저하되면 열 조절에 이상이 생겨 열이 올랐다 내렸다 하는 열감기 등이 쉽게 올 수 있다.

☞ 이때에는 몸을 따듯하게 하여 편도선의 열 조절 기능을 향상시키는 것이 중요하다. 찬 공기, 찬 음식, 과식은 피하고 몸을 따듯하게 해주고 열감기와 한열왕래에 효과가 있는 '시호, 매실, 황금, 도라지, 냉이, 쑥, 맹물, 요구르트, 콩나물, 화분'을 먹어주는 것이 좋다.

코 골이, 수면 무호흡증

숨을 쉴 때는 공기가 입천장, 목젖, 편도, 혀 등과 같이 유연한 구조물을 지나게 되는데, 편도가 부어서 공기가 기도로 들어가기 전에 통과하게 되는 인후부가 좁아져 공기가 쉽게 드나들 수 없을 때 호흡 곤란으로 인해 코 골이 증상이 나타나게 된다. 한편, 수면 중 근육이완이 심하거나 편도선염의 악화로 인해 공기 통로가 완전히 막히게 되면 공기가 폐로 전혀 흐르지 못하게 되는데, 이때 수면 무호흡증이 올 수 있다.

☞ 이때에는 부은 편도를 진정시켜 공기가 기도로 원활하게 통과할 수 있도록 해주는 것이 중요하다. 편도가 붓는 것을 촉진시키는 찬 공기, 찬 음식, 과식을 피하고 몸을 따듯하게 해주고 염증 치료에 효과가 있는 프로폴리스나 비타민C가 함유된 식품을 섭취해주는 것이 좋다. 또 근육 이완이 심하여 수면 무호흡증이 있을 때는 근육을 수축시켜주는 칼슘이 함유된 식품을 같이 섭취해 주는 것이 좋다.

iv 편도선염에 좋은 성분

성분	권장량	작용
중요한 성분		
비타민C	3,000~5,000mg	항바이러스 작용이 있고 면역력을 높여준다. 염증의 치료에 효과가 좋다.
아연		아연이 부족하면 면역 세포인 T세포의 형성과 흉선, 비장, 임파구의 기능이 저하되어 버린다. 즉, 면역력을 강화시키는 성분으로 치료에 도움을 준다.
도움이 되는 성분		
클로로필(엽록소)		소염 작용이 있어서 염증의 치료에 좋다. 항박테리아, 항바이러스 작용이 있다. 입 안을 헹구는 데에도 사용하면 좋다. 엽록소는 녹색 식물의 잎에 많이 들어 있다.
프로폴리스		꿀벌이 자신의 생존과 번식을 위해 여러 식물에서 뽑아낸 수지樹脂와 같은 물질에 자신의 침과 효소 등을 섞어서 만든 물질로 꿀벌은 벌집의 틈이 난 곳에 프로폴리스를 발라 병균이나 바이러스로부터 스스로를 보호하고, 말벌이나 쥐와 같은 적의 침입을 막는다. 프로폴리스는 천연 항생제로 외부로 들어오는 세균이나 바이러스의 억제에 효과적이다.
단백질 분해 효소		염증을 완화시켜 준다.
비타민A		비타민A의 충분한 섭취는 점막 조직 건강에 필수적이다.
비타민B군		비타민B군과 단백질은 면역력 강화에 중요한 성분이다. 비타민B5는 세포 내에서 대사를 활성화하는 데 중요한 역할을 맡는다. 찰과상을 비롯한 모든 상처, 화상, 욕창, 후두염, 기관지염, 편도선염, 궤양 등에도 필요한 성분이다. 비타민B5, 6는 편도선이 붓는 것을 줄여준다.
비타민B3		
비타민B6		
비타민B5		
단백질(트립토판, 이소류신, 메티오닌)		
비타민E	400IU	항산화 작용으로 염증의 치료를 도와준다.
유산균		항생제를 사용하면 장 내의 유익균까지 죽는데 항생제를 사용될 때 필요하다.
간 유		면역 반응을 향상시켜주며 조직을 치료해준다.

성분	권장량	작용
편도선염에 도움 되는 약용 식물		*카모밀 * 에키나시아 : 에키나시아는 북미에서 나는 약초로 추출물을 주로 이용하는데, 감염증에 효과적이어서 편도선염에 효과적이다. * 포다르코 : 천연 항생 물질을 포함한 허브로 바이러스 질환 및 세균, 곰팡이 질환에 효과가 있으며 염증 및 진통 작용에 효과가 있다. * 세이지 : 살비야라고 하는 약용 식물로 방부·항균·항염 등 살균 소독작용이 있으며 염증의 소염제로도 이용한다. * 타임 등 : 허브의 일종으로 방부 작용·항균 작용 등이 있어 편도선염에 효과적이다.

심장의 크기는 신체의 크기에 따라 다양하기는 하지만
성인의 심장은 평균적으로 길이 14cm, 직경 9cm 정도이며
흉곽의 약간 왼쪽에 위치하고 자기 주먹보다 약간 큰 250~300g 정도이다.
심장은 안쪽으로 속이 빈 4개의 방으로 나뉘어져 있는데,
두 개는 왼쪽에 있고 나머지 2개는 오른쪽에 있다.
위의 방을 심방이라 하는데 비교적 얇은 벽을 가지고 있으며
정맥으로부터 혈액을 받아들인다.
아래의 방을 심실이라 하며 심장으로부터 동맥으로 혈액을 방출해준다.

I 심장

1. 심장의 구조 및 기능

(1) 심장의 구조

심장의 크기는 신체의 크기에 따라 다양하기는 하지만 성인의 심장은 평균적으로 길이 14cm, 직경 9cm 정도이며 흉곽의 약간 왼쪽에 위치하고 자기 주먹보다 약간 큰 250~300g 정도이다. 심장은 안쪽으로 속이 빈 4개의 방으로 나뉘어져 있는데, 두 개는 왼쪽에 있고 나머지 2개는 오른쪽에 있다. 위의 방을 심방이라 하는데 비교적 얇은 벽을 가지고 있으며 정맥으로부터 혈액을 받아들인다. 아래의 방을 심실이라 하며 심장으로부터 동맥으로 혈액을 방출해준다.

심장의 구조와 혈액의 흐름

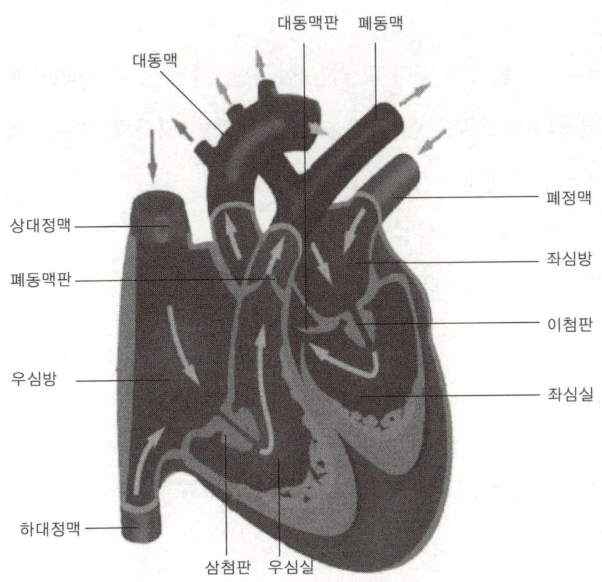

1) 심방

심장으로 들어오는 혈액을 받아들이는 곳으로 우심방과 좌심방이 있다. 심장의 위쪽에 위치하며, 심실에 비해 크기가 작고 근육도 얇다.

① 우심방 : 대정맥과 연결되어 있으며, 온몸을 돌고 온 혈액을 받아서 우심실로 보낸다.

② 좌심방 : 폐정맥과 연결되어 있으며, 폐에서 산소를 받아온 혈액을 좌심실로 보낸다.

2) 심실

심장에서 혈액을 내보내는 작용을 하는 곳으로 우심실과 좌심실이 있다. 심실의 근육은 심방에 비해 훨씬 두껍고 크기도 크다. 가장 두꺼운 근육을 가진 곳은 온몸으로 혈액을 밀어내는 좌심실이다.

① 우심실 : 폐동맥과 연결되어 있으며, 우심방에서 혈액을 받아 폐로 보낸다.

② 좌심실 : 대동맥과 연결되어 있으며, 좌심방에서 혈액을 받아 온몸으로 보낸다.

3) 판막

심장에서 4개의 판막이 있다. 판막은 삼첨판, 이첨판, 대동맥판, 폐동맥판이 있다.

판막은 펌프의 밸브와 같은 역할을 하여 혈액이 거꾸로 흐르는 것을 막아 준다. 심방과 심실 사이, 심실과 동맥 사이에 있다.

① 삼첨판 : 우심방과 우심실 사이

② 폐동맥판 : 우심실과 폐동맥 사이

* **심장의 벽**

심장벽은 심내막, 심근층, 심외막으로 구성되어 있다.

심근층은 3개 층 가운데 가장 두껍고 심실 두께의 75%를 차지한다. 좌심실은 우심실의 두께보다 3배 더 두껍다.

* 이 두 판막으로 인해 혈액은 우심방 → 우심실 → 폐동맥의 방향으로 흐른다.

③ 이첨판 : 좌심방과 좌심실 사이

④ 대동맥판 : 좌심실과 대동맥 사이

* 이 두 판막으로 인해 혈액은 좌심방 → 좌심실 → 대동맥의 방향으로 흐른다.

(2) 심장의 기능

심장의 기능은 규칙적인 수축을 통하여 적절한 혈액 순환을 가능하게 하는 것이다. 심장이 수축함으로 인해 폐에 보내진 혈액은 지속적인 산소 공급을 받음과 동시에 이산화탄소를 제거하고, 몸 전체에 산소와 영양소를 공급하게 된다. 심장은 정상적인 성인일 경우 휴식 시 1분에 약 60~70번 박동하여 5리터의 혈액을 체내에 순환시킴으로써 신선한 산소와 영양분을 각 기관에 공급한다. 또한 신진대사로 발생되는 각종 폐기물을 제거하게 된다. 심장은 매일 8만~12만 번을 뛰면서 약 5000~ 6000리터의 혈액을 동맥으로 내보내며, 인간의 평균수명 동안에 약 70,000톤의 탱크를 채울 수 있는 양이 방출된다. 우리 몸이 운동을 할 때는 휴식 시보다 약 4배 많은 양의 혈액을 몇 초 안에 방출할 수 있다.

1) 심박수에 영향을 미치는 것 : 동방결절, 온도, 스트레스

① 동방결절

심장 박동수에 가장 크게 영향을 미치는 것은 동방결절이다. 심장 박동의 리듬은 동방결절의 자동성에 지배되고 있다. 이것은 동방결절의 자동성의 리듬이 가장 빠르기 때문에 다른 부분의 자동성이 겉으로 드러나지 않기 때문이다. 그래서 동방결절을 박자잡이라고 한다. 한편, 심방도 동방결절의 지배를 받고 있어 정상적인 리듬으로 박동할 수 있다. 이 경우에는 박자잡이가 2개가 되어 심방과 심실은 각각 다른 리듬으로 박동하게 된다. 박동수에는 개인차가 있고 상태에 따라 상당한 차이가 나며, 또 연령과 성에 따라서도 다르다. 그러나 안정 상태에 있을 때의 한 개인에 대한 박동수는 거의 일정하다. 그러나 동방결절의 자동성이 정지하면 다음으로 자동성이 강한 방실결절이 박자잡이가 된다. 이 경우 방실결절의 흥분은 심방·심실 양쪽에 동시에 전달되므로 동시에 수축하게 된다. 또, 방실 속의 전달이 방해를 받으면 심실의 박동이 일시적으로 정지하지만 상해부보다 말초에 있는 방실 속의 자동성이 나타나서 동방결절보다 느린 리듬으로 박동하기 시작한다. 그러므로 동방결절에 이상이 생기면 심박수에 이상이 생길 수 있다.

안정 상태에 있을 때의 각 연령층의 표준 박동수

연령층	표준 박동수
유유아乳幼兒	100~140
초등학교 아동	80~90
청장년	60~80
노인	60~70

* 여자는 남자보다 많다.

② 스트레스

정신적인 스트레스도 심박수와 밀접한 관계가 있다. 스트레스를 받으면 즉시 교감신경의 흥분으로 이어지고 이로 인해 뇌에서는 순간적인 흥분 상태로 인해 '카테콜아민' 등 교감신경을 자극하는 뇌신경 물질이 일시에 분비되어 신체는 마치 증기기관차의 구동력이 가속되듯 급속히 달궈진다. 이로 인해 심장 박동이 빨라지고, 심장 박동의 힘도 세지며, 혈압도 상승한다. 또 호흡도 가빠지고, 동공도 확대된다. 반면 흥분하는데 필요 없는 소화기관으로의 혈액 공급은 줄고, 소화액 분비가 감소하며, 침은 마르게 된다. 또한 호르몬 분비에도 영향을 주어 '에피네프린' 등 신체 각성 수준을 증가시키는 스트레스 호르몬이 대량 방출된다. 그러므로 과도한 스트레스는 심박수에 좋지 않은 영향을 줄 수 있다.

③ 온도

심박수와 체온과는 밀접한 관계가 있는데 심장 박동의 최적 온도는 37°이고, 1분에 60~75박을 뛴다. 또한, 체온이 1℃ 상승함에 따라 박동수는 약 8~20이 증가한다. 즉 심장 박동수가 저하되면 혈액량이 저하되고 그로 인해 체온이 떨어져서 혈액의 순환이 잘 안 될 수 있다.

2) 심근의 특징

① 심근은 보통의 골격근과 달리 스스로 흥분하는 능력을 가지는데 이것을 자동성*이라고 한다. 따라서, 심근의 어느 부분을 잘라 내어도 조건만 좋으면 자발적으로 율동성 수축을 일으킨다. 특히 두드러지는 것은 자극 전도계에 속하는 특수근이다. 사람의 심장에서는 먼저 동결절에 흥분이 일어나고, 이 흥분은 즉시 심방의 심근 전체에 퍼져서 심방의 수축이 일어난다. 동시에 이 흥분은 방실결절에도 전달되므로 흥분은 방실결절에 의해서 좌우의 심실근 전체에 신속하게 전달되어 심실의 수축이 일어

---

* 자동성

심장은 신경계의 도움 없이도 자동적으로 주기적인 전기 활동을 개시하여 유지할 수 있다. 적출된 심장에서도 어느 기간 동안은 스스로 박동이 가능하다. 이런 자동성을 가장 잘 보여주는 곳은 동방결절의 박동세포이다. 심방, 방실결절, His 다발, 가지(bundle branch), 푸르킨예섬유, 심실근육 등에서도 약하지만 자동성을 볼 수 있다.

난다. 흥분이 방실결절을 통과하는 데에 시간이 걸리므로 심실의 수축은 심방보다 시간적으로 뒤늦게 일어난다.

· 심장의 정상적인 수축에 관여하는 것 : 심장의 정상적인 수축에는 전기적인 자극이 필요하다. 동방결절, 방실결절, 3개의 속가지(방실속)로 구성되어 있다.

▶ **동방결절** : 우심방과 상대정맥이 만나는 지점 근처에 위치하고 있고 정상인에서 맥박수를 조절하는 가장 중요한 곳이다.

▶ **방실결절** : 심방과 심실의 접합부에 위치하고 있고 동방결절에서 발생된 전기적 신호를 심실의 속가지로 전달하는 중요한 역할을 한다.

따라서 심장에서의 정상적인 전기적 발생은 동방결절에서 전기적 신호를 규칙적으로 잘 만들어내면 방실결절이 그 신호를 받아 3개의 속가지(방실속)들로 빨리 전달시켜 두 심실의 수축을 거의 동시에 유발하게 되는 것이다. 이 체계 자체에 기능 부전이 발생되거나 이 체계를 벗어나 있는 곳에서 비정상적으로 전기가 발생되고 다른 길로 전기가 전달되면 부정맥이 발생한다.

* 흥분 전도계

정맥동(동방결절) → 방실결절 → 방실속 → 푸르킨예섬유(우각과 좌각)

② 심근 세포는 기능적으로 서로 합쳐져 있고, 인접한 세포와 서로 간극 결합에 의해 결합해져 있다. 이 때문에 심근의 일부를 자극하면 흥분은 3차원으로 심근 속 가운데를 지나서 단시간에 심근 전체로의 흥분이 완료된다. 심방 또는 심실 전체에 흥분이 전파되는 속도가 빠르다는 것은 동시에 수축을 일으키기 위함이고 그것에 의해 심박출량이 결정되고 동맥 혈압이 생긴다. 심근은 이러한 모양으로 생체의 가운데에서

다세포로서 기능하고 있고 간극 결합에 의해 마치 한 개의 세포처럼 움직이고 있다.

③ 심근 세포는 절대불응기가 길다. 약 200m/sec 정도 된다. 심근 세포는 탈분극*
되면 그것이 완전히 끝날 때까지 다음 차례 탈분극 파동이 전달되지 않는다. 이런 시
기를 절대 불응기라 한다.

(3) 혈액의 순환 과정

오른쪽 심장(우심방, 우심실)에서 보내진 혈액은 폐순환을 통해 산소가 풍부한 혈액
으로 만들어지며, 왼쪽 심장(좌심방, 좌심실)을 떠나 온몸으로 공급된다.

1) 체순환(대순환)

좌심실을 떠난 혈액이 온몸을 돌고, 조직 세포에서 생긴 이산화탄소를 받아 다시 우
심방으로 들어오는 순환계

좌심실 → 대동맥 → 온몸의 모세 혈관 → 대정맥 → 우심방

2) 폐순환(소순환)

온몸을 돌아온 정맥혈이 폐로 가서 이산화탄소를 버리고 산소를 받아 심장으로 들
어오는 순환계

우심실 → 폐동맥 → 폐포의 모세 혈관 → 폐정맥 → 좌심방

*** 탈분극**

심장 속에서 전기 흥분이 시작되면 심근 세포 속은 세포 바깥보다 양성이 된다. 이처럼 전기 자
극에 따라 세포의 흥분 상태가 일어나고 세포막 전기 부하에 변화가 일어나는 것을 탈분극이라
한다. 전기 자극은 심근 세포의 한쪽 끝에서 시작하여 그 탈분극 파동은 다른 끝 쪽으로 파급된
다. 흥분된 심근 세포가 안정 상태로 되돌아오는 것을 재분극이라고 한다. 이런 회복 과정에 따
라 세포 속은 정상 시의 음성하전 상태로 되돌아온다. 재분극은 세포 속에서 가장 늦게 탈분극
된 끝머리에서 시작하여 잇달아 탈분극 파동이 전달될 때까지 안정 상태가 계속된다.

〈정상 시와 운동 시의 혈액의 분포〉

기관	뇌	심장	간, 소화관	신장	골격근	피부
정상 시	13~15%	4~5%	20~25%	15~20%	15~20%	3~6%
운동 시	3~14%	4~5%	3~5%	2~4%	80~85%	

＊ 순환 시간 : 소순환(폐순환) ~ 6초, 대순환(체순환) ~ 16초

＊ 심장 ~ 뇌 ~ 심장 : 8초

체순환계와 폐순환계

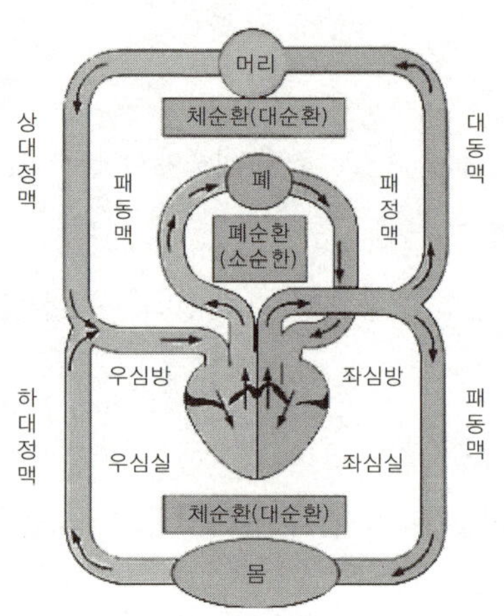

(4) 혈관의 구조

혈관의 종류로는 동맥, 정맥, 그리고 모세혈관이 있으며, 그 기능은 단순히 혈액의 이동을 위한 도관 역할을 하는 것이다. 즉, 동맥은 심장으로부터 분출된 혈액을 조직

으로 전달하며, 정맥은 조직으로부터 혈액을 심장으로 이동시키는 역할을 한다. 그리고 모세혈관은 조직과 혈액사이에서 실제적인 교환이 일어나는 매우 중요한 장소이다.

1) 동맥

　동맥은 심장으로부터 나가는 혈액을 말하며, 크게 대동맥과 동맥, 세동맥으로 구분된다. 일반적으로 체순환을 하는 동맥혈은 산화된 혈액(산소가 많은 혈액)이지만, 폐를 순환하는 폐동맥혈은 산화되지 않은 혈액(이산화탄소가 많은 혈액)이다. 따라서 동맥이라 해서 모두 산화된 혈액을 운반하는 것은 아니다.

　① 대동맥 : 심장과 가장 가깝게 위치하고 있으며 직경이 가장 크고(0.5mm 이상) 탄성이 가장 좋은 혈관이다. 이러한 탄성은 심실로부터 분출되는 혈액의 압력과 저항을 감소시켜 원활하고 지속적으로 인체를 순환하게 하며, 심장의 이완기에는 다시 본래의 모양으로 되돌아오게 한다.

　② 동맥 : 혈액을 특정 기관까지 운반하는 역할을 하며, 그 직경은 0.3mm~0.5mm까지가 있다. 동맥의 중판은 두꺼우며, 많은 평활근을 가지고 있고 대동맥보다 적은 탄성 조직을 가지고 있다. 그러므로 혈관의 탄성과 확장 능력이 대동맥보다 적으며, 보다 많은 혈관 수축 활동을 한다.

　③ 세동맥 : 직경이 $10\mu m$에서 0.3mm까지 존재하며, 가장 작은 동맥이다. 세동맥은 지속적으로 모세 혈관 상에 혈액을 공급하고, 공급되는 혈액량은 세동맥 직경의 변화에 따라 다양하게 나타난다.

＊ **동맥혈과 정맥혈 차이**

헤모글로빈이 산소와 결합한 혈액은 선명한 붉은 색을 띤다. 이렇게 산소를 많이 포함한 혈액을 동맥혈이라 하고 산소와 결합하지 않아 어두운 붉은 색을 나타내는 혈액을 정맥혈이라 한다. 체했을 때 엄지손가락을 찔러 나오는 혈액을 보면 암적색인데 이는 정맥혈이기 때문이다. 동맥(혈관)을 흐르는 혈은 주로 동맥혈이나 아닐 때도 있다.(폐동맥-정맥혈, 폐정맥-동맥혈)

2) 정맥

　정맥은 모세혈관 상에서 심장으로 돌아오는 혈액을 운반하는 혈관을 말하며, 세정맥에서 정맥으로 갈수록 혈관 벽은 점차로 두꺼워진다. 정맥은 항상 상대되는 동맥에 비해 혈관내강이 보다 크며, 혈관 벽은 보다 얇게 존재한다. 정맥에는 언제나 순환하는 혈액의 약 65% 이상을 가지고 있으며, 혈압 또한 낮아 동맥보다 얇은 혈관 벽이 터질 위험성은 없다.

　① 대정맥 : 뇌와 상체 쪽의 혈액을 운반하는 상대정맥과 하체 쪽의 혈액을 운반하는 하대정맥으로 구성되어 있으며, 하체 쪽의 정맥에는 혈액의 역류를 방지하는 혈관판막이 있다.

　② 세정맥 : 직경이 약 $8\mu m$에서 $100\mu m$까지 있으며, 가장 작은 세정맥에는 많은 구멍이 있어 체액과 백혈구의 흡수를 용이하게 한다. 이는 염증이 있는 조직에 백혈구가 침착하게 만들어 준다.

3) 모세혈관

　인체 내에서 가장 작은 혈관인 모세혈관은 내피세포로 구성된 내막 구조이며, 인대나 건, 연골, 표피와 같은 조직에는 거의 존재하지 않는다.

　평균 길이는 1mm, 직경은 $8{\sim}10\mu m$로 반투막 성질의 특성을 가지고 있다. 이러한 구조는 혈액과 세포간질액 사이에서 물질 교환이 일어나는 직접적인 중요한 장소로써 모세혈관의 역할에 이상적인 형태이다.

※ 모세혈관의 기능

① 호흡 가스와 영양분의 교환

산소, 이산화탄소, 대부분의 영양분(아미노산, 포도당, 지방)과 대사 노폐물이 혈액과 간질액 사이에서 확산에 의해 물질 교환이 일어난다.

② 수분 이동

영양분과 가스 교환이 확산에 의해 모세혈관 벽을 통해 일어나는 동안 다량의 액체 흐름이 계속되고 있다. 수분은 모세혈관의 동맥단에서 모세혈관 틈을 통해 혈관 밖으로 이동하나 대부분이 정맥단에서 혈류로 되돌아간다. 이러한 수분 이동은 모세혈관의 물질 교환 과정에 별로 중요하지 않고 대신 혈액과 세포외 공간의 수분 용적을 결정한다.

(5) 혈액의 구성과 기능

혈액은 심장의 펌프 작용으로 심맥 관계를 순환하는 액상 조직을 말한다. 혈액은 액체 성분인 혈장과 그 속을 떠다니는 적혈구, 백혈구, 혈소판 등으로 구성되어 있다. 혈액의 양은 체중의 약 8%(1/13)이며 어른의 경우 대개 4L 정도가 된다. 전체 혈액의 약 3분의 1을 잃으면 생명이 위험하다.

1) 혈액의 구성

* 혈액의 구성 성분 : 혈구(적혈구, 백혈구, 혈소판)와 혈장으로 구성되어 있다.

* 혈액의 구성 비율(%) : (혈구 : 혈장 = 45 : 55)

---

* **적혈구 정상수치** : 말초 혈액 $1mm^3$ 내 정상적 수치

· 적혈구 수 : (남자 : 500만개 / 여자 : 450만개)

· 적혈구 내 헤모글로빈 양 : 12~16g/dl 사이

　(남자는 13g/dl 이상, 여자는 12g/dl 이상)

① 혈구(적혈구, 백혈구, 혈소판)

a. 적혈구

적혈구는 일반적으로 척추동물의 혈액에 들어있는데 하등 동물일수록 크기가 크고 수가 적다.

사람의 적혈구는 혈액 $1mm^3$에 남자는 500만 개, 여자는 450만 개가 들어 있으며 적혈구의 수명은 약 110~120일이며, 지라나 간에서 파괴되고 다시 골수에서 만들어진다. 혈색소에 헤모글로빈을 포함하고 있어서 붉은색을 나타낸다. 혈액에서 가장 숫자가 많은 것은 고형 물질이다.

※ 적혈구의 기능

세포에 산소를 운반한다. 영양분을 분해할 때 만들어지는 가스인 이산화탄소를 다시 폐로 운반하는 역할을 한다.

▶ **적혈구 부족증** : 혈액의 산소 운반 능력이 감소된 상태를 말한다.

· 적혈구 수 : 남자 400만 개 이하, 여자 350만 개 이하

· 의심되는 질환 : 빈혈 등이다.

· 증상 : 창백, 손톱의 변형, 숨이 참, 어지러움, 이명 등이 나타날 수 있다.

▶ **적혈구 과다증** : 순환 혈액 내 적혈구 수와 혈색소 양이 정상보다 훨씬 증가한 병적 상태를 말한다.

· 적혈구 수 : 남자 600만 개 이상, 여자 550만 개 이상

· 의심되는 질환 : 높을 때 – 다혈증 혈액 농축 등이 나타날 수 있다.

· 다혈구증 종류 : 상대성 다혈구증, 절대성 다혈구증, 이차성 다혈구증 등이 있다.

b. 백혈구

백혈구는 우리 몸에 들어온 세균, 바이러스와 싸워 신체를 방어하는 역할을 한다. 정상적으로 혈액 1mm^{3}당 5,000~10,000 개의 백혈구가 있다. 백혈구의 수명은 보통 수일 내지 2 주일 정도이고 수명이 다한 백혈구는 간이나 지라에서 파괴된다.

※ 백혈구의 감염에 대한 방어 기능

① 단핵구 : 세균에 대한 방어기능을 한다.

② 과립구 : 호산구, 호중구, 호염구로 나뉜다.

이 중 호중구가 가장 많고 중요하다. 절대호중구수가 500개/$\mu\ell$이하로 감소하게 되면 감염이나 다른 여러 가지 질병들에 대한 저항력이 매우 약해진다.

③ 림프구 : T 세포, 자연 살상 세포, B세포가 있다.

T 세포와 자연 살상 세포는 암세포를 직접 공격하며, B 세포는 우리 몸에서 항체를 형성한다.

※ 백혈구의 기능

몸 속에 들어온 세균 등이 물질과 싸워 그것을 잡아먹는 식균 작용을 한다. 세균이 침입한 혈관 벽을 뚫고 모여서 세균을 처리한다. 백혈구는 체내에 염증이 생기면 그 수가 증가한다.

백혈구의 수는 사람의 경우 혈액 1mm^3 중에 평균 5,000개인데, 소아에게 많고 신생아 때는 1만 개 이상이나 된다. 식사 · 운동 · 정신적 감동에 의해서도 증가되며, 특히 충수염 등 급성염증이나 백혈병 등의 경우에 현저하게 증가하며, 방사선 장애 · 풍

201

---

* 백혈구 정상적 수치 : 혈액 1mm^{3}내 정상적 수치
백혈구수 : 5천 개(4,000-10,000/$\mu\ell$)

림프구 증가증 원인

원인	종류
생리적 요인	신생아와 소아 (4개월~4세), 운동, 발작, 흡연
감염성 요인	바이러스 감염, 세균 감염 (기생충, 장티푸스, 유아와 소아의 세균 감염)
혈액학 질환	거대 과립 림프구성 백혈병 ,종양(흉선종)
기 타	일시적 스트레스
약물	항생제, 항경련제, 항우울제, 항히스타민제, 항갑상선제, 심혈관 약제, 이뇨제
비약물성	바이러스 감염증(감염, 독감), 중증의 세균감염증(장티푸스, 속립성 결핵증)
호중구	항체(신생아 동종면역성 호중구 감소증)
수명 감소	면역학적 기전에 의하며, 과민 반응의 병력이 있는 나이 든 여자에서 호발한다. 원인 약물로 진통 소염제인 아세트아미노펜, 인도메타신, 아미노피린 등.

진 · 장티푸스 · 홍역 등에서는 감소되기 때문에 임상에서 백혈구의 상태를 조사한다는 것은 중요한 검사의 하나로 되어 있다.

▶ **백혈구 부족증** : 말초혈액 내 백혈구, 특히 호중구가 1,000개/㎕ 이하로 감소된 상태를 말한다.

· 원인 : 재생 불량성 빈혈이나 백혈병에서 전반적 골수 부족 현상으로 과립 백혈구 수 감소, 호중구의 제거 또는 파괴의 가속화 등이다.

▶ **백혈구 과다증** : 백혈구가 50,000개/㎕ 이상 심하게 증가하거나 미성숙 백혈구가 말초혈액에서 관찰되는 상태를 말한다. 이를 백혈병 양 반응이라 한다.

▶ **호중구 증가증** : 호중구 수가 7.5×109/ℓ (7,500/㎕) 이상인 경우를 말한다.

· 의심되는 질환 : 세균 감염, 조직 괴사, 급성 출혈, 골수성 백혈병 등이 나타날 수 있다.

▶ **림프구 증가증** : 말초혈액 내 림프구 수는 정상범위가 1.5-4.0×109/ℓ (1,500-4,000/㎕)이고 성인의 림프구증가증은 3.5×109/ℓ 이상으로 정의된다.

▶ **무과립구증** : 순환 호중구가 1.5-2.0×109/ℓ (1,500-2,000/㎕) 이하인 경우인데 심한 호중구 감소증의 경우에 무과립구증이라고도 한다.

· **호중구가 0.5×109/ℓ (500/㎕) 이하** : 감염이 자주 발생한다.

· **호중구가 0.2×109/ℓ (200/㎕) 이하** : 심각한 위험 상태이다.

· **증상** : 무과립구증, 피부, 구강, 인후, 항문 등에 치료하기 어려운 궤양을 일으킨다.

c. 혈소판

혈소판은 엄격한 의미에서는 세포가 아니라, 거핵구라 불리는 60㎛ 이상의 비정상적으로 큰 세포의 세포질 파편이다. 지름 2~3㎛이며, 혈액 1mm³ 속에 약 30만~50만 개 정도 들어있다. 점조성이 있고 형상은 조건에 따라 변하며, 혈액의 응고나 지혈 작용에 중요한 역할을 한다. 혈소판이 부족하면 출혈되기 쉽고 자반병(자반이란 피부나 점막에서 출혈이 되는 것을 의미하며 다발성 출혈이 생기는 경우를 자반병이라고 한다.)에 걸리기 쉽다. 혈소판은 골수에서 생성되고 지라에서 파괴되며 혈소판은 무핵이기 때문에 응고에 관여하지 않는한, 빨리 노화하여 약10일 이내에는 퇴화한다.

※ 혈소판의 기능

몸에 상처가 났을 때에 혈액이 나오면 혈소판이 파괴된다. 이 때 혈액 응고 효소가 나와 혈액을 굳게 하여 과다 출혈과 각종 세균의 침입을 막아준다.

※ 혈액 응고 과정

혈액이 응고되는 것은 혈액 속에 피브린이라고 하는 실 모양의 물질이 그물처럼 얽히고, 그 속에 혈구를 가두어 두기 때문이다. 혈병이라고 불리는 이 혈구 덩어리는 시간이 지남에 따라 점점 수축되어 작아지며, 이 때 담황색의 투명한 액체인 혈청이 스며 나오게 된다.

혈액 응고 과정을 좀 더 구체적으로 살펴보면 다음과 같다.

(ㄱ) 혈액이 혈관 밖으로 나오면 혈소판이 파괴되 트롬보플라스틴(지단백복합체)이 생긴다.

(ㄴ) 트롬보플라스틴은 혈액 속의 칼슘이온과 함께 반응해 혈장단백질의 하나인 프로트롬빈을 트롬빈으로 변화시킨다.

(ㄷ) 트롬빈은 혈장 내에 존재하는 섬유소원 분자가 섬유소망으로 합쳐져 이것이 혈구를 잡고 혈관이 치유될 때까지 효과적으로 구멍을 봉한다.

(ㄹ) 완전한 응고 과정은 훨씬 복잡하다. 30개 이상의 물질이 관여를 한다.

※ 섬유소원(피브리노겐) : 혈장 단백질로 간에서 합성되며 혈괴의 거미줄 같은 물질인 섬유소로 전환된다.

② 혈장

a. 혈장의 구성 성분

(ㄱ) 수분 : 혈장 용적의 90%

(ㄴ) 단백질(혈장 용적의 8%) : 알부민-혈장 단백질의60%, 글로블린-혈장 단백질의 36%, 응고 단백질-혈장 단백질의 4%

(ㄷ) 영양분(유기 영양분) : 포도당과 포도당 이외의 단당, 아미노산, 지방산글리세롤

과 중성지방, 콜레스테롤과 비타민 등이다.

　㉣ 비단백질 질소물질 : 젖산, 요소, 요산, 크레아틴, 암모늄염과 같은 세포 대사의
부산물 등이다.

　㉤ 전해질 : 양이온(나트륨, 칼륨, 칼슘, 마그네슘)

　　　　　　 음이온(염소, 인산염, 황산염, 중탄산염)

　㉥ 호흡가스 : 산소와 이산화탄소

　㉦ 기타 : 대사성효소, 호르몬, 항균 단백질

2) 혈액의 기능

① 혈구의 기능

a. 산소와 영양소를 세포로 운반한다.

b. 세포로부터 CO_2와 노폐물을 수송한다.

c. 감염 및 이물세포들과 싸우는 세포성 및 체액성물질이다.

d. 필요로 하는 조직 내로 체액성 물질과 특정 세포들을 수송한다.

② 혈장의 기능

a. 호르몬과 같은 조절물질을 함유한다.

b. 체온조절을 한다.

c. 어떤 한계 내에 있는 구조물들의 미세한 항상성을 유지한다.

i 협심증

1. 협심증이란?

협심증이란 심장의 근육, 즉 심근에 혈액을 공급하는 관상동맥의 내경이 좁아져 심근으로 가는 혈액이 부족하여 흉부 통증이나 불쾌감이 나타나는 질환이다. 이는 혈관벽에 콜레스테롤과 같은 지방질이 축적되는 동맥경화에 의해 생기게 된다. 심근의 일부가 영구적으로 죽어버리는 심근경색으로 진행할 수 있으므로 적절한 치료가 필요하다.

2. 협심증의 원인

협심증의 원인으로는 관상동맥경화증에 의한 혈의 문제로 인한 것과 심포, 삼초의 기능 저하로 의한 기의 문제가 원인이 되기도 한다. 관상동맥은 충분히 그 내강을 확장시키는 능력을 가지고 있으나 관상동맥경화 때문에 혈관 내강이 좁아지든지 막히든지 하여, 심장 근육이 필요한 혈액의 양을 증가시킬 수 없게 되면 심장 근육은 허혈 상태에 빠지게 된다. 이러한 심근의 허혈 상태가 잠시 일어났을 때의 자각적 증세가 바로 협심증인 것이다. 동맥염으로 인한 관상동맥병변, 대동맥판막증으로 인해 관상동맥에 흐르는 혈액량이 제한되는 경우에 발생한다. 관상동맥 경화증의 위험 요인은 고지혈증, 고혈압, 당뇨, 흡연, 가족력, 비만, 과도한 음주 등을 들 수 있다.

3. 협심증의 종류

협심증의 발생 원인에 따라 관상동맥경화에 의한 것과 심포, 삼초의 이상에 의한 것으로 나눌 수 있다.

(1) 관상동맥경화성 협심증

증상이 나타나는 양상이나 정도에 따라 안정형, 불안정형, 이형 협심증의 세 가지 형태가 있다.

1) 안정형 협심증

안정형 협심증은 일정한 정도 이상의 활동을 할 때만 증상이 나타나며 휴식으로 그 증상이 없어진다. 가장 흔한 것으로 강렬한 운동이나 중노동으로 심근에 영향을 줄 때 생기는데 안정을 취하면 곧 없어진다. 원인은 심장속막 아래에 허혈이 생긴 것으로써 이 부위에 죽상동맥경화가 생긴 것이다.

2) 이형 협심증

운동이나 감정의 격화 등과 관계없이 휴식이나 일상적 활동 시에 흉통이 생기는 것으로 산소 요구량의 부족과 혈관 경련의 복합으로 인해 오는 것이다. 특히 밤중이나 이른 새벽에 흉통이 나타난다.

3) 불안정성 협심증

노작협심증이라고도 하며 일을 하거나 흥분 또는 긴장을 할 경우에 생기는 흉부 통증이 오래 지속되는 것으로, 급성 관상동맥부전증으로 심한 죽상동맥경화를 동반한다.

(2) 심포 · 삼초성 협심증

심포 · 삼초의 기능의 저하로 심포 · 삼초의 기운이 모이는 '단중' 혈에 기혈이 정체되면 가슴이 조이는 심포 · 삼초성 협심증이 발생할 수 있다.

4. 협심증의 증상

협심증*은 흔히 빨리 걷거나 언덕을 오르거나 힘든 일을 할 때, 추운 날 따뜻한 실내에 있다가 갑자기 밖으로 나갈 때 가슴을 압박하거나 조이는 듯한 통증으로 나타난다. 이 통증을 환자들은 '짓누른다', '뻐근하다', '쥐여짠다' 등으로 표현하며, 주로 운동 시 특히 날씨가 춥거나 식후에 운동을 할 때 또는 정신적으로 고통이 있을 때 통증이 나타나며 일단 휴식을 취하면 그 통증이 2~5분 이내에 사라지는 것이 특징이다. 이와 함께 어깨나 팔, 목으로 통증이 뻗치는 경우도 있고, 목을 압박하는 듯한 증상이나 치통을 느끼는 경우도 있다. 통증이 심한 경우에는 기운이 빠지면서 진땀이 나고, 호흡 곤란, 울렁거림, 가슴이 뛰는 증상을 동반할 수 있다. 한편 고령자나 당뇨병 환자의 경우에는 통증이 없이 유난히 숨이 찬 증상만으로 나타나기도 한다. 또한 가슴이 죄어들면서 숨이 막히는 것 같은 교액감이나 가슴 안쪽이 타는 것 같은 뜨거운 기분을 느끼기도 한다.

---

* 협심증이란?

심장의 근육, 즉 심근에 혈액을 공급하는 관상동맥의 내경이 좁아져 심근으로 가는 혈액이 부족하여 흉부 통증이나 불쾌감이 나타나는 질환을 말하는데, 이러한 관상동맥의 경화가 일어나지 않는 데도 불구하고 협심증이 올 때는 심포 · 삼초의 이상으로 오는 협심증으로 보아야 한다.

ii 심근경색

1. 심근경색이란?

심근경색이란, 좁아져 있던 관상동맥이 혈전(피떡)에 의해서 완전히 막힘으로써 심장 근육이 죽는 상태를 말한다.

2. 심근경색의 원인

관상동맥에 동맥경화증이 생겨서 혈관이 물리적으로 좁아지게 되면 심방근육에 충분한 혈액공급이 이루어지지 않아 심장 근육에 빈혈 상태가 생기게 된다. 이럴 때 환자들은 심한 흉통을 느끼게 되는데 이를 협심증이라 하며, 때에 따라서는 혈관이 완전히 막히게 되어 심장 근육의 일부가 죽어버리는 심근경색이 생기게 된다.

3. 심근경색의 증상

심근경색의 주요 증상은 환자마다 괴사의 정도에 따라 증상이 다양하게 나타나며 흉통이 협심증보다 심하고, 20~30분 동안 지속되며 무겁고 짓누르는 듯하다. 통증이 주변 신체 부위인 팔, 턱, 목, 구강 등으로 퍼지게 된다.

흉통이 없이 진행되는 심근경색도 있어서 당뇨환자, 여성, 노인에게서 더 많이 나타난다. 모든 증상이 모든 환자에게서 나타나지 않으며 오전(6~11시)에 가장 빈도가 높다.

오심(50%), 구토, 발한, 미열, 숨가쁨, 불안과 함께 어지러운 증상도 나타난다. 합병증으로 부정맥, 심부전증, 심장 파열 등이 올 수 있다.

높다.

증으로 부정맥, 심부전증, 심장 파열 등이 올 수 있다.

iii 동맥경화

1. 동맥경화란?

원래 동맥 벽은 탄력성이 많고 내면이 매끈하여 심장 박동에 따르는 피의 흐름이 효과적으로 이루어지도록 되어 있다. 이런 동맥벽이 굳어져서 탄력성이 감소하고 내면에 군데군데 기름기가 끼고, 이상 조직이 증식하여 내경이 좁아지는 현상을 동맥경화라 한다. 동맥 내경이 좁아지면 자연히 좁아진 부분을 통과하는 혈류는 장해를 받게 된다. 동맥 내경이 좁아지더라도 어느 정도까지는 불편한 증상이 나타나지 않다가 어느 한계 이상으로 좁아지면 비로소 그 말초에 빈혈현상이 일어나서 증상을 나타내게 된다. 좀더 자세하게 구별하여 말하면 동맥벽이 전반적으로 탄력성을 잃는 현상을 협의의 동맥경화증*이라 말하고, 비교적 큰 동맥 내면에 국소적으로 기름기가 끼고 병적인 이상 조직이 증식하는 현상을 죽상경화증*이라 말한다. 큰 동맥 내면에 끼인 기름기가 마치 죽과 같다하여 죽상경화증이란 이름이 붙게 되었다. 그러나 흡연을 하거나 당뇨병이 있는 경우는 작은 동맥도 침범한다. 위에 말한 두 가지 종류의 동맥 퇴행성 변화를 통틀어서 동맥경화라고 부르기도 한다. 동맥경화란 말은 구체적 병명이 아니고 동맥의 병적 변화를 말하는 의학 용어이다. 다소간의 동맥경화 현상은 노화 현상으로써 고령일수록 동맥경화성 질환의 빈도가 높아진다. 동시에 여러 장기가 침범된 현상을 볼 수 있다. 예를 들면 뇌동맥경화에 의한 뇌경색, 관상동맥경화에 의한 심근

＊ 동맥경화와 죽상경화의 비교

경동맥 질환은 대부분 죽상경화에 의하며 따라서 위험 인자도 일반적인 죽상경화의 위험인자와 다르지 않다. 죽상경화증이란 동맥 혈관 벽에 콜레스테롤 등이 침착 되어 혈관이 좁아져서 피가 흐르는데 장애를 초래하는 질환을 말한다. 흔히 '동맥 경화' 와 혼용해서 쓰는데 의학적으로는 이 둘은 같은 질환이 아니다. 죽상경화증은 큰 동맥의 국소적인 부위에 혈관의 가장 안쪽

경색 등의 구체적 병명이 붙게 된다.

(1) 동맥경화

혈관의 구조를 살펴보면, 안쪽으로는 얇은 내막이 있고, 바깥쪽으로는 외막이 있는데 내막과 외막 사이에는 두꺼운 근육으로 된 중막이 있다. 이 중막에 여러 물질(피로 물질*)이 달라붙으면 내막은 혈관의 안쪽으로 부풀어오른다. 이 중막에 붙은 물질 중 콜레스테롤이란 것이 있는데, 이는 동물성 지방의 일종으로 엿처럼 끈적끈적하고 엉겨 붙기 잘하는 물질이다. 그리고 처음에는 끈적끈적하던 기름때가 날이 갈수록 단단하게 굳어지고, 칼슘이 쌓여 마침내 뼈처럼 딱딱하게 변한다. 그리고 부풀어오르던 내막은 터져 버리고 혈관의 내벽이 헐기 시작한다. 이 헐어버린 혈관에 혈소판 등이 달라붙어 응고(덩어리)가 생기게 되고 이로 인해 동맥벽이 굳어져서 탄력성이 감소하고 이상 조직이 증식하여 내 경이 좁아지는 현상을 동맥경화라 한다. 이상과 같은 동맥벽의 변화는 동맥 벽에 손상과 변성을 일으키는 여러 가지 복합적인 위험 요인으로 발생하게 된다. 동맥경화를 일으키는 위험 요인으로는 고혈압, 고지혈증, 흡연, 당뇨병, 비만(과식), 운동 부족, 스트레스 등임이 여러 연구 및 조사에서 밝혀졌다. 고령자, 유전적 소질을 이어받은 사람도 동맥경화를 일으키기 쉬운 불리한 조건에 해당된다.

1) 동맥경화의 유발 인자

① 과식

과식을 하게 되면 필요 이상의 에너지가 체지방으로 축적되어 비만을 일으키게 되는데, 비만이 되면 피 속에 지방 성분의 농도가 높아지게 되고 혈관 벽에 쌓여 동맥경

층인 내막이 두꺼워져 혈관이 좁아지게 되어 피가 흐르는데 장애를 불러일으키는 질환으로 심장이나 뇌 혈전증의 원인이 되고 고콜레스테롤혈증이 주된 위험 인자이고, 이와 달리 동맥경화는 혈관 전반에 걸쳐 혈관 벽이 섬유화되고 탄력성이 감소하는 퇴행성 변화가 생기는 것으로 고혈압과 노화가 주된 위험 인자이다.

* 피로 물질 : 물질 대사에 의한 노폐물인 젖산, 아세트산, 포도당, 암모니아, 시스틴, 시스테

화를 유발하는 요인이 될 수 있다. 또한 과식으로 인한 필요 이상의 영양소는 숙변이 되어 장 안에서 유독 물질을 내뿜기도 한다. 각종 독소와 노폐물로 더럽혀진 혈액은 결국 세포와 신경을 훼손시켜 각종 질병을 유발시킬 수 있다.

② 고혈압

고혈압은 현재 우리 국민들의 동맥경화성 질환을 발생시키는데 가장 큰 역할을 하는 위험 요인이다. 비록 경증 고혈압이라 하더라도 여러 해를 지속하면 동맥 내막에 손상이 가해지며 손상된 내막은 서서히 기름기가 끼고 이상 조직이 증식을 일으킬 바탕을 제공하게 된다. 비록 아주 높은 고혈압을 치료하여 경증 고혈압으로 끌어내렸다 하더라도 혈압이 완전히 정상 범위에 머물러 있지 않는다면 동맥경화성 변화는 서서히 진행될 수 있다.

성인에서 최고 혈압이 140이상 최저 혈압이 90 이상이면 고혈압으로 진단되며 고혈압환자는 정상인과 비교하여 중풍(뇌졸중)이 7배나 더 많이 생기며 관상동맥질환의 발병도 3배 이상이 된다고 한다. 그러므로 고혈압이 있는 경우는 혈압이 140/90mmHg 이하로 유지시키는 것이 좋다.

③ 고지혈증

고지혈증이란 혈액 내에 너무 많은 지방 성분이 있다는 뜻이다. 지방 성분 중에서도 콜레스테롤은 죽종의 주요 성분이다. 혈액 속의 콜레스테롤 농도가 높을수록 동맥 내막과 근육층 사이에 자리잡은 식세포들은 더 많은 기름기를 세포질 속에 함유하게 되며, 오랜 세월이 흐르는 사이에 동맥벽에 지방이 축적하게 되는 결과가 된다. 당뇨, 신

인, 크레아티닌, 잔여 질소 등이 있다.

증후군, 알코올 중독, 갑상선 기능 저하증 등의 병이 있으면 고지혈증이 합병하게 되는 결과로 동맥경화가 촉진된다. 여러 가지 이유로 고지혈증이 될 수 있으나 가장 중요한 것은 동물성 지방을 과다 섭취 하는 데 있다.

④ 과도한 지방질 섭취

지방질을 필요 이상으로 섭취하면 마찬가지로 체내에 지방이 축적되고, 피 속의 지방농도도 증가하게 된다. 특히 콜레스테롤이 많은 식품을 자주 섭취하면 혈액에 콜레스테롤이 많게 되고 혈관 손상 부위로 콜레스테롤이 많이 쌓이게 되어 동맥경화를 촉진 하게 된다.

***총 콜레스테롤** 량은 병이 현재 없는 성인에서 200mg 이하, 저 콜레스테롤은 120mg 이하를 유지하도록 하는 것이 좋으며, 이미 동맥경화를 갖고 있는 환자는 총 콜레스테롤 양을 170mg 이하 저 콜레스테롤은 100mg 이하로 유지해 주는 것이 좋다.

***콜레스테롤**이 많이 포함된 음식 : 계란 노른자, 동물의 뇌, 간, 콩팥, 염통 등의 내장, 닭 껍질, 베이컨, 버터, 생선의 내장, 일부 생선의 껍질, 오징어, 문어, 바다 큰 새우, 작은 새우, 버터가 들어간 과자류, 푸딩 등이다.

***동물성 식품**이면서 콜레스테롤이 소량만 들어있는 음식 : 소, 돼지, 닭, 양의 살코기, 혀, 햄, 마가린, 생선류 등이다.

***고 콜레스테롤**이 많이 포함된 음식 : 주로 등 푸른 생선, 식물성 기름에 포함되어 있다.

· 등 푸른 생선 : 고등어, 청어, 참치, 멸치, 정어리, 숭어, 연어 등

· 식물성 기름 : 올리브유, 콩기름, 참기름, 들기름 등

⑤ 동물성 단백질의 과다 섭취

동물성 단백질이 지닌 아미노산은 분해 과정에서 각종 부패 산물로 만들어진 질소 화합물인 아민, 암모니아, 페놀, 유화수소 등을 만들어낸다. 피 속에 쌓이는 이상 노폐 산물은 점막을 자극하여 비정상적인 점액 분비를 불러일으키거나 조직 세포에 염증 또는 신체 조직의 일부가 기능을 잃게 되는 괴저를 일으키기 쉽다. 또한, 동물성 포화 지방이 혈액 중에서 침전되어 혈관 벽에 침착 되면 혈액의 통로가 좁아지고 혈액의 흐름이 원활하지 못하게 되어 동맥경화증, 고혈압, 중풍, 뇌혈전, 협심증 등을 유발시 킬 수 있다. 그리고 동물성 단백질에는 장의 운동을 원활하게 하는 필수 섬유질이 없 기 때문에 변비를 유발하고 장내 부패를 일으킬 수 있다.

⑥ 염분의 과다 섭취

소금은 나트륨과 염소가 합해져서 이루어진 물질인데, 특히 나트륨은 우리 몸에서 항상 물과 같이 움직인다. 따라서 염분섭취가 많아지면 혈액의 양이 많아지고 그 결 과로 혈압이 올라가 고혈압을 유발하게 된다. 고혈압은 혈관의 손상을 촉진시킨다.

⑦ 운동 부족

육체적인 활동이 적은 사람에게서 동맥경화 중 특히 관상동맥경화의 발생 빈도가 높은 것으로 알려져 있다. 운동은 체중 조절 효과, 혈중 지방의 감소, 동맥경화를 예방 하는 좋은 지단백질의 농도를 증가시켜 주는데 육체적 활동이 적어지면 운동 그 자체

의 보호 효과를 얻지 못하기 때문인 것으로 추정되고 있다.

⑧ 당뇨병

당뇨가 있으면 당질이 효과적인 에너지원으로서 이용되지 못하기 때문에 대신 지방질이 분해되어 에너지원으로 이용된다. 이 과정에서 혈중 지방질의 농도가 높아지며 동맥경화가 용이하게 형성된다.

▶ 당뇨병이 있는 사람은 식사 요법과 약물 요법을 병행하여 소변에는 당이 나오지 않도록 조절해야 하며, 식후 2시간 혈당치는 많아도 200 이하가 되도록 하는 것이 좋다.

⑨ 노화, 스트레스

노화에 따라 혈관의 노화가 진행되어 가며, 스트레스를 자주 받는 환경에 있는 사람은 흥분하기 쉬운 경향이 있다. 흥분을 하게 되면 교감 신경의 작용으로 분비되는 아드레날린이라는 호르몬이 동맥벽에 손상을 주어 동맥경화에 걸릴 위험이 높아지게 된다.

⑩ 흡연

흡연하면 혈중에 일산화탄소가 많아지며 이것이 혈관 벽에 손상을 주고, 혈소판의 응집력이 강화되어 혈전 형성이 용이하여 질 뿐 아니라, 혈소판이 분비하는 증식 인자가 동맥벽의 병적인 이상 증식을 촉진한다고 한다.

▶ **담배의 독성 물질** : 흡연 시 약 4,000여 종의 화학적 성분이 담배에서 생산되어

인체로 흡입된다. 담배 연기는 기체 성분과 미립자 성분으로 나눌 수가 있다. 한번 흡입 시 대개 50mg의 담배 연기가 인체로 흡입되는데 이 때 미립자 성분 18mg과 기체 성분 32mg(5%는 CO가스)이 흡입된다. 한번 흡입된 담배의 유독 물질 중 일산화탄소 전량 흡수, 니코틴의90% 뇌에 도달, 타르의 70% 정도가 기도에 축적하여 독성을 나타내게 된다.

담배 속의 주요 유해 물질들의 용도

종 류	용 도	종 류	종 류
비 소	개미 살충제	일산화탄소	차 배기가스
청산가리	쥐약으로 사용	메탄올	제트기 연료
포름알데히드	시체 방부제	부 탄	불붙이는 점화액
암모니아	세척제	카드뮴	재충전 배터리

· 인체에 유해한 주요 기체 성분 : 일산화탄소, 이산화탄소, 니트로사민, 질소화합물, 시안화수소, 암모니아 등이 있다.

· 미립자 성분의 유해 주요 물질 : 니코틴, 타르, 석탄산, 포로늄210(방사선 물질), 비소, 크레졸, 싸이나, 벤조피렌, 아크롤레인 등이 있다.

2) 동맥경화의 진행과정

① 동맥의 중막에 여러 가지 물질이 오랫동안 침착되면 내막이 혈관 내부로 부풀어오르는데 이것이 최초의 동맥경화 현상이다.

② 콜레스테롤 등의 이물질이 계속 침착되면 내막이 더욱 부풀어올라 혈관은 좁아지고 여기에 칼슘이 쌓이면 마침내 뼈처럼 딱딱하게 굳어진다(석회화).

③ 부풀어오르던 내막이 터지고 내벽이 헐기 시작하는데, 혈액이 이 상처에 달라붙어 응고되면 혈전이 만들어진다.

④ 혈전이 혈액의 흐름을 막게 되면 치명적인 손상을 초래할 수 있다.

(2) 죽상경화증

동맥은 안쪽부터 내막, 중막, 외막으로 세 층이 있는데, 죽상경화증은 여러 위험 인자에 의해 먼저 내막을 이루는 내피 세포에 기능 이상이 생겨 콜레스테롤 등의 지방 성분이 침투하여 줄모양의 지방선을 형성한다. 이것은 대개 10세 중반부터 대동맥궁에서 생성되나 사람에 따라 없어지기도 한다. 또한 계속 진행되기도 하며, 뇌혈관의 동맥경화는 그 이후에 나타나는 것으로 알려져 있다. 지방선이 더 진행하면 지방을 염증 세포, 섬유질 등이 둘러싸며 중막의 평활근 세포가 내막으로 들어와 자라 섬유성 프라그(섬유종)를 형성한다. 이것이 더 진행하면 석회화되고 혈전 등이 만들어져 점차 동맥의 내강이 좁아지게 된다. 죽상경화증은 혈관이 양분되거나 분지를 내는 곳에서 호발하여 총경동맥이 내경동맥과 외경동맥으로 나뉘는 부위나 쇄골하동맥에서 추골동맥이 분지되는 부위에 잘 생긴다. 그 이외 머리 안쪽 혈관 중에서도 중대뇌동맥이나 기저동맥에 잘 생긴다.

· 죽상 경화증의 전통적인 위험 인자 : 고콜레스테롤혈증, 흡연, 고혈압, 당뇨병, 남자 등이 있다. 최근에는 이런 것들뿐만 아니라 산화 스트레스*, 균의 감염(위궤양의 원인이 되는 헬리코박터, 충치를 일으키는 균, 폐렴의 원인이 되는 클라미디아 등), 혈 역학적 인자에 의한 혈관의 내피 세포의 기능 이상, 호모시스테인이라는 아미노산 등의 새로운 위험 인자가 대두되고 있다.

1) 죽상경화의 진행 과정

동맥경화 병소부에는 죽상경화나 석회 침착 등을 볼 수 있다. 죽상경화는 특히 내막에 지방질이 침착하여 비후된 상태를 말한다. 일반적으로 뇌나 심장, 대동맥 등에 많이 발병한다. 죽상경화의 일반적인 발병 과정은 다음과 같다.

① 대동맥의 혈관 벽에 들어가는 가느다란 영양 혈관에 지방질 등이 침착하여 혈류량이 감소하면 대동맥의 혈관 내벽에 상처를 받기 쉽게 된다.

② 혈관 내벽의 세포가 탈락하여 동맥경화의 계기가 되는 작은 상처가 된다.

만성적인 고지혈증 등은 더욱 상처를 덧나게 하기 쉬운 위험 인자이다.

③ 상처 회복을 위해 혈소판이 붙는다. 혈소판은 혈액의 응고를 촉진하거나 중막의 세포를 증식시키는 물질을 방출한다. 혈액 중에서 콜레스테롤이 침입하여 점차 비후하여 진다.

④ 중막의 구성 세포나 혈액 중의 단구 등이 내막에 침입한다. 이들 세포는 콜레스테롤 등의 지방분을 함유한 대형세포(포말세포)로 된다. 내막은 더욱 비후하여 혈관의 내강을 좁히게 된다.

⑤ 콜레스테롤이나 석회가 침착하여 섬유분도 증가하기 시작한다. 이들은 파괴된

---

* 산화스트레스

활성산소가 발생하는 과정을 말한다. 이때 산화스트레스를 줄이기 위해서는 항산화작용이 있는 비타민C, E 등과 각종 식물에서 얻을 수 있는 영양분을 복용하면 활성산소로 인한 피해를 줄일 수 있다.

포말세포의 파편 등과 함께 혜도로상(폐액)의 혈전을 형성한다. 병의 변화가 여러 가지 진행하면 혈관의 내강은 거의 협착하여 혈류가 대폭적으로 감소한다. 이때 자각 증상이 나타나는 단계이다. 얼마 되지 않아 병의 변화 부위가 완전히 폐색하여 치명적인 상태를 유발하게 된다.

⑥ 동맥경화에 이른 혈관 내막의 경화병소가 탈락하여 말초 혈관에 흘러 가느다란 혈관을 막아 버리는 경우도 있다.

2. 동맥경화의 종류

동맥경화에는 죽상경화, 중막경화, 세동맥경화 등 크게 3가지로 분류할 수 있다.

(1) 죽상경화

동맥내막의 내피세포에 콜레스테롤, 인지질, 중성지방 등의 지질 축적과 섬유성 비후를 일으키는 것을 말한다. 대동맥, 관상동맥 등 비교적 굵은 동맥의 내막에서 일어난다.

(2) 중막 경화

동맥의 중막 평활근에 병변이 생겨 변성과 괴상에 의해 섬유화, 출혈과 석회 침착을 일으키는 동맥의 노화 현상을 말한다.

(3) 세동맥경화

소동맥이나 200㎛이하의 세동맥에 주로 발생한다.

3. 동맥경화의 주요 증상

동맥경화가 진행되어 혈관이 좁아지면 그 혈관에서 피를 받는 조직이나 기관은 피를 받지 못하여 산소가 부족한 상태에 빠진다. 이 상태를 허혈(피가 부족하다는 뜻)이라 부른다. 동맥경화가 심하게 진행되고 여기에 혈전이 생겨 피의 흐름이 완전히 차단되면 피를 받던 조직은 죽게 된다. 이 상태를 경색이라 부른다. 동맥경화의 증세는 침범된 부위에 따라 다르므로 각 장기별로 설명한다.

(1) 뇌동맥에 발생한 동맥경화 – 뇌졸중증 유발

뇌를 영양 하는 혈관에 동맥경화가 진행되어 피의 흐름이 원활치 못하면 뇌허혈이 온다. 이것을 일과성 뇌허혈이라고 부르며 혈관이 완전히 막히면 뇌경색이 된다. 뇌허혈이나 뇌경색은 머리 속에 있는 뇌동맥의 병으로 생기는 것이 많으나 일부에서는 목의 양쪽을 따라 뇌에 피를 공급해주는 경동맥경화가 그 원인이 되고 있다.

1) 뇌는 신체의 조직 중 가장 중요한 곳이므로 혈행 장애가 일어나면 치명적 손상 초래할 수 있다.

2) 두통, 현기증, 구토, 언어장애, 운동마비 등을 일으키며 의식을 잃고 쓰러진다.

3) 초기에 사망할 수도 있고 영구적인 의식 장애, 반신불수 등의 후유증을 남길 수도 있다.

4) 뇌출혈과 뇌경색 등이 대표적이다.

(2) 심장에 발생하는 동맥경화 – 허혈성 심장 질환 유발

심장은 근육으로 된 펌프라고 말할 수 있다. 심장이 피를 펌프질하여 전신에 공급하려면 심장 근육 스스로도 산소와 영양 물질을 받아야 한다. 관상동맥은 심장 근육에 피를 공급하는 핏줄로서 대동맥이 시작하는 부위로부터 좌우 관상동맥이 나오며, 좌 관상동맥은 두 가지로 갈라져 앞가지는 심장의 앞부분을, 뒷가지는 심장의 뒷부분을 관장하며, 우 관상동맥은 주로 심장의 밑 부분을 영양하고 있다.

1) 협심증 - 가벼운 흉통

관상동맥경화가 생기면 심장 근육에 허혈이 오는데 이것을 협심증이라 부른다. 전형적 협심증은 가슴 아픔(흉통)으로 나타난다.

① 흉통은 가슴 한복판, 왼쪽 가슴 또는 가슴 전체에 오며 목, 턱 양쪽 팔 또는 왼쪽 팔 등으로 뻗친다. 또한 사람에 따라 표현은 다르나 조이고 누르는 듯한 느낌이며 큰 트럭이 가슴 위를 덮치는 듯한 기분이라고 표현한다.

② 전형적 협심증은 운동량에 비례하여 증세가 나타나는 것이 특징이어서 빨리 걷는다든지 언덕을 오른다든지 층계를 오를 때 나타났다가 쉬게 되면 안개가 걷히듯 수분 내에 감쪽같이 증상이 사라지기도 한다.

③ 지속 시간은 수분에서 십여 분까지이며 그 이상 오래 계속되면 불안정형 협신증이나 심근경색이 될 수 있다.

2) 심근경색증 - 극심한 흉통

관상동맥경화로 좁아진 혈관에 혈전이 생기면 피의 흐름이 완전히 멈추게 되고 심근경색이 생긴다. 때로는 협심증이 흉통이 없거나 경미하여 소화 불량처럼 와서 환자들이 소화제만 쓰다가 심근경색이 되는 경우도 있다.

① 안정되어 있던 협심증이 그 횟수나 정도에 따라 약에 대한 반응도가 달라지고 10~15분 이상 지속되면 불안정형 협심증으로 진행된 것이며 불안정형 협심증은 심근경색의 전 단계 상황으로 응급치료가 필요하다.

② 관상동맥 폐쇄로 심장근육에 산소와 영양분 공급이 차단 시 심근의 괴사로 사망할 수 도 있다.(치사율 57% 이상)

③ 안정, 휴식, 약물복용으로도 완화되지 않는 격심한 흉통이 5분 이상 지속될 수 있다.

(3) 신장에 발생한 동맥경화 – 고혈압과 신부전 초래(뇨독증으로 사망 가능)

1) 콩팥에 피를 주는 신동맥경화는 콩팥에 허혈을 일으켜 고혈압의 원인이 되거나 이미 있는 고혈압을 악화시킨다. 신동맥경화가 진행되면 콩팥은 기능을 잃게 되고 신부전증에 빠지게 될 수 있다.

2) 갑작스레 병변을 일으키는 일은 없고 수년에 걸쳐 서서히 증세가 진행된다.

(4) 말초혈관에 발생한 동맥경화 – 간헐성 파행증(보행 곤란증)

동맥경화가 하지로 가는 말초 동맥을 침범하면 허혈의 증세로 파행이 생긴다. 파행이란 일정한 거리를 걸으면 허벅지나 장딴지에 쥐가 나듯 통증이 오며 얼마동안 쉬게 되면 통증이 풀려 다시 걸을 수 있으나 다시 걷게 되면 통증이 다시 오는 현상이다.

1) 발이 시리고 아프며, 통증 때문에 걸을 때 다리를 절게 되고, 걸음을 못 걷게 될 수 있다.

2) 쉬면 다시 피가 통하여 통증이 덜해지나, 걸으면 다시 아파진다.

3) 심해지면 근육에 혈액 공급이 되지 않아 발끝이 썩게 될 수도 있다.

4) 당뇨병에 걸린 사람은 말초동맥경화가 더 잘 일어 날 수 있다.

iv 콜레스테롤

1. 콜레스테롤이란?

혈액 속의 지방질 중 하나이다. 그 외에 중성지방, 인지방, 유리지방산 등이 있지만, 특히 건강에 영향을 미치는 동맥경화와는 콜레스테롤이 밀접하게 관련되어 있다.

콜레스테롤의 주요 역할

· 몸을 형성하는 세포와 세포막을 구성하는 주요 성분이 된다.

· 각 장기 기관의 작용이나 몸의 상태를 정상으로 유지하는 성호르몬(남자 : 테스토스테론, 여자 : 에스트로겐)을 합성하는 재료가 된다.

· 음식물의 소화 흡수에 필요한 담즙산의 원료가 된다.

2. 콜레스테롤의 종류

콜레스테롤은 음식물에서 섭취되는 것 외에 필요에 따라 체내에서도 합성된다. 식사에 의해 섭취되는 양은 300~500mg 정도, 체내에서는 그 보다 많은 1000~1200mg 정도가 합성되는 것으로 추정된다. 콜레스테롤은 체내에 분포되어 있는데 그 비율은 뇌에 약 25%, 전신의 근육에 약 25%, 혈액 속에 약 10% 등으로 비교적 많이 존재하며, 나머지는 장기 기관 등에 분산되어 존재한다. 콜레스테롤은 혈류를 따라 세포로 순환을 하게 되어 있지만, 콜레스테롤과 다른 지방은 피 속에 녹지는 않는다. 따라서 콜레스테롤이 세포로 순환하기 위해서는 '지단백'이라는 특수한 운반체가 있어야 한다. 즉, 혈액 속에서 단백질과 결합하고 있다.

이것을 리포단백질이라 부르는데 비중에 따라 큰 것은 고밀도 지단백(HDL), 작은 것은 저밀도 지단백(LDL), 중밀도 지단백(IDL), 더 작은 것은 초저밀도 지단백(VLDL)으로 나누어진다. 그중 중요한 것은 '저밀도 지단백(LDL)과 고밀도 지단백(HDL)이다.

(1) 저밀도지단백(LDL)은 약 25%의 단백질과 45%의 콜레스테롤을 가지고 있다. 주요 역할은 혈액에 실려서 체내에 돌며, 세포에 콜레스테롤이나 인지질 등의 지방분을 운반하는 것이다. 그런데 LDL은 알갱이가 작기 때문에 일정량을 초과해 혈액 속에 많아지면 여분의 LDL은 동맥벽에 침입하고 그곳에 침착해 동맥경화를 야기하게 된다. 또 LDL 자체에 혈관의 내벽에 늘어선 내피 세포를 상해하는 작용이 있다는 것도 알려져 있고 LDL이 보다 용이하게 혈관 벽에 침입하는 조건을 만들어준다. 바람직한 저비중 콜레스테롤 값은 130mg/dl이하라야 하며, 또 LDL 콜레스테롤의 혈중 농도값이 160mg/dl이면 총콜레스테롤 값으로 240mg/dl에 해당하는 것으로 환산된다.

(2) 고콜레스테롤(HDL)은 비중 높은 지단백으로 간장이나 장관에서 합성된다. HDL의 역할은 혈액에 실려 전신을 순환하며, 동맥이나 세포 내에 있는 여분의 콜레스테롤을 회수해 다시 간장으로 돌려주는 것이다. 간장으로 돌아온 콜레스테롤은 담즙산의 재료로 사용되기도 하고, 다시 VLDL로 합성되어 전신에 보내져 재이용되기도 한다.

---

* LDL 콜레스테롤의 혈중 농도
130mg/dl이하 : 바람직하다.
130~159mg/dl : 높은 경계선
160mg/dl 또는 그 이상 : 높다.

* HDL콜레스테롤의 혈중 농도
60mg/dl 이상 : 바람직하다
35~59mg/dl : 높은 경계선
35mg/dl 미만 : 높다

대부분의 성인 남자에게는 40~50mg/dl이고, 여자는 50~60mg/dl 이상이다.

3. 혈액 속에 존재하는 지질의 4종류

혈액 속에 존재하는 주요 지질은 다음의 4종류이다.

(1) 콜레스테롤과 그 지방산 에스테르

(2) 중성지방(트리글리 세리드)

(3) 인지질(레시틴)

(4) 유리지방산

지질이 물에 녹지 않는다는 것은 잘 알려져 있듯 대부분의 수분으로 되 있는 혈액에도 지질이 그 형태인 채로 녹아드는 일은 없다. 지질이 혈액에 의해 체내에 순환할 수 있는 것은 지질이 어떤 종류의 단백질과 결합되어 있기 때문이다. 곧, 물과 잘 융화할 수 있도록 지질은 단백질로 표면이 덮인 작은 입자가 되어서 혈액 속에 존재해 있는 것이다. 이와 같은 지질과 단백질의 복합체를 '지단백(리포단백)' 이라 부르고, 지질의 표면을 덮은 단백질을 '아포단백' 이라 부른다. (1)~(3)은 아포단백과 결합해 '지단백'으로 체내를 순환하고 있다. 또 (4)는 알부민이라는 물질과 결합해 혈중에 존재한다. 지단백은 혈액과도 융화하므로 간장에서 합성되는 콜레스테롤이나 중성지방 또, 소장에서 흡수되는 지질을 혈액의 순환에 의해 근육이나 지방조직 등의 세포로 운반하는 중요한 역할을 한다.

4. 중성지방이란?

혈액 속의 중성지방은 음식물에 공급되는 당질을 재료로 하여 간장에서 합성된다.

❋ 정상과 비정상 총콜레스테롤의 혈중 농도

200mg/dl 이하 : 바람직하다

200~239mg/dl :높은 경계선

240mg/dl 이상 : 높다.

중성지방의 대부분은 VLDL이라는 지단백에 함유되어 있다. VLDL은 LDL콜레스테롤만큼 악 영향을 미치지는 않지만, VLDL 치가 높으면 그 일부는 분해되어 LDL이 되고 HDL을 감소시키는 작용을 한다. 이렇게 하여 중성지방은 동맥경화를 촉진하게 된다. 혈중의 중성지방과는 별개 문제로 몸 속에서 중성지방은 피하의 조직에 비축되며 필요에 따라 에너지원으로 사용되기도 하고, 추위로부터 몸을 지키는 작용을 한다. 당질은 간장에서 대사되어 에너지원이 된다. 그런데 당질을 과잉 섭취하면 남은 것은 중성지방의 합성에 사용되어 버린다. 중성지방이 지나치게 몸에 쌓이면 비만의 원인이 되는 것이다. 중성지방의 재료가 되는 대표적인 것은 설탕과 알코올이다. 알코올은 칼로리도 높을 뿐 아니라, 간장에서 당질로 바뀌기도 하고 간장의 환경을 중성지방 합성에 알맞은 상태로 바꾸기도 하는 작용을 지니고 있다.

228

＊ 중성지방의 혈중 농도

150mg/dl 이하 : 바람직하다

150-200mg/dl : 높은 경계선

200-500mg/dl : 높다.

500mg/dl 이상 : 아주 높다.

Ⅴ 고혈압

1. 고혈압의 정의

(1) 혈압이란?

혈압은 우리 몸에 맑고 깨끗한 혈액을 공급하기 위해 심장이 끈임 없이 펌프작용을 할 때 혈관 벽이 받게 되는 압력을 가리킨다. 즉, 혈액을 말초의 모세혈관에 보내는 힘이며, 인체의 동맥혈관에 흐르는 '혈액의 압력' 이다. 심장과 떨어진 혈관일수록 낮고 심장과 가까운 혈관일수록 높다. 즉, 정맥 → 모세혈관 → 동맥 → 대동맥 순으로 높아진다. 우리 몸 구석구석까지 충분한 혈액을 공급해주기 위해서는 좌심실이 수축할 때 가장 강한 압력을 필요로 하게 된다. 이때 즉, 심장이 수축하여 혈액을 내보낼 때의 혈압을 흔히 수축기 혈압 또는 최고혈압이라 한다. 반면, 심장이 혈액을 담고 있을 때 다시 말해 심장의 확장이 끝나고 대동 맥판이 닫힐 때의 혈압을 확장기 혈압 또는 최저혈압이라 한다.

(2) 정상 혈압이란?

일반적으로 보통의 경우 혈압은 사람마다 차이가 있을 뿐 아니라 환경에 따라 서로 차이가 있다. 즉, 체격이 클 때와 작을 때 연령이 많을 때와 적을 때, 남자인 경우와 여자인 경우에 따라서 차이가 있다. 이와 같이 혈압은 개개인마다 다르므로 혈압의 정상과 비정상을 정확하게 구분하여 말하기는 그리 쉽지 않다. 비정상이라고 말할 때의 기준은 WHO(세계보건기구)가 정한 기준에 의해서이다.

- · 저혈압 : 최고 혈압 100mmHg 이하, 최저 혈압 60mmHg
- · 정상혈압 : 최고 혈압 139mmHg 이하, 최저 혈압 89mmHg 이하
- · 경계고혈압* : 최고 혈압 140~159mmHg, 최저 혈압 90~94mmHg
- · 고혈압 : 최고혈압 160 mmHg 이상, 최저 혈압 95mmHg 이상을 말한다.

2. 고혈압의 종류

고혈압의 종류에는 크게 본태성 고혈압, 속발성 고혈압, 심혈관성 고혈압증, 연소증 고혈압증 등이 있다.

3. 고혈압의 원인

고혈압의 발병기전설은 체액설과 혈관수축설이 있다.

(1) 체액설

콩팥의 나트륨배설에 이상이 생겨 혈관 내 체액량이 증가하고 이에 의해 말초혈관 의 저항이 커지고 심박출량이 늘어 고혈압이 온다는 것이 체액설이다.

(2) 혈관 수축설

교감신경계, 안지오텐신과 같은 요인들에 의해 혈관 수축이 생겨 혈압이 상승한다

---

* **경계고혈압**이란 정상 상태에서 고혈압으로 옮겨가는 중간 단계를 말하는데, 이 단계에서 잘 다스리면 고혈압까지 이르지 않는다. 혈압은 하루 24시간 동안 자연적인 생리 현상으로서 20mmHg 이내의 변화를 일으킨다.

는 것이 혈관 수축설이다.

(3)기타

그 외에 다른 유발 인자로는 비만과 스트레스가 있는데 비만은 체액량과 심장 기능을 증가시키고 스트레스는 혈관 수축을 일으키는 교감신경계의 작용을 활성화시킨다.

4. 고혈압의 증상

고혈압의 흔한 증세로 뒷목이 뻣뻣하거나 두통, 어지러움증 그리고 귀에서 윙하는 소리가 들리는 느낌 등이 있는데 이런 증상들은 정상인에서도 흔히 볼 수 있는 비 특이적인 증상들이다. 보다 중요한 것은 대부분의 고혈압환자들에서 별 증상이 없으며 우연히 또는 정기 신체 검사에서 발견되는 경우가 대부분이라는 것이다.

5. 고혈압의 합병증

뇌에 장애가 생겨 일어나는 합병증으로는 뇌출혈이나 뇌혈전 등이고 심장증상으로는 협심증이나 심근경색을 들 수 있다. 심부전, 부정맥 등도 동반한다.

vi 심장 질환과 고혈압의 식이 요법 핵심 포인트

소식

심장병과 고혈압에서 가장 중요한 것은 소식을 하는 것이다. 즉, 과식을 하지 않는 것이다. 과식을 하게 되면 여분의 당이 지방으로 바뀌게 되므로 콜레스테롤을 증가시키게 된다. 콜레스테롤이 증가하게 되면 심장병과 고혈압의 주원인이 되므로 과식은 피하는 것이 좋다. 또한 고혈압인 사람의 경우는 소식으로 인해 혈압이 70%까지 떨어질 수 있는 효과를 볼 수 있다.

호흡

심장병과 고혈압의 중요 인자는 심박출량과 심박수이다. 심박수에서 중요한 것이 심근의 길이인데 이 심근의 길이를 늘게 해주는 것이 혈액량이다. 이 혈액량을 증가시켜주는 것이 호흡이다. 호흡을 길게 해주면 폐활량이 커지고 폐활량이 커지면 커진 만큼 심장 박출량이 커져서 혈액순환이 잘된다. 그러므로 심장병과 고혈압에는 호흡을 잘해주는 것이 중요하다.

☞ 호흡하는 방법 : 인영이 큰 사람은 들숨을 길게 해주고 촌구가 큰 사람은 날숨을 길게 해준다.

체온 유지

체온이 따뜻하면 심박수는 증가하고 낮으면 심박수는 줄어든다. 그래서 체온이 높으면 혈관이 팽창하고 혈류량이 증가한다. 반대로 온도가 낮으면 수축하고 혈류량이 저하된다. 또한 몸이 차지면 세균과 바이러스의 증식으로 염증이 생기기 쉬워진다. 그러므로 몸을 따뜻하게 해주는 것이 심장병과 고혈압이 있는 사람에게는 중요하다.

☞ 체내의 온도는 39~40도 일 때가 가장 좋다.

운동

심장병과 고혈압이 있는 사람은 운동을 하는 것이 좋다. 운동을 하면 심박출량을 증

〈정상 시와 운동 시의 혈액의 분포〉

기관	뇌	심장	간, 소화관	신장	골격근	피부
정상 시	13~15%	4~5%	20~25%	15~20%	15~20%	3~6%
운동 시	3~14%	4~5%	3~5%	2~4%	80~85%	

가시켜서 혈액이나 혈압의 조절이 잘된다.

단, 운동을 할 때에는 땀나지 않게 40분~1시간 정도로 천천히 해주는 것이 가장 좋다. 즉, 과격하게 운동을 하게 되면 혈액은 골격근과 근육으로만 치우쳐서 장부 쪽은 혈액 순환이 안 돼 차게 된다.

스트레스는 적

스트레스를 받으면 신경계 중 교감신경이 작용을 하게 된다. 교감신경에서는 아드레날린이라는 호르몬이 분비가 되는데 이 호르몬은 혈관을 수축시키고 혈압을 상승시킨다. 그러므로 심장병이나 고혈압이 있는 사람은 스트레스를 받지 않도록 조심해야 한다.

☞ 스트레스에 좋은 영양소는 비타민C, 비타민E, 비타민B군 등이 있다.

소금 섭취를 줄여야

심장병과 고혈압이 있는 사람은 소금을 과다 섭취하지 않도록 조심해야 한다. 세포 내액의 칼륨과 나트륨의 비율이 10대 1이고 세포 외액에서의 칼륨과 나트륨의 비율은 1대 28이다. 나트륨(소금)을 과다 섭취했을 시는 삼투압작용으로 나트륨이 많아진다. 많아진 나트륨은 심근 안으로 들어가서 심근 수축을 일으키고 심박을 빨라지게 한다. 이러한 현상으로 혈압이 상승하므로 혈압이 높은 사람은 소금을 적게 먹어야 한다.

* 심장병과 고혈압의 주원인이 되는 나트륨(소금)을 조절하는 것은 칼륨이므로 칼륨이 함유된 식품을 먹어주는 것이 좋다.(쓰고 단맛이 나는 칼륨 식품이 좋다)

고콜레스테롤 음식

부신피질에서는 아드레날린 호르몬과 노르아드레날린 호르몬, 아세틸콜린 호르몬을 분비한다. 이러한 호르몬들은 교감신경과 부교감신경에 의해서 조절된다. 교감신경이 자극되면 아드네날린과 노르아드레날린이 교감신경의 신경세포 말단에서 분비되고 부교감신경이 자극되면 아세틸콜린 호르몬이 분비된다. 이 두 관계에 의해서 혈압은 올랐다 내렸다 한다. 이 부신피질호르몬은 콜레스테롤에 의해서 만들어진다. 콜레스테롤은 크게 고콜레스테롤(HDL)과 저콜레스테롤(LDL)로 나뉜다. 이중에 HDL은 세포막을 얇게 하고 LDL은 세포막을 두껍게 만든다. 보통 고혈압 환자는 LDL의 수치가 높다. 그러므로 심장병이나 고혈압이 있는 사람은 고콜레스테롤(HDL)이 많은 식품을 먹어주는 것이 좋다.

단, 고혈압이나 심장병이 없는 사람은 HDL과 LDL의 섭취 비율을 균형 있게 해주는 것이 좋다.

* 저콜레스테롤(LDL)이 좋아하는 것은 활성산소인데, 저콜레스테롤과 활성산소가 만나면 과산화지질이 되어 많은 병을 유발시킬 수 있다. 그러므로 항산화제를 먹어주는 것이 좋다.

항산화제의 종류

항산화제의 분류	항산화제의 종류
원소로서의 항산화제	게르마늄, 셀레늄, 크롬 등
고분자 항산화제	SOD, 글루타치온, 카탈라제 등
저분자 항산화제	비타민C, 비타민E, 비타민B1, 베타카로틴, 이소플라본, 퀴논, 카테킨, 폴리페놀, 글루코사이드, 키토산 등

* 콜레스테롤을 증가시키는 요인 중에서는 지방을 과다 섭취하는 것과 과식하는 것이다. 과식을 하게 되면 여분의 당이 지방으로 바뀌게 되므로 콜레스테롤을 증가시키게 된다. 그러므로 지방의 과다 섭취와 과식은 콜레스테롤을 증가시킴으로 조심하여야 한다.

▶ 고 콜레스테롤이 많이 포함된 음식 : 주로 등 푸른 생선, 식물성 기름에 포함되어 있다.

· 등 푸른 생선 : 고등어, 청어, 참치, 멸치, 정어리, 숭어, 연어 등

· 식물성 기름 : 올리브유, 콩기름, 참기름, 들기름 등

칼륨 섭취로 이뇨작용을

항이뇨호르몬인 바소프레신은 오줌을 안 나오게 하는 호르몬이다. 그런데 이 항이뇨호르몬에 의해서 오줌이 안 나오면 몸 속에 수분이 증가하게 되고 그로 인해 혈압이 상승하는 요인이 된다. 이때에는 몸 속의 수분을 배설시켜주는 것이 중요하므로 이뇨 작용이 있는 칼륨이 함유된 식품을 먹어주는 것이 좋다.(쓰고 단맛이 나는 칼륨 식품이 좋다)

좋은 장내 환경 유지

심혈관계 질환에서는 장내 환경이 중요하다. 장내 환경이 좋지 않으면 독소가 많이 생기고 이 독소가 혈관 벽을 파괴하여 혈액 순환에 지장을 줄 수 있다. 또한 소장에서는 피를 만드는데 그 중간 물질인 모네랄을 만들기 위해서는 장내 환경이 좋아야 한다.

▶ 장내 환경이 좋아지려면

· 동물성 단백질은 독소를 만들기 때문에 피하는 것이 좋다.

· 장내 온도인데 몸이 차져서 체온이 37도 이하가 되면 세균이나 바이러스가 급증할 수 있는 조건이 형성된다. 그러므로 찬 음식은 피하는 것이 좋다.(찬물, 찬술, 찬 음료수, 빙과류 등)

– 세균, 바이러스의 활성 억제 온도 : 39~40℃

– 효소의 최적 활성 온도 : 35~40℃

· 과식을 하게 되면 흡수되지 않은 과잉의 영양분이 혈액을 탁하게 만들고 몸을 차게 하는 주원인이 되므로 과식은 피하는 것이 좋다.

· 식이섬유와 유산균은 장내 환경을 개선하는 데 도움을 준다.

조심해야 할 음식

고혈압과 심장질환자는 강한 향이 있는 음식(나트륨 글루타민산, MSG), 카페인이 들어있는 음식(커피나 차 등), 담배, 알코올, 설탕, 지방(버터, 소, 돼지고기, 가공육류식품), 튀긴 음식, 패스트푸드(가공 식품), 탄산음료, 방부제가 든 음식, 설탕 첨가 제품(인공

감미료도 포함), 연화제를 쓴 고기, 밀가루 음식, 향신료, 아몬드나 땅콩, 감초 등의 섭취는 되도록 금하고 혈액 응고 억제제를 사용하고 있는 사람들은 혈액 응고를 돕는 비타민K가 함유된 음식이나 영양제는 피해야한다.

심근경색, 동맥경화 환자

비타민D의 섭취를 최소화하고, 고지방 유제품(크산탄산화효소를 함유하여 동맥의 손상을 입혀 동맥경화증을 초래할 수 있다), 음주, 흡연, 커피, 탄산음료, 붉은 색 육류, 향료가 많은 식품, 설탕, 흰 밀가루 등은 섭취하지 않는 것이 좋다.

고혈압 환자

MAO저해제(항우울제의 일종)를 복용하고 있다면 티라민(소시지나 치즈에 들어있는 화학 물질)의 섭취를 피하는 것이 좋다. MAO저해제와 티라민병용은 혈압을 급격히 높여 발작을 일으키는 원인이 된다.

*** 심장 질환자는 증류수를 마시는 것이 효과적이다.**

vii 심장 질환의 주 증상별 식이요법

흉통

흉통은 관상동맥이 동맥경화로 좁아져 심장 근육에 산소를 충분히 공급하지 못해 발생된다. 심근경색으로 나타나는 흉통은 발생 부위가 협심증과 비슷하나 통증의 정도가 더욱 심하고 30분 내지 몇 시간 지속됨이 보통이며, 안정을 취해도 통증이 지속된다.

협심증, 심근경색, 동맥경화 등의 공통 증상이다.

☞ 이때에는 혈전을 용해시켜 혈액이 잘 순환되게 해주는 것이 중요하므로 혈전용해 작용이 있는 DHA, EPA, DPA(참조)가 함유된 식품을 섭취해 주는 것이 좋다.

호흡 곤란

심장은 폐에서 산소를 받은 동맥피를 전신으로 보낸다. 다시 전신을 돌고 온 정맥피는 폐에서 탄산가스를 버리게 된다. 심장에 이상이 생기면 동맥피가 심장으로 돌아오기 어려워져 폐에 피가 쌓이는 폐 울혈 현상이 일어난다. 그러면 폐는 호흡 운동이 원활하지 못해 호흡곤란 증상이 일어날 수 있다. 누우면 심해지고 앉으면 편해지는 예가 대부분인데 이는 낮 동안 하반신에 몰려있던 혈액이 밤에 누우면 심장으로 몰려 부담을 주기 때문이다.

☞ 이때에는 혈액량을 늘려 혈액 순환을 원활하게 해주는 것이 중요하므로 호흡을 하는 것이 좋다.

· 호흡하는 방법 : 인영이 큰 사람은 들숨을 길게 해주고, 촌구가 큰 사람은 낼 숨을 길게 해준다.

※ 호흡량과 혈액량의 상관 관계

혈액 중의 산소가 증가한다는 것은 그 산소를 운반하는 적혈구(헤모글로빈)가 늘어난다는 것을 의미한다. 산소가 증가하면 혈액량이 늘어나 다량의 혈액이 혈관을 타고 흐르게 되며, 그때 혈관의 내벽에 붙어 있던 콜레스테롤 등의 불순물들이 씻겨 내려가게 된다. 따라서 혈액 자체가 정화됨은 물론 가뿐한 몸으로 다시 태어나는 상쾌한 기쁨도 맛보게 된다.

피로감

심장 기능이 저하되면 우리 몸의 각 장기에 혈액 공급을 원활하게 해주지 못하므로 필요한 영양분의 공급과 노폐물의 배설이 잘 되지 않아 쉽게 피로하며 허약감을 느끼게 된다.

☞ 이때에는 피로 물질을 제거해 주는 식품을 섭취하는 것이 좋다. 간 기능 향상에 효과가 있는 효소, 비타민C, 항산화제(참조)를 섭취하는 것이 좋다.

※ 신경비타민이라 불리는 비타민B1, B6, B12은 탄수화물 대사를 원활히 해주고 피로 물질을 분해 배설시켜 신경과 근육의 피로 회복에 효과적이다. 눈 모양체근에 작용하여 눈의 긴장도 풀어준다.

가슴 두근거림

헤모글로빈이 정상보다 반 이상 떨어질 경우에는 앉아있는 상태에서도 심장에서 나가는 혈액량이 몹시 증가하여 맥박 수와 심박출량이 많아지게 된다. 따라서 환자는 심장이 두근거리는 것을 느낀다.

☞ 혈액 중의 산소가 증가한다는 것은 그 산소를 운반하는 적혈구(헤모글로빈)가 늘어난다는 것을 의미하므로 호흡을 통해 혈액량을 늘려주고, 적혈구 생성에 도움이 되는 식물의 엽록소를 먹어주는 것이 좋다.

※ 호흡하는 방법 : 인영이 큰 사람은 들숨을 길게 해주고 촌구가 큰 사람은 날숨을 길게 해준다.

※ 식물 엽록소의 구조는 사람의 적혈구의 구조와 가장 흡사하므로 체내에서 가장 빨리 적혈구를 만들 수 있다. 식물성 엽록소를 먹을 때에는 녹즙의 형태로 섭취해주는 것이 가장 좋다. (단, 녹즙은 차기 때문에 많은 양을 섭취하게 되면 몸이 차질 수 있으므로 체질에 따라 적당한 양을 섭취해주는 것이 좋다)

부정맥, 현기증 및 실신

심근경색으로 사망하는 마지막 현상은 부정맥이다. 경색된 심장근육 부위가 적어도 경색 부위에서 비정상적인 전기 자극이 생기면 이 전기 자극이 조화 있게 심장을 수축하게 하는 전기 자극과 섞여서 부조화 전기 자극을 만들고, 이 부조화 전기 자극으로 심장의 불규칙한 수축을 보인다. 불규칙한 심장 수축은 정상적으로 혈액을 펌프질하지 못하니까 결국 전신에 혈액 부족이 생기고, 덩달아 관상동맥도 혈액 부족이 되어(악순환을 밟아) 결국 심장은 멎게 된다. 또한 부정맥으로 인해 혈액순환이 장애를 받아 뇌로 가는 혈액량이 일시적으로 감소하면 현기증이나 실신 같은 증상도 일어날 수 있다.

☞ 이때에는 근육 이완 효과가 있는 식품을 섭취해 주는 것이 좋다. 근육 이완에 관여하는 칼륨, 마그네슘(참조)이 함유된 식품을 섭취해 주는 것이 좋다.

※ 마그네슘은 나트륨과 칼륨 펌프의 활성화에 필요하다. 이 활동은 나트륨을 세포로부터 뽑아내고 칼륨은 세포 안으로 몰아넣는 것이다. 따라서, 마그네슘이 결핍되면, 세포 내의 칼륨도 감소한다. 마그네슘은 칼슘이 심장 혈관의 평활근 세포들과 심장 근육, 세포들로 들어가는 입구를 봉쇄해버리기 때문에, '자연의 칼슘 채널 봉쇄기'로 불려 왔다. 따라서 마그네슘 보완은 혈관의 저항을 감소시키고, 혈압을 저하시켜서 심장 기능이 보다 효율적으로 이루어지도록 하는데 도움을 줄 수 있다.

청색증

청색증은 심장병 증세 중 하나로 산소와 결합된 혈액이 부족하여 환원된 혈색소량이 증가함으로 인해 나타난다. 심부전증으로 말초 혈액순환이 불량하면 코끝, 귀, 입술, 얼굴 등에 청색증이 나타나며, 선천성 심장병으로 심방 중격이나 심실 중격에 결손이 있든지 동맥관 개존증이 있어 정맥혈이 동맥혈에 섞이게 되면 청색증이 나타나기도 한다.

※ 동맥관 개존증이란 : 동맥관 개존증은 출생 후 정상적으로 막혀야 할 태아의 동맥관(대동맥과 폐동맥 사이의 통로)이 막히지 않고 남아있는 병을 말한다. 이 병은 단독으로 생길 수도 있고 다른 심장기형과 같이 동반해서 생길 수도 있다.

☞ 이때에는 심장의 전체 식이요법을 잘 해줘야 하고, 혈액량을 증가시켜서 혈액순환을 원활히 해주는 것이 중요하다. 이 혈액량을 증가시켜주는데 가장 좋은 것이 호흡이다. 호흡을 길게 해주면 폐활량이 커지고 폐활량이 커지면 커진 만큼 심장 박출량이 커져서 혈

액 순환이 잘된다.

※ 호흡하는 방법 : 인영이 큰 사람은 들숨을 길게 해주고 촌구가 큰 사람은 날숨을 길게 해준다.

오심, 구토, 발한

심장 기능의 저하로 인해 혈액순환이 장애를 받아 뇌로 가는 혈액량의 감소로 뇌기능 저하가 오게 되면 연수의 망상체에 위치한 구토중추가 이상을 일으켜 오심, 구토, 발한 등의 증상이 일어날 수 있다.

☞ 혈액순환이 잘 안되면 독소가 생겨서 그 독소가 혈액을 타고 뇌로 가서 영향을 주어 구토 증상 등을 일으킨다. 이때에는 독소 제거에 효과가 있는 항산화제(참조)가 많이 함유된 식품을 섭취해 주는 것이 좋고 뇌 기능을 향상시키는 DHA · EPA가 함유되어 있는 식품을 섭취해 주는 것이 좋다.

전신부종

심부전증이 되면 혈액을 전신으로 충분히 뿜어내지 못하여 폐나 정맥에 울혈이 되고 더욱 심해지면 간이 붓고 복수도 생기고 전신부종이 나타날 수 있다.

☞ 이때에는 먼저 심장의 기능을 향상시켜 주고 이뇨작용이 있는 칼륨이 함유되어 있는 식품(참조)을 섭취해 주어 부종을 완화시켜 주는 것이 좋다.

viii 고혈압의 주 증상별 식이요법

머리가 무겁고 아프다

혈압이 높으면 머리 쪽으로 가는 혈관이 바짝 당겨져 그로 인해 골치가 아프기도 하고, 머리의 근육이 팽팽해져 머리가 아프기도 하다. 두통이라 할 때 그것은 어깨에서 목 쪽에 걸쳐 펼쳐진 근육이 당겨지면서 후두부(뒷골)에 통각을 일으킨다. 이밖에 뇌가 부어있는 부종이 있거나 뇌 속의 압력이 높아져 두통을 일으키는데, 이런 경우 후두부에서 주로 발생한다.

☞ 이때에는 혈압을 낮추어 주는 것이 중요한데 초기에는 약간의 소금은 되지만, 오래된 증상일 때는 적게 먹어 주는 것이 좋다. 또 한 소금을 조절해주는 칼륨이 함유된 식품을 섭취해주는 것이 좋다.(쓰고 단맛이 나는 칼륨식품이 좋다)

※ 세포내액의 칼륨과 나트륨의 비율이 10대 10이고 세포외액에서의 칼륨과 나트륨의 비율은 1대 28이다. 나트륨(소금)을 과다 섭취했을 시는 삼투압 작용으로 나트륨이 많아져서 많아진 나트륨이 심근안으로 들어가서 심근 수축을 일으키고 심박을 빨라지게 한다. 이러한 현상으로 혈압이 상승하므로 혈압이 높은 사람은 소금을 적게 먹어야 한다.

♣ 성인의 일일 최대 소금 섭취 권장량은 6g이다.

어지럽다, 손발이 저리다

인체의 모든 조직에 혈액이 원활하게 순환되려면 혈압이 적절히 유지되어야 하는데, 혈압이 높아지면 혈액 순환 장애가 생길 수 있다. 귓속에 있는 반고리관은 평형 감각을 맡고 있는 기관인데 고혈압으로 인해 반고리관에 혈액 순환이 원활하게 되지 않아 어지럼증이 생길 수 있고 심장하고 가장 멀리 있는 손과 발에 혈액의 공급이 원활히 되지 않아서 손발 저림증이 올 수 있다.

☞ 이때에는 혈액 순환에 좋은 식품을 섭취해 주는 것이 좋은데, 혈액 개선에 효과가 있는 감마리롤렌산이나, DHA, EPA, DPA, 항산화제 등(참조)이 함유된 식품을 섭취해 주는 것이 좋다.

숨이 차고 가슴이 뛴다

고혈압이 있으면 심장에 부담이 커지기 때문에 심장이 커지지만 반대로 심장의 힘은 약해진다. 작은 충격이나 압력에도 혈액 순환에 장애를 일으켜 숨이 차거나 가슴이 뛰게 된다.

☞ 이때에는 근육의 이완 작용이 있는 칼륨이나 마그네슘(참조)이 함유된 음식을 섭취해 주는 것이 좋다.

※ 비타민 B6은 많은 효소계에서 마그네슘과 함께 작용하고, 세포 내 마그네슘 축적을 증가시킨다.

이명

이명이란 귀의 안쪽 부분의 청신경이 손상되면 그 손상된 청신경에서 저절로 나는 소리를 말하는데, 혈액이 제대로 공급되지 않아 산소가 부족하거나 신진대사가 활발하지 않아 생길 수 있다. 고혈압이 생기면 혈액 순환 장애가 생겨서 귀 쪽으로의 혈액 공급이 장애를 받아 이명이 생길 수 있다.

☞ 이때에는 뇌활성 물질인 DHA, EPA, DPA(참조)가 함유된 식품을 섭취해 주는 것이 좋다

ix 심장과 관련된 질환에 좋은 성분

1. 심장에 좋은 성분

성분	권장량	작용
필수적인 성분		
코엔자임큐10	50~100mg씩/ 하루 3번	코엔자임 큐10은 각 세포 안의 미토콘드리아가 제 기능을 하기 위해서 꼭 필요한 물질이다. 신체의 에너지 생성에 중요한 역할을 하는 코엔자임 큐10은 특히 심장, 간, 면역 체계 세포들에 절대적으로 필요한 물질인데, 심장은 지속적으로 에너지를 공급해 주어야 하는 기관이기 때문에 특히 코엔자임 큐10의 결핍에 민감하게 반응한다. 코엔자임큐10은 심장 조직에 산소를 증가시키고 산소 부족에 의한 심장병을 예방한다.
게르마늄	200mg/일	게르마늄은 산소를 재빨리 심장 조직에 공급함으로써 심근 세포의 신진대사를 활성화시킨다.
매우 중요한 성분		
칼슘	1,500~2,000mg/ 일	칼슘은 심근 세포의 수축 작용을 일으켜 심장 박동을 강화시킨다. 칼슘이온이 적으면 심장 수축도 덜 일어나 심장 내 혈액이 남아있는 울혈성 심부전 상태와 비슷해지고 많으면 과도한 수축으로 심근 세포에 손상이 오게 된다. 따라서 적당량의 칼슘이 존재해야 심장 근육이 정상적으로 수축 작용을 할 수 있다. 마그네슘은 심근 세포로 들어가는 칼슘의 양을 조절하여 지나친 칼슘의 유입을 막는다.
마그네슘	750~1,000mg/일	
마늘캡슐	2캡슐씩 / 하루 3번	마늘의 대사 과정에서 발생하는 아조엔(AJOENE)은 혈소판 응집현상을 막아준다.(마늘은 현재 심장병 치료 및 예방 목적으로 사용되는 아스피린과 동일한 작용을 한다.) 또한 마늘의 알리신이 콜레스테롤을 분해하고 혈관을 유연화시켜 동맥경화를 방지한다.
카르니틴 (비타민B4)	500mg씩/ 하루 2번	혈중 지방과 트리글리세라이드의 수준을 낮춘다. 심장 발작 시 심장 근육을 손상으로부터 보호하고, 경련이 산소 공급을 막는 것을 보호한다. 불규칙한

성분	권장량	작용
		심장 박동은 신체 내의 카르니틴 저장을 빠르게 고갈시킬 수 있으며 최적의 양이 가장 필요할 때 결핍될 수 있다. 울혈성 심부전은 카르니틴을 만드는 능력을 손상시킨다. 카르니틴은 또한 스트레스에 대한 인내를 향상시킨다.
레시틴		지방의 축적을 막는다. 혈관 벽에 흡착되어 혈액 순환을 저해하는 콜레스테롤을 혈전 용해하여 막히거나 좁아진 혈관 벽을 청소하고 모든 세포에 충분한 혈액이 공급되게 하며, 몸에 좋은 고밀도 콜레스테롤(HDL)을 증가시킨다. 비타민E는 레시틴의 흡수를 빠르게 해준다.
콜린		콜린은 지방과 트리글리세라이드의 수준을 낮춰주고 아미노산인 메티오닌의 대사 과정 중 일부가 시스테인으로 바뀔 때 부산물인 호모시스테인이 생기지 않도록 조절한다. 호모시스테인은 동맥경화중의 원인 물질이다. 이 호모시스테인을 다시 메티오닌으로 원위치시키는 데도 콜린이 필요하다.
엽록소		콜레스테롤을 낮추고 말초혈관을 확장시켜 혈액 순환을 증진시키고 강한 세포를 만든다. 또한 조혈작용과 소염작용 및 면역체계를 강화시킨다. 엽록소는 녹색 식물의 잎에 많이 들어 있다.

중요한 성분

성분	권장량	작용
타우린		세포막을 통한 칼슘 이온은 심근 세포의 흥분-수축 과정에 필수적인 요소로서 세포질에 칼슘이 과량 축적되면 심근 세포의 괴사를 유발시키게 된다. 현재까지 알려진 연구 결과들에 의하면 타우린은 심근 세포 내에 칼슘이 과잉 축적되는 것을 막아줌으로써 심장 근육을 보호하여 심장 박동의 안정을 돕는다. 실제 부정맥 약으로 사용된다. 또한 타우린은 담즙산의 분비를 촉진한다. 담즙산은 콜레스테롤을 배출해서 동맥경화를 예방하고 심장병에도 효과가 좋다.
EPA		EPA는 혈소판의 응집을 억제하여 혈액이 원활하게 흐르게 하고, 혈전을 용해하며, 혈관을 확장하는 등의 작용을 한다. 또 혈중 중성 지방을 감소시키고, 혈관 속의 혈액이 원활하게 흐르도록 한다.

성분	권장량	작용
		이 작용은 DHA보다 강하다. 원활한 혈액의 흐름은 동맥 경화를 막고 심근 경색을 예방한다.
칼륨	99mg/일	칼륨 공급제는 코르티손 이뇨제이며 고혈압 처방을 받았을 때 종종 필요하다. 나트륨은 혈압을 높이는 작용을 하는데, 칼륨은 여분의 나트륨을 체외로 배출한다.
SOD		심장관상동맥에 과산화지질이 눌러 붙으면 동맥경화를 초래하게 되는데 SOD는 강력한 항산화제로 과산화지질을 제거한다.
셀레늄	200mcg/일	셀레늄은 글루타치온 과산화효소의 구성 성분이 되는데 글루타치온 과산화효소는 세포막이나 DNA 등에서 산화에 의한 손상을 방지하여 세포를 보호하는 역할을 한다. 특히 산화적 위험에 대해 심장세포를 보호하는 중요한 기능을 한다. 심장세포의 산소이용률을 높여서 심근의 파괴를 막는다. 셀레늄은 저밀도 지단백콜레스테롤의 산화를 제한할 수 있어 관동맥질환을 막을 수 있는 항산화제 중 하나이다. 결핍되면 골격과 심장 근육에 흰 줄무늬가 생기고 근육이 뻣뻣해지고 거동이 불편해진다. 셀레늄의 결핍은 간염과 심장 질환을 유발하기도 한다. 셀레늄은 또한 비타민E의 기능을 증진시킨다.
비타민E		저밀도 콜레스테롤(LDL)은 혈관 내벽에 혈전, 혈소판 퇴적을 유발하고 원활한 혈류를 방해하여 혈관 자체의 위험과 함께 심장과 다른 기관에 심각한 문제를 야기시켜 동맥경화, 뇌출혈, 고혈압, 뇌경색, 심근경색, 협심증 등을 유발시키는 요인이 된다. 모든 산화 방지제들 중에서, 비타민 E는 쉽게 LDL의 분자 속으로 섞여 들어가 산화에 대항해 가장 큰 보호 효과를 준다. 또한 말초 혈관을 확장하여 혈액의 흐름이 정체되는 것을 방지한다.

도움되는 성분

성분	권장량	작용
구리		구리는 효소인 도파민 베타 모노 옥시제나제의 구성성분으로 작용하는데 이 효소는 도파민이 분해되어 노르에피네프린이 되는 반응을 촉매한다. 구리가 부족하면 심장 내 노르에피네프린의 저하로

성분	권장량	작용
		심장 기능에 이상이 생기고 심전도도 비정상적인 경우가 발생한다.
옥타코사놀		옥타코사놀은 소맥, 쌀, 사탕수수 등의 배아와 사과, 포도 등의 껍질에서 발견되는 천연의 포화고급 지방족 알코올의 일종이다. 인체 내에서 체력 향상은 물론 스트레스에 대한 저항력, 민첩성 향상 등의 기능을 갖고 있다는 사실이 많은 임상 실험에서도 입증됐다. 또한 혈액 내 산소 운반 기능을 향상시켜 적은 산소량으로도 호흡곤란을 방지하고, 심장 박동수를 적게 해 심장의 부담을 줄여주며 혈압 상승을 조절하는 기능도 가지고 있다.
비타민B군	50mg/일	비타민B군은 각 종 대사를 촉진하는데 지방과 콜레스테롤 대사 순환을 증진시키고 스트레스에 강한 신경 안정 비타민이다.
비타민B1		비타민B1의 결핍으로 당분이 정상적으로 에너지를 생산하지 못하여 유산과 피루브산이 심장 근육에 축적되어 심장 근육을 자극하여 맥박이 빨라져 고혈압을 유발시킬 수 있고, 또한 심장 비대의 원인이 될 수 있다.
비타민B3		말초혈관을 확장시키는 작용을 하여 수소운반체가 되어 심장이나 뇌에 영양을 공급해 주며 콜레스테롤을 감소시켜 준다. 류마티스 심장병(심막병)을 가졌던 경력이 있는 사람은 B3의 사용을 줄여야 한다.
비타민B6		호모시스테인이 메티오닌으로 전환되는 과정에 비타민B6가 조효소로 작용하는데, 호모시스테인은 동맥벽에 작용하여 동맥경화를 유발하는 원인 물질이기도 하므로 호모시스테인이 메티오닌으로 전환되는 것은 혈관 질환 예방을 위해서 중요하다. 특히, 노인인 경우 비타민B6, 엽산, 비타민B12 등이 부족한 식이를 섭취할 경우 과호모시스테인증으로 인해 심장병에 걸릴 확률이 높아진다.
비타민C	1000mg씩/ 하루 3번	비타민C는 항산화 작용을 하여 혈관의 노화와 동맥경화를 막고, 혈관 벽을 강화한다. 또한 비타민C는 콜레스테롤이 분해되어 담즙산이 되는 대사에

성분	권장량	작용
		관여하기 때문에 혈중 콜레스테롤을 저하하는 작용이 있다. 비타민C가 부족하거나 결핍되면 혈중 또는 간장의 콜레스테롤이 증가하여 동맥경화나 고혈압 등의 각종 심장 질환을 유발시킬 수 있다. 비타민E와 함께 섭취하면 효과가 상승한다.
비타민P(바이오 플라보노이드)		바이오플라보노이드는 비타민C보다 더 강력한 항산화제로 알려져 있다. 비타민C보다 약 30~50배나 더 작용이 강력하다. 강력한 항산화 작용으로 혈관의 노화와 동맥경화를 막고 또한 비타민C가 파괴되지 않도록 보호하고 비타민C 작용을 도와주므로 비타민C가 덜 소모되도록 해 준다.
무기질 복합체		정상적인 순환 기능에 기초 물질이다.
이노시톨		체내에서 레시틴의 생성을 촉진한다. 레시틴이 간에서 세포로 지방의 이동을 도와주는데, 이노시톨도 함께 지방 대사를 돕고 혈중 콜레스테롤을 감소시켜 동맥의 지방성 경화를 예방하고 심장을 보호한다.
메티오닌		지방 대사를 촉진하여 간과 동맥에서의 지방 침착을 억제하며, 뇌, 심장, 신장의 혈류를 증진한다.
시스테인		생체 주요 항산화제이며 글루타치온의 전구체이다. 독소 제거에 의해 혈관의 보호와, 지방 연소 작용으로 동맥과 간에 지방의 축적을 막는다.
단백질 분해효소		결장과 혈관 안에 소화가 안된 음식을 분해하여 지방의 형성을 줄여준다.
아연	50mg/일	면역 기능 강화에 필요하다. 아연 결핍은 흉선의 발육부전을 가져온다. 백혈구 내 아연 농도의 저하는 SOD의 활성을 저하시키며 이화 작용의 저하에 의해 체액성 면역기능도 감퇴한다.
심장질환에 좋은 약용 식물		인삼, 산사나무 열매, 은행추출액, 포도엑기스, 승마뿌리, 포공영, 매자나무열매, 올리브기름 등 쥐오줌풀 뿌리 : 뿌리는 진정 작용이 있어 가슴 두근거림, 수면 장애를 주 증상으로 하는 신경쇠약증에 특히 효과가 있다.

247

2. 협심증, 심근경색에 좋은 성분

성분	권장량	작용
필수적인 성분		
카르니틴	500mg/일	혈중 지방과 트리글리세라이드의 수준을 낮춘다. 심장 발작 시 심장 근육을 손상으로부터 보호하고, 경련이 산소 공급을 막는 것을 보호한다. 불규칙한 심장 박동은 신체 내의 카르니틴 저장을 빠르게 고갈시킬 수 있으며 최적의 양이 가장 필요할 때 결핍될 수 있다. 울혈성 심부전은 카르니틴을 만드는 능력을 손상시킨다. 카르니틴은 또한 스트레스에 대한 인내를 향상시킨다.
콜린		콜린은 지방과 트리글리세라이드의 수준을 낮춰주고 아미노산인 메티오닌이 대사 과정 중 일부가 시스테인으로 바뀔 때 부산물인 호모시스테인이 생기지 않도록 조절한다. 호모시스테인은 동맥경화증의 원인 물질이다. 이 호모시스테인을 다시 메티오닌으로 원위치 시키는데도 콜린이 필요하다.
이노시톨		체내에서 레시틴의 생성을 촉진한다. 레시틴이 간에서 세포로 지방의 이동을 도와주는데, 이노시톨도 함께 지방 대사를 돕고 혈중 콜레스테롤을 감소시켜 동맥의 지방성 경화를 예방하고 심장을 보호한다.
레시틴		지방의 축적을 막는다. 혈관 벽에 흡착되어 혈액 순환을 저해하는 콜레스테롤을 혈전 용해하여 막히거나 좁아진 혈관 벽을 청소하고 모든 세포에 충분한 혈액이 공급되게 하며, 몸에 좋은 고콜레스테롤(HDL)을 증가시킨다. 비타민E는 레시틴의 흡수를 빠르게 해준다.
코엔자임 큐10	100mg/일	코엔자임 큐10은 각 세포 안의 미토콘드리아가 제 기능을 하기 위해서 꼭 필요한 물질이다. 신체의 에너지 생성에 중요한 역할을 하는 코엔자임 큐10은 특히 심장, 간, 면역 체계 세포들에 절대적으로 필요한 물질인데, 심장은 지속적으로 에너지를 공급해 주어야 하는 기관이기 때문에 특히 코엔자임 큐10의 결핍에 민감하게 반응한다. 코엔자임 큐10은 심장 조직에 산소를 증가시키고 산소 부족에 의한 심장병을 예방한다.

성분	권장량	작용
셀레늄	300mcg/일	셀레늄은 글루타치온 과산화효소의 구성성분이 되는데 글루타치온 과산화효소는 세포막이나 DNA 등에서 산화에 의한 손상을 방지하여 세포를 보호하는 역할을 한다. 특히 산화적 위험에 대해 심장 세포를 보호하는 중요한 기능을 한다. 셀레늄의 결핍은 심장병과 관련이 있다. 셀레늄은 또한 비타민E의 기능을 증진시킨다.
비타민E		저콜레스테롤(LDL)은 혈관 내벽에 혈전, 혈소판 퇴적을 유발하고 원활한 혈류를 방해하여 혈관 자체의 위험과 함께 심장과 다른 기관에 심각한 문제를 야기 시켜 동맥경화, 뇌출혈, 고혈압, 뇌경색, 심근경색, 협심증 등을 유발시키는 요인이 된다. 모든 산화방지제들 중에서, 비타민 E는 쉽게 저콜레스테롤(LDL)의 분자 속으로 섞여 들어가 산화에 대항해 가장 큰 보호 효과를 준다. 또한 말초 혈관을 확장하여 혈액의 흐름이 정체되는 것을 방지한다.

매우 중요한 성분

성분	권장량	작용
칼슘	1,500mg/일	칼슘은 심근 세포의 수축 작용을 일으켜 심장 박동을 강화시킨다. 칼슘 이온이 적으면 심장 수축도 덜 일어나 심장 내 혈액이 남아있는 울혈성심부전 상태와 비슷해지고 많으면 과도한 수축으로 심근 세포에 손상이 오게 된다. 따라서 적당량의 칼슘이 존재해야 심장 근육이 정상적으로 수축 작용을 할 수 있다.
마그네슘	1,000mg/일	마그네슘은 심근 세포로 들어가는 칼슘의 양을 조절하여 지나친 칼슘의 유입을 막는다.
구리	3mg/일	구리는 효소인 도파민 베타 모노 옥시제나제의 구성 성분으로 작용하는데 이 효소는 도파민이 분해되어 노르에피네프린이 되는 반응을 촉매한다. 구리가 부족하면 심장 내 노르에피네프린의 저하로 심장 기능에 이상이 생기고 심전도도 비정상적인 경우가 많다.
마늘캡슐	2캡슐씩/하루 3번	마늘의 대사 과정에서 발생하는 아조엔(AJOENE)은 혈소판 응집 현상을 막아준다.(마늘은 현재 심장병 치료 및 예방 목적으로 사용되는 아스피린과 동일한

성분	권장량	작용
		작용을 한다.) 또한 마늘의 알리신이 콜레스테롤을 분해하고 혈관을 유연화시켜 동맥경화를 방지한다.
시스테인	500mg/일	생체 주요 항산화제이며 글루타치온의 전구체이다. 독소제거에 의해 혈관의 보호와, 지방 연소 작용으로 동맥과 간에 지방의 축적을 막는다.
메티오닌	500mg/일	지방 대사를 촉진하여 간과 동맥에서의 지방 침착을 억제하며, 뇌, 심장, 신장의 혈류를 증진한다.
효소		세포의 대사 기능을 활성화시켜 늙은 세포와 새로운 세포의 교체를 촉진시켜 정상적인 세포 작용을 유지시키고 환부에서 나온 고름이나 혈관에 이물질, 세포에 쌓인 공해 물질 등 각종 노폐물을 분해하여 땀이나 소변 및 가스를 통해 몸 밖으로 배출시키는 작용을 하고 혈액 속의 독성 물질이나 이물질을 분해, 해독시키고 콜레스테롤을 조절하여 건강한 약알칼리성 혈액으로 개선시켜 피의 흐름을 돕는다.
불포화 지방산		심장근세포를 보호한다.
리놀레산		리놀레산은 혈중 콜레스테롤을 저하시키는 효과가 있고 동맥경화와 심근경색을 예방한다. 과잉 섭취하게 되면 리놀레산이 과산화되어 알레르기, 폐암, 유방암, 대장암 등을 유발할 수도 있으므로 주의해야 한다.
EPA		EPA는 혈소판의 응집을 억제하여 혈액이 원활하게 흐르게 하고, 혈전을 용해하며, 혈관을 확장하는 등의 작용을 한다. 또 혈중 중성지방을 감소시키고, 혈관 속의 혈액이 원활하게 흐르도록 한다. 이 작용은 DHA보다 강하다. 원활한 혈액의 흐름은 동맥 경화를 막고 심근경색을 예방한다.
DHA		콜레스테롤 생성을 저하시키고 심장에서의 콜레스테롤 분비를 저하시킨다. 지방산 합성에 관계하는 산소의 활성화와 혈장 중의 중성 지방량을 감소시킨다. 이것이 허혈성 심질환의 예방과 치료에 관련이 있다.
베타카로틴		베타카로틴 자신이 활성산소 제거 등의 항산화작용을 가지고 있기 때문에 혈액 중의 콜레스테롤이 해로운 성분으로 변해 혈관의 내벽에 침착하는 것을

성분	권장량	작용
		막아 동맥경화, 심근경색, 협심증, 암 등의 성인병의 예방에 유효하다.
아연	50mg/일	백혈구 내 아연농도의 저하는 SOD의 활성을 저하시키며 이화 작용의 저하에 의해 체액성 면역 기능도 감퇴한다. 아연은 면역 체계의 강화 성분으로서, 비타민B1(티아민)의 사용과 구리와의 평형 상태를 유지하기 위해 중요한 무기질이다.
식이섬유		식이섬유는 지방을 분해하고, 콜레스테롤의 흡수를 억제한다. 또 콜레스테롤로 인해 생성되는 담즙산의 배출을 늘려서 콜레스테롤의 양을 저하시키기도 한다. 이러한 작용으로 심장 발작의 가장 큰 원인이 되는 동맥 경화를 개선하는 효과가 있다. 특히 수용성 식물 섬유는 콜레스테롤 대사를 정상화하는데 큰 효과가 있다.
타우린		세포막을 통한 칼슘 이온은 심근 세포의 흥분-수축 과정에 필수적인 요소로서 세포질에 칼슘이 과량 축적되면 심근 세포의 괴사를 유발시키게 된다. 현재까지 알려진 연구 결과들에 의하면 타우린은 심근 세포 내에 칼슘이 과잉 축적되는 것을 막아줌으로써 심장근육을 보호하여 심장박동의 안정을 돕는다. 실제 부정맥약으로 사용된다. 또한 타우린은 담즙산의 분비를 촉진한다. 담즙산은 콜레스테롤을 배출해서 동맥경화를 예방하고 심장병에도 효과가 좋다.

중요한 성분

성분	권장량	작용
비타민C	3,000~6,000mg/일	비타민C는 항산화 작용을 하여 혈관의 노화와 동맥경화를 막고, 혈관 벽을 강화한다. 또한 비타민C는 콜레스테롤이 분해되어 담즙산이 되는 대사에 관여하기 때문에 혈중 콜레스테롤을 저하하는 작용이 있다. 비타민C가 부족하거나 결핍되면 혈중 또는 간장의 콜레스테롤이 증가하여 동맥경화나 고혈압 등의 각종 심장 질환을 유발시킬 수 있다. 비타민E와 함께 섭취하면 효과가 상승한다.
비타민P (바이오 플라보노이드)		바이오플라보노이드는 비타민C보다 더 강력한 항산화제로 알려져 있다. 비타민C보다 약 30~50배나 더 작용이 강력하다. 강력한 항산화 작용으로 혈관의 노화와 동맥경화를 막고 또한 비타민C가 파괴되지

251

성분	권장량	작용
		않도록 보호하고 비타민C 작용을 도와주므로 비타민C가 덜 소모되도록 해 준다.

도움 되는 성분

성분	권장량	작용
비타민B군	50mg씩/하루 3번	비타민B군은 각종 대사를 촉진하는데 지방과 콜레스테롤 대사 순환을 증가시킨다.
비타민B1		비타민B1의 결핍으로 당분이 정상적으로 에너지를 생산하지 못하여 유산과 피루브산이 심장 근육에 축적되며 심장 근육을 자극하여 맥박이 빨라져 고혈압을 유발시킬 수 있다. 또한 심장 비대의 원인이 될 수 있다.
비타민B3		말초 혈관을 확장시키는 작용을 하여 수소 운반체가 되어 심장이나 뇌에 영양을 공급해 주며 콜레스테롤을 감소시켜 준다. 류머티스 심장병(심막병)을 가졌던 경력이 있는 사람은 B3의 사용을 줄여야 한다.
심근경색에 좋은 약용 식물		회향풀, 포공영(민들레), 은행엽엑기스, 서양산사나무, 속새, 애기똥풀, 호프, 로즈힙 등 * 로즈힙 : 들장미의 씨로 로즈힙엔 레몬이나 오렌지 등 감귤류와는 비교가 되지 않을 정도로 비타민C가 많다. 레몬 과육 100g에 비타민C가 79mg 들어 있는데 비해 로즈힙엔 100g당 6000~8000mg의 비타민C가 들어 있다. 로즈힙엔 비타민C 말고도 항산화 성분으로 잘 알려져 있는 색소 성분인 라이코펜과 루틴도 놀라울 정도로 많다. 이들 항산화 성분은 혈관의 노화를 막아 온몸의 혈류를 촉진하기 때문에 산소와 영양이 피부에 효율적으로 도달하게 되어 피부의 신진 대사가 활발해진다.

3. 동맥경화에 좋은 성분

성분	권장량	작용
매우 중요한 성분		
레시틴		지방의 축적을 막는다. 혈관 벽에 흡착되어 혈액 순환을 저해하는 콜레스테롤을 혈전 용해하여 막히거나 좁아진 혈관 벽을 청소하고 모든 세포에 충분한 혈액이 공급되게 하며, 몸에 좋은 고밀도 콜레스테롤(HDL)을 증가시킨다. 비타민E는 레시틴의 흡수를 빠르게 해준다.
콜린		콜린은 지방과 트리글리세라이드의 수준을 낮춰 주고 아미노산인 메티오닌이 대사 과정 중 일부가 시스테인으로 바뀔 때 부산물인 호모시스테인이 생기지 않도록 조절한다. 호모시스테인은 동맥경화증의 원인 물질이다. 이 호모시스테인을 다시 메티오닌으로 원위치 시키는데도 콜린이 필요하다.
마늘		마늘의 대사 과정에서 발생하는 아조엔(AJOENE)은 혈소판 응집 현상을 막아준다(마늘은 현재 심장병 치료 및 예방 목적으로 사용되는 아스피린과 동일한 작용을 한다). 또한 마늘의 알리신이 콜레스테롤을 분해하고 혈관을 유연화시켜 동맥경화를 방지한다.
효소		세포의 대사기능을 활성화시켜 늙은 세포와 새로운 세포의 교체를 촉진시켜 정상적인 세포작용을 유지시키고 환부에서 나온 고름이나 혈관에 이물질, 세포에 쌓인 공해 물질 등 각종 노폐물을 분해하여 땀이나 소변 및 가스를 통해 몸 밖으로 배출시키는 작용을 하고 혈액 속의 독성 물질이나 이물질을 분해, 해독시키고 콜레스테롤을 조절하여 건강한 약알칼리성 혈액으로 개선시켜 피의 흐름을 돕는다.
단백질 분해효소		혈액순환계를 깨끗이 하는데 도움을 주며 단백질의 완전 소화에 도움이 된다.
셀레늄	200mcg/일	셀레늄은 글루타치온 과산화효소의 구성 성분이 되는데 글루타치온 과산화효소는 세포막이나 DNA 등에서 산화에 의한 손상을 방지하여 세포를 보호하는 역할을 한다. 특히 산화적 위험에 대해 심장 세포를 보호하는 중요한 기능을 한다. 셀레늄의 결핍은 심장병과 관련이 있다. 셀레늄은 또한 비타민E의 기능을 증진시킨다.

성분	권장량	작용
비타민A	25,000IU	지질과 결합하여 혈관 세포를 파괴시키는 활성산소를 제거하는 항산화제이다.
비타민E	400~1,000IU	저콜레스테롤(LDL)은 혈관 내벽에 혈전, 혈소판 퇴적을 유발하고 원활한 혈류를 방해하여 혈관 자체의 위험과 함께 심장과 다른 기관에 심각한 문제를 야기시켜 동맥경화, 뇌출혈, 고혈압, 뇌경색, 심근경색, 협심증 등을 유발시키는 요인이 된다. 모든 산화방지제들 중에서, 비타민E는 쉽게 저콜레스테롤(LDL)의 분자 속으로 섞여 들어가 산화에 대항해 가장 큰 보호 효과를 준다. 또한 말초 혈관을 확장하여 혈액의 흐름이 정체되는 것을 방지한다.
비타민C	6,000~10,000mg/ 하루 나눠서	비타민C는 항산화 작용을 하여 혈관의 노화와 동맥경화를 막고, 혈관 벽을 강화한다. 또한 비타민C는 콜레스테롤이 분해되어 담즙산이 되는 대사에 관여하기 때문에 혈중 콜레스테롤을 저하작용이 있다. 비타민C가 부족하거나 결핍되면 혈중 또는 간장의 콜레스테롤이 증가하여 동맥경화나 고혈압 등의 각종 심장 질환을 유발시킬 수 있다. 비타민E와 함께 섭취하면 효과가 상승한다.

중요한 성분

성분	권장량	작용
코엔자임 큐10	100mg/일	코엔자임 큐10은 각 세포 안의 미토콘드리아가 제 기능을 하기 위해서 꼭 필요한 물질이다. 신체의 에너지 생성에 중요한 역할을 하는 코엔자임 큐10은 특히 심장, 간, 면역 체계 세포들에 절대적으로 필요한 물질인데, 심장은 지속적으로 에너지를 공급해 주어야 하는 기관이기 때문에 특히 코엔자임 큐10의 결핍에 민감하게 반응한다. 코엔자임 큐10은 심장 조직에 산소를 증가시키고 산소 부족에 의한 심장병을 예방한다.
게르마늄	200mg/일	게르마늄은 산소를 재빨리 심장 조직에 공급함으로써 심근 세포의 신진 대사를 활성화시킨다.

도움되는 성분

성분	권장량	작용
칼슘	1,500mg/일	혈액 속에 칼슘이 결핍되면 뼈에서 칼슘이 나와 칼슘의 농도를 일정하게 유지한다. 그 중 일부는 혈관

성분	권장량	작용
		벽 등에 쌓여 동맥경화를 유발한다. 경화를 막기 위해서는 칼슘이 결핍되지 않도록 식사 때 섭취하는 것이 좋다.
마그네슘	750mg/일	과도한 칼슘은 심근 세포를 손상시킬 수 있는데 마그네슘은 심근 세포로 들어가는 칼슘의 양을 조절하여 지나친 칼슘의 유입을 막는다.
메티오닌	500mg/일	지방 대사를 촉진하여 간과 동맥에서의 지방 침착을 억제하며, 뇌, 심장, 신장의 혈류를 증진한다. 공복에 복용하며 비타민C 또는 B6와 같이 사용하면 흡수가 용이하다.
시스테인	500mg/일	생체 주요 항산화제이며 글루타치온의 전구체이다. 독소 제거에 의해 혈관의 보호와, 지방 연소 작용으로 동맥과 간에 지방의 축적을 막는다.
불포화 지방산		심장근세포를 보호한다.
EPA		EPA는 혈소판의 응집을 억제하여 혈액이 원활하게 흐르게 하고, 혈전을 용해하며, 혈관을 확장하는 등의 작용을 한다. 또 혈중 중성 지방을 감소시키고, 혈관 속의 혈액이 원활하게 흐르도록 한다. 이 작용은 DHA보다 강하다. 원활한 혈액의 흐름은 동맥경화를 막고 심근 경색을 예방한다.
DHA		콜레스테롤 생성을 저하시키고 심장에서의 콜레스테롤 분비를 저하시킨다. 지방산 합성에 관계하는 산소의 활성화와 혈장 중의 중성 지방량을 감소시킨다. 동맥경화의 원인 중 하나는 콜레스테롤과 지방이 혈관 벽에 침착되기 때문인데 DHA는 이를 줄여서 혈전을 만들지 못하도록 작용한다.
타우린		타우린은 신장에서 담즙산의 분비를 촉진하고, 간장의 기능을 강화한다. 담즙산은 콜레스테롤을 배출하는 작용이 있어 혈중 콜레스테롤 수치를 낮추고 혈전을 막아준다. 따라서 혈전이 원인이 되어 발병하는 동맥 경화에 효과가 있다.
식물섬유		식물섬유는 지방을 분해하고, 콜레스테롤의 흡수를 억제한다. 또 콜레스테롤로 인해 생성되는 담즙산의 배출을 늘려서 콜레스테롤의 양을 저하시키기도 한

성분	권장량	작용
		다. 이러한 작용으로 심장 발작의 가장 큰 원인이 되는 동맥경화를 개선하는 효과가 있다. 특히 수용성 식물섬유는 콜레스테롤 대사를 정상화하는데 큰 효과가 있다.
감마 리놀렌산		감마 리놀렌산은 필요에 따라 프로스타글란딘으로 변환되어 여러 가지 생리 작용에 관여한다. 혈중 콜레스테롤을 운반하고, 콜레스테롤 수치를 낮추며, 혈전이 생기는 것을 막아 혈액의 흐름을 원활하게 한다.
올레인산		산화되기 쉬운 다가 불포화지방산에 비해 산화될 걱정이 없는 단가 불포화 지방산이다. 혈액 속에서 나쁜 역할을 하는 콜레스테롤을 제거하고 동맥경화를 예방한다. 올레인산 함유량이 70% 이상인 올리브유를 항상 섭취하는 남부 이탈리아 사람들이 심장 질환에 의한 사망률이 낮은 이유도 이 때문이라 할 수 있다.
세사미놀		세사미놀은 참개의 종자에 들어있는 항산화 물질로 동맥 경화의 원인이 되는 콜레스테롤이 체내에서 생성되는 것을 막아주는 효과가 있음이 밝혀졌다.
사포닌		과산화지질의 작용을 억제하고, 대사를 촉진하며, 혈중 콜레스테롤과 중성 지방을 줄여 동맥 경화를 개선한다.
엽록소		콜레스테롤을 낮추고 말초 혈관을 확장시켜 혈액 순환을 증진시키고 강한 세포를 만든다. 또한 면역 체계를 강화시킨다. 엽록소는 녹색 식물의 잎에 많이 들어 있다.
폴리페놀		폴리페놀은 차 잎이나 과일의 색소, 특히 레드와인에 많이 포함되어 있는 항산화 물질로 레드와인을 만드는 포도의 폴레페놀 함유량은 씨에 65~75%로 가장 많고 껍질에 25~35%, 과육에 2~5% 정도 존재한다. 껍질과 씨를 함께 발효시켜 제조한 레드와인이 과즙만을 발효시킨 화이트와인보다 5배 이상이나 많은 양의 폴리페놀을 함유하고 있다. 폴리페놀은 콜레스테롤에 대한 항산화 작용을 하는 것이 증명되었다.

성분	권장량	작용
비타민B군	100mg씩 /하루 3번	비타민B군은 각종 대사를 촉진하는데 지방과 콜레스테롤 대사 순환을 증가시킨다.
비타민B3 (나이아신)		말초 혈관을 확장시키는 작용을 하여 수소운반체가 되어 심장이나 뇌에 영양을 공급해 주며 콜레스테롤을 감소시켜 준다. 류머티스 심장병(심막병)을 가졌던 경력이 있는 사람은 B3의 사용을 줄여야 한다.
아연	50mg/일	백혈구 내 아연 농도의 저하는 SOD의 활성을 저하시키며 이화 작용의 저하에 의해 체액성 면역 기능도 감퇴한다. 아연은 면역 체계의 강화 성분으로서, 비타민B1(티아민)의 사용과 구리와의 평형 상태를 유지하기 위해 중요한 무기질이다.
구리	3mg/일	구리는 효소인 도파민 베타 모노 옥시제나제의 구성 성분으로 작용하는데 이 효소는 도파민이 분해되어 노르에피네프린이 되는 반응을 촉매한다. 구리가 부족하면 심장 내 노르에피네프린의 저하로 심장 기능에 이상이 생기고 심전도도 비정상적인 경우가 많다.
동맥경화에 좋은 약용 식물		은행 엽추출물, 산사지나무 열매, 인삼 등

4. 고혈압에 좋은 성분

성분	권장량	작용
필수적인 성분		
칼슘	1,500~ 3,000mg/일	칼슘 부족은 고혈압과 연계되어 있다. 칼슘의 결핍되면 혈액 속의 칼슘 농도가 낮아져서 부갑상선 호르몬이 나와 뼈에 있는 칼슘을 빼내는데 이때 나온 칼슘 중 사용되고 남은 칼슘이 세포 속으로 침투되는데 혈관의 평활근에도 침투한다. 평활근의 세포 내에 축적된 칼슘은 혈관을 수축시켜 혈액의 흐름이 순조롭지 못하게 되고 그 결과 혈압이 올라가게 되는 것이다.
마그네슘	750~1,000mg/일	마그네슘은 칼슘이 심장혈관의 평활근 세포들과 심장근육세포들로 들어가는 것을 조절하는데 마그네슘 보완은 칼슘의 지나친 유입을 막아 혈관의 저항을 감소시키고, 혈압을 저하시켜서 심장 기능이 보다 효율적으로 이루어지도록 하는데 도움을 준다. 마그네슘이 많이 들어있는 것은 엽록소이므로 녹황색 채소가 혈압을 낮추는 데 중추적 역할을 한다.
카르니틴	500mg씩/ 하루 2번	혈중 지방과 트리글리세라이드의 수준을 낮춘다. 심장 발작 시 심장 근육을 손상으로부터 보호하고, 경련이 산소 공급을 막는 것을 보호한다. 불규칙한 심장박동은 신체 내의 카르니틴 저장을 빠르게 고갈시킬 수 있으며 최적의 양이 가장 필요할 때 결핍될 수 있다. 울혈성 심부전은 카르니틴을 만드는 능력을 손상시킨다. 카르니틴은 또한 스트레스에 대한 인내를 향상시킨다.
셀레늄	200mcg/일	셀레늄은 글루타치온 과산화효소의 구성 성분이 되는데 글루타치온 과산화효소는 세포막이나 DNA 등에서 산화에 의한 손상을 방지하여 세포를 보호하는 역할을 한다. 특히 산화적 위험에 대해 심장 세포를 보호하는 중요한 기능을 한다. 심장 세포의 산소 이용률을 높여서 심근의 파괴를 막는다. 셀레늄은 저밀도 지단백 콜레스테롤의 산화를 제한할 수 있어 관동맥질환을 막을 수 있는 항산화제 중 하나이다. 결핍되면 골격과 심장 근육에 흰 줄무늬가 생기고 근육이 뻣뻣해 지고 거동이 불편해 진다. 셀레늄의 결핍은 간염과 심장 질환을 유발하기도 한다. 셀레늄은 또한 비타민E의 기능을 증진시킨다.
필수적인 성분		

성분	권장량	작용
EPA		EPA는 혈소판의 응집을 억제하여 혈액이 원활하게 흐르게 하고, 혈전을 용해하며, 혈관을 확장하는 등의 작용을 한다. 또 혈중 중성 지방을 감소시키고, 혈관 속의 혈액이 원활하게 흐르도록 한다. 이 작용은 DHA보다 강하다. 원활한 혈액의 흐름은 동맥 경화를 막고 심근경색을 예방한다.
DHA		콜레스테롤 생성을 저하시키고 심장에서의 콜레스테롤 분비를 저하시킨다. 지방산 합성에 관계하는 산소의 활성화와 혈장 중의 중성 지방량을 감소시킨다. 동맥경화의 원인 중 하나는 콜레스테롤과 지방이 혈관 벽에 침착되기 때문인데 DHA는 이를 줄여서 혈전을 만들지 못하도록 작용한다.

매우 중요한 성분

성분	권장량	작용
코엔자임 큐10	100mg/일	코엔자임 큐10은 각 세포 안의 미토콘드리아가 제 기능을 하기 위해서 꼭 필요한 물질이다. 신체의 에너지 생성에 중요한 역할을 하는 코엔자임 큐10은 특히 심장, 간, 면역 체계 세포들에 절대적으로 필요한 물질인데, 심장은 지속적으로 에너지를 공급해 주어야 하는 기관이기 때문에 특히 코엔자임 큐10의 결핍에 민감하게 반응한다. 코엔자임 큐10은 심장 조직에 산소를 증가시키고 산소 부족에 의한 심장병을 예방한다.
마늘 캡슐		마늘의 대사 과정에서 발생하는 아조엔(AJOENE)은 혈소판 응집 현상을 막아준다(마늘은 현재 심장병 치료 및 예방 목적으로 사용되는 아스피린과 동일한 작용을 한다). 또한 마늘의 알리신이 콜레스테롤을 분해하고 혈관을 유연화시켜 동맥경화를 방지하고 혈압을 낮추어준다. 또한 마늘의 칼륨이 혈중 나트륨을 제거하여 혈압을 낮추는데 도움을 준다. 냄새를 제거한 마늘은 혈압을 낮추는데 효과가 있다.
게르마늄	90mg/일	게르마늄은 산소를 재빨리 심장 조직에 공급함으로써 심근 세포의 신진 대사를 활성화시킨다.
글루타민	500mg/일	암모니아의 독성을 해독하며 지방 연소 작용과 지방 대사노폐물 제거 작용을 통하여 심장 질환 예방에 도움이 된다.

성분	권장량	작용
비타민C	3,000~6,000mg/ 하루에 나눠서	비타민C는 항산화 작용을 하여 혈관의 노화와 동맥경화를 막고, 혈관 벽을 강화한다. 또한 비타민C는 콜레스테롤이 분해되어 담즙산이 되는 대사에 관여하기 때문에 혈중 콜레스테롤 저하 작용이 있다. 비타민C가 부족하거나 결핍되면 혈중 또는 간장의 콜레스테롤이 증가하여 동맥경화나 고혈압 등의 각종 심장 질환을 유발시킬 수 있다. 비타민E와 함께 섭취하면 효과가 상승한다.

중요한 성분

성분	권장량	작용
레시틴		지방의 축적을 막는다. 혈관 벽에 흡착되어 혈액 순환을 저해하는 콜레스테롤을 혈전 용해하여 막히거나 좁아진 혈관 벽을 청소하고 모든 세포에 충분한 혈액이 공급되게 하며, 몸에 좋은 고밀도 콜레스테롤(HDL)을 증가시킨다. 비타민E는 레시틴의 흡수를 빠르게 해준다.
비타민E		저콜레스테롤(LDL)은 혈관 내벽에 혈전, 혈소판 퇴적을 유발하고 원활한 혈류를 방해하여 혈관 자체의 위험과 함께 심장과 다른 기관에 심각한 문제를 야기시켜 동맥경화, 뇌출혈, 고혈압, 뇌경색, 심근경색, 협심증 등을 유발시키는 요인이 된다. 모든 산화 방지제들 중에서, 비타민 E는 쉽게 저콜레스테롤(LDL)의 분자 속으로 섞여 들어가 산화에 대항해 가장 큰 보호 효과를 준다. 또한 말초 혈관을 확장하여 혈액의 흐름이 정체되는 것을 방지한다.
옥타코사놀		옥타코사놀은 소맥, 쌀, 사탕수수 등의 배아와 사과, 포도 등의 껍질에서 발견되는 천연의 포화고급지방족 알코올의 일종이다. 인체 내에서 체력 향상은 물론 스트레스에 대한 저항력, 민첩성 향상 등의 기능을 갖고 있다는 사실이 많은 임상 실험에서도 입증됐다. 또한 혈액 내 산소 운반 기능을 향상시켜 적은 산소량으로도 호흡 곤란을 방지하고, 심장 박동수를 적게 해 심장의 부담을 줄여주며 혈압 상승을 조절하는 기능도 가지고 있다.
타우린		타우린은 담즙산의 분비를 촉진한다. 담즙산은 콜레스테롤을 배출해서 동맥경화를 예방하고 심장병에도 효과가 좋다.

성분	권장량	작용
도움되는 성분		
브로멜린(파인애플의 효소)		단백질 분해효소인 브로멜린은 동맥에 침착되는 플러그를 제거한다.
무기질 복합체		정상적인 순환기능에 기초물질이다.
비타민A	15,000IU	지질과 결합하여 혈관 세포를 파괴시키는 활성산소를 제거하는 항산화제이다.
아연	50mg/일	면역 기능 강화에 필요하다. 아연 결핍은 흉선의 발육부전을 가져온다. 백혈구 내 아연 농도의 저하는 SOD의 활성을 저하시키며 이화 작용의 저하에 의해 체액성 면역 기능도 감퇴한다.
칼륨	99mg/일	나트륨은 혈압을 높이는 작용을 하는데, 칼륨은 여분의 나트륨을 체외로 배출한다.
단백질 분해 효소		혈액순환계를 깨끗이 하는데 도움을 주며 단백질의 완전 소화에 도움이 된다.
비타민B군	100mg씩/하루 두 번	비타민B군은 각종 대사를 촉진하는데 지방과 콜레스테롤 대사 순환을 증가시킨다.
콜린		콜린은 지방과 트리글리세라이드의 수준을 낮춰주고 아미노산인 메티오닌이 대사 과정 중 일부가 시스테인으로 바뀔 때 부산물인 호모시스테인이 생기지 않도록 조절한다. 호모시스테인은 동맥경화증의 원인 물질이다. 동맥경화는 고혈압의 한 원인이 된다. 이 호모시스테인을 다시 메티오닌으로 원위치시키는 데도 콜린이 필요하다.
이노시톨		체내에서 레시틴의 생성을 촉진한다. 레시틴이 간에서 세포로 지방의 이동을 도와주는데, 이노시톨도 함께 지방 대사를 돕고 혈중 콜레스테롤을 감소시켜 동맥의 지방성 경화를 예방하고 심장을 보호한다.
비타민B3		말초혈관을 확장시키는 작용을 하여 수소 운반체가 되어 심장이나 뇌에 영양을 공급해 주며 콜레스테롤을 감소시켜 준다. 류머티스 심장병(심막병)을 가졌던 경력이 있는 사람은 B3의 사용을 줄여야 한다.
카세인		카세인은 우유 단백질의 약 80%를 차지하는 성분으로 단일 성분은 아니고 4종의 카세인 복합체로 매우 영양가가 높은 양질의 단백질이다. 카세인을 충분히

성분	권장량	작용
		섭취하면 혈압 상승이 억제되지만, 반대로 결핍되면 고혈압에서 뇌졸중이 될 확률이 높아진다. 카세인은 체내에서 칼슘의 흡수를 촉진하고 혈압을 낮춰 고혈압을 예방하는 효과가 있다. 카세인의 소화 과정에서 생성되는 카세인포스포켑티드(CPP)도 같은 작용을 한다.
카테킨		녹차의 떫은 맛 성분으로서 혈중 콜레스테롤의 증가를 억제하는 작용을 한다. 카테킨은 혈중 콜레스테롤과 지질을 제거하여 혈액의 흐름을 원활하게 하고, 혈압을 저하시킨다. 카테킨은 녹차 성분이지만 홍차에 함유되어 있는 테아후라빈에도 혈압의 상승을 억제하는 효과가 있음이 증명되었다.
루틴 (비타민P의 일종)		혈관 벽을 강하게 하여 혈압을 내리는 작용이 있음이 연구를 통해 밝혀졌다. 비타민C의 흡수를 돕기 때문에 고혈압 예방 성분으로 기대하고 있다.
다가 불포화 지방산		리놀레산, 알파 리놀렌산, 감마 리놀렌산 등의 다가 불포화 지방산은 혈중 콜레스테롤을 줄이고 혈전을 해소하는 작용이 있다. 또한 혈액의 흐름을 원활하게 하며 고혈압을 개선하고 예방하는 효과도 증명되었다.
고혈압에 좋은 약용 식물		회향풀, 서양산사나무, 로즈마리, 파슬리, 카밀레 등

II 뇌

1. 뇌의 구조와 기능

(1) 뇌의 구조

뇌는 두개골 안에 들어있는 럭비공처럼 둥근 모양의 장기로서 신경계의 중추에 해당되는 중요한 구조이다. 우리가 움직이는 것, 느끼는 것, 생각하는 것 등 모두 뇌가 결정하며 보는 것, 듣는 것, 호흡하는 것, 심장 박동조차 뇌의 조절을 받고 있다. 즉 인간의 모든 활동은 뇌의 명령에 따른다. 뇌는 3겹의 얇은 막으로 둘러 싸여 있는데, 이를 뇌막이라 한다. 뇌막과 뇌 사이에는 척수액이라는 맑은 물이 흐르고 있다. 뇌는 크게 대뇌, 뇌간, 소뇌로 나눌 수 있다.

1) 대뇌

정신 활동의 중추로 좌우 2개의 반구로 구성되어 있고, 많은 주름이 있다.

① 피질(회백질) : 신경 세포체가 모여 이루어진 회백질이며 기능에 따라 감각령(청각 · 미각 · 촉각 · 시각의 중추), 연합령(정신 작용의 중추), 운동령(골격근의 수의 운동 지배)으로 구분된다.

② 수질(백질) : 신경 섬유가 모여 이루어진 백질이며, 피질과 다른 중추 사이의 흥분 전달을 중계한다.

2) 소뇌

골격근의 운동 조절. 몸의 자세 유지를 주관한다.

3) 뇌간(간뇌* + 중뇌* + 연수*)

생명유지 중추기관이다.

(2) 뇌혈관의 구조

다른 장기와 마찬가지로 뇌도 그 기능을 유지하려면 산소와 영양분이 필요하다. 산소와 영양분은 혈액이 운반해 주는데 이러한 혈액이 흐르는 통로가 바로 혈관이다. 뇌로 향하는 혈관은 대동맥에서 여러 개의 가지로 갈라지는데, 이 혈관들은 목을 통해 뇌로 들어가게 된다. 뇌에 혈액을 공급하는 혈관계는 크게 둘로 나눌 수 있다.

1) 총경동맥계

목의 앞쪽으로 올라가는 좌우 한 쌍의 혈관을 총경동맥이라 한다. 총경동맥은 뒷부분을 제외한 대부분의 대뇌에 혈액을 공급한다. 총경동맥은 두개골 안으로 들어간 뒤 두 개의 큰 가지로 나뉘는데, 그 중 '중뇌동맥' 은 뇌의 옆쪽으로 돌아 나와 뇌의 측면의 대부분에 혈액을 공급하며, '전뇌동맥' 은 뇌의 앞쪽을 돌아 나와 앞쪽 뇌에 혈액을 공급한다.

2) 척추-기저 동맥계

목의 뒤쪽으로 올라가는 좌우 한 쌍의 동맥은 '척추동맥' 이다. 척추동맥은 두개골

---

* **간뇌** : 자율 신경의 최고 중추 기관이고, 뇌하수체를 통하여 호르몬을 조절(체온, 삼투압, 혈당량 조절)해준다.
* **중뇌** : 안구 운동 및 동공 반사 몸의 평형 유지를 해준다.
* **연수** : 신경 교차 지점이고, 자율 신경(심장박동, 호흡, 소화) 및 반사 중추(무조건 반사 : 재채기, 침분비)이다.

안으로 들어간 후 하나로 합쳐져 '기저동맥'을 이룬다. 기저동맥의 끝은 다시 좌우의 '후뇌동맥'으로 갈라진다. 척추동맥과 기저동맥은 뇌간, 소뇌 등에 혈액을 공급하며, 후뇌동맥은 대뇌의 뒷부분인 후두 옆에 혈액을 공급한다.

(3) 뇌의 기능

대뇌는 좌, 우 두 개의 반구로 나뉘어 거의 대칭 모습을 하고 있다. 각각의 대뇌는 전두엽, 두정엽, 측두엽, 후두엽 등으로 나뉘어 있다. 이들이 맡고 있는 기능은 서로 다르지만 대체적으로 외부로부터 받아들인 자극(보는 것, 듣는 것, 냄새, 신체 감각 등)을 인식, 해석하고 이에 대해 적절히 반응하도록 온몸에 명령을 내려 보낸다. 왼쪽 대뇌 에는 언어 중추가 있어 말하고, 이해하고, 쓰고, 읽는 기능을 담당한다. 소뇌는 대뇌의 뒤쪽, 아래쪽에 있으며 우리 몸의 균형을 잡거나 미세한 운동을 조절하는 기능을 담 당한다. 뇌간은 대뇌의 바닥 가운데부터 시작하여 아래로 내려가는 구조물로서 아래 쪽으로는 척수와 연결된다. 대뇌처럼 고등기능을 담당하지 않지만, 심장 박동, 호흡 등 생명을 유지하는데 직접 관계하는 반사 중추들이 모여 있는 중요한 구조물이다.

* **좌측 뇌의 특징** : 좌측 뇌는 '논리적인 뇌반구'라 할 수 있다. 다음과 같은 부분 에서만 우성을 보인다. – 언어적, 논리적, 분석적, 수학적, 몸의 오른쪽 근육운동을 관장한다. 직선적이다.

* **우측 뇌의 특징** : 우측 뇌는 '직감적이며 육감적인 뇌반구'이다. 다음과 같은 부 분에서 우성을 보인다.– 직감적, 예술적, 종합적, 창의적, 전체적이다. 공간적, 음악 적, 상상적, 왼쪽의 몸과 상하지의 동작을 관장한다. 정서적이다.

* 좌측 뇌가 손상된 환자는 반대 측인 오른쪽 팔다리의 마비가 오는 것은 물론이지

만, 대개 언어의 장애를 수반하게 되고, 논리적인 사고가 파괴되어 산술을 제대로 하지 못하게 된다.

　* 우측 뇌가 손상된 환자는 반대 측인 왼쪽 팔다리는 마비되지만, 대개 언어에는 큰 지장이 없으며 공간의 감지 능력이 파괴됨으로 크고 작은 것의 구별이나 기저 감각이 무뎌진다.

1. 뇌졸중이란?

뇌졸중이란 뇌에 혈액을 공급하고 있는 혈관이 막히거나 터져서 뇌의 일부가 손상되는 병을 말한다. 뇌 조직의 일부에 혈액이 가지 못하면 그 부위에 있는 신경 세포가 죽게 되고 뇌의 기능을 제대로 하지 못하게 된다. 이러한 기능 상실이 뇌졸중의 증상으로 나타나게 되는데 뇌출혈, 뇌혈전, 뇌경색 등 몇 가지의 원인에 의한 것의 총칭이다. 뇌졸중은 어느 시기에도 발생할 수 있다. 즉, 어떤 활동 중에도 발생할 수 있으며, 잠자던 중 발생할 수도 있다. 의학적으로 뇌졸중은 크게 뇌의 혈관이 막혀서 특정 부위에 혈액순환이 안 되어 나타나는 '허혈성 뇌졸중' 과 뇌출혈에 의한 '출혈성 뇌졸중' 으로 분류할 수 있다.

2. 뇌졸중의 종류

의학적으로 뇌졸중은 크게 뇌의 혈관이 막혀서 특정 부위에 혈액 순환이 안 되어 나타나는 '허혈성 뇌졸중' 과 뇌출혈에 의한 '출혈성 뇌졸중' 으로 분류할 수 있다.

통계에 따르면, 뇌졸중 환자의 60%는 뇌혈전 환자들이고, 약 30%가 뇌출혈 환자이다. 그러므로 뇌졸중이라면 뇌혈전증과 뇌출혈이 전체의 90%를 차지하는 셈이다. 나머지 10%가 기타의 뇌졸중이다.

(1) 허혈성 뇌졸증(뇌경색)

어떤 요인으로 인해 혈관이 막히면 그 혈관에 의해 혈액을 공급받던 뇌의 일부가 손상된다. 이를 뇌경색이라고 하며 허혈성 뇌졸중이라고도 한다. 이는 동맥경화증과 동반하여 발생하는 경우가 많다. 죽상경화, 동맥 경화증이 진행되면 뇌의 혈관 벽에 콜레스테롤 등이 침착 되면서 그 내경이 좁아지며, 이에 의해 뇌혈관이 막혀서 뇌혈류가 차단되어 뇌졸중이 발생한다.

1) 동맥경화성 뇌경색

오래된 고혈압, 당뇨, 고지혈증, 흡연 등으로 인해 커다란 뇌혈관에 동맥경화가 생겨 뇌혈관이 좁아지거나 두터워져 뇌세포로 가는 영양과 산소 공급이 저하되어 뇌경색이 발생한다.

※ 동맥경화, 혈전은 어떻게 뇌졸중을 일으키나?

① 동맥경화에 의해 동맥이 점점 좁아지다가 완전히 막힌다. 그러면 그 동맥이 평소 혈액을 공급하던 뇌의 일부분이 손상되며 이에 따른 증상이 나타난다. 대체로 혈관이 동맥경화에 의해 점차 좁아지다가 갑자기 막히는 것은 좁아진 부위에 혈전이 생기기 때문이다.

② 동맥경화에 의해 혈관의 벽이 손상되면 여기에 혈전이 생기기 쉽다. 이 혈전은 흐르는 혈류에 의해 어느 순간 혈관 벽으로부터 떨어져 나갈 수 있다. 이 혈전의 크기가 작으면 별 문제가 없지만 어느 정도 큰 것은 혈관 속을 떠다니다가 좀 더 작은 크기의 혈관을 갑자기 막아버리게 되며 이로 인해 뇌졸중이 생긴다.

③ 동맥이 점점 좁아지면 그 동맥으로부터 혈액을 공급받던 뇌가 점차 빈혈 상태에 빠져 산소와 영양분 공급이 줄게 된다. 이 때 뇌에서 가장 예민한 부분(혈액이 가장 덜 가는 부분)에 뇌졸중이 생길 수 있다. 이러한 뇌졸중을 혈류 역학적 뇌졸중이라고 한다.

2) 뇌색전증

뇌혈관 이외의 장소(대표적으로 심장에 부정맥이 있거나 판막증 등의 질환)에서 혈전이 생겨 이것이 떨어져 나가 혈관 속을 돌아다니다가 뇌혈관을 막는 경우다. 가장 흔한 색전증의 원인은 심장병이다. 건강하지 못한 심장, 특히 심방세동* 등 심장 박동에 문제가 있는 경우 심장에서 혈전이 생기기 쉽다. 이것이 떨어져 나가 뇌혈관을 막으면 뇌경색이 생기는데 이를 뇌색전증이라 한다. 목을 통과하는 경동맥에 죽상경화가 일어나고 궤양이 생기면서 혈소판이 엉겨 붙는 것이 원인이 되기도 한다.

3) 소경색(라쿤)

중뇌동맥, 기저동맥 등 커다란 동맥으로부터 가지를 쳐가는 작은 동맥은 뇌의 안쪽으로 들어간다. 심한 고혈압이 있으면 이러한 작은 동맥에 동맥경화, 혹은 동맥경화와는 좀 다른 섬유소양 괴사라는 병변이 생길 수 있다. 아무튼 이러한 가느다란 혈관이 손상되어 막혀 버리면 아주 작은 크기의 뇌경색이 생긴다. 이러한 작은 뇌경색을 소경색 또는 라쿤이라 부른다.

다발성으로 누적되면 혈관성 치매가 발생된다.

---

* **심방세동** : 심실과 심방의 움직임이 박자를 맞추지 못하고 멋대로 뛰어 맥박이 일정치 않은 상태, 부정맥이라고도 한다.

4) 일과성 뇌허혈증(TIA)

발병기 전은 뇌경색과 같지만 증상이 24시간 이내에 저절로 좋아지는 경우를 말한다.

(2) 출혈성 뇌졸증

뇌혈관이 터지는 것으로 이렇게 되면 뇌 안에 피가 고이게 되며 피가 고인 부분의 뇌가 손상당하게 된다. 이를 뇌출혈이라 한다. 출혈성 뇌졸중의 원인으로 국내에서 가장 많은 것은 고혈압성 뇌출혈이다. 이는 고혈압에 대한 적절한 치료를 하지 않고 장기간 방치하는 경우 발생하며, 장기적인 고혈압에 의한 뇌혈관 일부의 약화와 높은 혈압에 의하여 뇌혈관이 파열되어 발생한다. 고혈압 이외에 뇌출혈의 중요 원인으로 뇌동맥류와 뇌동 · 정맥기형의 파열이 있다.

1) 고혈압성 뇌출혈

뇌에 산소와 영양을 공급하는 지름 0.2~0.3mm 정도의 뇌동맥이 고혈압에 의해 파열되면서 뇌출혈이 생긴다. 파열된 부위는 수분 만에 자연히 아물면서 출혈이 멈춘다. 영양 부족이나 고혈압이 오래되면 혈관의 내막이 일부 떨어져 나오면서 틈이 생기고, 그 속으로 스며드는 혈장에 단백질을 녹이는 효소가 들어있어 혈관 벽이 약해진다. 약해진 부분이 계속 압력을 받게 되면 좁쌀처럼 동맥류가 많이 돋아나 쉽게 터진다. 동맥류는 40살 이상, 혈압이 높을수록 많이 생긴다.

2) 뇌동맥류 파열에 의한 지주막하 출혈

뇌를 싸고 있는 경막, 지주막, 연막 중 가운데 있는 지주막의 안쪽에 생기는 출혈이다. 지주막과 연막 사이에 뇌척수액이 가득 차 있어 뇌를 외부의 충격으로부터 보호하는 완충 역할을 하고 있다. 이 액체 속으로 지나가는 비교적 굵은 혈관들이 터지면 뇌척수액과 혈액이 섞여 문제가 된다. 지주막하 출혈의 90%는 뇌 아랫부분에 있는 1~3mm 정도 굵기의 뇌동맥류*가 파열하는 것이 원인이다. 이 뇌동맥류의 경부를 통해서 피가 계속 들어가기 때문에 얇아진 뇌동맥류의 벽이 지속적으로 자극을 받아서 견디지 못하는 상황이 되면 파열된다. 뇌동맥류 파열은 대개 혈압이 갑자기 높아지는 상황에서 발생한다. 힘주어 대변을 볼 때, 정신적 충격으로 갑자기 흥분될 때, 성관계를 할 때, 무거운 물건을 들 때 등이다. 잠자다가 악몽으로 터질 수도 있다. 이 동맥류가 갑자기 터지면 지주막과 뇌 사이의 공간으로 급속히 피가 고이게 되며 이를 뇌동맥류파열에 의한 지주막하 출혈이라 한다. 40~50대에서 많이 발생하는데 일단 혈관이 터지면 1회 출혈로 발병자의 60%가 목숨을 잃거나 심각한 후유 장애를 갖는다. 나머지 40%는 출혈이 반복되면서 결국은 목숨을 잃게 된다. 평소 전혀 증상을 느낄 수 없어 조기 발견이 어렵다. 다만 소량의 출혈이 있을 때는 머리가 쪼개지는 것처럼 아프거나 메스꺼우므로 사전 검사를 받아 볼 필요가 있다.

지주막하출혈의 나머지 약 10%는 뇌의 동맥과 정맥이 태어날 때부터 잘못된 뇌동정맥 기형에서 비롯된다. 보통 임신 4주일째에 서로 분리돼야 할 동맥과 정맥이 서로 연결돼 있어 정맥이 동맥으로부터 직접 피를 받게 되므로 혈압이 높아 파열되기 쉽다.

271

---

* 뇌동맥류란?

뇌동맥의 일부가 늘어나 부풀은 형태를 보이는 것이 뇌동맥류이다. 뇌동맥은 뇌척수 액이 차있는 뇌지주막하강을 지나기 때문에, 뇌동맥이 풍선처럼 부풀어 뇌동맥류가 발생하고 그 속에 지속적으로 혈류가 들어가 자극하고 결국 얇아진 뇌동맥류의 혈관 벽이 터지면 뇌출혈(대부분 뇌지주막하 출혈)이 발생하게 된다. 아주 심하게 터지면, 또 다른 뇌출혈의 형태(뇌 실질내 출혈, 뇌경막하출혈, 뇌실내 출혈 등)로 나타날 수 있다. 따라서 뇌동맥류가 터지지 않았을 때에는 크기가 커서 뇌를 압박하기 전에는 별 증상을 나타내지 않다가, 터지게 되면 증상이 발생하는 것이다. 80%가 윌리스 환 주위에서 주로 발생된다.

3) 동정맥 기형

정상적으로는 우리 몸의 동맥과 정맥을 가는 실핏줄(모세혈관)이 연결하고 있다. 그런데 뇌혈관의 일부가 실핏줄 없이 동맥과 정맥이 직접 연결되어 있는 사람이 있다. 이것은 일종의 혈관 기형으로 이런 혈관은 터져 버릴 수 있다. 이것이 동·정맥 기형에 의한 뇌출혈이다.

3. 뇌졸중의 원인

뇌졸중의 위험 인자로는 죽상경화성 혈전증, 동맥경화, 고혈압, 당뇨, 심장 질환, 고지혈증, 흡연, 가족력 등이 있으며 가장 중요한 것은 죽상경화성 혈전증이다. 죽상경화증은 혈관내벽에 지질(특히 콜레스테롤)을 함유하는 세포가 쌓이고 여기에 평활근 세포, 섬유 조직의 증식이 이루어져 생긴 병변으로 혈관의 내경이 감소를 초래한다. 또한 죽상경화증병변이 변성을 일으켜 궤양이 생기면 이곳에 혈소판이 응집, 혈전을 생성하여 혈관 벽을 더욱 좁히게 된다. 이러한 혈관 변화는 총경동맥, 내경동맥, 추골 및 기저동맥, 주요 대뇌혈관 분지의 기시점 등에 잘 발생하며 고혈압, 당뇨, 고지혈증 등에 의하여 촉진되는 것으로 알려져 있다.

(1) 뇌혈전증의 원인

40~60세 정도에서 주로 발병하기 쉽다. 동맥경화 때문에 뇌에 혈액을 보내주는 혈관이 좁아질 때, 혈관내막에 혈소판이 엉겨 붙어 혈전(핏덩어리)을 만들 때, 이 혈전이 떨어져 나가 다른 혈관을 막을 때, 동맥 내부 벽에 출혈이 있어 혈관을 막을 때 동물성 지방, 담배, 비만, 운동 부족, 스트레스, 피임 호르몬제, 당뇨병, 심장병 등이 주원인이

될 수 있다.

(2) 뇌색전증의 원인

색전증에 의한 뇌경색은 다른 곳에서 생성된 혈전 등이 혈류를 타고 이동하다가 혈관을 막아서 발생하는 것으로서 대부분의 색전은 심장(심내막염, 판막증 등)에서 기원하지만 폐, 대동맥, 뇌내혈관, 외상, 경부동맥의 죽상경화 등에서도 기원할 수 있다. 색전증에 의한 뇌경색은 갑작스런 혈관의 폐쇄에 의하므로 그 경과가 만성보다 급성인 경우가 많다. 어떤 연령에서나 생길 수 있다.

(3) 지주막하 출혈의 원인

젊은층에서 주로 발병하기 쉽다. 선천성 동맥류, 혈관 기형, 변비, 격렬한 성교 등이 주원인이 될 수 있다.

(4) 뇌출혈의 원인

혈압이 높은 고령자에서 주로 발병하기 쉽다.

고혈압 +뇌혈관 괴사, 뇌혈관의 기형, 출혈성 질환이나 약물 사용, 두부외상, 혈액 성상의 변화, 심한 충격이나 스트레스 등이 주원인이 된다.

4. 뇌졸중의 증상

뇌졸중의 증상은 뇌졸중에 의해 손상된 뇌의 부위에 따라 달라지므로, 당연히 많은 종류의 증세가 나타난다.

(1) 뇌출혈의 증상

어지러움, 두통, 갑자기 쓰러짐, 구토, 반신불수, 혼수, 편마비 또는 사지마비 등이
나타날 수 있다.

(2) 지주막하 출혈의 증상

심한 두통, 오심, 구토, 일시적 의식 장애, 현훈(어지럼증), 경련, 목이 뻣뻣하다, 중
등도의 발열 등이 나타날 수 있다.

(3) 뇌혈전증

잠시 의식 잃음, 마비가 서서히 나타남, 혼수, 저혈압인 사람에서도 발생할 수 있다.

(4) 뇌색전증

갑자기 발병, 뇌출혈과 증상이 비슷하고 원인 질환을 먼저 찾아야 한다.

(5) 고혈압성 뇌증

심한 두통, 오심, 흔들리는 시야, 졸리움, 의식혼탁 등이 올 수 있다.

(6) 일과성 뇌허혈 발작증

가령 한쪽 수족에 갑자기 힘이 빠져 일상 하던 일을 잘 못하게 되었다가 몇 시간 내
로 회복하는 경우 등이 올 수 있다.

5. 뇌졸중의 위험 요인

한국인에게 가장 주요한 위험 요인은 죽상경화성혈전으로 인한 고혈압이다. 죽상경화성혈전으로 인한 고혈압이 있는 경우 젊은 사람에게서도 발생이 가능하다. 50~60대에 주로 발병하지만 주원인인 죽상경화증은 30~40대에 이미 시작되기 쉽다.

(1) 동맥경화, 죽상경화로 인한 고혈압

뇌졸중의 가장 중요한 위험 인자이다. 뇌경색* 50% 이상, 뇌출혈* 70~80%에서 동반될 수 있다.

(2) 활성산소

뇌졸중의 주원인은 동맥경화, 죽상경화인데 그 원인에는 지질의 산화(과산화지질)에 있다. 지질이 활성산소의 나쁜 영향을 받아 산화되고 혈관의 벽에 들어가 고이게 되면 서서히 혈관 벽은 부풀어 탄력을 잃게 된다. 이것이 동맥경화, 죽상경화로 연결되고, 이 동맥경화, 죽상경화가 관상동맥이나 뇌에서 생겨나면 심근경색이나 뇌경색 등으로 발전하게 된다.

(3) 비만과 식이 습관(과식)

과식을 하게 되면 여분의 당이 지방으로 바뀌게 되므로 콜레스테롤을 증가시키게

---

* **뇌경색**

죽상경화로 인해 혈압이 높아지면 고혈압을 일으키기도 하고, 혈관의 벽이 두꺼워지거나 딱딱해지게 되어 혈관이 좁아지며, 혈관의 안벽이 상처받기 쉬워지고, 매끄럽지 못해 엉겨 붙으면서 결국 막혀 뇌경색이 일어나게 된다.

* **뇌출혈** : 죽상경화로 인해 혈압이 높아져 고혈압이 되면 이 고혈압으로 인해 작은 혈관의 벽이 약해지다 파열되어 뇌출혈이 될 수 있다. 고혈압성 뇌내출혈은 피각, 시상, 대뇌엽, 소뇌, 간뇌에 잘 발생하며 출혈의 양, 발생 부위에 따라 급격히 의식 수준이 떨어지면서 수 시간 내에 사망하기도 한다. 반면 의식소실 없이 경도의 두통과 신경학적 결손만 발생하여 임상적으로는 뇌경색과 구분하기 어려운 경우도 있다.

된다. 콜레스테롤이 증가하게 되면 뇌졸중의 위험 인자인 심장병과 고혈압이 발생될 수 있으므로 과식은 피하는 것이 좋다. 또한 고혈압인 사람의 경우는 소식으로 인해 혈압이 70%까지 떨어질 수 있는 효과를 볼 수 있다. 또한, 과식으로 인한 비만은 전체 순환계에 부담을 주며, 뚱뚱한 사람은 고콜레스테롤 혈증, 고혈압, 당뇨병 같은 뇌졸중 위험 인자의 발생 빈도가 높다.

(4) 고지혈증

총 콜레스테롤양과 저밀도지방단백(LDL)이 증가하게 되면 동맥경화증이 촉진되기 쉬워진다. 고지혈증이 있는 경우에는 뇌졸중이 잘 발생할 수 있다. 너무 농도가 낮아도 출혈성 뇌졸중의 위험이 높아지므로 적당한 농도를 유지하는 것이 중요하다.

저밀도지방단백질(LDL)은 세포막을 두껍게 해주고, 고밀도지방단백질(HDL)은 세포막을 얇게 해주는 성질이 있기 때문이다.

(5) 흡연

흡연은 여러 기전에 의해 뇌로 가는 혈액량을 감소시키는데 먼저 혈관을 수축시켜서 뇌혈류를 즉시 감소시키고 혈관의 지속적인 수축은 시간이 흐르면서 혈관 내벽을 손상시킨다. 이렇게 손상된 혈관에 기름 찌꺼기가 쌓이면서 동맥 경화증이 발생하게 된다. 이러한 변화로 인해 흡연자가 뇌졸중과 일과성 뇌허혈 발작에 걸릴 위험은 비흡연자보다 상당히 높다.

일과성 뇌허혈 발작은 본격적인 뇌졸중에 걸리기 전에 발생하여 뇌졸중이 나타날 것을 미리 예고하는 것으로 이 질환은 아주 짧은 시간 동맥이 혈전으로 막혔다가 바로 뚫린다. 하지만 흡연은 단지 뇌졸중을 많이 발생시키는데 그치지 않는다. 흡연은 더욱 치명적인 뇌졸중을 일으키고, 그것도 더욱 이른 나이에 일으키게 될 수도 있다.

흡연자가 뇌졸중에 걸릴 위험(비흡연자에 비해)

흡연 정도	뇌졸중에 걸릴 위험도
흡연자(비흡연자에 비해)	3배
하루에 1갑씩 1~9년을 피운 여성	1.7배
10~24년을 피우면	1.6배
25~44년을 피우면	2.3배
45~64년을 피우면	2.3배

※ 허파꽈리의 가스 교환 기능은 매우 정밀하게 이뤄지지만, '필터작용'이 완벽하지는 않다. 호흡할 때 외부의 해로운 물질이 폐 속으로 들어가지 못하도록 코에서부터 기관지까지 내부에 끈끈이 같은 점막이 있어, 공기가 이를 통과할 때 이 물질이 여기에 달라붙는다. 달라붙은 이 물질이 기관지 안의 섬모 운동으로 밖으로 배출된 것이 가래이다. 하지만 담배 연기나 아황산가스 등 대기오염 물질은 기관지를 그대로 통과하여 허파꽈리에서도 걸러지지 않고 혈액 속으로 녹아 들어간다. 이것이 심혈관 질환이나 뇌졸중 등 여러 질병을 일으킨다.

(6) 심장병

뇌졸중 환자의 75%에서 심장병이 동반된다. 협심증, 심근경색증, 심장판막증, 심방

세동 등 심장 내 피 흐름의 이상에 의한 부분적인 정체로 응고된 피떡(혈전)이 생기고 이것이 뇌혈관을 막아 뇌경색이 발생한다. 뇌졸중이 생기면 심장에 대한 검사를 철저히해, 심장병이 있으면 뇌졸중의 예방에 관심을 기울여 주는 것이 좋다.

(7) 당뇨병

뇌졸중의 간접 원인으로 당뇨병환자는 고지혈증이 잘생기며, 동맥경화증이 잘 오고, 고혈압이 잘 동반될 수 있다.

(8) 뇌졸중의 과거력

위험인자에 대한 치료를 하지 않을 경우 흔히 재발 할 확률이 높다. 재발 빈도는 100명의 환자 당 해마다 8~10명 정도 발생한다. 일과성 뇌허혈증(TIA)에서도 약 40%의 뇌경색이 발생할 수 있다. 일과성 뇌허혈증 발병 후 1년 이내에 뇌졸중이 생길 확률이 가장 높다
· 정상인에 비해 10~20배의 위험

(9) 나이

나이가 들면 혈관의 노화가 오게 되고, 활성산소의 증가로 인해 독소가 발생되기 쉬워진다. 이로 인해 세포의 기능 저하가 와서 신진대사가 저하되고 뇌졸중을 앓을 확률이 높아진다. 70대는 50대에 비하여 발병 빈도가 4배 정도 높다. 뇌졸중의 약 72%가 65세 이상에서 일어난다.

(10) 알코올

만성 알코올 중독, 과음은 부정맥과 심근 수축 이상 등을 유발시킬 수 있다. 또한 고혈압 및 뇌혈관 수축 등도 유발시킬 수 있으므로 과도한 과음은 피하는 것이 좋다.

※ 20~30대에 생기는 뇌졸중의 원인

빠르게 진행하는 동맥경화증이 주원인이 될 수 있다.

- 선천성 질환 : 가족성 고지혈증, 고호모시스틴혈증, 기타 심장질환 등이다.
- 뇌혈관기형 : 뇌 동·정맥기형, 뇌동맥류, 모야모야병 , 혈관염 등이다.

※ 기타 뇌졸중의 위험성이 커지는 특수한 상황

- 염증 : 뇌막염 등에 의해 혈관을 수축시킬 수 있다.
- 약물 : 경구용 피임약, 마약류(헤로인, 코카인) 등이다.
- 각종 질환 : 갑상선 질환, 통풍, 적혈구증다증, 섬유근이영양증 등이다.
- 외상 및 출산 : 뇌로 올라가는 혈관의 내벽에 상처에서 혈전이 생성될 수 있다.

6. 뇌졸중의 합병증

뇌졸중 환자에게는 뇌졸중 자체도 문제이지만, 입원 도중에 폐렴, 욕창 등 여러 가지 어려운 문제가 생길 수 있는데 이것을 합병증이라 한다. 가벼운 뇌졸중 환자에게는 합병증이 거의 없지만, 뇌졸중이 심한 상태, 심하거나 의식이 없이 누워 지내는 경우에는 흡인성 폐렴, 요로감염, 욕창 등 여러 가지 합병증이 언제든지 발생할 수 있다.

ii 뇌졸중 식이요법 핵심 포인트

과식과 콜레스테롤

뇌졸중의 원인 중에 가장 중요한 것은 동맥경화와 죽상경화성 혈전을 생기지 않게 하는 것이다. 동맥경화와 죽상경화성 혈전 형성에 가장 크게 영향을 미치는 것은 과식과 콜레스테롤이다. 죽상경화증은 여러 위험 인자에 의해 먼저 내막을 이루는 내피세포에 기능 이상이 생겨 콜레스테롤 등의 지방 성분이 침투하여 줄 모양의 지방선을 형성한다. 지방선이 더 진행하면 지방을 염증 세포, 섬유질 등이 둘러싸며 중막의 평활근 세포가 내막으로 들어와 자라 섬유성 프라그(섬유종)를 형성한다. 이것이 더 진행되면 석회화 되고 혈전 등이 만들어져 점차 동맥의 내강을 좁아지게 해서 뇌졸중을 유발시킬 수 있다. 과식으로 인한 혈관 내의 찌꺼기는 혈전을 유발할 수 있는 혈관 벽을 만들 수 있다. 또한, 과식을 하게 되면 여분의 당이 지방으로 바뀌게 되므로 콜레스테롤을 증가시키게 된다. 이 콜레스테롤은 죽상경화의 주원인이 되므로 과식을 하지 않는 것이 좋다.

※ 과식은 배부르다고 느끼는 순간부터이다. '한 숟가락 더 먹었으면 좋겠다' 라는 생각이 들 때가 음식물이 위의 70% 정도 찬 상태이고 이때 가장 소화 작용이 잘 일어날 수 있는 상태이다.

동물성 지방 섭취 줄여야

뇌졸중이 있는 사람은 동물성 지방의 섭취를 줄여주는 것이 중요하다. 뇌졸중의 원인 중 하나로 고지혈증을 들 수 있는데 고지혈증이란 혈액 내에 너무 많은 지방성분이 있다는 뜻이다. 지방성분 중에서도 콜레스테롤은 죽종의 주요 성분이다. 혈액 속의 콜레스테롤 농도가 높을수록 동맥내막과 근육 층 사이에 자리 잡은 식세포들은 더 많은 기름기를 세포질 속에 함유하게 되며, 오랜 세월이 흐르는 사이에 동맥벽에 지방이 축적하게 되는 결과가 된다. 여러 가지 이유로 고지혈증이 될 수 있으나 가장 중요한 것은 동물성 지방을 과다 섭취하는데 있다. 그러므로 뇌졸중이 있는 사람은 동물성 지방의 섭취를 줄여주는 것이 중요하다.

※ 단, 식물성도 튀기면 동물성 지방과 같아진다.

몸을 따뜻하게

뇌졸중이 있는 사람은 몸을 따뜻하게 하는 것이 중요하다. 몸이 따뜻하면 심박수는 증가하고 차면 심박수는 줄어든다. 그래서 체온이 높으면 혈관이 팽창하고 혈류량이 증가한다. 반대로 온도가 낮으면 수축하고 혈류량이 저하되면 뇌졸중을 일으키는 주요인이 될 수 있으므로 몸을 따뜻하게 해주는 것이 중요하다.

※ 체내의 온도는 39~40°일 때가 가장 좋다.

적절한 운동

뇌졸중이 있는 사람은 운동을 하는 것이 중요하다. 운동은 혈압을 낮추고, 당 조절을 용이하게 하며, 몸무게를 줄여 주고, 혈전을 예방하며, 혈중 지질의 분포를 우리 몸에 유익하게 바꾸어 주는 등의 여러 가지 효과를 통해서 뇌졸중 예방에 큰 도움이 될 수 있다. 단, 과격하게 운동을 하게 되면 혈액은 골격근과 근육으로만 치우쳐서 장부 쪽은 혈액 순환이 잘 안되어 차지게 된다. 장부 쪽에 혈액 순환이 잘되게 하기 위해서는 운동을 천천히 하여야 한다. 그러므로 운동을 할 때에는 땀나지 않게 40분~1시간 이상 천천히 하는 것이 가장 좋다.

스트레스

스트레스를 받으면 신경계 중 교감신경이 작용을 하게 된다. 교감신경에서는 아드레날린이라는 호르몬이 분비가 되는데 이 호르몬은 혈관을 수축시키고 혈압을 상승시킨다. 그러므로 뇌졸중이 있는 사람은 스트레스를 받지 않도록 조심해야 한다.

※ 스트레스에 좋은 영양소는 비타민C, 비타민E, 비타민B군 등이 있다.

장내 환경 개선

뇌졸중에는 장내 환경이 중요하다. 장내 환경이 나빠져서 독소가 많아지면 혈액이 탁해지고 이 탁해진 혈액이 뇌 쪽으로 가서 동맥경화를 일으켜 뇌졸중의 주 요인이 될 수 있으므로 장내 환경을 개선하는 것이 중요하다.

※ 장내환경이 좋아지려면:

가. 동물성 단백질은 독소를 만드므로 피하는 것이 좋다.

나. 장내 온도인데 몸이 차져서 체온이 37도 이하가 되면 세균이나 바이러스가 급증할 수 있는 조건이 형성된다. 그러므로 찬 음식은 피하는 것이 좋다.(찬물, 찬술, 찬 음료수, 빙과류 등) , (세균, 바이러스의 활성 억제 온도 : $39\sim40°$) , (효소의 최적 활성온도 : $35\sim40°$)

다. 과식을 하게 되면 흡수되지 않은 과잉의 영양분이 혈액을 탁하게 만들고 몸을 차지게 하는 주원인이 되므로 과식은 피하는 것이 좋다.

라. 올리고당이나 식이섬유를 섭취하는 것이 좋다. 식이섬유는 당질(혈중 당질은 중성지방으로 전환된다)흡수를 저하시키며 혈중 지질농도를 감소시키기 때문에 식이 섬유가 많이 들어있는 식품을 먹는 것이 좋고 올리고당은 장내 유익균의 먹이가 되므로 좋다.

iii 뇌졸중 증상별 식이요법

반신 마비, 반신 감각 장애, 구음 장애, 실어증, 전신 마비

① 중뇌동맥은 대뇌의 옆쪽 대부분에 혈액을 공급한다. 따라서 중뇌동맥이 막히면 대뇌의 옆 부분이 손상되는데, 이 부분은 반대쪽 팔, 다리 및 얼굴 근육의 움직임을 지배한다(운동 중추). 이러한 운동 중추의 바로 뒤는 반대쪽 팔, 다리 및 얼굴로부터 오는 감각을 느끼는 부위이다(감각 중추). 따라서 중뇌동맥이 막히면 반대쪽 팔, 다리 및 얼굴에 마비가 오며(반신 마비), 동시에 그 부분의 감각이 떨어진다(반신 감각 장애). 발성에 관계하는 근육에도 마비가 오기 때문에 발음이 어둔해진다(구음 장애).

중뇌동맥의 왼쪽이 막혔는지 오른쪽이 막혔는지에 따라 달라지는 증상이 있는데 그것은 언어 증상이다. 정상인의 95%에서 언어 기능 즉 말하고, 듣고, 이해하고, 쓰고 읽는 능력은 뇌의 왼쪽에 있다. 따라서 왼쪽 뇌에 뇌졸중이 온 환자는 언어 기능을 잃어버리게 될 수도 있다(실어증).

② 또한, 뇌간에도 팔다리를 움직이는 운동 신경이 내려가므로 반대쪽 팔, 다리에 마비가 올 수 있다(반신 마비). 그런데 뇌간은 작은 구조물이므로, 뇌졸중의 크기가 아주 크지 않더라도 양쪽 뇌간 모두에 손상을 일으키는 경우가 많다. 특히 뇌간의 중간 부위인 뇌교에 이러한 뇌졸중이 오기 쉬운데, 이렇게 되면 좌우 팔, 다리가 모두 마비될 수도 있다(전신마비). 뇌간의 가장 아래 부분을 연수라고 하는데 이곳의 바깥 부분에는 뇌경색이 비교적 자주 온다. 일반적으로 뇌졸중에 의한 감각 장애는 얼굴, 팔, 다리가 모두 같은 쪽(뇌졸중이 생긴 뇌의 반대쪽)에 나타나게 되는데 연수에 뇌졸중이 생기면 얼굴은 왼쪽, 팔, 다리는 오른쪽 하는 식으로 서로 반대쪽에 감각 장애가 나타나는 경우가 흔히 있다(반신 감각장애).

③ 뇌의 깊은 곳에 시상이라는 구조물이 있다. 이곳은 반대쪽 신체로부터 오는 감각 신경이 모여 있는 곳이다. 이곳에 뇌경색이나 뇌출혈이 생기면 반대쪽 반신에 감각 장애가 온다(반신 감각장애). 바늘로 찔러도 아픈 감각을 잘 모른다.

☞ 이때에는 혈전을 용해시켜서 뇌혈관 순환이 잘되게 해주는 것과 뇌신경에 도움이 되는 성분을 섭취하는 것이 좋다. 항산화 영양소, 레시틴, 콜린, 이노시톨, DHA, EPA, DPA 등이 함유된 식품을 섭취하는 것이 좋다.

운동 실조

소뇌에 혈액을 공급하는 혈관들은 척추-기저동맥으로 가지를 치고 나온다. 이 혈관 중 하나가 막혀 소뇌에 경색이나 출혈이 생기면 소뇌 기능 장애가 나타난다. 소뇌는 신체의 운동을 조절하는 기능을 갖고 있으므로 환자들은 손, 발의 움직임을 부드럽게 조절하지 못한다(운동 실조). 예컨대 소뇌에 경색이 있으면 왼쪽 팔을 사용하는데 불편을 느낀다. 팔, 다리에 오지는 않지만 물건을 잡으려 할 때 팔이 흔들거리고 숟가락질, 글쓰기 등 정교한 작업을 하기 힘들어 진다. 그리고 걸을 때 왼쪽으로 넘어지기도 한다.

☞ 이때에는 혈전을 용해시켜서 뇌혈관 순환이 잘되게 해주는 것과 뇌신경에 도움이 되는 성분을 섭취하는 것이 좋다. 항산화 영양소, 레시틴, 콜린, 이노시톨, DHA, EPA, DPA 등이 함유된 식품을 섭취하는 것이 좋다.

의욕 상실

우리 뇌의 가장 앞부분(전전두 옆이라 함)은 우리의 모든 의지적 행동을 관장한다. 이곳이 손상되면 무엇이든 하고자하는 의욕이 없어져, 평소 똑똑하던 사람이 반응이 없어져 멍청하게 하루 종일 앉아있거나 누워 지내게 된다.

☞ 이때에는 뇌세포를 활성화시키는 영양소를 섭취하는 것이 좋다. 레시틴, 콜린, DHA, EPA, DPA, 항산화 영양소, 효소, 탄수화물 등이 함유된 식품을 섭취하는 것이 좋다.

시야 장애

후동맥은 후두엽(대뇌의 가장 뒷부분)에 혈액을 공급한다. 후두엽은 물체를 보고 인식하는 기능을 한다(시각 중추). 우리의 눈은 세상의 모습이 들어오는 통로일 뿐 우리가 사물을 보고 이것이 무엇인지 아는 것은 후두엽에 의한다. 한쪽 후뇌동맥이 막히면 후두엽의 반쪽이 손상되는데 이렇게 되면 우리가 바라보는 세상의 반쪽이 갑자기 안보이게 된다. 왼쪽 동맥이 막히면 오른쪽 절반이, 오른쪽 동맥이 막히면 왼쪽 절반이 안 보인다. 양쪽 후뇌동맥이 막히면 아무것도 안 보이는 상태, 즉 장님이 될 수도 있다.

☞ 이때에는 눈의 신경 기능에 도움이 되는 영양소를 섭취하는 것이 좋다. 비타민A, 아연, 비타민B1, B2, DHA 등이 함유된 식품을 섭취하는 것이 좋다.

복시

뇌간에는 우리의 눈동자를 움직이는 신경들이 모여 있다. 우리가 물체를 똑똑히 하나로 볼 수 있는 것은 양쪽 눈이 정확히 조절되어 움직이기 때문이다. 뇌졸중에 의해 뇌간이 손상되면 눈동자의 움직임이 잘 조절하지 못하여 물체가 둘로 보이는 증세(복시)가 생긴다(이때 한쪽 눈을 감고 보면 잘 보이며, 두 눈을 모두 떴을 때만 두 개로 보인다).

☞ 이때에는 눈의 신경 기능에 도움이 되는 영양소를 섭취하는 것이 좋다. 비타민A, 아연, 비타민B1, DHA 등이 함유된 식품을 섭취하는 것이 좋다.

구토, 어지럼증, 의식 소실

우리 몸의 평형을 담당하는 소뇌와 이와 연결되는 뇌간에 혈액 공급이 부족할 때 뇌압의 상승으로 인해 메스껍고 토하는 증상과 함께 몸의 균형을 잡지 못할 수도 있고, 또한 뇌간에 손상을 받으면 혼수 상태에 빠질 수도 있다. 이때는 뇌출혈에 의한 뇌졸중일 가능성이 높다

☞ 이때에는 혈전을 용해시켜서 뇌혈관 순환이 잘 되게 해주는 것과 뇌신경에 도움이 되는 성분을 섭취하는 것이 좋다. 항산화 영양소, 레시틴, 콜린, 이노시톨, DHA, EPA, DPA 등이 함유된 식품을 섭취하는 것이 좋다.

두통

지주 막하 출혈은 커다란 동맥의 일부가 꽈리처럼 부풀어오른 기형(동맥류)이 터져

서 생긴다. 출혈은 뇌 안에 생기는 것이 아니고 지주막과 뇌의 사이 즉 뇌의 바깥쪽에 생긴다. 이 지주막하의 큰 혈관의 벽 등에는 통증을 느끼는 신경들이 많이 모여 있기 때문에, 지주 막하 출혈 환자는 매우 심한 두통이 생길 수 있다.

☞ 이때에는 뇌혈관을 강화시키는 영양소를 섭취하는 것이 좋다. 비타민B6, E, C, K, P 등이 함유된 식품을 섭취하는 것이 좋다.

iv 뇌졸중에 좋은 성분

성분	권장량	작용
필수적인 성분		**뇌에 특히 효과가 좋은 성분**
EPA (에코사 펜타엔산)		혈전을 용해시키고 혈관을 확장해 혈액의 흐름을 좋게 하여 뇌혈관 장애를 예방하고 재발을 막는다. 역학 조사에서도 EPA의 섭취량이 많은 에스키모 인들은 뇌경색의 위험성이 적고, 생선을 많이 먹는 일본 어민은 혈소판이 잘 응집되지 않는 것이 증명되었다.
DHA (도코사 헥사엔산)		몸에 해로운 콜레스테롤을 줄이고 유용한 콜레스테롤을 늘리는 작용을 한다. EPA와 같이 뇌혈관 장애의 예방, 개선에 효과가 있음이 인정되고 있다.
DPA (도코사 펜타엔산)		DPA는 사람의 뇌를 구성하고 있는 물질로 뇌기능을 돕는 중요한 작용을 한다. DPA와 EPA는 서로 작용하여 혈액 내 찌꺼기가 뭉쳐지는 현상을 막아주고, 두뇌 활동을 활발하게 촉진시켜 머리를 좋게 하거나 치매를 예방하는 효과가 있다.
효소		세포의 대사 기능을 활성화시켜 늙은 세포와 새로운 세포의 교체를 촉진시켜 정상적인 세포 작용을 유지시키고 환부에서 나온 고름이나 혈관에 이물질, 세포에 쌓인 공해 물질 등 각종 노폐물을 분해하여 땀이나 소변 및 가스를 통해 몸 밖으로 배출시키는 작용을 하고 혈액 속의 독성 물질이나 이물질을 분해, 해독시키고 콜레스테롤을 조절하여 건강한 약알칼리성 혈액으로 개선시켜 피의 흐름을 돕는다.
탄수화물		탄수화물을 섭취하면 포도당으로 전환되어서 쓰이는데, 특히 뇌세포와 신경 세포는 포도당만을 이용하기 때문에 적절한 섭취가 꼭 필요하다.
항산화 영양소		**혈액 내 독소, 이물질 제거**
코엔자임 큐10	50~100mg씩/ 하루 3번	코엔자임 큐10은 각 세포 안의 미토콘드리아가 제 기능을 하기 위해서 꼭 필요한 물질이다. 신체의 에너지 생성에 중요한 역할을 하는 코엔자임 큐10은 특히 심장, 간, 면역 체계 세포들에 절대적으로 필요한 물질인데, 심장은 지속적으로 에너지를 공

성분	권장량	작용
		급해 주어야 하는 기관이기 때문에 특히 코엔자임 큐10의 결핍에 민감하게 반응한다. 코엔자임 큐10은 심장 조직에 산소를 증가시키고 산소 부족에 의한 심장병을 예방한다.
게르마늄	200mg/일	게르마늄은 산소를 재빨리 심장 조직에 공급함으로써 심근 세포의 신진 대사를 활성화시킨다.
셀레늄	200mcg/일	셀레늄은 글루타치온 과산화효소의 구성 성분이 되는데 글루타치온 과산화효소는 세포막이나 DNA 등에서 산화에 의한 손상을 방지하여 세포를 보호하는 역할을 한다. 특히 산화적 위험에 대해 심장세포를 보호하는 중요한 기능을 한다. 심장 세포의 산소 이용률을 높여서 심근의 파괴를 막는다. 셀레늄은 저밀도지단백 콜레스테롤의 산화를 제한할 수 있어 관동맥질환을 막을 수 있는 항산화제 중 하나이다. 결핍되면 골격과 심장 근육에 흰 줄무늬가 생기고 근육이 뻣뻣해지고 거동이 불편해진다. 셀레늄의 결핍은 간염과 심장 질환을 유발하기도 한다. 셀레늄은 또한 비타민E의 기능을 증진시킨다.
비타민P (바이오 플라보노이드)		바이오플라보노이드는 비타민C보다 더 강력한 항산화제로 알려져 있다. 비타민C보다 약 30~50배나 더 작용이 강력하다. 강력한 항산화 작용으로 혈관의 노화와 동맥경화를 막고 또한 비타민C가 파괴되지 않도록 보호하고 비타민C 작용을 도와주므로 비타민C가 덜 소모되도록 해 준다.
세사미놀		참깨에 들어있는 성분으로 항산화 작용을 하여 동맥경화를 막아 주고, 뇌혈관 장애를 예방하는 효과가 있다.
매우 중요한 성분		**혈관을 개선하는 성분**
비타민B6		호모시스테인이 메티오닌으로 전환되는 과정에 비타민B6가 조효소로 작용하는데, 호모시스테인은 동맥벽에 작용하여 동맥경화를 유발하는 원인 물질이기도 하므로 호모시스테인이 메티오닌으로 전환되는 것은 혈관 질환 예방을 위해서 중요하다.

성분	권장량	작용
		특히, 노인인 경우 비타민B6, 엽산, 비타민B12 등이 부족한 식이를 섭취할 경우 과호모시스테인증으로 인해 심장병에 걸릴 확률이 높아진다.
비타민C	1000mg씩 /하루 3번	비타민C는 항산화 작용을 하여 혈관의 노화와 동맥경화를 막고, 혈관 벽을 강화한다. 또한 비타민C는 콜레스테롤이 분해되어 담즙산이 되는 대사에 관여하기 때문에 혈중 콜레스테롤을 저하하는 작용이 있다. 비타민C가 부족하거나 결핍되면 혈중 또는 간장의 콜레스테롤이 증가하여 동맥경화나 고혈압 등의 각종 심장 질환을 유발시킬 수 있다. 비타민E와 함께 섭취하면 효과가 상승한다.
비타민E		저밀도콜레스테롤(LDL)은 혈관 내벽에 혈전, 혈소판 퇴적을 유발하고 원활한 혈류를 방해하여 혈관 자체의 위험과 함께 심장과 다른 기관에 심각한 문제를 야기시켜 동맥경화, 뇌출혈, 고혈압, 뇌경색, 심근경색, 협심증 등을 유발시키는 요인이 된다. 모든 산화 방지제들 중에서, 비타민E는 쉽게 저밀도콜레스테롤(LDL)의 분자 속으로 섞여 들어가 산화에 대항해 가장 큰 보호 효과를 준다. 또한 말초 혈관을 확장하여 혈액의 흐름이 정체되는 것을 방지한다.
폴리페놀		LDL은 동맥경화를 일으키는 해로운 콜레스테롤로 불리며, 산화되면 문제를 일으킨다. 폴리페놀은 LDL의 산화를 억제하여 동맥 경화를 예방하고, 뇌혈관 장애를 막는 효과가 있다.
CPP(카제인포스펩타이드)		칼슘이 결핍되면 보충을 위해서 뼈에서 녹아 나온 칼슘이 혈관에 고여 동맥경화를 일으킨다. 뇌혈관에 생긴 동맥경화는 뇌경색의 원인이 된다. CPP는 칼슘의 흡수를 도와준다. CPP는 우유 단백질인 카세인이 체내에서 분해되면서 생성되는 여러 가지 펩타이드 중의 하나이다.
플라보노이드		모세혈관을 강화시켜서 뇌출혈 예방에 효과가 있다.
마늘 캡슐		마늘의 대사과정에서 발생하는 아조엔(AJOENE)은 혈소판 응집현상을 막아준다(마늘은 현재 심장병

성분	권장량	작용
		치료 및 예방 목적으로 사용되는 아스피린과 동일한 작용을 한다.). 또한 마늘의 알리신이 콜레스테롤을 분해하고 혈관을 유연화시켜 동맥경화를 방지하고 혈압을 낮추어준다. 또한 마늘의 칼륨이 혈중 나트륨을 제거하여 혈압을 낮추는데 도움을 준다. 냄새를 제거한 마늘은 혈압을 낮추는데 효과가 있다.
매우 중요한 성분		**혈액을 개선하는 성분**
레시틴		지방의 축적을 막는다. 혈관 벽에 흡착되어 혈액순환을 저해하는 콜레스테롤을 혈전 용해하여 막히거나 좁아진 혈관 벽을 청소하고 모든 세포에 충분한 혈액이 공급되게 하며, 몸에 좋은 고밀도콜레스테롤(HDL)을 증가시킨다. 비타민E는 레시틴의 흡수를 빠르게 해준다.
이노시톨		체내에서 레시틴의 생성을 촉진한다. 레시틴이 간에서 세포로 지방의 이동을 도와주는데, 이노시톨도 함께 지방 대사를 돕고 혈중 콜레스테롤을 감소시켜 동맥의 지방성 경화를 예방하고 심장을 보호한다.
콜린		콜린은 지방과 트리글리세라이드의 수준을 낮춰주고 아미노산인 메티오닌이 대사 과정 중 일부가 시스테인으로 바뀔 때 부산물인 호모시스테인이 생기지 않도록 조절한다. 호모시스테인은 동맥경화증의 원인 물질이다. 이 호모시스테인을 다시 메티오닌으로 원위치시키는데도 콜린이 필요하다.
엽록소		콜레스테롤을 낮추고 말초 혈관을 확장시켜 혈액순환을 증진시키고 강한 세포를 만든다. 또한 면역체계를 강화시킨다. 엽록소는 녹색 식물의 잎에 많이 들어 있다.
타우린		혈중 콜레스테롤 수치를 내리고 혈전이 생성되는 것을 막아주기도 한다. 이런 작용으로 뇌혈관 장애 예방 및 재발 방지 효과가 기대된다.
비타민B3		말초 혈관을 확장시키는 작용을 하여 수소 운반체가 되어 심장이나 뇌에 영양을 공급해 주며 콜레스

성분	권장량	작용
		테롤을 감소시켜 준다. 류마티스 심장병(심막병)을 가졌던 경력이 있는 사람은 B3의 사용을 줄여야 한다.
메티오닌	500mg/일	지방 대사를 촉진하여 간과 동맥에서의 지방 침착을 억제하며, 뇌, 심장, 신장의 혈류를 증진한다. 공복에 복용하며 비타민C또는 B6와 같이 사용하면 흡수가 용이하다.
식물섬유		수용성 식물섬유는 혈중 콜레스테롤 수치의 상승을 억제하는 작용이 있다. 콜레스테롤 수치가 떨어지면 뇌혈관 장애의 위험이 줄어든다.
사포닌		체내의 지질이 과산화지질이 되는 것을 억제하고 지질의 대사를 촉진한다. 고지혈증, 고혈압, 동맥경화 환자에게 대두 사포닌을 계속 투여한 결과 혈중 콜레스테롤과 중성 지방 수치가 저하되었다는 보고도 있다. 이 때문에 뇌혈관 장애의 예방과 재발 방지에 권장되고 있다.
비오틴		DNA와 RNA의 기본 물질인 퓨린 형성 시에 비오틴 보조 효소가 관여하는데, 비오틴이 결핍되면 뇌손상이 생길 수 있다.
중요한 성분		**그밖에 효과 있는 성분**
칼륨		칼륨은 신장에서 나트륨의 배설을 촉진하여 혈압을 내리는 작용을 한다. 칼륨은 고혈압을 예방하고 개선해 주므로 뇌혈관 장애에 효과가 있다.
몰리브덴		몰리브덴 결핍 시 아황산 산화효소의 작용에 이상이 생기게 되고 아황산 산화효소 결핍 시 아미노산인 시스테인 대사에 이상이 생긴다. 시스테인 이상으로 심각한 뇌손상, 정신 지체가 나타나고 오랜 정신 지체가 지속되면 혼수 상태에까지 이른다.

Ⅲ 빈혈

1. 빈혈이란

적혈구는 혈색소를 함유하는 세포 성분이고, 혈색소는 산소의 운반에 없어서는 안 되는 물질이다. 따라서 혈색소가 적어지면 혈액의 산소 운반 능력이 저하되어 중요한 각 기관의 세포에 산소 결핍 상태가 발생하고 여러 가지 지장이 야기된다. 빈혈에서 보게 되는 증상은 이와 같은 지장이 원인이 된다. 그리고 혈색소는 적혈구에 함유되어 있으므로 동시에 양자가 감소되는 경우가 많으나 반드시 병행하지는 않는다. 건강한 20~30세 남자의 경우, 적혈구 수는 혈액 $1mm^3$ 속에 평균 500만 개이고, 혈색소 양은 $100cm^3$ 속에 평균 16g이 있다. 여자의 적혈구 수는 평균 400만 개, 혈색소 양은 14.4g(90%)이다. 적혈구 수가 남자 400만 개 이하, 여자 350만 개 이하로 혈색소 양은 남자 13g(80%) 이하, 혈색소 양이 9.5g(60%) 이하로 떨어지면 임상적으로 빈혈 증상이 된다.

2. 빈혈의 종류와 원인

빈혈은 여러 가지 원인으로 생기는 것이기 때문에 그 종류가 많다.

(1) 결핍성 빈혈

혈색소의 조성 또는 적혈구 발육에 필요한 물질이 결핍되면, 혈액 속의 혈색소 양이나 적혈구 수가 감소되어 빈혈을 일으킨다. 결핍된 물질에 따라 철 결핍성 빈혈, 폴산 결핍성 빈혈, 비타민B12 결핍성 빈혈이라 한다. 또한 비타민 B6나 C가 결핍했을 때도 발생한다. 철은 혈색소 조성에 없어서는 안 되는 물질이므로 이것이 결핍되면 적혈구에 포함되는 혈색소 양이 뚜렷하게 감소하여 혈색소 양의 적혈구 수에 대한 비율이 건강한 사람의 것과 비교해 저하된다. 이러한 의미에서 저 색소성 빈혈이라고도 한다. 폴산 또는 비타민B12가 결핍되면 적혈구의 크기가 증대하여 철 결핍성일 때와는 반대로 그 비율이 높아지는 수가 적지 않다. 이 경우를 고색소성 빈혈이라 한다.

1) 철 결핍성 빈혈

여러 종류의 빈혈 가운데서도 특히 많이 발생하는 것으로 특정 질병에 수반해서 발생하는 빈혈과 원인 불명의 본태성, 저색소성 빈혈로 대변할 수 있다. 전자는 구충성 빈혈, 실혈성 빈혈*, 반티증후군*, 무위성 빈혈 등이 있고, 임신, 위암, 편식으로 인하여 철이 결핍된 식품을 섭취하거나 악성 빈혈의 회복기 등에서도 철 결핍에 대한 빈혈 현상이 생긴다. 후자는 사춘기 또는 중년 여인에게서 많이 볼 수 있는데, 위장의 철분 흡수 장애 이외에도 월경, 임신 등으로 인한 과대한 철분 소모가 원인으로 생각되고 있으나 아직 확실하지 않다. 구충성 빈혈처럼 손톱의 변형이 있고 재발하기도 쉽다.

2) 거대적아구성 빈혈(폴산 결핍성, 비타민B12 결핍성 빈혈)

악성 빈혈이라고도 한다. 혈구 생성에 필수적인 비타민B12 또는 엽산*의 결핍으로

* **실혈성 빈혈** : 적혈구를 많이 소실하는 실혈이 있는 경우의 빈혈을 말한다.
* **반티증후군** : 빈혈과 비종(지라가 부어 커진 것)을 주 증세로 하는 질환을 말한다.
* **엽산** : 엽산은 비타민B12와 함께 적혈구를 생성하는데 필요한 영양소이고, 또한 백혈구의 생성과 활동에 관여하여 면역 기능을 돕는다. 엽산은 DNA를 합성하는데 필수적인 물질로 임산부가 엽산이 부족하면 태아의 기형이 생길 위험성이 증가하는 것으로 알려지고 있다. 엽산은

적혈구의 크기가 커지게 됨으로 생긴다. 거대적아구란 정상적인 적아구보다 크기가 큰 세포를 말하며, 이는 말초 혈액의 적혈구뿐만 아니라 골수의 적혈구 생성 세포인 적아구들의 크기가 현저히 커지기 때문에 붙여진 이름이다. 이는 세포핵을 만드는데 필요한 비타민 B12와 엽산이 부족하여 세포핵은 성장을 못하고, 세포질만 성장을 하여 세포 크기가 커진 세포로 적혈구로서의 기능을 수행할 수 없어 빈혈이 발생한다.

☞ 만성 위축성 위염이 성인형 거대적아구성 빈혈의 원인이다. 위의 체부 위저 점막이 면역학적으로 파괴되어 위산과 내인자의 분비가 부족하게 되면 비타민B12*의 흡수 장애가 일어나 결국 비타민 B12의 결핍이 발생하게 된다. 핵산 합성에 필요한 비타민B12는 위벽 세포로부터 분비되는 내인자와 결합하여 소장에서 흡수되는데 위축성 위염이나 자가 항체가 있으면 내인자가 부족해져서 비타민 B12가 흡수되지 않아 결국 골수에 거대적모구나 거대전골수구의 출혈을 수반하는 빈혈을 일으킨다.

(2) 출혈성 빈혈

출혈성 빈혈은 실혈성 빈혈이라고도 하여 대량 출혈 또는 소량이더라도 오래 지속하는 경우에 볼 수 있는 것으로써 각각 급성출혈성 빈혈, 만성출혈성 빈혈이라고 한다. 대량 출혈 직후에는 혈액 부족 상태에 빠지게 되며 심하면 쇼크를 일으키는데 이 위기를 벗어나면 조직액이 혈관에 들어가서 빈혈 증세가 나타난다. 만성출혈성 빈혈은 모두 철결핍성 빈혈이라고도 할 수 있다.

(3) 재생 불량성 빈혈

골수에서 혈구 생성이 잘되지 않는 데서 나타나는 빈혈로서 혈구는 그 정한 수명을

특히 신경 세포의 형성에 관여하는 것으로 알려져 있기 때문에, 임산부는 임신을 계획하기 전부터 시작하여 초기 임신 3개월까지 충분히 엽산을 보충하는 것이 신경관 결손과 무뇌증 같은 기형아를 예방할 수 있다. 엽산은 비타민C와 B12와 같이 복용할 때 그 효과가 더욱 상승된다.

* 비타민B12 : 비타민B12는 특히 신경 기능에 중요한 영양소이기 때문에 부족하면 손발이 저리고 감각이 둔해지는 다발성 신경염이 생긴다. 비타민B12는 위산이 존재해야 흡수되므로 위

다하면 사멸하지만 한편으로 계속 새로 만들어지고 있는데, 이것을 재생이라고 한다. 적혈구의 재생 불량 이외에도 백혈구나 혈소판의 재생도 불량이 되는 경우가 많은데, 백혈구의 감소로 감염에 대한 저항력이 저하되고 혈소판 감소로 출혈하기 쉬워지므로 중증으로 변하기 쉽다. 그래서 아주 낫기 힘든 질환이다. 원인으로는 X선이나 방사능 등의 조사를 비롯하여 여러 가지 화학 약품에 의한 중독을 들을 수 있으며 원인 불명인 경우도 많다. 발열, 피하출혈, 치은 또는 비강출혈 등을 동반하는 것이 특징이다.

(4) 용혈성 빈혈

적혈구가 혈액 순환 도중에 자꾸만 파괴되므로 혈색소는 혈구 밖으로 나가고(이 현상을 용혈이라 한다) 적혈구의 생성이 그 대상으로써 항진되어 있는 상태이다. 이때 빈혈과 황달이 나타나고 간이나 지라(비장)가 비대해지기도 한다. 적혈구 자체에 원인이 있는 것과 적혈구가 아닌 것에 원인이 있는 것으로 크게 나눈다. 즉,

1) 내인성인 것 : 대부분은 유전성인 것으로서 적혈구의 형태 이상 때문에 용혈하기 쉬운 것, 적혈구 중의 혈색소 단백 이상으로 용혈하기 쉬워지는 이상 혈색소증 등이 있다.

2) 외인성인 것 : 약물 과민증을 비롯하여 전신성 홍반성낭창, 호지킨씨병*, 바이러스, 폐렴 등의 증후성 용혈성 빈혈이 있다.

(5) 증후성 빈혈

만성 기초 질환이 있는 상태에 부수적으로 빈혈이 나타나 있는 것으로써 2차성 빈

산이 부족한 노인에서 특히 부족 되기 쉽다. 비타민B12는 엽산, 그리고 비타민 B6와 함께 혈액 속의 호모시스테인을 감소시킨다. 호모시스테인 아미노산인 메티오닌의 부산물로 이 물질이 혈액 속에 증가되면 여러 가지 질병이 잘 발생하는 것으로 알려져 있다.
* **호지킨씨병** : 림프종의 일종이다. 림프종은 우리 신체의 면역계의 일부인 림프계에서 생기는 암이다.

혈, 속발성 빈혈이라고도 한다. 신성 빈혈이나 간성 빈혈을 비롯하여 패혈증, 류머티즘열 등의 감염증이 원인인 것 이외에도 악성 종양, 갑상선 기능 저하, 무위성인 경우로 나누어 생각할 수 있다. 또한 혈색이 좋지 않아 얼핏 빈혈처럼 보이지만 실제로는 혈색소의 감소가 없을 때 이것을 가성 빈혈이라 한다. 혈관이 정상일 때 보다 일반적으로 지나치게 가늘어서 혈액량이 적은 경우 등을 고려할 수 있으며, 체질적인 것과 특정 질환에 의한 증후성인 경우로 나누어진다.

☞ 위와 같이 빈혈의 원인은 다양하다. 즉 골수에서 적혈구의 생산이 부족하거나, 억제된 경우 발생하는 빈혈, 출혈 등에 의한 빈혈 및 혈액 내에서 어떤 원인에 의해 적혈구가 과도하게 파괴된 경우 발생하는 빈혈로 나눌 수 있다. 미국의 통계에 따르면 철결핍성 빈혈이 30%로 가장 많고 다음이 급성출혈에 의한 빈혈로 22%, 그 외에 거대적아구성 빈혈 12%, 용혈성 빈혈11%, 재생불량성 빈혈 9.5%, 만성질환성 빈혈 8.5%, 신 질환에 의한 빈혈 1.5%순이다. 우리나라의 경우는 총괄적인 통계는 아직 없지만, 철결핍성 빈혈이 가장 많은 것으로 사료된다.

3. 빈혈의 증상

빈혈의 특징적인 증세는 피부가 창백해지는 것이다. 빈혈 환자가 호소하는 증상은 저산소증과 연관되며 대개는 빈혈이 생기는 원인이나 빈혈의 정도에 따라 증상이 달라진다.

(1) 출혈과 같이 빈혈이 짧은 기간에 급격하게 생기는 경우

식은 땀, 불안감, 갈증, 호흡 곤란 등의 증상이 생긴다.

(2) 빈혈이 어느 정도 진행된 후

운동 시 호흡 곤란, 어지럼증, 머리가 빈 느낌, 두통, 귀울림(이명), 가슴 두근거림, 졸도, 쉬 피곤함, 수면 장애, 성욕 감퇴, 기분 장애, 집중력 감퇴 등이 가장 흔히 나타나기도 하고 식욕 부진과 함께 심한 체중 감소 및 손발이 붓는 경우도 있다. 심혈관 질환이 있는 노인의 경우에는 협심증이 나타나기도 하고 빈혈이 노망이나 하지의 감각 이상을 일으키거나 심하게 하기도 한다.

(3) 철의 부족 시

철은 혈색소를 구성할 뿐만 아니라 우리 몸의 여러 곳에서 중요한 역할을 하는 성분이기 때문에 철이 부족해 빈혈이 생겼을 때에는 빈혈에 의한 증상 외에도 피로, 혀의 통증, 구각염(입술 가장자리가 허는 것), 위염, 소화 불량, 비염, 손톱의 이상, 생리 불순 등의 증상이 나타날 수 있다.

(4) 비타민B12의 부족 시

비타민B12는 혈색소를 만드는데 필요할 뿐 아니라 신경에도 꼭 필요한 영양소이므로 B12가 부족해서 악성 빈혈이 있으면 빈혈에 의한 증상과 함께 여러 가지 신경 증상이 나타나는 수가 많다. 비타민B12의 결핍에 의한 신경 증상은 아주 다양한데 그 중 몇 가지만 든다면 감각 이상, 피로, 기억력 감퇴, 발기 불능, 우울증, 불면증, 환각 등이 있다.

i 빈혈 식이요법 핵심 포인트

좋은 영양 상태 유지

먼저 좋은 영양 상태를 유지, 회복시키는 것이 중요하므로, 골고루에 혈액 생성 및 철분 흡수에 관여하는 식품을 섭취해 주는 것이 좋다.

· 혈액 생성에 효과 있는 것 : 혈액 생성에는 엽록소 및 녹즙이 가장 좋다. 그 외에도 단백질, 비타민 C, 엽산, 철분, 비타민B6, B12 등이 있다.

· 단 녹즙은 차지 않고 적당한 량(약200ml 컵으로 반 컵 정도)을 섭취해주는 것이 좋다. 너무 많이 섭취 시는 몸이 차질 수 있기 때문이다.

· 철분 흡수에 효과 있는 것 : 비타민 C, 칼슘, 구리, 아연 등

· 철분 흡수를 방해하는 것 : 수산을 함유한 음식(견과류, 아몬드, 시금치, 초콜릿, 케일, 아스파라거스, 사탕무우, 대황, 소다, 콩류 등), 청량 음료수, 맥주, 아이스크림, 탄닌 성분, 커피, 납, 카드뮴, 과량의 인, 아연, 제산제 등은 철분의 흡수를 방해한다.

· 지나친 철분의 과잉은 간, 심장, 췌장, 임파구의 활성에 손상을 줄 수 있다.

기름진 식품 섭취 줄여야

지방을 지나치게 섭취하면 조혈 식품에 대한 식욕을 감퇴시키고 철분 흡수를 방해할 수 있다. 그러므로 기름진 식품(각종 튀김류, 특히 동물성 튀김류, 식물성도 튀기면 동물성과 같다)은 적게 섭취해 주는 것이 좋다.

정백 식품, 인스턴트 식품, 청량 음료(녹차, 홍차 도 포함) 등은 적게 섭취

정백 식품, 인스턴트 식품은 혈액을 만드는 재료에 해당하는 탄수화물, 단백질, 지방(에너지원)이 많은 반면, 이 에너지원을 실질적으로 에너지화시킬 수 있는 비타민이나 무기질은 부족해서 빈혈을 초래할 수 있고, 영양 불균형을 가져오게 된다. 또한 인스턴트 식품에 들어 있는 인을 과다 섭취할 경우 철분 흡수에 필요한 칼슘 부족 현상이 일어날 수 있다. 청량 음료(녹차, 홍차도 포함)는 탄닌이나 인 성분이 많이 함유 되어 있어 철분 흡수를 방해하므로, 식후 1시간 내에 차(녹차, 홍차 등) 또는 커피, 청량 음료

의 섭취를 하지 않는 것이 좋다.

알코올과 담배

알코올은 적게 섭취하고, 담배는 절연해 주는 것이 좋다. 알코올은 혈액을 만드는데 필요한 엽산, 비타민B12의 흡수를 방해한다. 또한 담배에 있는 일산화탄소는 헤모글로빈과의 친화력이 산소의 210배나 된다. 그러므로 알코올과 담배는 적게 섭취해 주는 것이 좋다.

장내 환경

빈혈에는 장내 환경이 중요하다. 왜냐하면 소장에서는 피를 만드는데 그 중간 물질인 모네랄을 만들기 위해서는 장내 환경이 좋아야 한다.

☞ 장내 환경이 좋아지려면

· 동물성 단백질은 독소를 만들므로 피하는 것이 좋다.

· 장내 온도인데 몸이 차져서 체온이 37도 이하가 되면 세균이나 바이러스가 급증할 수 있는 조건이 형성된다. 그러므로 찬 음식은 피하는 것이 좋다.(찬물, 찬술, 찬 음료수, 빙과류 등), (세균, 바이러스의 활성 억제 온도 : 39~40℃) , (효소의 최적 활성 온도 : 35~40℃)

· 과식을 하게 되면 흡수되지 않은 과잉의 영양분이 혈액을 탁하게 만들고 몸을 차지게 하는 주원인이 되므로 과식은 피하는 것이 좋다.

ⅱ 빈혈의 증상별 식이요법

운동 시 호흡 곤란, 어지럼증, 머리가 빈 느낌, 두통, 귀울림(이명), 가슴 두근거림, 졸도, 기분 장애, 집중력 감퇴, 감각 이상, 피로, 기억력 감퇴, 발기 불능, 우울증, 불면증, 환각 등 신경 증상

적혈구는 혈색소를 함유하는 세포 성분이고, 혈색소는 산소의 운반에 없어서는 안 되는 물질이다. 따라서 혈색소가 적어지면 혈액의 산소 운반 능력이 저하되어 중요한 각 기관의 세포에 산소 결핍 상태가 발생하고, 혈액순환이 원활히 이루어지지 않는다. 뇌 쪽으로도 혈뇌 혈류의 감소가 발생할 수 있다. 그로 인해 어지럼증, 머리가 빈 느낌, 두통 등이 올 수 있고, 귀의 청각 세포에도 원활한 혈류가 되지 않아 세포의 손상으로 인해 이명 현상이 나타날 수 있다. 또한 비타민B12는 혈색소를 만드는데 필요할 뿐 아니라, 신경계와 뇌의 활동 물질의 원료로서 집중력과 기억력을 증진시키고, 신경을 안정시키는 효과가 있는 영양소인데, 부족 시에는 악성 빈혈과 신경계에도 이상이 올 수 있다. 그로 인해 감각 이상, 피로, 기억력 감퇴, 발기 불능, 우울증, 불면증, 환각 등 신경 증상 등이 나타날 수 있다.

☞ 먼저 전체 식이 요법을 잘 해주는 것이 중요하고, 골고루에 혈액 생성에 효과 있는 단백질, 비타민C, 엽산, 철분, 비타민B6, B12 등이 함유된 식품을 섭취해 주는 것이 중요하다. 또한, 원활한 혈액순환을 통해 혈액량을 증가시켜, 각 기관에 충분한 산소를 전달해 주는 것이 중요하므로 혈액량을 증가시키는 데에 좋은 호흡을 해주는 것이 좋다.

· 호흡하는 방법 : 인영이 큰 사람은 들숨을 길게 해주고 촌구가 큰 사람은 날숨을 길게 해준다.

피로, 혀의 통증, 구강염(입술 가장자리가 허는 것) 위염, 소화불량, 비염, 손톱의 이상, 생리불순 등의 증상

철은 혈색소를 구성할 뿐 아니라 우리 몸의 여러 곳에서 중요한 역할을 하는 성분이기 때문에 철이 부족해 빈혈이 생겼을 때에는 빈혈에 의한 증상 외에도 피로, 생리불순, 비염 등과 체내 세포 내 철 함유 효소(햄)의 고갈로 혀, 구강, 위, 식도의 상피 세포가 위축되어 혀의 통증, 구강염(입술 가장자리가 허는 것), 위축성 위염이 발생하여 위산 감소가 일어나고, 이로 인해 소화 불량, 손톱은 스푼 모양으로 변형될 수 있다.

☞ 먼저 전체 식이 요법을 잘 해주는 것이 중요하고, 철분과 철분 흡수에 효과 있는 비타민C, 칼슘, 구리, 아연 등이 함유된 식품을 섭취해 주는 것이 좋다.

iii 빈혈 및 어지럼증에 좋은 성분

1. 빈혈에 좋은 성분

성분	권장량	작용
매우 중요한 성분		
철분		철분 저장량이 완전히 고갈되고 섭취량도 부족하여 헤모글로빈 형성을 위한 철분 요구량에 미치지 못하게 될 경우 적혈구의 조혈량이 줄어들게 된다. 적혈구의 수가 줄면 혈액으로 운반되는 산소량이 줄게 되고 빈혈 증세가 나타난다. **위험** : 철분의 초과는 면역계의 독성이 될 수 있다.
엽산	800mcg씩/ 하루 2번	엽산은 비타민B12와 함께 조혈 작용을 한다. 엽산 결핍으로 일어나는 중요한 변화 중의 하나는 적혈구 합성의 초기 과정에 나타난다. 엽산이 결핍되면 빠른 속도로 교체되어야 하는 적혈구 등의 세포들이 DNA를 합성할 수 없기 때문에 성숙한 적혈구로 분열되지 못하여 크기가 비정상적으로 크면서도 미숙한 상태의 거대적아구 상태로 있게 되어 거대적아구성 빈혈이 된다.
비타민B12	2,000mcg씩/ 하루 3번	비타민B12가 결핍되면 엽산이 활성형으로 전환되지 못함으로서 DNA의 합성이 느려지고 결국 세포분열이 원활히 되지 못하기 때문에 미성숙한 적혈구가 골수로부터 혈류로 방출되므로 적혈구의 부족을 초래하게 된다. 이때 미성숙한 적혈구인 거대적혈구 모세포가 성숙적혈구로 변화할 수 없기 때문에 핵을 가지고 있는 성숙하지 않는 큰 적혈구가 출현하게 되는데 거대적아구성 빈혈이 된다.
비오틴	300mcg씩/ 하루 2번	비오틴은 적혈구 생성에 보조 역할을 하며 결핍될 시 빈혈이 생긴다.
에스트로포이에틴		우유나 포유류의 젖에 함유되어 있는 당단백질 성분으로 주로 신장에서 합성된다. 에스트로포이에틴(EPO)은 조혈작용을 하는 당단백질의 일종으로 신장에서 만들어지며 적혈구를 만드는 세포의 분화를 촉진하고, 적혈구를 늘려준다.

성분	권장량	작용
중요한 성분		
흑당밀(포도당)		뇌세포의 주 영양 성분이 포도당인데, 탄수화물이 부족 시 뇌에 영양 결핍 증상이 일어나서 빈혈 증상이 나올 수도 있다. 철분과 필수적인 비타민B를 함유한다.
단백질		적혈구는 혈색소를 함유하는 세포 성분이고 혈색소는 산소운반에 없어서는 안 될 물질이다. 따라서 혈색소가 적어지면 혈액의 산소 운반이 저하되어 중요한 각 기관의 세포에 산소 결핍 상태인 빈혈이 발생한다. 혈색소의 주성분이 헤모글로빈으로 단백질이 주성분이다.
비타민B군	50mg씩/하루 3번	비타민B군은 각종 신진 대사를 촉진시키는 영양소이다. 비타민B5는 헴(헤모글로빈의 색소부분)의 합성에 관여하여 적혈구 생성에 필요하다. 비타민B6는 적혈구에서 산소를 운반해주는 헤모글로빈의 합성에 중요한데 결핍되면 저 혈색소 빈혈을 일으킨다.
비타민B5	100mg/일	
비타민B6	50mg씩/하루 3번	
비타민C	3,000~10,000mg/일	철분은 소장 벽에 흡수될 때 산화형인 Fe^{3+}는 환원형인 Fe^{2+}로 환원되어 흡수된다. 이때 비타민C는 산성 환경을 만들어 전환을 촉진시킨다.
마그네슘		마그네슘이 결핍되면 혈액 세포가 잘 생성되지 않아 빈혈을 유발할 수도 있다.
도움되는 성분		
맥주효모		비타민B군을 포함해 기본 영양소가 풍부하다.
구리	2mg/일	구리는 셀룰로플라스민이라는 당단백질을 구성하여 철분의 이동을 돕는다. 셀룰로플라스민은 2가의 철 이온으로부터 전자를 받아들여 3가의 형태로 산화시킨다. 흡수된 철분이 혈액으로 이동하려면 3가의 철 이온으로 변환되어야 한다. 따라서 구리는 철분의 흡수와 이동을 돕는다. 구리가 결핍되면 셀룰로플라스민의 형성이 적어져 철분의 흡수와 이동에 이상이 생기기 때문에 정상적인 헤모글로빈의 합성이 일어나지 않아 철 결핍성 빈혈이 생길 수 있다. 많은 아연은 구리 대사에 위험성을 초래할 수 있다.
아연	30mg/일	

성분	권장량	작용
비타민A	10,000IU/일	이 영양소들은 중요한 항산화제로서 적혈구 막 지질이 산화되는 것을 방지하여 정상적으로 작용하게 한다.
베타카로틴	15,000IU/일	
비타민E	600IU/일	
빈혈에 좋은 약용식물		민들레, 복분자, 컴프리, 쐐기풀 등

2. 현훈, 현기증에 좋은 성분

성분	권장량	작용
매우 중요한 성분		**항산화 성분**
원소 항산화제 게르마늄, 셀레늄, 크롬 등 **고분자 항산화제** SOD, 글루타치온, 카탈라제 등 **저분자 항산화제** 비타민C, 비타민E, 비타민B1, 베타카로틴, 이소플라본, 카테킨, 폴리페놀, 키토산, 플라보노이드 등		체내에 활성산소가 많아지면 활성산소 자체가 뇌에 많이 분포되어 머리가 무겁거나 두통, 어지러움증, 현기증 등이 나타날 수 있고, 뇌신경을 자극해 신경이 예민해 질 수도 있다. 이러한 활성산소를 제거하는 것이 항산화제이다.
비타민B3	100mg/하루3번	말초 혈관을 확장시키는 작용을 하여 수소 운반체가 되어 심장이나 뇌에 영양을 공급해 주며 콜레스테롤을 감소시켜 준다.
비타민B군	100~400mg/일	정상적인 뇌와 신경계의 기능에 중요한 성분이다.
비타민B6		비타민B6는 적혈구에서 산소를 운반해주는 헤모글로빈의 합성에 중요한데 결핍되면 저 혈색소 빈혈을 일으켜 어지럼증이 생길 수 있다.

성분	권장량	작용
비타민B12		비타민B12가 결핍되면 엽산이 활성형으로 전환되지 못함으로써 DNA의 합성이 느려지고 결국 세포 분열이 원활히 되지 못하기 때문에 미성숙한 적혈구가 골수로부터 혈류로 방출되므로 적혈구의 부족을 초래하게 된다. 이때 미성숙한 적혈구인 거대적혈구 모세포가 성숙적 혈구로 변화할 수 없기 때문에 핵을 가지고 있는 성숙하지 않는 큰 적혈구가 출현하게 되는데 거대적아구성 빈혈이 된다. 이로 인해 어지럼증이 생길 수 있다.
비타민C	3,000~10,000mg/하루에 나눠서	비타민C는 항산화 성분으로서 혈관의 노화와 동맥경화를 막고, 혈관 벽을 강화하여 혈액 순환을 도와준다. 또한 피로를 풀어주고 정신을 안정시켜 마음을 가볍게 해준다. 마음이 원인이 되는 어지럼증은 비타민C를 섭취하면 정신이 안정되어 체력이 향상되고 어지럼증이 예방된다. 정신이 불안정할수록 비타민C의 소비도 많아지므로 충분한 보급이 필요하다.
비타민E	400~800IU/일. 서서히 증가시킨다.	항산화 성분이고 또한 말초 혈관을 확장하여 혈액의 흐름이 정체되는 것을 방지한다.

중요한 성분

성분	권장량	작용
콜린		콜린은 신경 전달 물질인 아세틸콜린과 인지질인 레시틴 등 생체 화합물의 중요한 구성 성분이다.
레시틴		레시틴은 생체막, 세포막이나 미토콘드리아 등의 구성 성분이다. 특히 생체 내에서는 대사 기능이 왕성한 기관, 예를 들면 뇌, 신경, 간장, 심장에 많고 생리적으로 중요한 성분이다. 레시틴은 분해되어 뇌세포 사이의 신호 전달 물질인 아세틸콜린으로 변한다. 또한 레시틴은 혈관 벽에 흡착되어 혈액 순환을 저해하는 콜레스테롤을 혈전 용해하여 막히거나 좁아진 혈관 벽을 청소하고 모든 세포에 충분한 혈액이 공급되게 한다.
타우린		뇌가 어지럽고 진정이 되지 않을 때 타우린 성분이 뇌세포의 회로에 작용을 하여 과도한 흥분 상태를 진정시켜 준다.
이노시톨		이노시톨은 신경세포를 포함한 거의 모든 세포의 신호 전달에 중추적인 역할을 담당한다. 한 신경 세포

성분	권장량	작용
		에서 다른 신경 세포로 어떤 신호가 전달될 때, 이 인지질이 중요한 역할을 한다. 이노시톨이 부족하면 신호 전달 기능에 중대한 차질이 빚어져 세포가 성장하고 교신하는데 지장이 온다.
코엔자임 큐10	60mg/일	뇌에 혈액 순환 및 산소를 공급하여 뇌기능을 향상시킨다.
은행잎 추출물	120mg/일	산소를 공급하여 뇌의 기능을 향상시킨다. 은행잎 추출물이 함유된 영양제의 형태로 이용하는 것이 좋다.

도움되는 성분

성분	권장량	작용
맥주 효모		비타민B군을 포함해 기본 영양소가 풍부하다.
칼슘	1,500mg/일	칼슘의 결핍은 신경 세포 외액의 칼슘 감소로 나타나고 이는 신경 세포막의 나트륨 통로에 결합하는 칼슘이 적어 세포 외액의 나트륨이 신경 세포 내로 이동하기가 쉬워진다. 이렇게 되면 나트륨의 세포 내 유입으로 활동 전압이 발생하고 신경의 흥분성이 커지게 된다.
마그네슘	750mg/일	마그네슘이 결핍되면 혈액 세포가 잘 생성되지 않아 빈혈을 유발할 수도 있다.
게르마늄	100mg	게르마늄은 뇌 조직에 충분한 산소를 공급하여 뇌세포가 정상적인 기능을 수행하도록 도와준다.
비타민 복합체 무기질 복합체		균형 잡힌 무기질과 비타민의 보충을 위해 필요하다.
현훈에 좋은 약용 식물		민들레, 은행잎 추출물 등

Ⅳ 정맥류

1. 정맥류란?

정맥을 통과하는 피가 원활히 흐르지 못하고, 한곳에 고여 정맥이 늘어난 상태를 말한다. 즉, 심장에서 품어져 나오는 동맥은 전신으로 퍼져 나가지만, 하지 쪽으로 내려온 혈액은 위로 올라가기가 매우 힘들다. 따라서 정맥에서 올라간 혈액이 밑으로 다시 내려오지 못하도록 하는 판막이라는 장치가 있다.

그러나 오래 서 있게 되면 혈액의 압력으로 판막이 계속적으로 무리를 받게 되어 그 기능이 약화되고, 혈액은 위로 올라가지 못하고, 정체하게 된다. 혈액이 정체되면 그 부위에 염증이 생기고 혈전이 형성되어 심각한 결과를 초래할 수도 있다. 또한, 정맥 혈관 내에 혈액이 많아지면서 혈관의 직격은 굵어지고, 길이는 길어지게 되어 이에 적응하기 위해 혈관은 구부러지게 되며 혈관이 굽은 부위에서 와류가 생기고 혈관에 꽈리 모양을 한 정맥이 생기는데 이것을 정맥류라 한다. 흔히 '힘줄' 이라고 하는 정맥류는 푸르거나 검붉은 색의 혈관이 꽈리처럼 부풀어 다리 피부를 통해 튀어나와 있는 상태를 말하며 누워 있을 때는 잘 안보이지만 서 있으면 다리에 혈액이 몰려 혈관의 압력이 높아져 지렁이가 기어가는 것처럼 보인다. 전체 인구의 10~20% 정도가 정맥류를 가지고 있으며, 1:2~1:4의 비율로 여성에게 많다.

2. 정맥류의 원인

　정맥류의 가장 흔한 원인은 의학적으로 사타구니 부분에 있는 대복재 정맥의 판막이 망가져서 다리에서 올라오는 정맥피를 100% 대퇴 정맥으로 보내주지 못해서 생긴다. 판막이 망가지면 피가 아래로 역류되어 아래 발 쪽으로 피가 쏠리고 고여 있게 되어, 그 압력으로 인해서 혈관이 길어지고 확장되어 울퉁불퉁 다리에 보기 흉한 지렁이 모양의 정맥류가 생기게 된다. 이밖에, 임산부의 경우 자궁이 골반으로 들어오는 정맥을 과도하게 압박함으로써 다리 정맥의 혈류를 방해하여 정맥 자체에 손상을 주기 때문에 생기기도 한다. 또한, 유전적으로 쉽게 생기는 체질이 있고 비만, 간경화나 심장병 등 여러 가지 원인이 정맥류의 원인이 될 수도 있다.

3. 정맥류의 증상

　· 다리가 무겁고 붓고 저리고 뻐근하고 쉽게 피곤해진다.

　· 종아리 뒤에 파란 실핏줄이 거미줄처럼 튀어 나와 보인다.

　· 그밖에 통증(둔통), 쏠리는 느낌, 당기는 느낌, 불편감, 피부색의 변화 등의 다양한 증상

4. 정맥류의 정도 구분

　· 1기 : 실핏줄이 약간 드러나 보이는 상태

　· 2기 : 1~2mm 굵기의 정맥이 보이는 상태

　· 3기 : 2~3mm 굵기의 정맥이 약간 부풀어진 상태

　· 4기 : 3~4mm굵기의 정맥이 보다 심하게 부풀어진 상태

· 5기 : 손가락 굵기의 정맥이 심하게 부풀어진 상태

· 6기 : 정맥이 심하게 부풀고 피부가 썩어가고 있는 상태

5. 정맥류의 종류

원인에 따라 일차성 정맥류와 이차성 정맥류로 분류하고 크기에 따라서는 정맥류, 망상정맥, 세정맥확장증, 말단혈관확장증으로 분류된다.

6. 정맥류의 발생 빈도 및 발병 대상

(1) 정맥류의 발생 빈도

전 인구의 약 10~20%에서 하지 정맥류가 발생한다.

· 남성보다는 여성이 2배 정도 발생 빈도가 높다.

(임신이 주요한 원인이며, 여성의 경우 혈관이 약한 것도 요인이 될 수 있다)

· 30세 이상의 여성은 같은 나이의 남성에 비해 발병율이 4배 이상 된다.

(이것은 여성은 30세가 되면 지방 세포가 많아지기 때문이다.)

· 50세 이상의 여성은 2명 중 1명꼴로 정맥류 증상을 겪고 있다.

(2) 정맥류의 발병 대상

1) 교사, 안내원, 미용사, 판매원, 각종 서비스업 등 장시간 서 있거나 앉아 있어야 하는 직종에 종사하는 사람

2) 유전, 선천적으로 정맥의 혈관 벽이 약한 사람. 가족 중에 정맥류인 사람이 있는 경우(어머니가 정맥류면 딸도 정맥류에 걸릴 확률이 높다)

3) 임신 중이거나 출산 경험이 2회 이상 되는 여성의 경우

4) 운동 부족이나 비만한 사람

7. 정맥류의 합병증

합병증으로는 통증, 출혈, 부종, 하지 피부 궤양, 피부색 변화 등이 발생하게 된다.

i 정맥류 식이요법 핵심 포인트

발목 운동

정맥압을 높이는 가장 큰 요인은 자세인데, 사람이 장기간 서 있으면 정맥압이 10배까지 올라간다. 항상 서서 일하는 사람과 의자에 앉아서 일하는 사람은 정맥울혈과 하지부종이 생기기 쉽다. 그러므로 오래 앉아 있거나 서 있어야 할 경우에는 발목을 자주 움직여 주로 근육이 운동할 수 있도록 해주는 것이 좋다. 다리의 근육이 활발히 움직이게 되면 혈관의 수축, 이완을 도와주어 혈액순환에 큰 도움이 될 수 있다.

날숨 위주 호흡

정맥류에는 호흡을 해주는 것이 중요하다. 호흡은 아래로 쏠려있는 기혈을 위로 끌어 올려줌으로써 정맥의 혈관 내압이 받는 부담을 줄여줄 수 있기 때문이다. 호흡은 주로 날숨을 위주로 해주는 것이 좋다.

상체 운동

정맥류가 오래 지속되면 혈전이 생길 수 있으므로 운동 또는 걷기를 해주고 저녁에 하체를 위로 올리는 자세를 틈틈이 취하는 것이 정맥류의 악화를 막고 혈전을 막을 수 있다. 또한, 운동은 주로 상체 운동을 위주로 해서 해주는 것이 좋다. 상체 운동을 해줌으로써 아래로 쏠려있는 기혈을 위로 끌어 올려줌으로써 정맥의 혈관 내압이 받는 부담을 줄여줄 수 있다.

다리 마사지

혈액순환을 촉진시키기 위해서는 저녁 잠자리에 들기 전 다리 마사지를 해주는 것이 좋다. 이때에는 다리를 쭉 뻗고 앉아 양손으로 발목부터 무릎의 허벅지까지 가볍게 누르면서 끌어올려준다.

저염식

염분이 많은 음식은 적게 먹는 것이 좋다. 왜냐하면 소금은 혈관 평활근 세포에 작용해 혈관을 수축시키고 혈압 상승 요인이 되므로 줄여주는 것이 좋다.

· 염분의 함량이 많은 식품 : 스낵면류, 훈제청어, 소금에 절인 멸치, 성숙한 생햄, 젓갈류 등

스트레스

스트레스를 받으면 신경계중 교감 신경이 작용을 하게 된다. 교감 신경에서는 아드레날린이라는 호르몬이 분비가 되는데 이 호르몬은 혈관을 수축시키고 혈압을 상승시킨다. 그러므로 스트레스를 받지 않도록 주의해야 한다.

· 스트레스에 좋은 영양소는 비타민C, 비타민E, 비타민B군 등이 있다.

312

보온

체온이 따듯하면 심박수는 증가하고 낮으면 심박수는 줄어든다. 그래서 체온이 높으면 혈관이 팽창하고 혈류량이 증가한다. 반대로 온도가 낮으면 수축하고 혈류량이 저하된다. 그러므로 정맥류가 있는 사람은 몸을 따뜻하게 해주는 것이 좋다.

· 체내의 온도는 37∼38℃일 때가 가장 좋다.

ii 정맥류 증상별 식이요법

*** 종아리 뒤에 파란 실핏줄이 거미줄처럼 튀어 나와 보이거나 그밖에 통증(둔통), 쏠리는 느낌, 당기는 느낌, 불편감, 피부색의 변화 등의 다양한 증상.**

오래 서 있게 되면 혈액의 압력으로 판막이 계속적으로 무리를 받게 되어 그 기능이 약화되고, 혈액은 위로 올라가지 못하고, 정체하게 된다. 혈액이 정체되면 그 부위에 염증이 생기고 혈전이 형성되어 통증이나 쏠리는 느낌, 당기는 느낌 등이 올 수 있다. 또한, 정맥 혈관 내에 혈액이 많아지면서 혈관의 직경은 굵어지고, 길이는 길어지게 되어 이에 적응하기 위해 혈관은 구부러지게 되며 혈관이 굽은 부위에서 와류가 생기고 파란 실핏줄이 거미줄처럼 튀어 나와 보인다.

☞ 다리에 혈액순환이 안 되므로 나타나는 증상이다. 이때에는 다리를 위로 올려주거나 마사지를 해주어서 먼저 혈액순환이 잘되도록 해주는 것이 좋다. 그리고 이때에는 근육의 이완 작용이 있는 칼륨이나 마그네슘(참조)이 함유된 음식을 섭취해 주는 것이 좋고 혈액순환에 좋은 식품을 섭취해주는 것이 좋은데, 혈액 개선에 효과가 있는 감마리롤렌산이나, DHA, EPA, PDA, 항산화제 등(참조)이 함유된 식품을 섭취해주는 것이 좋다.

313

iii 정맥류에 좋은 성분

성분	권장량	작용
중요한 성분		
비타민C	3,000~ 6,000mg/일	비타민C의 가장 중요한 역할은 콜라겐의 합성이다. 콜라겐은 세포와 세포 사이를 연결시키는 시멘트와 같은 일을 하는 물질이다. 만일 콜라겐이 연약하면 모세혈관도 약하게 형성되어 가벼운 충돌에도 멍이 들거나 출혈하게 된다. 비타민C는 콜라겐을 합성하여 모세혈관을 강화시켜 혈액순환을 증가시켜서 혈액이 엉기는 것을 막아준다. 또한 비타민C는 항스트레스 작용이 있다.
비타민P(바이오 플라보노이드)	100mg/일	비타민P는 모세혈관에서 혈액이 부드럽게 흐르도록 해주며, 모세혈관을 튼튼하게 해주는 작용을 한다. 따라서 출혈방지, 모세혈관 파열 방지, 감염으로부터 보호 장벽 유지 작용이 있다.
비타민K		비타민K는 피부의 모세혈관과 정맥의 결체 조직을 강화시켜 주는 역할을 한다.
비타민B3		말초 혈관을 확장시키는 작용을 하여 수소 운반체가 되어 심장이나 뇌, 그밖에 말초 조직에 영양을 공급해 주며 콜레스테롤을 감소시켜 준다.
비타민E		비타민E는 콜레스테롤과 그 단백질 이동체의 산화를 저지시키는 작용이 있고 또한 혈소판 응집 감소와 혈관 확장 기능이 있어 혈액 순환을 도와주며 다리의 무게감을 완화시켜준다. 비타민E는 활성산소(자유라디칼, 자유기) 손상으로부터 신경 세포를 보호해 주기 때문에 자발성 안면 마비 치료에 매우 효과적이라는 것이 증명되었다. 또한 스트레스에 좋은 비타민이다.
도움되는 성분		
칼슘	1,500mg/일	칼슘과 마그네슘은 근육의 수축과 이완에 관여하는 중요한 무기질이다. 칼슘은 근육을 수축시키고 마그네슘은 이완시킨다. 두 무기질 중 하나만 결핍되어도 근육 경련이 일어난다. 칼슘과 마그네슘을 같이 사용할 경우 다리경련을 완화시켜 준다. 우유에 대한 과민 반응이 있다면 유산염의 형태는 사용하지 않는 것이 좋다.
마그네슘	750mg/일	

성분	권장량	작용
비타민D	1,000mg/일	비타민D는 칼슘의 흡수를 도와준다.
칼륨		칼륨은 수분을 배설시키는 작용이 있는 무기질로 하지 부종이 있는 경우 도움이 된다.
레시틴		레시틴은 혈관 벽에 흡착되어 혈액 순환을 저해하는 콜레스테롤을 혈전 용해하여 막히거나 좁아진 혈관 벽을 청소하고 모든 세포에 충분한 혈액이 공급되게 하며, 몸에 좋은 고밀도콜레스테롤(HDL)을 증가시킨다. 또한, 반대로 몸에 해로운 과다한 저밀도콜레스테롤(LDL)의 세포 내 흡수를 원천 봉쇄함으로써, 콜레스테롤 수치를 조절하는 기능을 하여 혈액 순환을 돕는다.
비타민 복합체		비타민의 고른 섭취는 원활한 혈액 순환을 돕는다.
비타민B군		비타민B군은 항스트레스 작용, 정상적인 신경의 기능에 중요한 영양소이다.
비타민B6		호모시스테인이 메티오닌으로 전환되는 과정에 비타민B6가 조효소로 작용하는데, 호모시스테인은 동맥벽에 작용하여 동맥경화를 유발하는 원인 물질이기도 하므로 호모시스테인이 메티오닌으로 전환되는 것은 혈관 질환 예방을 위해서 중요하다. 특히, 노인인 경우 비타민B6, 엽산, 비타민B12 등이 부족한 식이를 섭취할 경우 과호모시스테인증으로 인해 심장병에 걸릴 확률이 높아진다.
맥주효모		필요한 단백질과 비타민B를 함유하고 있다.
아연	80mg/일	아연은 신체 내 여러 효소의 구성 성분으로 치료를 돕는다.
정맥류에 좋은 약용 식물		연근, 파슬리, 포도나무잎 등

3부

위·비장계

위는 윗부분이 크고 아래 부분이 작은 자루 모양의 소화 기관으로
자신의 운동화 크기의 근육 주머니로
배 위쪽에서 약간 왼쪽으로 치우쳐 비스듬히 놓여 있다.
위는 분문부, 위저부, 위체부(몸통부), 유문부로 구성되어 있으며
식도에서 위로 이어지는 잘록한 부위를 분문부라 하고
위에서 십이지장으로 이어지는 부위를 유문부라고 한다.
분문과 유문에는 괄약근이 있어서 소화도중 음식물이 식도로 역류하거나
소화되지 않은 음식물이 미리 십이지장으로 내려가는 것을 막아 준다.
위는 어른의 경우 길이 25~30cm정도이고 용량은
1.5~2.5L 정도의 음식물을 저장할 수 있다.

Ⅰ 위

1. 위의 구조

(1) 위의 모양

위는 윗부분이 크고 아래 부분이 작은 자루 모양의 소화 기관으로 자신의 운동화 크기의 근육 주머니로 배 위쪽에서 약간 왼쪽으로 치우쳐 비스듬히 놓여 있다. 위는 분문부, 위저부, 위체부(몸통부), 유문부로 구성되어 있으며 식도에서 위로 이어지는 잘록한 부위를 분문부라 하고 위에서 십이지장으로 이어지는 부위를 유문부라고 한다. 분문과 유문에는 괄약근이

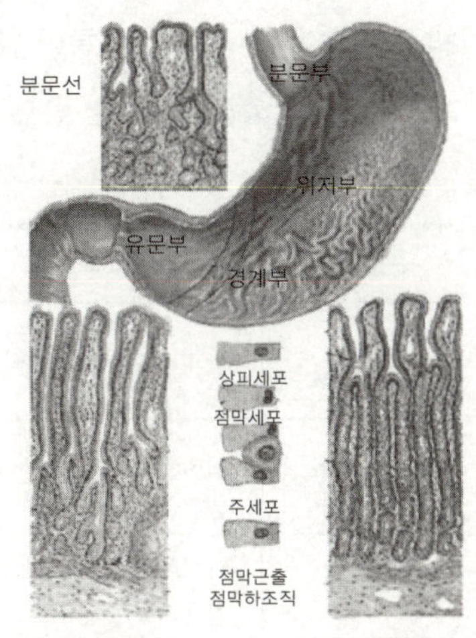

위의 점막

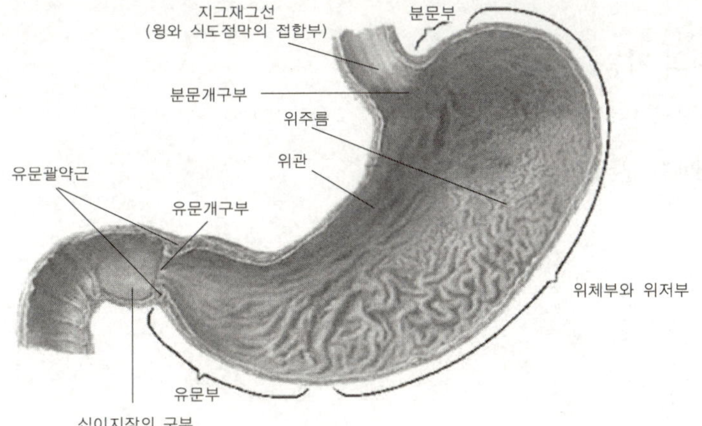

319

있어서 소화도중 음식물이 식도로 역류하거나 소화되지 않은 음식물이 미리 십이지장으로 내려가는 것을 막아 준다. 위는 어른의 경우 길이 25~30cm정도이고 용량은 1.5~2.5L 정도의 음식물을 저장할 수 있다.

(2) 위벽의 구조

위벽은 총 4개의 층으로 이루어져 있다. 가장 안쪽부터 점막, 점막하층, 근육층, 장막층의 순이다. 위벽은 주름이 많이 잡혀 있고 튼튼하다(주름이 잡혀 있는 것은 표면적을 넓히는 효과가 있어 소화를 더 활발하게 할 수 있도록 돕는다).

구조	구성	기능
점막	상피세포, 결합조직, 평활근	보호, 흡수, 위액분비. 위액을 분비하는 위선이 있다.
점막하층	이완된 결합 조직	주위 조직으로부터 영양 공급 및 흡수된 영양분의 수송
근육층	가로와 세로로 배열된 평활근 섬유	관과 관 내용물의 운동(소화 운동)
장막층	상피세포, 결합 조직	보호

2. 위의 기능

(1) 소화된 음식물이 장관으로 이동되기 전까지의 저장고이다.

(2) 위액을 분비한다.

(3) 위 근육의 운동에 의해 위 내용물을 위액으로 교반하고 잘게 부순 후에 십이지장으로 이동하기에 알맞게 한다.

(4) 내적 인자(항악성빈혈 요인, 비타민 B12 흡수에 필요)를 분비한다.

(5) 물, 알코올 등을 흡수한다.

3. 위에서의 소화

위의 소화 작용에는 위액으로 음식물을 분해하는 화학적 소화*와, 위에 이른 음식물을 위액과 뒤섞는 연동 운동인 기계적 소화*가 있다. 위 안에 들어온 음식물은 위액과 균일한 상태로 섞인다.

(1) 위액

음식물이 위로 들어가 위점막에 닿으면 위샘에서 위액이 분비된다. 위액은 간혹 음식물을 상상하거나 냄새를 맡아도 분비된다. 위샘의 수는 약 3000~4000만 개 정도이고 세 종류의 분비 세포가 있다. 펩신의 전구체인 펩시노겐을 분비하는 주세포와 점액을 분비하는 점액 세포, 그리고 염산을 분비하는 벽세포 등이다. 위샘은 신경의 조절과 위점막 호르몬인 가스트린의 작용을 받아 위액을 분비한다. 위액은 하루 보통 1.5~2.5리터 정도 분비된다.

1) 위액의 성분

수분 99%, 염산 0.5%, 소화 효소, 호르몬, 기타 물질

---

* **화학적 소화** : 위속에 들어온 음식물을 위액에 의해서 소화시키는 활동. 위액에 있는 위산과 펩신의 작용으로 음식물을 분해한다.

* **기계적 소화** : 입 안에서 잘 씹힌 음식물이 식도를 거쳐 위에 들어올 경우, 위의 운동과 근육의 역작용에 의해서 잘게 부수는 일. 위의 연동 운동으로 음식물과 위액이 섞이도록 한다.

각 부위별 위액 분비

종류	부위	선세포	분비액	기능
분문선	분문부	점액 세포	점액	점막 보호
위저선	위저부, 위체부	주세포 점액 세포 벽세포	펩시노겐 점액 염산 (0.4~0.5%)	단백의 소화 작용 점막 보호 펩시노겐활성화, 산성, 단백소화를 도움
유문선	유문부	점액 세포	점차 약해진다	점막 보호

2) 위액의 기능

① 점액의 기능

a. 뮤신의 작용

탄수화물과 단백질의 혼합체로 위벽이 펩신이나 염산에 의해 손상되지 않도록 보호한다. 위벽이 강산인 위산에 견뎌낼 수 있는 것은 이 '뮤신' 의 작용 때문이다.

② 소화 효소의 기능

위액의 소화 효소는 펩신, 레닌, 리파아제 등의 세 종류의 효소가 들어있다.

a. 펩신의 작용

단백질 분해 효소가 위샘의 주세포에서 펩시노겐의 형태로 분비되어 위샘 자체의 소화를 방지하고 있다. 즉, 위샘에서 단백질 분해 효소인 펩신이 직접 분비되면 위샘 자체가 소화되므로 이를 방지하기 위하여 효소의 활성을 갖지 않는 상태인 전구물질로 분비된 다음, 염산에 의해서 소화 효소가 활성을 가지게 된다. 주 세포의 펩시노겐이 염산의 작용을 받으면 펩신이 된다. 펩신은 단백질을 보다 작은 분자인 펩톤과 프로테오스로 분해시킨다.

b. 레닌의 작용

위샘의 주 세포에서는 프로레닌이 분비되는데, 염산에 의해 레닌으로 활성화되면 젖이나 우유 속의 카제인이라는 우유 단백질을 응고시켜 펩신이 작용하기 좋도록 도와준다.

※ 위장의 레닌과 신장의 레닌(이름은 같아도 다른 물질)

· 위장의 레닌(효소) : 카제인의 응고

· 신장의 레닌(호르몬) : 신장에서 합성되는 호르몬으로 혈압 조절 작용에 관여한다. 동맥혈압이 낮거나 체내 나트륨 이온이 부족하게 되면 신장에서 레닌의 분비가 증가한다. 레닌은 간에서 생성한 안지오텐시노겐을 혈중에서 안지오텐신 I 로 활성화시키고 이는 폐에 존재하는 전환효소의 작용을 받아 안지오텐신 II 로 전환된다. 안지오텐신 II 는 말초동맥에 작용하여 동맥을 수축시켜 혈압을 상승시키며 정맥환류량(말초에서 우심방으로 돌아오는 정맥 환류량)을 늘린다.

또한 신세뇨관에서 수분과 염분의 재흡수를 촉진하며 부신피질에서 알도스테론 분비를 자극하여 이 알도스테론이 신세뇨관에서 수분과 염분의 재흡수를 촉진하도록 한다. 이렇게 하여 혈압은 상승하게 된다.

c. 리파아제의 작용

지방을 지방산과 글리세롤로 분해하는 효소다. 그러나 위에서는 소화 작용을 하지 않는다. 지방은 소화되지 않은 채 소장으로 넘어간다.

③ 염산(위산)의 기능

a. 위내 산성을 유지

염산은 pH 0.3~2.0의 강한 산으로 위점액의 알칼리액과 섞여 위내 산도를 pH 2~4로 유지한다. 이는 위내 최적 산도이고 이 상태에서 음식물의 부숙이 잘되어 미즙으로 만들어지기 쉽다.

b. 펩신을 활성화

주 세포에서 분비되는 펩시노겐을 '펩신'으로 활성화시킨다. 그런 다음 펩신이 단백질을 분해하는 작용을 한다.

c. 살균, 정화 작용

음식물의 각종 세균이나 이물질을 강한 산으로 정화시키는 작용을 한다.

d. 철분의 흡수 촉진

철분은 위산에 녹은 다음에야 흡수가 된다. 무산증인 경우 철분 흡수가 약해 빈혈이 오기 쉽다.

e. 칼슘 흡수 촉진

칼슘이 염산에 섞이면 중화가 되고 이때 흡수 능력이 극대치 된다. 위산의 부족은 뼈 질환으로 이어질 수 있다.

f. 비타민B12의 흡수 촉진

비타민은 주로 단백질과 중합되어 있는데 위산은 비타민B12의 중합을 끊어준다. 그리고 위액 내의 당단백질인 내적 인자와 결합하여 회장 점막으로 흡수된다. 이 비타민B12는 철분이 산소를 머금을 때 산소를 철분에게 넘겨주는 역할을 하는데 결핍 시 악성 빈혈이 발생할 수 있다.

g. 레닌의 전조 물질을 활성화

카제인을 소화할 때 레닌이라는 소화 효소가 필요한데 위산은 주 세포에서 분비된 프로레닌을 레닌으로 활성화시킨다.

(2) 위액 분비의 조절

위액의 분비는 자율 신경계에 의한 신경성 조절(신경상, 미주신경, 뇌상)과 체액성 호르몬에 의한 조절(화학상, 가스트린*, 위상)로 이루어지고 있다. 특히 미주신경 자극은 소화 효소가 많은 위액을, 가스트린에 의한 자극은 염산이 많은 위액을 분비한다. 또한 교감 신경 자극에 의해서도 유문선의 작용이 촉진되며 반드시 교감 및 부교감 신경 작용만이 길항적인 것은 아니다. 위액의 분비는 소화 시와 소화 휴지기 두 가지로 나누고, 소화 시의 분비는 3가지의 형태로 나눈다.

---

* 가스트린의 위액 분비 과정
음식물이 위벽을 자극 ⇒ 유문부의 G세포에서 가스트린이 분비 ⇒ 간문맥을 타고 간으로 감 ⇒ 정맥을 타고 심장으로 감 ⇒ 심장에서 동맥으로 나옴 ⇒ 위장의 위샘 세포로 감 ⇒ 위샘 세포 자극 ⇒ 위액이 분비됨

1) 소화시 위액의 분비

① 뇌상(신경상)

미주신경을 통한 반사성으로 조건 반사*에 의한 정신상과 무조건 반사*에 의한 중추 신경 분비상의 두 가지가 있다. 부교감 신경이 흥분하면 많은 양의 위액을 분비하기는 하나 오랜 시간 지속되지는 않는다. 미주신경 자극은 소화 효소가 많은 위액을, 가스트린에 의한 자극은 염산이 많은 위액을 분비한다.

② 위상(화학상)

음식이 위에 들어가면 지각 신경이 중추 신경을 자극하고, 부교감 신경의 흥분에 의해 위벽이 확장되어 위액 분비가 이루어진다. 또 음식물 속의 단백질, 알코올 등에 의해 위벽이 직접적으로 자극받아 유문선에 있는 가스트린(위액 분비 촉진 호르몬) 분비 세포인 'G-세포'를 자극하여 가스트린이 혈액 속으로 분비되며 이 가스트린이 위선을 자극해 위액이 분비된다.

③ 장상

음식물이 십이지장이나 공장으로 들어가도 위액은 계속 분비된다. 이때 소장의 센서 세포가 이를 감지하고 위에 정보를 넘겨주면 위액의 분비 조절이 일어난다. 단백성의 소화산물에 의한 십이지장 점막 내에서 가스트린이 분비되어 순환계를 거쳐 위액의 분비를 촉진시킨다.

---

* 조건 반사 : 음식이 눈앞에 없어도 연상하는 것만으로 입안에 타액이 고이는 경우처럼 조건이 주어질 때 생기는 반사 작용.

* 무조건 반사 : 입 안에 음식이 들어가면 타액이 나오는 경우처럼 직접적으로 생기는 반사 작용.

4. 위의 운동

위에 음식물이 들어와 위액이 분비되면, 위는 내용물을 분문에서 유문 쪽으로 밀어내는 연동 운동을 한다. 이 연동 운동은 분문 쪽보다 유문 쪽에서 강하게 일어난다. 연동 운동으로 밀려난 음식물은 유문이 닫혀 있으면 또다시 되돌아와 같은 운동이 되풀이한다. 이 운동으로 음식물이 걸쭉한 상태로 변하면 유문의 둘레를 싸고 있던 근육이 느슨해져 유문이 열리고, 음식물이 조금씩 십이지장 쪽으로 내려간다. 이때 유문반사*가 일어나 산성인 음식물의 역류를 방지한다. 음식물이 위 속에 머무르는 시간은 음식물 종류에 따라 다른데, 지방이 가장 오래 머문다.

과정 : 십이지장의 중성, 염기성 상태 ⇒ 유문이 열림 ⇒ 위장에서 음식물이 넘어옴 ⇒ 산성이 강함 ⇒ 유문이 닫힘 ⇒ 십이지장내 이자액, 쓸개즙 분비 ⇒ 음식물이 중성이나 염기성이 됨 ⇒ 다시 유문이 열림

영양소별 위에 머무르는 시간		
탄수화물	단백질	지방
약 2~3시간	약 4~5시간	약 4~13시간

* 유문 반사

위의 내용물이 십이지장으로 이동하는 것은 유문 괄약근의 반사 운동 때문이다. 유문은 십이지장의 내용물이 중성이나 염기성이 되면 열려서 위의 내용물이 십이지장으로 넘어가고 위에서 넘어온 산성 음식물에 의해 십이지장 내부가 산성이 되면 닫힌다. 십이지장의 내부는 곧 소화액에 의해 중성이나 염기성이 되어 유문이 다시 열리게 된다.

5. 위장의 공격 인자와 방어 인자

(1) 위장의 공격 인자

1) 스트레스

스트레스를 받게 되면 교감신경이 흥분되고, 세동맥의 수축으로 위 점막의 혈류에 장애가 생기게 되고 이와 함께 미주신경이 자극을 받게 되면 펩신, 염산, 가스트린의 분비가 증가된다.

2) 약물(비스테로이드성 항염제, 소염제, 진통제 등)

이러한 약물에 의한 손상은 전신적으로는 위장관 점막 보호효과가 있는 내인성 프로스타글란딘의 합성 저해로 인한 것이며, 국소적으로는 약물 자체의 산성, 위장관 내에서의 낮은 용해성, 활성 대사체의 작용 등에 의한 것이다.

3) 위액(위산, 펩신)

산성이 강한 위산과 펩신은 과량분비 시 연한 점막에 상처를 일으킬 수 있다.

4) 담즙산

담즙산에 포함된 '리소레시틴' 이라는 성분은 혈구 용해성의 유독 성분으로 위장 점막의 손상을 가져올 수 있다.

5) 세균성(헬리코박터)

헬리코박터균은 거의 모든 위장 질환의 원인으로 이 균은 강한 산을 중화시키는 효소(우레아제)를 가지고 있어 위산에서 살아남아 위의 점막에 기생하면서 점막을 파괴하고 위산 분비를 억제하는 단백질을 분비하여 위산의 분비를 저하시킨다.

6) 기타

그 외에 유전인자, 알코올, 흡연 등이 있다.

(2) 위장의 방어 인자

1) 점막

펩신과 위산으로부터 위를 보호하는 작용을 한다.

2) 소화관 점막의 표면을 둘러싸고 있는 점액(뮤신)

펩신과 위산으로부터 손상되지 않도록 위벽에 도포되어 보호하는 역할을 한다.

3) 점막 내 혈류량

위장관 벽에 혈액 순환이 잘 안되면 위 점막으로 영양분이나 산소 공급이 부족하게 되므로 조직이 손상되기가 쉽다.

4) 점막을 구성하는 성분인 프로스타글란딘 등

프로스타그란딘은 위장관 점막에서 분비되어 점막 상피 세포 증식을 도와주고 위 점막의 점액과 중탄산염의 분비를 증가시켜 점막의 혈류를 유지시켜준다.

5) 중탄산염

상피 세포에서 중탄산염이 분비되어 위산을 중화한다.

6) 기타

체질적 요인, 온도 등

6.위장 질환의 발생 경로

위벽을 손상시키는 공격 인자의 공격 → 위 기능의 저하 → 증상 발적 / 부종 / 발열 / 통증 → 형태의 망가짐 : 위장의 3대 질환(위염, 위궤양, 위암 등)

→ 전이(합병증)

※ 위 질환의 진행 경로

일반적으로 위 기능이 저하되어 위 질환이 발생하면 주로 무산성, 위산 과다성, 신경성 위장 장애성, 위무력성 등의 4가지의 증상 형태로 되어 위염, 위궤양, 위암 등의 형태학적 이상으로 발전하게 된다.

$$\left.\begin{array}{l} \cdot \text{무산증} \\ \cdot \text{위산과다증} \\ \cdot \text{신경성 위장 장애증} \\ \cdot \text{위무력증(위하수)} \end{array}\right\} \rightarrow \text{위염} \rightarrow \text{위궤양} \rightarrow \text{위암}$$

(대표적인 위장의 3대 질환)

이중에 무산증이 만성 위장병으로의 진행률이 90% 이상으로 가장 높다.

i 무산증

1. 무산증이란?

무산증이란 위액의 산도가 표준보다도 낮은 경우를 말한다. 이것은 병이라기보다는 하나의 증상이라고 볼 수 있다.

2. 무산증의 원인

(1) 위의 병

만성 위염이나 위암에 의한 것

(2) 위 이외의 병

빈혈, 결핵, 매독, 급성 전염병, 고열 시 간염, 중독, 바세도병 등의 내분비 장애, 심장병, 전신 쇠약에 의한 것

(3) 정신적인 것

고통, 공포 등 극도의 정신적인 흥분에 의한 것

(4) 기타

체질적 요인, 계절적 요인(여름철에 특히 심함)

3. 무산증의 증상

증상으로서는 일반적으로 식욕이 감퇴하고, 명치가 부풀며, 트릿함이나 구역질, 설
사, 두통, 불면 등이 있다.

ii 위산과다증

1. 위산과다증이란?

위산과다증에는 두 가지가 있다. 오목가슴이 쓰리고 아프며, 공복 시에 위가 아프며, 신물이 나는 등의 산증상이 있는 경우와 실제로 위의 산도가 높은 경우이다. 전자를 위산과다증, 후자를 과산증이라 한다.

2. 위산과다증의 원인

과식(지방분이나 당분을 과잉), 자극성 음식(조미료, 알코올, 카페인), 체질적 요인, 정신과로, 수면부족, 폭음 폭식 등 또 위궤양, 위암, 위하수, 십이지장궤양, 위카타르(위점막의 염증성 질환의 총칭), 유문협착증, 숙취 등에 의해서도 위산과다가 생길 수 있다.

3. 위산과다증의 증상

명치통, 공복 시 통증, 트림, 군침, 신물, 선하품, 반추(신물과 함께 음식물 역류) 등

iii 신경성 위장 장애

1. 신경성 위장 장애란?

만성적이고 반복적인 위장 장애를 호소함에도 불구하고 위장관 검사 상 명백한 기질적, 대사성 질환이 발견되지 않을 때 이를 신경성 위장 장애, 또는 신경성 소화 불량이라고 한다.

2. 신경성 위장 장애의 원인

스트레스, 불안, 초조, 신경과민 등 각종 심인성 요인 등

☞ 위장은 자율신경계의 영향을 받기 때문에 이러한 심인성 요인들의 영향을 많이 받는다.

3. 신경성 위장 장애의 3대 주 증상

· 상복부 불쾌감

· 식후 만복감

· 상복부 팽만감

iv 위하수 · 위무력증

1. 위하수 · 위무력이란?

위하수는 위 근육의 긴장도가 약해져 길게 늘어져 위가 배꼽 훨씬 아래에까지 내려가 있는 상태를 말한다. 병명은 아니고 하나의 증세로 본다. 위무력증은 위벽 근육의 긴장 상태가 풀어져 처지고 무긴장 상태가 되어 위장의 운동이 상당히 약해진 상태를 말한다. 위하수보다 위무력증이 진행된 상태이고 보통 함께 동반되는 경우가 많다.

2. 위하수 · 위무력의 원인

· 수술이나 위액의 손상 등으로 복부 근육이 처졌을 때

· 여성의 출산 : 아기를 낳으면 복강내압이 낮아져 위장이 내려앉기 쉽다.

· 마른 체격 : 복근이 엷고 복강 안의 지방이 적어 위장을 떠받드는 힘이 약해지기 때문이다.

· 기타 : 과식, 위산의 결핍 등

3. 위하수 · 위무력의 증상

배가 더부룩함. 위통, 소화 불량, 식욕 부진, 식도 협착감, 장염 등

1. 위염이란?

위염은 위장 내면을 덮고 있는 점막에 염증이 생기는 위장병의 하나다.

2. 위염의 종류

위염은 염증 기간이 길고 짧음에 따라 급성 위염과 만성 위염으로 나뉘어진다.

(1) 급성 위염

1) 급성 위염의 정의

위장에 급성 염증이 생기는 것을 말한다. 일반적으로 급작스럽게 발생하여 그 경과 기간이 짧다는 특징을 가지고 있다. 대부분의 경우 발병 원인을 가려낼 수가 있다. 발병 원인을 가려내기 어려운 만성 위염과는 이 점에서 다르다. 급성 위염은 위장의 대출혈과 같은 합병증이 발생하지 않는 한 단독으로 생명을 위협하는 경우는 거의 없다.

2) 급성 위염의 종류

급성위염은 또다시 급성 외인성 위염과 급성 내인성 위염으로 나눌 수 있으며, 급성 외인성 위염은 그 원인에 따라 다시 몇 가지로 나뉜다.

① 급성 외인성 위염

입을 통해 음식물을 섭취했을 때 무슨 이유로 인해 문제가 발생한 경우를 말한다. 급성 외인성 위염은 다시 음식물로 인한 위염, 약물로 인한 급성 부식성 위염, 세균으로 인한 급성감염성 위염, 급성 화농성 위염 등으로 나뉘어진다.

a. 음식물로 인한 위염

가장 흔한 위염으로 폭음과 폭식에 의해 발생. 또 고추, 후추, 커피 등 화학적 자극 물질을 포함하는 식품과 계란, 우유, 생선, 게 등에 의하여 알레르기 반응을 일으켜 급성 위염을 일으킬 수도 있다.

증상 : 위가 팽창하거나 무거운 느낌이 들고, 명치끝에 통증이 동반되는 구역질과 트림을 하면서 신맛을 띠는 구토 증세를 보인다. 식욕이 사라지고 두통과 현기증으로 온몸에 기운이 없으며, 혀에 백태가 생기고 입 냄새가 나는 경우도 있다. 염증이 소장까지 미치면 설사 증세를 보이기도 한다.

b. 급성 부식성 위염

농약을 마셨거나 부식 작용의 화학 물질을 먹어서 발생하는 경우다. 예를 들어 가성 소다나 유산, 포르말린 등을 마셨을 때에 해당한다.

증상 : 식도나 인후가 짓물러지고 구토나 메스꺼움과 같은 증세, 토사물과 함께 피가 섞여 나오고 이상한 냄새가 나기도 한다. 명치에 심한 통증과 함께 갈증을 느끼기도 한다. 중증일 때는 혼수 상태에 빠져 신체의 온도가 떨어져 피부가 차갑게 되며 맥박이 빨리 뛰면서 약해진다. 부식 물질의 종류, 양, 농도와 작용 시간에 따라 병의 진

＊ 위염을 일으킬 수 있는 약물들
소염진통제, 아스피린, 심장약인 디기타리스, 고혈압 치료약인 레셀핀 등
이런 약물은 위의 표면인 점막을 덮어 보호해주는 점액이 흘러나오는 곳을 파괴하여 출혈을 일으킨다. 아스피린의 결정적인 부작용으로는 소화성 궤양을 들 수 있고, 위출혈로 빈혈의 원인이 되기도 한다. 아스피린은 산이 있으면 지방질에 잘 녹는 성질이 있다. 위점막 세포는 일종의

행은 달라진다.

염증이 사라지고 난 뒤에도 위와 식도의 유문부에서 좁아져 막히는 협착 현상이 일어난다. 이럴 경우 응급 처치와 더불어 부식성 약제를 중화시킬 수 있는 해독제를 사용하여 위를 세척해 줘야 한다.

약물로 인한 급성 위염은 쉽게 치유되지만 심하면 출혈을 일으키는 급성 위궤양이 될 수도 있다.

c. 급성 감염성 위염

침입한 세균이 작용하여 급성 위염이 생기는 것을 말한다.

증상 : 입맛이 저하되고 명치가 더부룩해지는 증세가 흔하지만 복통은 오히려 드물게 나타난다. 위액의 분비가 적어지고 무산증이 되는 경우도 있다. 위점막이 붉게 부어오르고 헐고 출혈이 있다.

d. 급성 화농성 위염

연쇄구균이 주된 원인이 되어 발생되는 급성 화농성 위염은 화농균의 감염에 의해 위벽 특히 위점막 밑에 국한성 염증을 발생시키는 매우 드문 질환 중의 하나이다. 포도상구균, 대장균도 원인 중의 하나가 되고 있다.

증상 : 오한, 전율과 아울러 위 부분의 심한 통증과 구토, 고열 증상이 동반된다.

② 급성 내인성 위염

세균성 위염처럼 소화관이 아닌 다른 곳에 발생한 병으로 인해 생긴 위염을 말한다.

지방질로 되어 있기 때문에 아스피린을 복용하면 위산으로 인해 아스피린이 지방에 녹아 세포 속으로 스며들어 점막을 파괴하고, 혈관을 파괴해서 출혈을 일으킨다. 무산증인 경우는 아스피린을 복용해도 위점막에 손상을 입지 않고 아스피린은 그 자체로 이온화된다.

다른 기질적 병이 원인이 되기도 하지만 가장 많은 것은 스트레스에 의한 내인성 위염이다. 위장은 자율신경계의 작용을 받기 때문에 스트레스에 특히 민감하다.

〈스트레스와 위염의 관계〉

어떤 스트레스든 간에 한번 스트레스를 받게 되면 교감 신경이 흥분되고, 세동맥의 수축이 일어나 끝내는 위 점막의 혈류에서 장애가 생기게 된다. 이와 함께 미주신경이 자극을 받게 되면 펩신, 염산, 가스트린의 분비가 증가되며, 위 운동으로 위벽이 줄어들어 위 점막에서의 혈류가 방해를 받게 된다. 펩신과 염산 같은 위 점막에 대한 공격 인자가 강화되는 반면 위의 점액과 같은 방어 인자가 약해짐으로 인해 위의 점막이 훼손되게 되어 위염을 일으키게 된다. 화상이나 외상을 통해 생긴 스트레스성 위염은 일반적으로 상처가 난 후 이틀 이내에 발생한다.

(2) 만성 위염

1) 만성 위염의 정의

만성 위염은 위염이 반복해서 발생하는 위 점막의 만성적 병변이다. 주로 나이가 들어감에 따라 반복되는 자극으로 생기는 위염이다. 위염으로 위 점막이 짓물렀다 재생되는 과정을 되풀이하게 되는데, 이러한 과정을 통해 점막이 차츰 오그라드는 위축성 변화를 보이게 된다. 위염이 15~30일 이상 계속되는 것을 만성 위염이라 한다. 대개 급성 위염을 앓았을 때 완치가 되지 못했거나 그대로 두어 병이 계속 반복되다가 만성적으로 굳어진 경우가 많다.

2) 만성 위염의 종류

일반적으로 만성 위염은 조직에 따라 점막에만 염증이 있는 표층성 위염, 점막이 염증 때문에 비후해진 비후성 위염, 염증이 오래 계속되어 위축된 위축성 위염의 3가지가 있다. 이것들은 병리학적인 견지가 다를 뿐만 아니라, 위의 기능도 다른 변화를 보인다. 임상 증상과 직접 관련시켜 볼 때는 분비되는 위액 중에서 산의 농도가 짙은 위산 과다형과 이와 반대로 산의 농도가 매우 엷은 저위산형 또는 무산증형으로 나누기도 한다.

① 조직에 따른 분류

a. 표층성 위염(초기)

표층성 위염은 위 점막의 표면에만 염증이 발생하는 것으로써, 이는 지방분이나 당분 함량이 높은 식품 즉 과자류를 과다하게 섭취한 후에 일어나기 쉽다. 점막의 표층에만 한정된 만성 위염이므로 위의 기능은 침해되지 않고 위액의 분비량은 오히려 높아지는 경우가 있다.

원인 : 급성 위염에서 발생하는 경우가 대다수를 차지하고 있고 오랜 기간의 불섭생, 비염이나 치조농루 등의 만성의 감염증, 아연이나 비소 등의 만성 중독증 등도 원인이 된다. 폐, 심장, 간장 등의 장기의 장애나 운동 부족 등으로 인해 일어나는 경우도 있다.

증상 : 식사 시 명치끝이 아프고 트림이 나오며 구역질 등의 증세가 나타난다.

b. 비후성 위염(중기)

위 점막이 지나치게 두꺼워져 구불구불한 상태가 되고 약간 딱딱한 느낌을 주는 주름이 생기는 것으로, 위선의 과형성으로 위산의 분비량이 증가하여 과산성 위염 증세를 나타낸다.

증상 : 식욕 부진, 위의 통증, 설사, 소관출혈, 부종, 체중 감소 등을 들 수 있다. 식간이나 공복 시가 식후보다 더 아프다. 오목 가슴이 아프고 군침 등의 산증상이 있다.

c. 위축성 위염(말기)

만성 위염의 대부분을 차지하는 것이 바로 위축성 위염이다. 즉 표층성 위염이 계속해서 반복되고 겹쳐서 위 점막의 위축이 촉진되어 생긴 염증인 것이다. 이러한 과정의 반복으로 위 점막의 위액 분비선이 위축되어 위액 분비가 줄어들어 저산증이거나 무산증인 경우도 있다. 위 점막은 한번 위축되면 원래의 상태로 되돌리기가 쉽지 않다. 점막 위축의 진행은 위의 아래쪽 유문부로부터 시작되어 연령에 따라 위쪽의 위체부에 미치고 있다. 이것을 가령 현상이라고 한다. 그 결과, 위액의 분비가 감소하는 것이다. 이와 같이 위축성 위염은 병리적으로 위의 점막이 위축된 상태를 말하는데 동시에 기능이 저하된 병인 것이다. 이 위축성 위염이 가장 많으며 위암으로도 발전할 수 있어서 가장 심각하다고 할 수 있다.

증상 : 식욕 부진, 트릿함, 식후의 통증, 설사, 몸의 여윔 등 그러나 이렇다할 특징적인 증상은 없다.

<위축되는 과정>

위장의 표면은 위액에 닿게 되면 방어를 위해 표면이 두꺼워지는데 이를 과형성이라 한다. 이런 과형성이 되풀이되면 위염의 상태가 되고 또 점막이 짓무른 곳에서 상처가 아물면서 소장, 대장의 창자의 점막과 비슷한 점막으로 변화하는데 이것을 장상피화생이라 한다. 이러한 과형성이나 장상피화생이 생기면 위의 유문부가 두꺼워지고 그 안의 점액분비선이 줄어들고 위산의 분비가 줄어들게 된다.

＊ 정상 위의 점막과 장상피화생

그림에서 보는 것과 같이 왼쪽 그림은 정상 위의 점막을 나타낸 것이고 오른쪽 그림은 위 점막이 상처가 아물면서 소장, 대장의 점막과 비슷한 점막으로 변화한 것인데 장의 점막으로 변화하면서 위의 분비선의 쇠퇴를 볼 수 있고 이로 인해 위선의 기능이 저하되어 위축성위염으로 발전하고 무산증으로 된다.

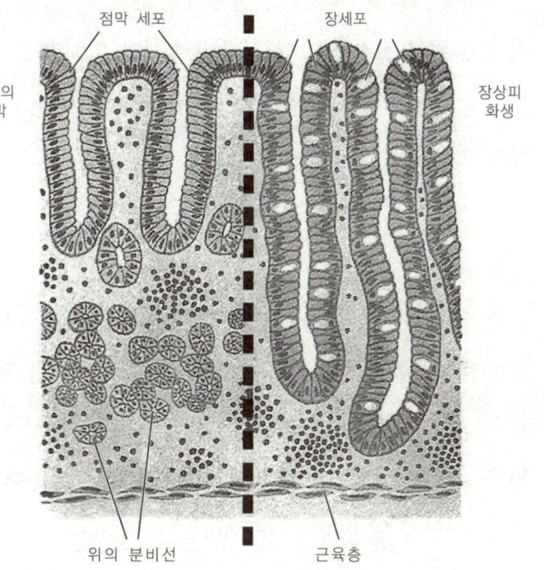

343

② 임상 증상에 따른 위액의 양에 따른 분류

A. 위산 과다형

위산의 농도가 높은 것으로 속 쓰림, 트림, 위의 통증 등이 위산 과다형에서 흔히 볼 수 있는 만성 위염의 증상이다. 특히 과식했을 경우, 지방질의 음식물을 과식했을 때, 또는 단 과자류를 많이 먹었을 때 일어나기 쉽다. 때로 통증은 식후에 곧바로 나타나기도 하지만, 식후 2~4시간이 지나서야 나타나기도 한다.

B. 무산형

위산의 농도가 옅은 것으로 복통을 일으키는 경우는 드물다. 복통 증상이 있다 해도 복부 팽만감, 즉 헛배가 불러 거북스럽다는 정도다. 속 쓰림도 있고 위산 과다증과 구별하기가 어렵다. 무산형의 주 증상은 오심, 식욕 부진, 복부 팽만감, 소화 불량 정도이다.

3) 만성 위염을 일으키는 인자들

① 약물(진통제)

진통제 약물을 오랫동안 사용하면 만성 위염뿐만 아니라 위궤양을 일으킬 수 있다. 이 약물은 직접적으로 위 점막에 손상을 입히게 되며, 장기간 사용 시 만성 위염으로 진행될 수 있다. 이러한 약물들은 위장의 방어인자인 프로스타글란딘의 작용을 방해한다.

② 알코올

위장에 도착한 알코올은 우선 위 점막에 강한 자극을 준다. 독한 술일수록 자극이 심하다. 위 점막이 감당하기 어려울 정도로 심한 자극을 받았을 때는 찢어지고 짓무른다. 위는 알코올에 대한 방어 작용으로 위산을 대량으로 분비한다. 이로 인해 위 점막은 더욱 손상되어지기 쉽다. 점막에 손상을 입혀 위 점막을 짓무르게 하여 표재성 궤양, 출혈성 위염 등을 유발시킨다.

*** 담즙산과 리소레시틴**

담즙산은 위의 상피세포의 외부 막의 지방질로 구성된 부분에 손상을 주는 것으로 알려져 있으며 리소레시틴은 수소 이온에 대한 위 점막의 투과성을 증가시켜 손상을 초래하는 것으로 알려져 있다. 담즙산은 리소레시틴의 생성을 촉진하고 분해를 억제하기 때문에 두 성분이 공존할 때는 손상이 더욱 가중될 수 있다.

③ 십이지장의 위장 역류

소장 내의 분비물은 위 점막에 해롭다. 담즙 내의 담즙산과 리소레시틴*, 췌장의 소화 효소 등은 위 점막에 손상을 입히는 매개물들이다. 이런 유해 물질이 위장 내로 들어올 때 문제가 생기는 것이다. 십이지장의 내용물이 위장 안으로 들어오는 역류*는 아침 일찍 일어나 활동할 때 드문드문 일어날 수 있다. 또한 위 수술을 받은 후에도 발생할 수 있다. 수술 후 위내에 십이지장의 내용물이 발견되는 경우에는 특히 만성의 위축성 위염이 많다.

* **위내 역류의 원인**
  · 위전정부(위의 아래쪽 반)의 운동성의 저하
  · 위유문부의 괄약근의 기능 장애
  · 위배출 속도의 지연 등
  · 수술로 인한 괄약근의 절제

④ 헬리코박터균

헬리코박터균은 거의 모든 위장 질환의 원인으로 이 균은 강한 산을 중화시키는 효소(우레아제)를 가지고 있어 위산에서 살아남아 위의 점막에 기생하면서 점막을 파괴하고 위산 분비를 억제하는 단백질을 분비하여 위산의 분비를 저하시킨다.

⑤ 기타

그 외에 불규칙적인 생활 습관, 폭음, 폭식, 자극성 식품의 장기 복용, 노령화, 유전 요인 등도 원인이 되고 있다.

---

* **위내 산도의 변화**

위장의 최적 pH는 2~4인데, 이때 가장 음식물의 부숙이 잘되고 운동이 활성화되는데 약알칼리성인 십이지장의 내용물이 위장 내로 역류하게 되면 위장의 산도는 변하게 되어 여러 가지 불균형을 초래하게 된다. 산도가 알칼리성으로 변하면 위장 안에 각종 세균이나 이물질이 서식하게 되고 이로 인해 위장이 손상되기 쉽다.

1. 위궤양이란?

위궤양이란 위에 생긴 상처가 점막 밑의 조직에 이르러 점막과 근층에 결손이 생긴 상태이다. 궤양이 가장 발생하기 쉬운 장소는 위의 소만위각*의 주변으로 그 결손의 방법도 여러 가지다. 즉, 길이로 말하면 위의 내측의 위 점막층을 약간 넘는 듯한 얕은 것으로부터, 천공이라 불리는 위의 외측의 장막을 깨고 벽에 구멍을 뚫는 것까지 있다. 또 궤양의 크기나 모양 등에도 여러 가지가 있어, 직경이 1~2mm라는 작은 것으로부터 5~6cm에나 이르는 것까지 있다. 그러나 보통은 0.5cm에서 2cm정도의 거의 원형을 이룬 것이 가장 많다.

2. 위궤양의 원인

그 원인에 관해서는 실로 다양한 학설들이 있다. 지금까지 유력시되어 온 학설들은 위액 소화설, 혈관 장애설, 위염설 등과 같이 위 자체의 인자로 생긴다는 학설과 위 이외의 인자로 발생한다는 신경 장애설, 알레르기설 등이 있다.

---

* 소만위각

분문부와 유문부를 잇는 활모양의 안쪽선 부위를 소만부라 하고 반대쪽 넓은 활모양 바깥선 부위를 대만부라고 한다. 소만위각은 소만이 유문과 만나기 전 패여서 각진 부분을 말한다.

(1) 위 자체의 인자

1) 위액 소화설

위액 소화설은 위액인 염산과 펩신의 대량 분비로 위 점막이 상처를 받아 근육층까지 구멍을 만든다는 것이다.

2) 혈관 장애설

혈관 장애설은 위벽에 있는 혈관에 혈전이 생기거나 혈관이 부분적으로 위축되어 혈류가 방해를 받아 위의 국소에 영양 결핍이 생기고, 여기에 위액이 작용하면 궤양이 생긴다는 설이다. 혈관 장애설과 비슷한 학설로써 자율 신경이 실조 상태에 빠져 혈관이 위축되어 궤양이 생긴다는 설도 있다.

3) 위염설

위의 염증이 점점 진전되어 궤양을 만든다는 설인데, 궤양은 일시적으로도 생긴다는 점이 새롭게 관찰되어 학설로써 유력한 근거를 잃었다.

(2) 위 이외의 인자

1) 신경 장애설

뇌출혈이나 뇌종양 때문에 식도나 위가 헐어서 궤양이 생긴다는 설이다.

2) 알레르기설

위벽에 알레르기 현상이 일어나 궤양이 생긴다는 설이다.

(3) 일반적 원인

1) 위 점막의 공격 인자와 방어 인자의 불균형

공격 인자의 대표적인 것은 위산과 펩신이며 특히 위산은 소화성 궤양을 일이키는 요인이 된다. 일반적으로 십이지장 궤양에서는 산분비가 심하지만 위궤양의 경우에는 반드시 그렇지 않을 때도 간혹 있다. 위 점막은 위산뿐만 아니라 섭취한 음식물로부터 물리적, 화학적 자극도 받기 쉽다. 이와 같은 공격 인자에 대해 점막의 혈류, 점액, 프로스타글란딘 등의 방어인자에 의해 저항 작용을 받아 균형을 잘 유지하고 있다. 이 공격 인자와 방어 인자 간의 균형이 깨어지고 공격 인자 쪽이 우세해지면 발생한다. 균형을 깨뜨리는 원인으로는 물리적, 화학적 자극, 즉 감염, 화상, 외상, 중독, 정신적 스트레스 등이 있으며, 이들이 점막의 저항력을 약화시키거나 그와 반대로 공격력을 강화시키기도 한다.

348

2) 헬리코박터 파이로리 감염

헬리코박터 파이로리균은 사람의 위 점막 속에서 생활하고 있으며 주로 사람의 변을 통해 배출되어 음식이나 물을 통해 감염된다. 이 균은 위속에 들어와서 우레아제라는 효소를 갖고 있는데 이 효소는 위액에 있는 요소를 암모니아와 탄산가스로 분해시킨다. 우레아제의 활성 작용으로 만들어진 암모니아는 염산을 중화시켜, 헬리코박터 파이로리가 위산 속에서 살 수 있게 되어 위의 내벽을 덮고 있는 점액 속으로 잠입해서 생활하게 된다. 그 후, 위 점액 속을 이동한 다음, 위 점막의 상피에 접착해서 급성 위염이 생겨 점차 만성 위염으로 진행되며, 이러한 상태가 장기화되면 위 점막이 황폐화되면서 위축성 위염으로 악화된다. 이와 같은 점막 장애가 위궤양이나 십이지장궤양을 일으키는 원인 중의 하나가 된다.

3) 정신적 요인

위장은 신경으로 뇌와 연결되어 있어서 뇌가 자극을 받으면 위 기능에 영향을 미친다. 이를 전달하는 경로는 자율 신경이며 여기에 억제 역할을 하는 교감 신경과 자극 역할을 하는 부교감 신경이 서로 작용해서 균형을 지키고 있다. 이에 체액성 조절이 가해져 위 기능을 조절하고 있다. 그러나 지속적인 스트레스를 받으면 뇌하수체가 자극을 받아서 부신피질 자극 호르몬의 분비가 증가되어 부신피질 호르몬의 분비를 촉진시킨다. 이 호르몬은 위벽의 세포를 자극하므로 위액 분비가 증가한다. 이 스트레스를 궤양의 발생 원인에서 가장 흔한 원인이라고 보고 있다.

4) 식사성 요인

필수아미노산의 부족은 위의 저항력이 약해져서 위 또는 십이지장 궤양에 걸리기 쉽다. 영양 실조로 인하여 발생할 수도 있다. 자극성이 강한 식품, 급히 먹는 식사 습관, 불규칙한 식사 시간, 과열 또는 과냉 음식을 즐기는 등의 식습관도 궤양을 유발하는 원인이 된다.

5) 약물 작용

해열제, 항생제, 진통제 등을 복용할 때, 공복 시 복용이나 복용 방법을 잘못했을 때 또는 만성적으로 복용하였을 때 궤양 증세가 나타날 수 있다. 이밖에 비스테로이드계 항염증제를 장기간 복용한 만성 관절 류마티스 환자에게도 위 십이지장 궤양이 발생되는 경우도 있다.

6) 기타

지나친 흡연도 위벽을 자극하여 궤양 발생 요인이 되며, 그 밖에 소화성 궤양은 체질적 요인도 다분히 인정되고 있다. 만성 위염이 오래되어서 위 점막이 약해지면 위궤양으로 악화되기 쉽다.

3. 위궤양의 증상

상복부에 통증이 있으며 트림이 자주 나온다. 식후 1~3시간이 경과하면 위가 쓰리고 통증을 느낀다. 궤양은 발생 부위에 따라 증세가 다르며 식도와 위의 분문부에 궤양이 있으면 식후 1시간 내에 통증이 오는 경우가 많고, 십이지장이나 그 주변에 궤양이 생기면 식후 2시간 이후, 즉 공복 시에 통증이 오기 쉽다. 궤양은 공복 시나 야간에 바늘로 쑤시는 것과 같은 통증을 느끼게 된다. 가슴이 쓰리고 아픈 것은 위중의 산도가 높은 것뿐만 아니라 때로는 식도 하부로 위액이 역류해서 일어나는 경우도 있다. 궤양의 통증은 위의 어느 한곳에서 느끼는 것이 특징이며, 위염은 전체에서 통증을 느낀다. 만성화되면 팽만감, 체중 감소, 빈혈 등이 생기며, 매스껍고 구토가 일어나기 쉽다.

1. 위암이란?

위암은 점막층에서 발생하는 악성 종양이다. 우리나라에서 발생하는 전체 암 중에서 가장 많고, 생존율도 매우 낮다. 20세 이하의 사람에게는 거의 없고, 30대에 약간 있고, 40대 이후의 사람에게서 종종 볼 수 있고, 50대와 60대에서 가장 흔해, 40대 이후에 발생하는 위암이 전체 위암의 90%를 차지할 정도이다.

2. 위암의 원인

(1) 식이 요인

세계적으로 위암이 많은 지역의 식이 습관에는 다음과 같은 공통점들이 있다.

· 소금의 과다 섭취, 음식을 짜게 먹는다.

· 질산염의 과다 섭취.

· 복합함수탄소(전분, 곡물)의 과다 섭취.

· 절인 음식(염장 식품), 훈제 식품, 불에 태운 음식을 많이 먹는다.

· 지방 및 단백질 섭취가 적다.

· 녹황색 야채나 과일을 적게 먹는다.

* **발암 물질** : 위암을 일으키는 대표적인 발암물질은 니트로소아민, 소금 그리고 이종환식아민 등이다. 니트로소아민은 여러 종류의 암을 유발할 수 있는 강력한 발암 물질인데 변질된 식품 속에 함유되어 있는 경우도 있고 세균에 의해 위 속에서 생성될 수도 있다.
그리고 짜게 먹으면 위 점막에 존재하는 발암 촉진 능력을 갖은 효소가 비정상적으로 활성화되어 위암이 쉽게 발생할 수 있다.

(2) 헬리코박터 파이로리 감염

헬리코박터균이 위궤양, 십이지장 궤양 및 만성 위염뿐만 아니라 위암의 원인이 되는 것으로 밝혀졌다.

(3) 유전적 요인

위암 환자의 직계 가족이 일반인과 비교하여 위암 발병의 위험도가 높다. 한 집안 식구들이 같은 음식을 먹고 같은 생활을 해온 만큼 공통된 환경적 요인이 위암을 일으켰을 가능성도 있으나 유전적 소인이 관여하였을 가능성도 무시할 수 없다.

3. 위암에 걸리기 쉬운 사람

최근 위암이 유난히 많이 발생하는 위 점막 병변이 밝혀졌는데, 위축성 위염과 장상피화생이라 불리우는 위 점막 병변과 위용종(위폴립)*이 대표적인 것이다. 그러나 이러한 병변이 있다고 모두 위암이 발생되는 것은 아니기 때문에 전암병변이라고 부르지는 않지만 일단은 위험 요소로 간주하는 것이 위암 예방에 유리하다.

위축성 위염은 위 점막이 위축되어 위산 분비가 감소하는 병으로 위속이 저산증이 되면 세균 증식이 일어나게 된다. 그래서 위 속에 세균이 증식하면 섭취한 식품 속의 초산염과 아미노산이 결합되어 발암성이 강한 니트로소아민이 발생하는 것이다.

한편 저산증이 지속되면 위 점막이 장점막 세포로 재생되는 장상피화생이 생기며 더 심해지면 변형된 세포가 출현하는데 이러한 세포를 이형성 세포라 부른다. 이렇게 장상피화생이나 이형성으로 변형된 세포는 위암 세포로 변화될 가능성이 높다고 알려져 있다.

또한 단백질이나 지방질을 고열에서 태우면 이종환식아민에 속하는 여러 종류의 발암 물질이 만들어지는 것으로 밝혀졌기 때문에 위암에 안 걸리려면 소금을 적게 먹고 변질된 고기와 고기가 타서 숯같이 검게 된 부분은 먹지 않는 것이 좋다.

* **위용종(폴립)** : 위의 상피가 이상 증식하여 위 내강으로 돌출한 것. 양성, 음성, 악성이 있다. 양성은 해가 없고 음성은 악성으로의 진행 가능성이 있는 것이고 악성은 위암이 된다.

한편 위용종은 위 점막 세포가 과다 증식된 버섯 같은 혹으로 큰 용종이나 평평한 선종성 용종은 암으로 변하는 경우가 적지 않다. 따라서 위축성 위염, 장상피화생, 이형성, 선종성 용종을 갖고 있는 사람은 일단 위암의 위험 인물로 간주하여야 한다.

4. 위암의 증상

위암의 경우에도 초기 단계에서는 특유한 증상이라고 할 만한 것은 별로 없다. 식욕 부진, 위의 트릿함, 트림 등은 위암에 한한 증상만은 아니고 위병의 일반적인 증상이다.

병이 약간 진전된 때의 증상으로서는 다음과 같다.

(1) **구토** : 위에 놓은 음식물을 그때마다 토해버린다. 때로는 혈액이 섞인다.

(2) **연하 곤란** : 음식물이 순조롭게 식도를 통과지 못하는 상태이다. 이런 경우에는 흉골의 연한 곳에 무엇이 막힌 듯한 느낌이 있다.

(3) **체중의 감소** : 단시일 내에 눈에 띄게 몸이 수척해진다.

(4) **빈혈, 부종** : 영양이 흡수되지 않기 때문에 빈혈 증상을 일으킨다. 이 빈혈은 암세포가 내는 독소에 의한 것이라고도 한다.

(5) **탈력감** : 온몸이 쇠약해져 나른하게 된다.

(6) **복막염** : 누워서 자기 스스로 배를 만져 보면 상복부에 단단한 혹을 직접 만질 수도 있으며, 아주 진행된 말기에는 위암이 복강 내로 펴져서 암성 복막염을 일으키기도 하며, 복수가 차서 배가 부르게 되고 다리나 온몸이 붓기도 한다.

(7) **기타** : 그밖에 설사, 위통증, 식욕 부진, 커피색과 같은 혈액을 토하거나 자장면 색과 같은 검은 변을 보게 되는 경우도 있다.

viii 위장 질환의 식이요법 핵심 포인트

소식

위장 질환이 있는 경우 가장 중요한 것은 과식을 하지 않는 것이다. 위장의 기능이 저하되어 소화, 흡수 능력이 저하되어 있는 상태이므로 위장에 부담을 주지 않게 하는 것이 중요한데, 위장의 소화 능력에 가장 큰 부담을 주는 것이 과식이다. 과식을 하게 되면 소화 능력이 저하된 상태에서 음식물의 완전 분해가 이루어지지 못하고 분해되지 못한 음식물은 부패한다. 이로 인한 부패 가스는 장내 환경을 파괴하고 전신으로 퍼져 체내 조직의 기능을 저하시킨다. 특히 육류의 단백질 음식이 더욱 심하다. 육류의 단백질이 분해 되면서 나오는 독성 가스는 강한 맹독을 띤다. 이러한 부패가스가 입 냄새의 주원인이 되기도 한다. 그러므로 위장 질환에서는 위장의 저하된 소화 능력에 부담을 주지 않게 하기 위해서 과식을 피하고 소식을 하는 것이 좋고 부패 가스를 많이 생성하는 육류의 섭취는 적게 하는 것이 좋다.

자극성 있는 음식은 피해야

자극성 있는 음식의 섭취도 위벽을 자극하여 손상을 줄 수 있기 때문에 되도록 피하는 것이 좋다. 자극성 있는 음식은 지나치게 뜨겁거나 차갑거나 맵거나, 짜거나, 시거나 하는 등의 음식들이고, 특히 자극성 음식 중 소금의 간수에 있는 마그네슘 성분이 위와 장의 점막을 손상시킬 수 있기 때문에 소금의 과다 섭취는 피하는 것이 좋다. 반면에 간수를 제거한 죽염은 오히려 치료 효과가 있어서 도움이 된다.

보온

위장은 음식물의 소화를 돕기 위해 연동 운동과 역근육 운동을 하는 근육 조직이 잘 발달한 장기이다. 이러한 운동이 원활히 되지 않으면 소화에 문제가 생기게 된다. 이러한 운동을 저해시키는 가장 큰 요인은 위장 온도의 하강인데, 위장은 정상 온도 이하가 되면 운동이 정지되어 버린다. 따라서 위장을 차게 하여 위 운동을 저해시키는 과식, 찬물, 찬술, 찬 음료수 등은 피하는 것이 좋다. 또한 위장 운동이 원활하려면 위장은 근육이기 때문에 위장 혈관의 혈액순환이 잘되어야 하는데, 혈액순환을 잘 시켜주기 위해서는 위장을 따뜻하게 해주어야 하고 장의 모세혈관의 혈류를 촉진시켜주는 성분이 함유된 식품을 섭취해주는 것이 좋다. 이러한 성분은 비타민B3(나이아신), 비타민E, 비타민P가 좋은데 이들은 모세혈관을 확장해서 혈류를 촉진시켜주어 장점막의 혈액 순환을 촉진시켜준다. 따라서 위장의 운동을 원활히 시키기 위해서는 찬 음식을 피하고 따뜻한 음식과 비타민B3, 비타민E, 비타민P가 함유된 식품을 섭취해주는 것이 좋다.

* 위장의 정상온도 : 37~39°

위장은 심리적인 영향에 민감한 장기

위장이 자율 신경의 지배를 받기 때문인데 과다한 스트레스를 받게 되면 위장으로 가는 혈관이 수축되어 위 운동이 저하되고 소화가 잘 안 된다. 또, 이 스트레스가 뇌하수체를 자극하여 부신피질 호르몬의 분비를 촉진시키고 이 호르몬은 위벽의 세포를 자극하여 위액의 분비를 과다하게 증가시킨다. 이로 인해 위벽이 손상 받아 염증이나 궤양이 발생할 수 있다. 장기간 스트레스가 계속되면 오히려 위산 분비는 억제되어 위의 기능이 저하된다. 따라서 위장은 스트레스에 민감한 장기이므로 되도록 스트레스를 받지 않도록 조절해 주는 것이 중요하다.

약물의 남용에 특히 주의

비스테로이드 소염제, 아스피린, 항생제, 항암제, 부신피질 호르몬제 등의 약물은 위벽을 자극하여 위벽에 손상을 주기 때문에 위벽 손상을 더욱 가중시킬 수 있다. 또한 항생제는 장내의 유익한 세균까지 죽이게 되어 장내 환경은 더욱 안 좋아질 수 있다. 그러므로 이러한 약물의 남용은 피하여야 하고 사용에는 신중한 주의를 기울여야 한다.

풍부한 영양 섭취

위장 점막의 세포가 손상되어 있으므로 점막 세포의 치유와 재생을 촉진시켜주는 것이 중요하다. 이를 위해서는 골고루 영양을 섭취하는 것이 중요하고 점막 세포의 재생을 촉진시키는 영양소가 함유된 식품을 섭취해 주는 것이 좋다. 단백질은 점막의 재료가 되므로 꼭 섭취해주어야 하는데 독소가 많이 생성되는 동물성 단백질보다는 식물성 단백질이 좋다. 이것은 콩류 식품, 효소, 화분, 발효 식품 등에 많이 들어있다. 단, 단백질은 위산 분비를 촉진하므로 과산성인 경우는 약간 적게 섭취하는 것이 좋다. 비타민C는 염증 치료에 효과적인 영양소로 위장의 점막 세포 재생에 도움을 준다. 비타민A는 점막을 재생하는 작용이 있어 치료에 도움을 주고, 비타민U는 체내의 손상된 조직을 복구하는 작용이 있고 특히 궤양의 치료에 효과가 있는 영양소이다. 그러므로 조직 세포의 재생을 위해서는 이러한 식물성 단백질, 비타민A, C, U가 함유된 식품을 섭취하는 것이 좋다. 단, 과산성인 경우 향이 강한 식품은 위액의 분비를 촉진시키므로 향이 강한 식품은 되도록 피하고 맛이 평한 것으로 섭취하는 것이 좋다.

헬리코박터 파이로리균

이 균은 거의 모든 위장 질환의 원인이 된다. 이 균을 억제하는 식품을 섭취하는 것이 치료에 도움을 준다. 헬리코박터 파이로리균을 억제하는 것에 효과가 있는 식품과 영양소는 마늘의 '알리신', 양배추와 브로콜리의 '설포라페인' 성분인데, 이 성분들은 강한 살균 작용으로 헬리코박터 파이로리균을 억제하는 효과가 있다. 그러므로 헬리코박터 파이로리균이 문제가 되어 위 질환이 발생한 경우, 이러한 식품을 섭취해 주는 것이 치료에 도움이 된다. 단, 자신의 체질에 맞추어 적당히 먹도록 한다.

대량출혈, 위천공, 유문 협착

빠른 조치를 하지 않으면 생명에 지장을 초래할 수도 있기 때문에 양방의 치료를 병행해야 한다.

비타민 섭취

위궤양의 경우 비타민B3(나이아신은 말초 혈관을 확장시켜 혈액순환을 좋게 하는 작용이 강한 데, 위궤양 시 나이아신의 과 복용은 위출혈을 유발할 수 있다)의 섭취는 금기하고 비타민K(비타민K는 모세혈관과 정맥의 결체조직을 강화시켜 주는 역할을 한다)는 궤양성 소화기 계통의 질병을 앓고 있는 환자에게 많은 도움이 된다.

카페인은 피해야

위궤양 환자에게는 커피나 홍차의 카페인 성분, 술, 우유(우유에는 칼슘과 단백질이 많으므로 위산의 분비를 촉진함), 튀긴 음식, 매운 자극성 음식, 동물성 음식, 탄산 음료, 초콜릿 등의 음식은 위궤양과 상극이므로 섭취를 피하는 것이 좋다.

ix 위장 질환의 유형별 식이 요법

1. 무산증인 경우

(1) 기본적으로 전체 식이 요법을 따르고 무산증인 경우에는 위액 분비가 감소하여 소화력이 저하되어 있으므로 위액을 적당하게 나오게 하여 소화력을 촉진시키는 것이 식이 요법의 핵심이다.

(2) 무산증일 경우에는 위액을 적당하게 분비시켜 소화력을 높이는 것이 중요한데 그러기 위해서는 위의 운동 능력이 살아나야 한다. 운동 능력이 살아나려면 먼저 위장의 기혈 순환이 먼저 되어야 한다. 기혈을 순환시키기 위해서는 위장을 따듯하게 하여 위장 세포를 활성화시켜주고 위장으로의 혈액순환을 촉진시키는 성분이 함유된 식품을 섭취해주는 것이 좋다. 따라서 위장의 운동성을 촉진시키기 위해서는 운동을 저해시키는 찬 음식을 피하고 따듯한 음식을 섭취하고 혈류 촉진 성분인 비타민B3, 비타민E, 비타민P가 함유된 식품을 섭취해 주는 것이 좋다.

(3) 무산증일 경우는 위액이 적기 때문에 음식물이 위에 들어와도 위액에 의한 분해가 적게 되어 소화가 제대로 되지 않는다. 제대로 소화되지 않은 내용물이 장으로 넘어가 부패를 일으키기도 한다. 무산증일 경우는 위액의 분비를 촉진시켜주는 음식을 적당히 먹어주는 것이 좋은데 단백질은 위액의 분비를 촉진시키므로 적당히 먹는 것이 좋다. 하지만 특히 동물성 단백질은 부패 가스를 많이 생성하여 장내 환경을 안 좋게 하기 때문에 육류성 단백질보다는 식물성 단백질을 섭취하는 것이 좋다. 이러한 식물성 단백질이 많은 것은 화분과 효모, 효소, 발효 식품(된장, 김치), 콩과류(팥, 강낭콩, 완두콩, 콩류) 식품이다.

(4) 지방은 위 내에 머무르는 시간이 다른 영양소에 비해서 길고, 위액의 분비 및 위 운동을 억제하기 때문에 무산증인 경우에는 지방 함유 식품을 되도록 적게 섭취하는 것이 좋다.

(5) 위산은 철분의 흡수를 돕는 작용을 하는데, 철분이 함유된 음식물이 소화될 때 철분은 혈액에 흡수되기 전에 위에서 철분이 위산에 용해되어야 한다. 만약 위산이 충분치 않으면 철분의 흡수는 부족해지고 이는 빈혈로 이어지게 된다. 또한 위산이 부족하면 비타민B12의 흡수도 부족하게 되는데 이는 적은 위산이 단백질과 결합된 비타민B12의 중합을 끊지 못하여 흡수를 못시키기 때문이다. 따라서 무산증일 경우에는 빈혈을 방지하기 위하여 철분과 비타민B12가 부족 되지 않도록 철분, 비타민B12 함유 식품을 충분히 섭취하도록 하는 것이 좋다. 흡수를 돕기 위해 위산의 분비를 촉진시키는 산을 함유하고 있는 식품류인 감귤류, 맛이 신 과일류, 요구르트 등은 적당히 먹어주는 것도 좋다.

(6) 위산의 분비가 적으므로 위산 분비를 촉진시켜주는 성분이 함유된 식품을 섭취하는 것이 도움이 된다. 비타민B1(티아민)은 위산의 생성을 도와주며, 비타민A와 칼슘은 서로 작용하여 위산의 분비를 조절하는 작용을 한다. 또한 비타민D가 부족해도 위산 결핍이 생길 수 있는데, 비타민D가 부족하지 않게 함유 식품을 충분히 섭취해주는 것이 좋다. 비타민C, 구연산 같은 성분도 위액의 분비를 촉진시키는 작용을 한다. 따라서 무산증인 경우는 위산의 분비를 촉진시켜주는 성분인 비타민B1, 비타민A, 칼슘, 비타민D, 비타민C, 구연산 등이 함유된 식품을 부족 되지 않게 충분히 섭취하는 것이 위산 분비에 도움이 된다.

2. 과산성인 경우

(1) 기본적으로 전체 식이 요법을 따르고 과산성인 경우는 위액 분비가 과도한 상태이므로 위액 분비가 지나치지 않도록 조절해주는 것이 식이 요법의 핵심이다.

(2) 과산성인 경우는 위액 분비를 촉진시키는 음식 즉 육즙의 농도가 진한 것, 자극성이 있는 조미료, 커피, 술, 산미 음식, 사이다, 콜라, 탄산음료, 고추, 겨자, 고추냉이, 카레, 식초, 핫소스, 토마토케첩, 우스터소스 등의 조미료, 향신료, 음료의 섭취는 되도록 적게 섭취하는 것이 좋다.

(3) 단백질은 위 점막의 재생을 위해서도 반드시 섭취해주어야 하는데 과산성인 경우 단백질은 위산을 중화시키기는 하지만 위액의 분비를 촉진시키기 때문에 적게 섭취하는 것이 좋다. 더구나 동물성 단백질은 부패 가스를 많이 생성하므로 되도록 적게 섭취하는 것이 좋다. 대신 자극이 적은 식물성 단백질 식품을 섭취하는 것이 좋다. 이러한 식물성 단백질은 효소, 화분, 효모, 발효 식품, 콩류 등에 많이 들어 있다.

(4) 지방은 위 속에서 오랫동안 정체하므로 위액 분비를 억제하고 궤양면에 대하여 자극을 막는 작용이 있다. 과산성인 경우는 위액 분비가 많고, 적당한 지방의 섭취는 위액 분비를 저하시켜주기 때문에 도움이 된다. 되도록 소화되기 쉬운 식물성 지방을 섭취하는 것이 좋다. 버터나 올리브유, 참기름, 들기름 등의 지방 식품을 적당히 섭취하는 것이 좋다. 단 지방을 과식했을 경우 오히려 소화기간이 길어 위액분비가 과다될 수 있다.

(5) 위산이 많이 분비되므로 위산을 중화시키는 성분이 함유된 식품을 섭취해 주는 것이 좋다. 단맛이 나는 곡물의 조청류와 키토산은 위산을 중화시키는 작용이 있는데, 과산성인 경우 이러한 곡물의 조청류와 키토산제제를 병용해주는 것이 좋다.

(6) 위산의 중화에 우유가 좋다고 해서 우유를 많이 마시는 경향이 많은데 이는 우유의 알칼리성으로 인한 일시적 중화 효과는 있으나 우유의 단백질과 칼슘 성분으로 인해 위액의 분비가 촉진되어 결과적으로는 안 좋은 영향을 미친다. 따라서 위산 과다증인 경우 우유의 과다 섭취는 피하는 것이 좋다.

3. 신경성 위장 장애성인 경우

(1) 기본적으로 전체 식이 요법을 따르고 신경성 위장 장애성인 경우는 스트레스나 신경 과민, 불안, 초조 등 심인적 요인의 영향을 크게 받기 때문에 심리적 안정을 먼저 찾는 것과 저하된 운동 기능을 촉진시켜주는 것이 식이 요법의 핵심이다.

(2) 신경과민, 스트레스 등으로 저하된 운동 능력을 살려주는 것이 중요한데 그러기 위해서는 위장의 기혈 순환이 먼저 되어야 한다. 기혈을 순환시키기 위해서는 위장을 따듯하게 하여 위장 세포를 활성화시켜주고 위장으로의 혈액순환을 촉진시키는 성분이 함유된 식품을 섭취해주는 것이 좋다. 따라서 위장의 운동성을 촉진시키기 위해서는 운동을 저해시키는 찬 음식을 피하고 따듯한 음식을 섭취하고 혈류 촉진 성분인 비타민B3, 비타민E가 함유된 식품을 섭취해 주는 것이 좋다.

(3) 신경의 조절이 잘 되지 않으므로 신경의 안정에 도움이 되는 성분이 함유된 식품을 섭취해주는 것이 치료에 도움이 된다. 비타민B군은 신경을 안정시키는 성분인데, 특히 비타민B1(티아민), 비타민B6(피리독신), 비타민B12(코발아민)이 신경 안정에 작용을 한다. 또한 비타민C도 스트레스에 대항하는 영양소로서 도움이 된다. 이러한 영양소가 함유된 식품을 섭취해주는 것이 신경의 안정으로 신경성 위장 장애에 도움이 된다.

(4) 신경성으로 위장의 기능이 저하되어 위산의 분비가 적은 경우에는 위산 분비를 촉진시켜주는 성분이 함유된 식품을 섭취하는 것이 도움이 된다. 비타민B1(티아민)과 염소는 위산의 생성을 도와주며, 비타민A와 칼슘은 서로 작용하여 위산의 분비를 조절하는 작용을 한다. 또한 비타민C, 구연산 등도 위산의 분비를 촉진시키는 작용을 한다. 비타민D가 부족해도 위산 결핍이 생길 수 있다. 따라서 비타민B1, 염소, 비타민A와 칼슘, 비타민C, 구연산, 비타민D 등이 함유된 식품을 부족 되지 않게 충분히 섭취하는 것이 위산 분비에 도움이 된다.

4. 위하수 · 위무력증인 경우

(1) 기본적으로 전체 식이 요법을 따르고 위하수 · 위무력증인 경우는 위 근육의 긴장이 약해져 운동 능력이 저하되어 있으므로 위의 근육을 강화시켜 운동 능력을 원활히 해주는 것이 식이 요법의 핵심이다.

(2) 운동 능력을 살려주기 우해서는 먼저 위장의 기혈 순환이 먼저 되어야 한다. 기혈을 순환시키기 위해서는 위장을 따듯하게 하여 위장 세포를 활성화시켜주고 위장으로의 혈액순환을 촉진시키는 성분이 함유된 식품을 섭취해주는 것이 좋다. 따라서 위장의 운동성을 촉진시키기 위해서는 운동을 저해시키는 찬 음식을 피하고 따듯한 음식을 섭취하고 혈류 촉진 성분인 비타민B3, 비타민E, 비타민P가 함유된 식품을 섭취해 주는 것이 좋다.

(3) 위의 운동이 약해서 위산의 분비가 적기 때문에 물의 섭취는 적은 산을 더 묽게 만들어 소화 능력을 떨어뜨리므로 수분의 섭취는 되도록 적게 하는 것이 좋다. 특히 찬물은 위장을 차게 하여 위 근육을 더 쳐지게 하므로 찬물은 피하는 것이 좋다.

362

(4) 위장 근육의 기능이 저하되어 있으므로 위장 근육을 수축, 이완시켜주어 위장의 운동성을 촉진시켜주는 것이 치료에 도움이 된다. 영양 성분으로서 칼슘과 마그네슘은 근육의 수축과 이완 작용에 관여하는데 이러한 영양소가 함유된 식품을 섭취해 주는 것이 위장 근육의 탄력성을 강화시켜 운동성 향상에 도움이 된다. 이러한 성분이 함유된 식품을 충분히 섭취해 주는 것이 좋다.

x 위장 질환의 주 증상별 식이 요법

명치끝 통증, 쓰림, 신물, 군침

명치 부위에 염증과 궤양과 같은 조직의 손상으로 통증이 발생한다. 위염, 위궤양인 경우에는 식후 바로 통증이 나타나는 것이 보통이고, 십이지장궤양인 경우에는 식후 2~3시간 후에 통증이 나타난다. 속이 쓰리고 신물, 군침은 주로 위산과다성인 경우에 주로 많다. 공복 시에 통증이 수반 될 때에는 대부분이 위산과다성인 경우이다.

☞ 이때에는 위를 자극하지 않게 해주는 것이 중요한데 위에 부담을 주는 과식을 피하고 위산 분비를 자극하여 통증을 가중시킬 수 있는 향이 강한 식품의 섭취는 피하는 것이 좋다. 위산의 분비가 강할 시에는 단맛 나는 식품 중 위산분비를 중화시키는 조청류의 섭취가 좋다. 통증은 조직의 손상으로 인한 염증 반응이므로 염증 치료에 도움이 되는 성분이 함유된 식품을 섭취해주는 것이 좋다. 비타민C, 비타민A, 비타민U의 성분은 점막의 재생과 염증, 궤양 치료에 효과가 있는 영양소이다. 이러한 성분이 함유된 식품을 섭취해주는 것이 도움이 된다. 또 산이 많이 분비될 때는 곡물의 조청류와 키토산제제의 섭취도 위산을 중화하는데 도움이 된다.

트림, 입 냄새

트림은 위속에 있는 공기가 역류해서 입으로 나오는 상태를 말한다. 입 냄새는 위의 부분에 염증이 있거나 위하수증 또는 유문협착증 등으로 위에 음식물이 정체되는 일이 있으면 입 냄새가 나는 일이 있다. 특히 과식하면 위속의 공기가 많이 차게 되어 주로 생긴다. 영양소 중에서는 단백질의 부패 과정에서 독성 가스가 많이 생성된다. 분해가 완전하게 되지 않으면 암모니아, 아민류, 페놀류, 인돌 등의 독성 물질이 생성된다. 이것들은 세균의 부패 작용에 의해 휘발성 황화합물 및 질소 화합물이 생성됨으로써 구취가 유발된다. 이러한 단백질의 부패는 장내 환경을 파괴하는 주범이기도 하다. 냄새를 동반하는 트림은 숙취나 위염인 때에 주로 나온다. 변비가 있어 대장에 가스가 고이면 위를 압박하여 트림이 나오는 일도 있다. 가령 신맛의 가스가 나온다면 먹은 음식물이 위에서 장으로 넘어가지 않고 위 안에서 부패 발효한 증거이다. 이런 현상은 위궤양, 십이지장궤양, 미란성 위염(위가 부은 현상) 등의 경우에 흔히 나타난다. 위산과다증의 경우에는 식초와 같은 신물을 토해내기도 한다. 쓴맛의 트림을 하면 담즙이 역류하는 증거로써 담석증, 담낭염, 간염 등을 의심해야할 경우도 있다.

☞ 트림은 가스를 배출하는 자연스러운 생리적 현상이다. 과식은 가스를 많이 생성하므로 피하는 것이 좋고 소식을 통하여 되도록 가스 발생을 줄이는 것이 좋다. 또한 독성 가스를 많이 발생시켜 입 냄새의 주범이 되는 육류성 단백질(육류)의 섭취를 되도록 적게 하는 것이 좋다. 입 냄새가 날 때에는 레몬즙을 입안에 적시거나 녹차를 마셔주는 것도 냄새 제거에 좋다.

위가 트릿함, 팽만감

부정수소라고 불리는 증상으로 많이 먹고 난 다음 주로 많이 생긴다. 위에 음식물이 쌓여 있을 때 일어나는 것인데, 위가 늘어져 있거나 장내 가스에 의해서 위가 부풀어 있거나 유문에 협착 등이 있다든지 해서 장 쪽으로 보내지지 않기 때문에 위의 트릿함이 생기게 된다. 또 위속에 가스나 위액이 고이는 위염이나 위산과다증인 때에도 일어난다. 특히 만성 위염인 경우에는 납과 같은 중압감이 명치에 있는 것이 특징이다. 위암의 초기에도 나타나는 경우가 많다. 주로 위장 근육 기능의 저하로 근육 운동이 떨어지게 되면 소화를 제대로 할 수 없게 된다. 그러면 위장 내 환경이 나빠지고 이로 인해 부패 가스를 발생시키게 된다.

☞ 이때에는 과식을 피하고 소식을 하여 위장 내에 음식물이 쌓이지 않게 하여 가스의 생성을 줄이도록 하는 것이 좋다. 천천히 씹어서 최대한 소화가 용이하게 되도록 해주는 것이 도움이 된다. 또한 복부를 팽창시키는 가스를 많이 생성하는 식품의 섭취는 적게 하는 것이 좋다. 특히 동물성 단백질(육류)은 독성 가스를 많이 만들기 때문에 되도록 피하는 것이 좋다. 위장 근육을 수축 이완시켜주어 위장의 운동성을 촉진시켜주는 것이 치료에 도움이 된다. 위장 근육을 강화시켜주기 위해서 근육의 수축과 이완에 관여하는 칼슘과 마그네슘이 함유된 식품을 섭취해 주는 것이 좋다. 또한 항산화제도 부패가스를 제거하는 작용을 한다.

* 가스를 유발시키기 쉬운 식품

콩류, 말린 콩류, 양배추, 양파, 브로콜리, 오이, 사과, 건포도, 바나나

현미, 과량의 밀가루 음식, 과량의 과일(다량의 섬유식은 가스를 발생시킴)

유당이 많은 식품 : 우유, 아이스크림, 생크림

인공감미료 : 무설탕 식품에 들어 있는 솔비톨, 만니톨

튀김, 지방이 많은 육류, 크림빵, 파이 등의 고지방 식품

발열

미열이 있는 위장의 병은 결핵성 복막염이나 장결핵이 아니라도, 다소의 이상이 있는 경우에는 발열을 수반하는 일이 적지 않다. 38도 이상의 고열을 발하는 위장병이라면 그 대부분이 염증성에 의한 경우가 많다.

☞ 이때의 발열 작용은 염증 치유를 위한 면역 반응인데 염증은 몸이 차지면 면역력이 저하되어 더욱 가속화된다. 그러므로 몸을 따듯하게 유지시켜주는 것이 중요하다. 찬 공기, 찬 음식(찬물, 찬술, 찬 음료수 등)은 피하는 것이 좋고 음식은 따듯하게 먹는 것이 좋다. 또한, 염증 치료에 도움이 되는 성분이 함유된 식품을 섭취해주는 것이 좋다. 비타민C, 비타민A, 비타민U의 성분은 점막의 재생과 염증, 궤양 치료에 효과가 있는 영양소이다. 이러한 성분이 함유된 식품을 섭취해주는 것이 도움이 된다. 또한, 위장 경락의 혈 자리(중완, 신궐 등)에 뜸을 뜨는 것도 도움이 된다.

오심, 구토

구역질은 구토가 일어나기 전에 타액의 분비가 많아져 일어난다. 그러면 위의 유문부가 수축하여 위의 내용물을 장으로 가지 않도록 한다. 동시에 위저부나 분문, 식도가 헐거워지며, 이에 대하여 횡격막이나 복벽의 근육이 심하게 수축하고 복강의 압력이 이겨내는 결과로써 위의 내용물이 분문에서 식도로 역류하여 입 쪽으로 밀려나오는 것이다. 주로 유문 쪽의 궤양이나 종양으로 유문 쪽에 협착이 생겨 음식물이 장으로 내려가지 않아 입으로 나오는 경우와 소화가 잘 안 되는 식품을 섭취했을 때 나오는 경우가 많다.

☞ 이때에는 되도록 소식하여 타액의 분비를 적게 해서 위에 음식물이 과량 쌓이지 않도록 해주는 것이 좋다. 경증일 때에는 단맛이 나는 곡물의 조청류 식품의 섭취를 통해 타액의 분비를 적게 해주는 것이 좋고 유문이 좁아진 심한 유문 협착 같은 형태적 이상으로 소화가 힘들고 구토가 심한 중증일 때는 양방의 치료를 병행하는 것이 좋다.

토혈, 하혈, 혈변, 대출혈, 빈혈

위나 십이지장의 조직의 손상으로 출혈을 일으켜서 하혈과 토혈을 하게 된다. 출혈의 양이 적은 경우는 주로 하혈로 변에 섞여서 배출되나 출혈의 양이 많으면 입으로 배출되기도 한다. 위나 십이지장의 출혈로 토혈할 경우에는 출현 전에 구역질이 있고 토혈 때 큰 고통을 수반한다. 이에 대하여 폐나 호흡기의 질환으로 인한 객혈의 경우에는 그다지 고통은 없고 심하게 기침하면서 가래와 함께 피를 토한다. 위장의 병으로 인한 토혈은 혈액이 위액과 섞여 거무스름한 암적색을 띠며 걸쭉하게 굳어져 있고, 객혈인 경우에는 선적색을 띠고 굳어있지 않다. 장기간 계속되는 출혈은 조혈 기능을 피폐화시키고, 그 때문에 중한 빈혈을 일으킬 수도 있다. 점점 진행에 가면 안색이 창백해지고 현기증이 동반되면 빈혈을 의심할 수 있다.

토혈이든 하혈이든 위장으로부터 대출혈이 있으면 심장으로 들어오는 피가 줄어들기 때문에 가슴이 심하게 뛰고, 맥박이 빨라지며 혈압이 내려가고, 식은땀이 나오는 등 쇼크 상태에 빠지게 된다.

☞ 이때에는 우선 지혈을 해주는 것이 우선이다. 혈액 응고 작용을 하는 비타민K, 모세혈관을 강화시켜주어 출혈을 막는 비타민P, 비타민C가 함유된 식품을 섭취해주는 것이 좋다. 대출혈로 쇼크 상태나 의식불명 같은 위급한 상황에서는 빨리 양방의 조치를 취하도록 해야 한다.

천공

위 점막의 상처가 깊어 위의 벽에 구멍이 나는 경우로 대단히 위험한 상태이다. 방치해두면 구멍으로 나온 음식물과 위액으로 인해 복막염이 발생할 수 있다. 천공이 일어났을 때에는 강한 복통이 수반되고 안면 창백, 식은땀, 호흡 곤란 등의 증상을 보인다.

☞ 이때에는 매우 위급한 상황이기 때문에 12시간 이내에 양방의 조치를 받아야 한다. 지체되면 복막염이 합병되어 생명을 잃을 수도 있다.

설사

위장병에서의 설사는 주로 무산증인 경우에 많이 발생하는데 위장 기능의 저하로 위액 등의 소화액이 부족하게 되면 소화 기능이 약해지게 되고 음식물이 위에서 소화가 덜 된 상태로 장으로 보내져서 설사를 유발하게 된다. 또한, 급성 위염에서 세균에 의해서도 설사가 발생하기도 한다.

☞ 이때에는 몸을 따듯하게 해주고 설사를 유도하는 찬 음식과 지방 식품, 장의 연동 운동을 활발하게 하는 섬유소가 많은 식품은 피해야 한다. 장내 유익 세균을 활성화하는 유산균 제제, 따듯한 성질을 가지면서 지사작용이 있는 식품을 섭취해주는 것이 좋다. 또한 매실(木), 쑥(火), 대추(土), 돌미나리(土), 연근(土) 등도 설사에 좋다.

xi 위장과 관련된 질환에 좋은 성분

1. 무산증에 좋은 성분

성분	권장량	작용
비타민B3		말초 혈관을 확장시켜 혈류를 촉진시켜 위장 근육의 혈액순환을 촉진시킨다.
비타민E		
비타민P(바이오 플라보노이드)		모세혈관을 강하게 하여 혈액순환을 도와준다.
식물성 단백질(화분, 효모, 효소, 발효 식품, 콩류)		단백질은 위액의 분비를 촉진시키므로 적당히 먹는 것이 좋다. 동물성 단백질은 부패 가스를 많이 생성하여 장내 환경을 안 좋게 하기 때문에 육류성 단백질보다는 식물성 단백질을 섭취하는 것이 좋다.
비타민C		비타민C와 구연산은 산으로서 위액의 분비를 촉진시킨다.
구연산		
비타민B1		비타민B1(티아민)은 위산의 생성을 도와준다.
비타민A		비타민A와 칼슘은 서로 작용하여 위산의 분비를 조절하는 작용을 한다.
칼슘		
비타민D		비타민D가 부족해도 위산 결핍이 생길 수 있는데, 비타민D가 부족하지 않게 함유 식품을 충분히 섭취해주는 것이 좋다.
철분		위산이 부족하면 철분과 비타민B12의 흡수가 불량해지는데, 이는 빈혈을 유발할 수 있다. 빈혈의 방지를 위해 철분과 비타민B12가 부족하지 않게 함유 식품을 섭취하는 것이 좋다.
비타민B12		

2. 과산증(위산과다)에 좋은 성분

성분	권장량	작용
불포화 지방산		지방은 위 속에서 오랫동안 정체하므로 위액 분비를 억제하고 궤양면에 대하여 자극을 막는 작용이 있다. 과산성인 경우는 위액 분비가 많기 때문에 적당한 지방을 섭취하여 위액 분비를 저하시켜주는 것이 좋다. 되도록 소화되기 쉬운 식물성지방을 섭취하는 것이 도움이 된다. 버터나 올리브유, 참기름, 들기름 등의 지방 식품을 적당히 섭취하면 좋다.
비타민A		비타민A는 정상적인 점막을 보호하는 영양소로 과다한 위산에 의한 점막을 보호하는 효과가 있다.
키토산		조청류와 키토산은 위산을 중화시키는 작용이 있다.
조청		
알팔파		알팔파는 쌍떡잎식물 장미목 콩과의 여러해살이풀로 비타민K의 함량이 풍부하므로 위산 과다에 좋은 효과를 나타낸다.

3. 신경성 위장 장애에 좋은 성분

성분	권장량	작용
비타민B군(비타민B1, 비타민B6, 비타민B12)		비타민B군은 신경을 안정시키는 비타민인데, 특히 비타민B1(티아민), 비타민B6(피리독신), 비타민B12(코발아민)가 신경 안정에 효과적이다.
비타민C		비타민C, 비타민B5는 스트레스에 대항하는 방어력을 높여주는 영양소들이다. 스트레스로 인한 신경성 위장 장애에 도움을 준다.
비타민B5		
비타민B3		말초 혈관을 확장시켜 혈류를 촉진시켜 위장 근육의 혈액순환을 촉진시킨다.
비타민E		
비타민P		모세혈관을 강하게 하여 혈액순환을 도와준다.
비타민B1		비타민B1(티아민)은 위산의 생성을 도와준다. 신경성으로 위산의 분비가 적은 경우에 도움이 된다.

성분	권장량	작용
비타민A		비타민A와 칼슘은 서로 작용하여 위산의 분비를 조절하는 작용을 한다. 신경성으로 위산의 분비가 적은 경우에 도움이 된다.
칼슘		
비타민D		비타민D가 부족해도 위산 결핍이 생길 수 있는데, 비타민D가 부족하지 않게 함유 식품을 충분히 섭취해주는 것이 좋다. 신경성으로 위산의 분비가 적은 경우에 도움이 된다.

4. 위하수 · 위무력에 좋은 성분

성분	권장량	작용
비타민B3		말초 혈관을 확장시켜 혈류를 촉진시켜 위장근육의 혈액순환을 촉진시킨다.
비타민E		
비타민P		모세혈관을 강하게 하여 혈액순환을 도와준다.
칼슘		위장 근육의 기능이 저하되어 있으므로 위장 근육을 수축, 이완시켜주어 위장의 운동성을 촉진시켜주는 것이 치료에 도움이 된다. 영양 성분으로서 칼슘과 마그네슘은 근육의 수축과 이완 작용에 관여하는데 이러한 영양소가 함유된 식품을 섭취해 주는 것이 위장 근육의 탄력성을 강화시켜 운동성 향상에 도움이 된다.
마그네슘		
단백질		단백질은 근육의 구성 성분이 되므로 위장 근육의 정상적인 생성을 위해서 충분히 섭취하는 것이 좋다.

5. 위염에 좋은 성분

성분	권장량	작용
EPA		EPA는 체내에서 프로스타글란딘으로 변해 알코올성 위염을 예방하는 효과가 있다. 또 아스피린에 의한 위염도 개선시켜 준다.
비타민C		비타민C가 가지는 면역과 항균 기능을 보면 백혈구의 이동을 증가시키고, 세포 내에서의 에너지 생성을 촉진하며, 백혈구 막의 산화 손상을 보호하고 인터페론 형성을 증가시키는 기능을 가진다. 또한 비타민C는 스트레스를 경감시켜주는 아드레날린 호르몬을 생산하는 것을 도와주어 스트레스에 대한 방어력을 높여준다.
비타민A		비타민A는 위 점막의 생성에 필수적인 성분으로 위 점막의 표면을 윤기 있게 해서 보호해 주며, 비타민C, E와 함께 점액의 분비에 관여하고 있는 성분이다. 비타민A는 점막을 재생하는 작용이 있어 치료에 도움을 준다.
비타민U		비타민U는 핵산을 만들 때 필요한 물질이다. 핵산은 단백질을 만드는 필수 성분이다. 위, 십이지장 궤양의 상처 입은 점막의 상피 세포를 회복시키기 위해서는 많은 단백질이 필요하므로 비타민U가 필요하다. 위, 십이지장 궤양을 예방하고 회복을 빠르게 하는 데 효과가 있다.
비타민B5		판토텐산은 부신을 자극하여 부신피질 호르몬 생성량을 증가시키는데, 이는 피부 및 신경의 건강을 위해 대단히 중요한 일이다. 이는 스트레스에 저항할 수 있는 힘과 인내력을 증가시킨다. 비타민B5는 항스트레스 비타민으로 불리며 신체가 스트레스를 받을 때 부신호르몬에 의해 필요하다.
엽산		스트레스에 대한 저항력을 증가시켜준다.
비오틴		스트레스에 대한 저항력을 증가시켜준다.
비타민B3		말초 혈관을 확장시키는 작용을 하여 각 말초 조직에 혈액순환을 증진시킨다.
비타민E		비타민E는 강력한 항산화제로서 또한 말초 혈관을

성분	권장량	작용
		확장하여 혈액의 흐름이 정체되는 것을 방지한다.
비타민P		비타민P는 모세 혈관에서 혈액이 부드럽게 흐르도록 해주며, 모세 혈관을 튼튼하게 해주는 작용을 한다.
마늘(알리신)		알리신은 마늘에 들어있는 성분으로 헬리코박터 파이로리균을 억제하는데 효과가 있다.
설포라페인		브로콜리, 양배추, 콜리플라워 등에 들어있는 유황화합물로 헬리코박터 파이로리균을 억제하는 데 효과가 있다.
식물성 단백질 효소, 효모		단백질은 점막의 재료가 되므로 꼭 섭취해주어야 하는데 독소가 많이 생성되는 동물성 단백질보다는 식물성 단백질이 좋다. 이것은 콩류식품, 효소, 화분, 발효 식품 등에 많이 들어있다. 단, 단백질은 위산 분비를 촉진하므로 과산성인 경우는 약간 적게 섭취하는 것이 좋다

6. 위궤양에 좋은 성분

성분	권장량	작용
중요한 성분		
펙틴		위와 소장에서 겔을 만들어 장내 점도를 증가시켜 인슐린의 분비 속도를 조절하고 소화기 염증과 궤양을 예방한다.(위궤양, 십이지장 궤양 등)
비타민U		비타민U는 핵산을 만들 때 필요한 물질이다. 핵산은 단백질을 만드는 필수 성분이다. 위, 십이지장 궤양의 상처 입은 점막의 상피 세포를 회복시키기 위해서는 많은 단백질이 필요하므로 비타민U가 필요하다. 위, 십이지장 궤양을 예방하고 회복을 빠르게 하는 데 효과가 있다.

성분	권장량	작용
비타민C	3,000mg/일	상처의 치료를 증진시키고 감염으로부터 보호한다.
비타민A		비타민A는 위 점막의 생성에 필수적인 성분으로 위 점막의 표면을 윤기 있게 해서 보호해 주며, 비타민C, E와 함께 점액의 분비에 관여하고 있는 성분이다. 적절히 섭취하면 위, 십이지장 궤양의 예방 치료에 효과를 볼 수 있다.
비타민E	400~800IU/일	통증을 감소시키고 위산의 감소에 도움을 주는 강력한 항산화제이며 치료의 증진을 돕는다. 과산화지질의 생성을 막는 비타민E는 점막을 건강하게 하는데 필수적인 성분으로 위궤양 예방에 효과가 있다.
글루타민	500mg/일	조직 손상을 치료, 대장을 비롯한 소화관 점막 재생인자로서 결장, 대장 속에서의 치료를 빠르게 촉진하며 건강한 점막을 재생시키고 손상된 장점막 회복 작용을 하여 위궤양의 치료에 중요하다. 글루타민이 결핍이 되면 소장, 대장, 위장 등의 소화관들에 심각한 기능 저하가 나타난다.
감마 리놀렌산		프로스타글란딘은 펩신과 위산으로부터 위를 보호하는 점막을 구성하는 성분으로 위장관 점막에서 분비되어 점막 상피 세포 증식을 도와주고 위 점막의 점액과 중탄산염의 분비를 증가시켜 점막의 혈류를 유지시켜주고 위액의 분비량 조절, 위 점막의 내벽을 튼튼하게 하는데 감마리놀렌산은 프로스타글란딘의 주성분이 된다.

도움되는 성분

성분	권장량	작용
유산균		헬리코박터 파이로리균의 생육 억제, H_2O_2의 살균 작용 등의 기작에 의하여 염증이나 궤양 등의 예방 치료 효과가 있다. 유산균은 장내에서 항스트레스 비타민인 비타민B군의 합성에 필요하고 영양소의 흡수를 증가시키는데 도움을 준다.
필수 아미노산		체내의 모든 세포나 조직에서는 계속적으로 새로운 단백질이 합성되고 오래된 단백질은 분해 되어 단백질의 교체를 위해 지속적인 단백질 공급이 필요하다. 단백질이 교체되는 시간은 단백질의 종류

성분	권장량	작용
		에 따라 다르다. 가장 많은 양의 단백질 교체가 일어나는 곳은 소화기장 점막 세포로 4~6일마다 세포가 분해 되고 재합성된다. 하루 동안 소화기장 점막 세포에서 합성과 분해에 관여하는 단백질 양은 약 70g이다. 그러므로 필수 아미노산의 부족은 소화 기관의 조직 및 장점막 세포의 기능 저하로 나타난다.
브로멜린	250~500mg/ 하루 2~3번	위궤양의 증상을 감소시키고 소화를 증가시키는 파파야, 파인애플에서 추출한 효소이다.
커큐민	250~500mg/ 하루 2~3번	심황의 뿌리에서 얻는 성분으로 염증 치료를 증진시킨다.
필수지방산	오메가3 : 리놀렌산, EPA, DHA 오메가6 : 리놀레산, 감마 리놀렌산, 아라키돈산	궤양으로부터 위와 장내의 관을 보호한다.
철분		궤양 출혈로 발생할 수 있는 빈혈의 예방을 도와준다. (주의 : 빈혈 증상이 나타나기 전에 철을 투여하지 마라.)
감초		감초의 성분인 클리시레티닉산(Glycyrrhetinic acid)은 항궤양 효과가 있어서 위궤양의 치료에 도움이 된다.
비타민 복합체		필수 영양소의 균형을 유지시킨다.
무기질 복합체		
단백질 분해 효소		장내에 남아있는 소화되지 않은 음식물을 소화시키고 염증을 감소시킨다.(주의 :염산을 함유한 형태는 사용하지 마라.)
피크노지놀(소나무에서 추출한 항산화제) 포도씨유		조직을 강하게 하고 항염증 작용이 있으며 활성 산소를 제거하는 강한 항산화제이다.
비타민C		비타민C와 비타민B5는 스트레스에 대한 방어력을 높여 준다.
비타민B5		

성분	권장량	작용
비타민B군	50mg씩/하루 3번	강력한 스트레스는 교감 신경을 자극하여 위 근육을 수축시켜 위산 분비를 증가시켜 궤양으로 인한 통증을 가중시킨다. 비타민B군은 항스트레스 비타민으로 이러한 스트레스를 경감시키는데 효과적이고 정상적인 소화를 위해 필요하다.(주의 : 위궤양의 경우 비타민B3는 금기한다.)
비타민K	100mcg/일	치료와 출혈 예방에 필요하며 영양흡수를 증진시키고 소화관 표면의 중화 영향을 갖는다.
아연	50-80mg/일	아연은 DNA나 RNA와 같은 핵산의 합성과 분해 및 안정화에 관여하고, 또한 단백질의 대사와 합성을 조절하는데 관여하여 단백질 합성 작용으로 새로운 세포 형성이 필요한 조직의 보수나 상처 치유에도 작용한다.
위궤양에 도움이 되는 약용 식물		양배추와 토마토주스, 알로에 베라, 감초, 유근피, 월계수 나무, 개박하, 카모밀, 세이지 등

II 당뇨병

1. 인슐린

인체의 혈당을 유지하는 데는 인슐린이라는 호르몬이 중요한 역할을 한다. 인슐린은 우리 몸의 췌장에서 생산된다.

췌장을 잘라보면 0.1~0.2mm 크기의 섬 모양 조직이 약 100만개 이상 있는데, 이것을 랑게르한스섬이라 하며 인슐린을 생산하는 베타 세포(약 60%)와 글루카곤이라는 호르몬을 생산하는 알파 세포(약 20%), 소마토스타틴 호르몬을 생산하는 델타 세포(약 10%)로 구성되어 있다.

인슐린은 혈당을 감소시키는 역할을 하고 글루카곤은 혈당을 증가시키는 역할을 하며 소마토스타틴은 글루카곤과 인슐린을 조절하는 역할을 한다. 혈중에 당분이 많아질 경우 인슐린을 분비하여 혈당을 정상으로 유지하는 작용을 하는데 부족할 경우에는 글루카곤을 분비해 혈당을 조절한다. 혈당은 인슐린에 의하여 근육과 지방 세포 속에 저장되고 에너지로 쓰이게 된다.

(1) 인슐린의 성분

인슐린은 51개의 아미노산이 붙어있는 아미노산 결합체이다. 인슐린은 췌장의 베타세포에서 만들어지는데 처음 만들어질 때는 작용하지 못하는 형태인 프로인슐린이라는 형태로 만들어진다. 프로인슐린은 인슐린보다 더 긴 아미노산 사슬이다.

(2) 인슐린의 혈당 조절

혈액 속의 포도당의 농도가 높아지면 췌장은 인슐린을 분비한다. 조직 세포에서는 혈액 속의 포도당을 조직 세포로 흡수하고 간에서는 포도당을 글리코겐의 형태로 합성하여 혈당을 감소시킨다. 반대로 혈액 속의 포도당의 농도가 낮아지면 췌장은 글루카곤을 분비해서 간의 글리고겐을 포도당으로 분해하여 혈액의 포도당 수치를 증가시킨다.

(3) 근육 세포에서 인슐린의 쓰임

인슐린은 근세포의 포도당 대사에 크게 관여하는데 식후 혈당량과 인슐린 분비가 증가된 상태에서는 근세포 내로의 포도당 운반이 촉진된다. 간에서는 확산의 방법으로 포도당이 인슐린 없이도 들어가지만 안정 상태의 근섬유에서는 인슐린 없이 포도당이 세포 내로 들어 갈 수 없다. 근육이 쉬고 있는 동안에는 여유분의 포도당을 글리코겐으로 만들어 저장하기도 하지만 저장량은 소량에 불과하다. 그러나 근육이 활동하고 있는 동안에는 인슐린 없이도 포도당은 근육세포 내로 들어간다. 그러므로 근육은 식후엔 인슐린에 의해서, 운동 시에는 근수축에 의해서 포도당을 이용하여 에너지를 얻을 수 있지만 근육의 에너지원은 원천적으로 지방인 까닭에 식후를 제외한 대부분의 시간 동안 근육은 지방을 연소시켜서 필요한 에너지를 얻고 있다.

2. 당뇨병이란?

우리 몸은 포도당을 주된 에너지원으로 사용하는데 인슐린은 이 포도당을 근육에서 잘 사용할 수 있게 도와주고 몸 안의 포도당이 너무 많지 않게 조절하는 역할을 한다. 인슐린의 분비가 부족하거나, 인슐린은 제대로 분비되지만 그것이 작용을 잘 하지 못하게 되면 혈액 중의 포도당이 증가되어 요로 배설되는 것이 당뇨병이다. 당뇨병은 인슐린의 절대적(췌장 세포의 손상) 또는 상대적 부족(인슐린 저항성 증가)으로 인해 고혈당증이 나타나는 질환으로서 장기간 지속될 경우 만성적인 대사 장애와 이에 따른 급성 및 만성 합병증을 동반한다.

3. 당뇨병의 발병 인자

인슐린이 부족하게 분비되거나 또는 많은 양이 분비되더라도 작용이 원활하지 못하게 되는 요인으로는 유전적 요인, 환경적 요인, 외상(수술), 자가 면역 결핍 등이 알려져 있는데 이런 요인들이 함께 영향을 미쳐 당뇨병이 생기게 되는 것이다.

(1) 유전적 요인

일반적으로 당뇨병의 발병 인자로서 유전적 요인을 들 수 있는 것은 동일 가계 내에서 당뇨병이 많이 발생하는 것, 유전적 소질이 같은 일란성 쌍생아의 당뇨병 발병의 합치율이 유전적 소질이 다른 이란성 쌍생아의 당뇨병 발병의 합치율에 비해 높게 나타나는 것, 그리고 부모가 당뇨병인 경우 태어난 자녀들의 당뇨병 발병률이 높게 나

---

* 신성당뇨

소변에서 당이 나오지만 당뇨병은 아니다. 당뇨병은 말 그대로 '소변에서 당이 나오는 병'이지만 소변에서 당이 나온다고 해서 반드시 당뇨병이라 할 수 없다. 당뇨병은 혈액 속에 당이 너무 많은 것이다. 즉 혈당치가 높다는 것이다. 건강한 사람의 경우 단 음식을 먹으면 혈당이 일시적으로 많아진다. 그러나 곧 췌장이나 간장이 작용하여 혈당량은 필요한 양만큼만 일정하게 유지

타나는 것 등의 통계적 자료에 근거하고 있다. 당뇨병의 발생에 관여하는 유전 인자를 보면 인슐린 의존형 당뇨병의 경우에는 자가 면역 결핍에 관계된 유전 인자가, 인슐린 비의존형 당뇨병의 경우에는 인슐린 저항성*에 관계되는 유전 인자가 관여하는 것으로 알려지고 있다. 이 유전적 요인은 세포 내 인슐린의 절대적 결핍과 상대적 결핍에 영향을 미치는데 상대적 결핍과 연관성이 크다.

※ 인슐린 저항성이란?

혈당을 낮추는 인슐린의 기능이 떨어져 세포가 포도당을 효과적으로 연소하지 못하는 것을 말한다. 인슐린은 세포막에서 포도당을 세포 속으로 넣어주는 역할을 하는데, 이 인슐린의 기능이 떨어지면 포도당이 세포 속으로 흡수가 어려워지는 것이다.

(2) 환경적 요인

1) 연령과 성

당뇨병의 발병 연령은 15세 미만의 어린 시기에 주로 발병하는 소아 당뇨병부터 40대의 중년 이후에 발생하는 성인 당뇨병에 이르기까지 광범위하게 나타나고 있다. 통계적으로 보면 40세 이후의 중년층과 노년층에서 발병률이 가장 높은 것으로 보고 되었다. 성별에 따른 당뇨병의 유병률은 구미 각국에서는 여자가 남자보다 높은데 비해, 아시아에서는 남자의 유병률이 여자보다 높게 나타났다. 노화되면 신진 대사 능력의 저하로 췌장 세포의 수가 줄어 인슐린 분비가 감소하고 세포의 신진 대사의 저하로 인슐린 이용성이 감소하여 당뇨 증상이 발생하기도 한다. 노화는 세포 내 인슐린의 절대적 결핍과 상대적 결핍 모두의 원인이 된다.

된다. 따라서 건강한 사람이라면 소변 속에 당분이 나오는 경우가 거의 없다. 그런데 당뇨병인 사람은 혈당을 조절하는 기능이 약하기 때문에 혈당치는 비정상적으로 높은 상태가 되고, 이 당분이 소변으로 나오는 것이다. 그러므로 역시 소변에 당이 나온다는 것도 진단을 받아볼 필요는 있다. 그런데 신장에 이상이 있어서 소변에 당이 섞여 나오는 사람도 있다. 이것을 '신성 당뇨'라고 하는데 당뇨병은 아니다.

2) 비만

제2형 당뇨병의 주원인이다. 일반적으로 비만한 사람은 그렇지 않은 사람보다 당뇨병에 잘 걸리는 경향을 보인다. 비만은 조직의 인슐린 수용체 수와 인슐린 민감도를 감소시킴으로써 세포 내로 포도당이 수송되는 것을 저하시켜 고혈당을 유발하여 당뇨병의 발병을 촉진시키는 것으로 알려지고 있다. 인슐린은 우리 몸의 간장, 근육, 지방 세포에 작용해서 혈당을 낮추는 역할을 하는데, 우리 몸의 간장, 근육 세포, 지방 세포 등이 인슐린의 작용에 대하여 예민도가 떨어질 경우 인슐린이 충분하거나 정상보다 많아도 혈당치를 충분히 떨어뜨리지 못하게 되는 것이다. 이렇게 우리 몸의 간장, 근육, 지방 세포가 인슐린의 작용에 대하여 둔하게 반응하는 것을 인슐린 저항성이라고 하는데, 인슐린 저항성을 일으키는 원인 중 가장 잘 알려진 것이 비만이다. 비만은 세포 내 인슐린의 상대적 결핍을 초래하는 원인이 된다.

3) 스트레스

정신적 스트레스에 의한 에너지 대사 조절이 인슐린의 분비를 조절하는 중추신경계와 밀접한 관계를 가지고 있으며, 심한 스트레스가 있으면 우리 몸에서 아드레날린이란 부신수질 호르몬이 분비되어 간, 근육 등에 저장해 두었던 글리코겐을 분해 시켜 혈중의 포도당을 높인다. 이것은 짧은 기간의 반응이고 별로 문제되지는 않지만 스트레스가 장기간 지속되면 부신피질 호르몬인 코르티솔이 나오는데 코르티솔은 인슐린의 작용을 방해한다. 또한 스트레스는 췌장의 알파 세포를 자극시켜 글루카곤을 많이 만들어 내게 하고, 이 글루카곤이 혈중의 당을 높인다. 당뇨병이 발생할 가능성이 있는 사람에게 스트레스가 가해지게 되면 당뇨병이 발병하기 쉽다. 스트레스는 세포 내 인슐린의 상대적 결핍을 초래하는 원인이 된다.

4) 임신

임신 시에 분비되는 여러 태반 호르몬들도 인슐린의 작용을 억제하는 효과가 있고, 임신 시에는 포도당 내인성이 저하되기 쉬우므로 당뇨병의 소질을 가진 임산부에서 임신성 당뇨병이 발생하기 쉽다. 또한, 출산 경력이 많은 여성에게서 경산 임신에 따른 지방 축적의 증가로 인해 당뇨병의 유병률이 높은 경향이 있다. 임신은 세포 내 인슐린의 상대적 결핍을 초래하는 요인이 된다.

5) 약물 남용

신경통, 류마티즘, 천식, 알레르기성 질환에 사용하는 부신피질 호르몬제, 혈압을 내리고 이뇨 작용을 하는 강압 이뇨제, 경구용 피임약, 소염 진통제, 갑상선 호르몬제 등은 포도당 내성을 손상시켜 당뇨병을 유발하거나 악화시킬 수 있다. 약물 남용은 세포 내 인슐린의 상대적 결핍을 초래하는 요인이 된다.

6) 세균 및 바이러스 감염

세균이나 바이러스에 의한 감염증도 당대사에 악 영향을 끼쳐 당뇨병이 발생할 수 있다. 바이러스가 당뇨병을 일으킬 수 있다는 것은 옛날부터 생각되어 왔고 제1형 당뇨병이 감기가 유행한 다음에 많이 생기고, 그 원인이 '콕사키' 라고 하는 바이러스라는 것을 확인하였다. 발생하는 연령도 유치원에 입학하는 5~6세의 어린이나 중학교에 입학하는 13~14세의 어린이들에게 많이 발생한다는 것을 발견했다. 최근에는 콕사키 바이러스 이외에도 여러 바이러스들이 당뇨병을 일으킬 수 있다는 것이 발견되었고, 동물 실험으로도 증명이 되어 당뇨병과 바이러스의 관계는 명확하게 되었다. 각종 세균이나 바이러스에 감염이 되었다는 자체는 스트레스로 작용하여 생체 반응으로 호르몬인 카테콜아민, 글루카곤 등을 분비시키고 인슐린의 작용을 방해하여 말초조직에서의 인슐린 감수성을 저하시킨다. 즉, 세균 및 바이러스 감염은 일차적으로 인슐린의 상대적 결핍을 유발하는 요인이 되는데, 1형 당뇨를 유발하는 특정 바이러스(콕사키 바이러스)는 인슐린의 절대적 결핍을 유발하는 요인도 되는 것이다.

(3) 외상(외과적 수술)

위 절제 수술을 받은 후 당대사에 이상을 일으키는 경우가 있다. 이것은 위가 없기 때문에 음식물이 식도에서 곧장 십이지장으로 내려가므로 정상인과 비교할 때 포도당의 흡수 속도가 빨라져 혈당이 급격히 오르게 된다. 때문에 인슐린 분비가 갑자기 많아지고 높은 혈당치를 정상화하려는 체내 활동이 발생하게 되며 혈당치가 낮아져 저혈당을 일으킨다. 이 같은 혈당의 변동은 당뇨병 초기에 많이 나타난다. 또한 위의 절제로 단백질의 소화 능력이 떨어져서 단백질이 부족하기 쉽게 되며 정상적인 췌장 세포의 기능에도 문제가 생길 수 있다. 따라서 위 절제 수술을 한 사람으로 당뇨병 소질을 지닌 사람이라면 혈당의 변동을 주의해서 살펴볼 필요가 있다. 또 췌장의 절제 수술을 받은 경우엔 췌장이 없어져 인슐린을 분비할 수 없으므로 당뇨병의 직접적인 원인이 될 수 있다. 이러한 위, 췌장의 절제술은 인슐린의 절대적, 상대적 결핍을 유발하는 요인이 된다.

(4) 자가 면역 질환

제1형 당뇨병은 인체의 면역 체계가 췌장의 베타 세포를 '적'으로 오인해 공격·파괴함으로써 인슐린이 분비되지 않아 발생하는 일종의 자가 면역 질환이다. 췌장의 베타 세포가 파괴되어 인슐린의 결핍이 감소되는 것이다. 자가 면역 질환은 세포 내 인슐린의 절대적 결핍을 유발하는 요인이 된다.

4. 당뇨병의 분류

당뇨병은 일반적으로 제1형 당뇨병, 제1.5형 당뇨병, 제2형 당뇨병으로 분류하고 그 외에 임신성 당뇨병, 기타 특이형태의 당뇨병 등으로 분류하고 있다.

성분	제1형 당뇨 (인슐린 의존형)	제1.5형 당뇨 (인슐린 요구형)	제2형 당뇨 (인슐린 비의존형)
발병 원인	유전적인 염색체의 결합으로 인한 자가 면역, 바이러스(콕사키)	영양 결핍(특히 단백질)에 따른 췌장 세포의 손상	운동 부족, 비만, 과식 및 과음, 스트레스, 유전력
발병 시기	15세 이하의 소아, 일반적으로 30세 이전	주로 15~20세의 청소년	35세 이상
발병 증상	급성 발병 (다음, 다뇨, 체중 감소 케톤산증		무증상이거나 증상이 서서히 나타남
발병 속도	급격한 양상을 보인다		완만한 양상을 보인다
케톤산 혈증	케톤산 혈증이 많다	케톤산 혈증이 적다	케톤산 혈증이 적다
가족력(유전)	가족력이 적다	가족력이 적다	가족력이 많다
체격	정상이거나 마른 편	저 체중, 쇠약	정상, 과체중, 비만

(1) 제1형 당뇨병(인슐린 의존형)

제1형 당뇨병은 인슐린 의존형 당뇨병의 병인론적인 명칭이다. 제1형 당뇨병은 인슐린을 만들어 내는 췌장의 베타 세포가 파괴되어 생기는데, 췌장의 베타 세포가 파괴되는 원인은 주로 자가 면역성 질환, 바이러스 감염 등으로 인한 췌장 세포의 파괴로 인한 것이다. 제1형 당뇨병은 대부분 20세 이전의 청소년기에 생기지만 어느 연령층에서나 발병할 수 있다. 제1형 당뇨병 환자는 대개 체형이 마른 편이고 때때로 케톤산혈증이라는 합병증이 잘 생기는 것이 특징이다. 제1형 당뇨병은 인슐린을 분비하는 췌장의 베타 세포가 파괴되어 인슐린이 부족하므로 치료하려면 인슐린 주사를 꼭 맞아야 한다. 때때로 어떤 환자들은 자가 면역과 관련이 없는 영구적인 인슐린 결핍증을 보이는데 이것을 특발성 당뇨병이라하고 제1형 당뇨병의 드문 원인이 된다.

(2) 제1.5형 당뇨병(인슐린 요구형)

인슐린 요구형 당뇨병은 주로 열대 지역의 개발도상국에서 발견되나 국내에서도 드물지 않게 볼 수 있다. 영양 부족, 특히 태아기나 출생 후 성장기의 단백질 결핍이 당뇨병 발병에 중요한 역할을 하는 것으로 알려져 있으며 임상 소견과 대사적인 특성은 인슐린 의존형 및 인슐린 비의존형 당뇨병과 다르다. 여기에는 섬유 결석 췌장성 당뇨병과 단백질 결핍성 당뇨병이 있고, 주로 15~20세의 청소년에서 많이 발생되며, 영양 결핍(채식주의)의 과거력과 저 체중을 보이는 경우가 많다. 심한 고혈당을 보이지만 인슐린 주사를 맞지 않아도 케톤산혈증*을 잘 일으키지 않는 것이 특징이다.

---

* 케톤산혈증

인슐린이 모자라게 되면 포도당이 세포 내로 들어가지 못한다. 사람이 살아가기 위해 매순간 에너지가 필요하지만, 몸 안에서 당을 이용하여 에너지를 만들 수 없으면 다른 물질을 동원해서 에너지를 만드는데 먼저 저장된 지방이 에너지원으로 이용된다. 지방이 분해 되는 과정에서 케톤체라고 알려진 산성 물질이 혈액 안에 쌓이게 되며 이러한 상태를 케톤산혈증이라고 부른

(3) 제2형 당뇨병(인슐린 비의존형)

제2형 당뇨병은 과거에 인슐린 비의존형 당뇨병, 성인병 당뇨병, 비만형 당뇨병 등으로 부르던 형태의 당뇨병이다. 제2형 당뇨병은 췌장에서 나오는 인슐린은 충분하지만 말초 조직에서의 인슐린 작용 감소(인슐린 저항성)로 인한 경우와 췌장에서 필요한 것보다 적은 양의 인슐린만이 분비되어서 혈당이 올라가 생기는 것이다. 제2형 당뇨병은 대개 35세 이후의 성인에게 잘 생기는데 우리나라 당뇨병 환자의 92% 이상을 차지한다. 제2형 당뇨병 환자는 대부분 비만하거나 과체중, 보통 체격이고, 제1형에 비해 증상이 심하지 않으며 케톤산혈증이 잘 생기지 않는다.

(4) 임신성 당뇨병

임신성 당뇨병은 임신 중에 처음 발견되었거나 이 때 발생한 내당능 장애를 말한다. 임신을 하게 되면 여러 가지 생리적인 변화가 일어나는데 이때 여러 호르몬의 변화도 나타난다. 임신 중에 변하는 호르몬 중에는 인슐린과는 반대로 혈당치를 올라가도록 여러 가지 호르몬이 증가하는 것을 볼 수 있다. 혈당치를 올라가게 하는 호르몬이 증가함으로써 임신부에서 당뇨병이 생기는 경우가 있는데, 전체 임신부의 약 2~4% 정도가 임신중에 당뇨병이 생긴다. 이렇게 임신 중에 처음 생긴 당뇨병을 임신성 당뇨병이라고 한다. 임신 중에 당뇨병이 처음 생긴 임신성 당뇨병 환자의 대부분은 아기를 낳은 후에는 당뇨병이 없어지지만 임신성 당뇨병 환자의 40~60%가 5~15년 후에 제2형 당뇨병이 생기는 것으로 알려져 있으므로 분만 후에도 지속적 관리가 필요하다.

다. 혈액 중의 케톤체는 소변으로 배출되며, 케톤체가 축적되면 의식이 나빠져 혼수 상태가 되고 심하면 목숨을 잃게 된다.

(5) 기타 특이 형태의 당뇨병

특정한 원인 인자 또는 특정 질환에 의하여 발생하는 당뇨병으로서 췌장 질환, 내분비 질환, 약물이나 화학 물질에 의한 증상, 인슐린이나 인슐린 수용체의 이상, 특정한 유전적 이상 등에 의한 것들이다. 이러한 당뇨병의 치료에는 당뇨병과 함께 원인 질환의 치료가 선행되어야 한다.

5. 당뇨병의 증상

당뇨병은 서서히 일어나므로 대부분의 사람들은 초기 단계에 병세를 인식하지 못하거나 그냥 지나치는 수가 많다. 당뇨병으로 인한 증세가 나타나기 시작한 단계는 이미 상당히 진행된 상태로서 치료에 어려움이 따른다.

주로 고전적인 증상으로는 물을 많이 마시게 되고, 소변을 자주 보거나 쉽게 배가 고파 음식을 많이 먹게 된다. 이러한 3다 증상 외에 쉽게 피로해지거나 체중이 줄어들거나 감염증이 자주 생기고 혼수 상태 등의 증세가 나타나기도 한다.

(1) 3다 증상

1) 다뇨

다뇨多尿란 하루의 소변 양이 많은 것을 의미한다. 자주 화장실에 가는 것은 빈뇨頻尿라고 하며 다뇨와는 구별된다. 자주 소변을 배출하더라도 분량이 많지 않으면 다뇨라고 볼 수 없다. 그러나 당뇨병이 심해지면 한 번의 소변도 많아지고 또 빈뇨를 일으키기 때문에 하루의 소변량도 증가된다. 우리 몸은 혈중 포도당의 농도가 높으면 포도당을 몸 밖으로 배설하기 위한 노력을 한다. 이때 혈액에 당이 많아져 농도가 짙어지면 세포에 있는 수분이 나와 혈액을 묽어지게 하고 같이 배설된다. 그러므로 소변의 양이 많아지게 된다.

2) 다음

다뇨 현상으로 탈수가 되면 체내의 수분의 양이 적어지기 때문에 입에서 갈증이 생겨 물을 많이 마시게 되는 것이다.

3) 다식, 체중 감소

체중에 급격한 변화가 일어날 수가 있는데 이것 또한 당뇨병의 또 다른 특징이라 할 수 있다. 당뇨병의 발견이 늦어져 중증으로 진행되면 식욕이 왕성하고 많이 먹으면서도 점점 수척해진다. 수척해지는 것을 느끼지도 못하면서 계속 과식하게 되고, 이로 인해 목이 마르고 다뇨증도 점점 심해진다. 이러한 사이클은 계속 반복되며 더욱 심해진다. 또 단 것을 갑자기 먹고 싶어 하는 것도 특징 중 하나이다. 혈당치가 높을 때는 단맛을 느끼는 능력이 저하되어 아무리 먹어도 단맛을 느끼지 못한다. 그래서 보다 단맛이 강한 것을 찾게 되는 것이다. 아무리 음식을 많이 먹어도 배가 고프고 살이 찌지 않는 것은 혈중의 포도당이 세포 내에서 이용이 되지 않고 몸 밖으로 배설되기 때문이다. 이로 인해 체내에 에너지를 공급하기 위해 몸에 저장된 글루코겐, 지방, 단백질 등이 이용되기 때문에 생리적으로 영양분을 요구하는 현상이며, 체중이 감소하게 된다.

(2) 전신 권태

권태감은 당뇨병에서 흔히 볼 수 있는 증세로, 별로 힘든 일을 하지 않았음에도 항상 피로감을 느끼는 증상이다. 이는 음식으로 섭취한 당분이 체내에서 잘 사용되지 않기 때문에 항상 원기 부족을 느끼는 것이다. 즉, 혈액 중에 포도당은 있으나 세포 내의 포도당이 부족하기 때문에 에너지로 쓰이지 못하게 되어 전신이 피곤하고 나른하게 된다.

(3) 피부 소양감

감염에 대한 저항력이 약해지는 것도 당뇨병이 진행될 때 일어나는 특징 중 하나이다. 이는 피부에 쌓인 당분이 말초 신경을 자극하거나 감염증에 대한 저항력의 저하로 인해 피부에 가려움증이 나타나는 것이다. 피부에 종기가 생기기 쉬우며 일단 종기가 생기면 건강한 사람에 비해 잘 낫지 않고, 습진과 무좀도 생기기 쉽다. 여성에게는 음부나 항문 부위에 많이 나타나는 경우가 많다. 음부가 가렵고 심한 외음염을 일으켜 부인과를 찾아감으로써 당뇨병을 발견하게 되는 경우도 많다. 이외에도 농피증, 괴저, 옹저(큰 종기) 등도 많이 나타난다.

그 외 수족의 저림, 하지경련, 좌골신경통, 성욕의 감퇴, 생리불순 등의 증상이 생길 수 있다.

6. 당뇨병의 합병증

당뇨병이 오랫동안 잘 조절되지 않으면 여러 가지 합병증이 생긴다. 당뇨병의 합병증에는 갑자기 생기는 급성 합병증과 오랜 시간에 걸쳐서 생기고 심해지는 만성 합병증이 있다.

(1) 급성 합병증

1) 당뇨병성 케톤산증

당뇨병성 케톤산증은 인슐린 의존형 당뇨병 환자에게 오는 급성 합병증상으로 인슐린 투여를 중단하였거나, 감염증이나 수술로 인한 신체적인 스트레스가 발생되었을 때, 또는 심한 정신적 스트레스가 있을 때에 발생한다. 인슐린이 부족하면 탄수화물로부터 에너지를 얻을 수 없게 되어 지방으로부터 에너지를 얻게 된다. 그런데 이 과정에서 케톤체가 다량으로 생겨 몸 안이 산성으로 바뀌게 되며 혈당이 오르고 숨이 가쁜 현상이 나타난다. 이 때에 급히 서두르지 않으면 혼수, 사망에 이르는 위험한 합병 증상의 결과를 가져온다.

2) 비케톤성 고삼투압성 혼수

비케톤성 고삼투압성 혼수는 고령의 인슐린 비의존형 환자에게 주로 오는 당뇨병이다. 체액 조절에 관여하는 삼투압 기전에 이상이 오는 노인 당뇨병 환자들에게서 특히 많이 발생하는 합병증이다. 이 경우 당뇨병으로 인한 체내 고혈당 상태로 다뇨 현상이 일어나면서 소변으로 빠져나간 수분을 제대로 재 보충하지 못하게 되어 체내 고혈당 상태는 더욱 악화된다. 즉 혈당량 감소와 혈압 저하가 유발됨으로써, 더 이상 소변이 나오지 않으면서 혼수 상태에 빠지게 되며, 이로 인하여 사망할 확률이 약 50% 이상이다.

(2) 만성 합병증

만성 합병증은 당뇨병이 오래 지속되어 나타나는 현상으로 보통 10~15년을 경과한 후에 생기는 합병증이며, 그 대표적인 만성 합병증은 당뇨병성 신경증, 당뇨병성 신증, 당뇨병성 망막증, 치주 질환, 당뇨병성 괴저 등이다.

1) 당뇨병성 신경증

당뇨병성 신경증은 당뇨병으로 인해 신경계에 장애가 오는 것으로 말초 신경의 장애, 조건 반사의 소실, 운동 신경의 마비, 자율 신경 장애 등으로 발바닥이 저릿저릿하고, 화끈거리고, 통증이 심하고, 성기능의 장애가 오고, 뇨나 대변을 가리지 못하는 증상을 가져오기도 한다.

2) 당뇨병성 신증

당뇨병성 신증은 미세혈관 합병증의 하나로 신 사구체 모세혈관의 경화성 병변에 의해 일어나는 것으로 특별한 증상이 없어도 소변 검사를 통해 단백질이 나타나면 신증이 있음을 예측할 수 있다. 혈압의 상승은 당뇨병 신증을 악화시키는 요인으로도 작용하는데 보통 10~15년 이상 당뇨병을 앓은 사람들의 약 5% 정도가 당뇨병 신증이 온다.

3) 당뇨병성 망막증

전체 당뇨병 환자의 약 2%에서 실명을 가져오는 심각한 합병증이며, 당뇨병을 앓은지 10년 이내는 6%, 10~14년 사이에선 26%, 15년 이상에선 63% 정도 발생한다. 당뇨병이 진행되면 눈이 침침해지거나 뿌옇게 흐려진다. 시력 장애의 주된 원인은 망막의 변화인데, 당뇨병성 망막증이 그것이다. 당뇨병 환자는 여러 가지 혈액 성분의 변화로 조직에 대한 산소 공급 능력이 떨어지고 모세혈관을 쉽게 막히게 하는 상태가 된다. 여기에 망막의 모세혈관 벽에 이상이 생기면 혈관이 막히고 확장 되어 미세 혈관류가 생기고 혈관 밖으로 혈액 성분이 새어나와 출혈, 부종, 삼출반이 생긴다. 이와 같은 증상이 나타날 때는 당뇨병이 생긴 뒤 이미 몇 년이 경과된 경우가 대부분이다. 심하면 실명에 이를 수도 있다.

4) 치주질환

당뇨병 환자는 소변량이 많기 때문에 인체 내의 수분이 과다하게 손실되어 보통 침이라고 부르는 타액이 감소된다. 타액은 구강 내에서 계속 분비되어 입안의 음식물 찌꺼기와 세균을 씻어주는 작용을 하는데, 감소된 타액 분비로 충치를 발생시키는 세균이 성장하기 좋은 환경이 되어 충치가 많이 발생하고, 또 이미 존재하는 충치는 급속히 진행된다. 이러한 현상은 특히 소아 당뇨병 환자에게 많이 볼 수 있다. 또 타액이 감소되어 구강 건조증이 생겨 충치가 많아질 뿐 아니라 잇몸 조직이 파괴되는 치주질환(풍치)이 심화되고 경우에 따라 진균(곰팡이)에 의한 감염, 얼굴의 한 부분이 심하게 곪아서 붓고 아픈 농양이 자주 발생한다.

당뇨로 인한 구강 합병증은 무엇보다도 구강 위생 상태를 잘 유지하여 예방하고 정기적인 구강 검진으로 질병의 진행을 막는 것이 가장 중요하다.

5) 당뇨병성 괴저

당뇨병이 상당 기간 진행된 만성 당뇨병 환자는 발의 상처로 균이 침범해 발가락에서부터 차츰 썩어 들어가는 당뇨병성 괴저가 나타날 수 있다. 괴저는 당뇨병의 말기

증상 중 하나로 전체 당뇨병 환자의 2% 정도에서 나타난다. 그러나 최근에는 당뇨 환자의 수명이 늘어남에 따라 괴저 환자도 늘고 있다. 당뇨병 환자는 혈액순환이 원활하지 못하기 때문에 균에 대한 저항력이 매우 낮아 균이 침범하면 발이 쉽게 썩는다. 이럴 때는 썩은 부위를 절단하는 것 말고는 다른 방법이 없으므로 발 관리에 각별히 주의해야 한다. 당뇨병 환자는 발에 상처가 나지 않도록 주의해야 한다. 발가락에 상처가 나면 그곳으로 세균이 들어가 감염을 일으키기 때문이다. 또 무좀이 생기기 쉽고 그 때문에 발가락 사이가 갈라지는 경우가 많으므로 항상 발을 청결히 하여 무좀에 걸리지 않도록 주의해야 한다. 또한 당뇨병 환자의 발에는 어떤 종류의 열도 가해서는 안 된다. 당뇨환자는 발에 감각이 없어 뜨거운 물을 뜨겁다고 느끼지 못하는데 이때 수포가 잡히면 그곳으로 균이 들어가 괴저로 이어진다. 특히 담배는 혈액순환을 저해시키는 요인이 되므로 주의해야 한다.

i 당뇨병의 식이 요법 핵심 포인트

인슐린의 외부 공급

1. 제1형 당뇨병(인슐린 의존형)인 경우는 인슐린의 공급이 부족하게 되면 쇼크 상태가 발생하여 위험할 수 있으므로 인슐린의 외부 공급이 필요하다. 이 경우에는 양방의 인슐린 투여 요법을 병행해야 한다.

충분한 영양

제1.5형 당뇨병(인슐린 요구형)인 경우는 영양 결핍에 의한 것이므로 충분한 영양의 공급이 우선되어야 한다. 골고루 영양을 섭취하고 특히 단백질의 충분한 섭취가 중요하다. 단백질이 많이 함유된 식품으로는 육류, 생선, 콩류식품, 화분, 효모, 효소, 발효식품 등이 있다.

비만

인슐린은 세포에서 포도당을 감지하고 세포 내로 넣어주는 역할을 하는데, 여러 가지 원인으로 인슐린의 감지력이 저하되면 포도당을 인식하는 능력이 떨어지고 세포 내로 제대로 넣어주지 못한다. 그런데 세포에서 인슐린의 감지력을 저해시키는 것 중 가장 큰 요인이 지방인데 세포 내에 지방이 많으면 여러 가지 물질이 엉겨 붙어 인슐린의 감지력이 저하되고 지방으로 인해 세포막이 두꺼워져 인슐린의 세포 안으로의 진입이 어렵게 된다. 세포에 지방이 많다는 것은 비만한 상태를 뜻하고 비만하면 당뇨병이 되기 쉽다. 따라서 당뇨에서는 비만을 주의하는 것이 중요한데 비만을 부르는 것은 과식이기 때문에 당뇨에서는 과식을 피하는 것이 중요하다. 비만을 방지하는 데는 특히 식이섬유의 섭취가 도움이 된다.〈비만 부분 참조〉

운동

당뇨병에서는 말초 조직 세포의 에너지 활성도가 낮으므로 이를 개선시키는 것이 중요하다. 그러기 위해서는 말초 조직의 세포에서 인슐린의 작용을 방해하는 지방을 제거하여 인슐린의 작용을 촉진시켜야 하는데, 지방을 연소시키기 위해서는 반드시 운동을 해주어야 한다. 특히 지방이 많은 부위는 복부와 전신의 근육 조직이다. 복부 운동과 전신 운동을 땀나지 않게 40분 이상 하는 것이 좋은데, 40분 이하의 운동은 혈액 내의 당과 간의 당만 연소되고 말초 조직의 지방은 연소되지가 않는다. 땀나지 않게 운동하는 상태의 온도는 체지방이 가장 잘 녹는 40~41°C 정도이다. 따라서 당뇨병에서는 복부와 전신의 지방을 줄여서 말초 조직의 에너지 활성도를 개선시키기 위하여 장운동과 전신 운동을 땀나지 않게 40분 이상 하는 것이 좋다. 또한 말초 조직의 혈류 증진을 강화시키는 성분인 비타민B3, 비타민E, 비타민P가 함유된 식품을 섭취하는 것이 좋다.

찬 음식 금물

운동을 하는 것은 열을 내어 지방을 연소시키는 것인데, 몸이 차가워지면 열을 덜 내게 되어 지방의 연소 능력은 떨어진다. 더군다나 당뇨병에서는 3다 증상이 나오는데 이때 찬물과 찬 음식을 많이 먹게 되어 몸이 차지게 되면 지방의 연소력은 감소하여 말초 조직의 에너지활성도를 저하시키게 된다. 또한 몸이 차지만 세균 및 바이러스의 침투가 쉬워져 2차적인 문제가 생길 우려가 있다. 그러므로 당뇨병에서는 지방의 연소를 높이기 위하여 찬물과 찬 음식은 피하는 것이 좋고 음식은 따뜻하게 먹고 몸을 따뜻하게 해주는 것이 좋다.

동물성 지방 섭취는 되도록 적게

저콜레스테롤인 동물성 지방 식품은 세포막을 두껍게 하여 인슐린의 작용을 저하시키고 또한 혈액에 당이 많아져서 혈액이 걸쭉해진 상태에서 더욱 혈액을 걸쭉하게 만들어 심혈관 질환의 합병증을 유발할 수가 있기 때문에 동물성 지방 식품(육류)의 섭취는 되도록 적게 하는 것이 좋다. 정상적인 세포막 기능에 도움을 주는 성분인 레시틴, 칼슘 등이 함유된 식품을 섭취하는 것이 도움이 된다.

단백질 섭취

포도당이 세포 내로 적게 들어가서 에너지로 적게 쓰이기 때문에 이를 보충하기 위해 인체는 체내 단백질을 분해 시켜 에너지를 이용하기도 한다. 체내 단백질이 분해되지 않도록 충분한 단백질의 섭취를 해주는 것이 좋은데, 육류의 단백질은 지방이 많이 붙어 있어서 오히려 좋지 않다. 대신에 지방이 없는 식물성 단백질 식품을 충분히 섭취해주는 것이 좋다. 식물성 단백질은 콩류식품, 화분, 효모, 효소, 발효 식품 등에 많이 들어있다. 당뇨와 함께 신장병을 앓고 있는 사람은 하루에 40g 이하의 단백질을 섭취하는 것이 좋다.

식이섬유 섭취

당뇨에서는 혈액 속의 당이 높기 때문에 되도록 음식물의 소화를 늦춰서 당이 천천히 흡수되도록 하는 것이 중요하다. 영양소 중 식이섬유는 당의 흡수를 지연시켜 식사 후 혈당의 급격한 상승을 억제하며 만복감을 더해주고 혈중 콜레스테롤치를 낮춰주는 작용을 하는데 이러한 식이섬유를 충분히 섭취하는 것이 좋다. 또한 혈당을 조절하는 음식으로 올리브오일, 치즈, 계란 노른자, 생선, 생강, 콩, 야채 및 과일주스 등이 있다.

스트레스 조절

당뇨병에서는 스트레스를 조절하는 것이 중요하다. 심한 스트레스가 있으면 우리 몸에서 아드레날린 호르몬과 코티솔 호르몬이 분비되어 몸의 혈당이 높아지고 인슐린의 작용이 저하된다. 따라서 당뇨병에서는 되도록 스트레스를 받지 않도록 조절을 하는 것이 좋다. 항스트레스 성분인 비타민B5, 비타민C, 엽산, 비오틴이 함유된 식품을 섭취하는 것이 도움이 된다.

* 간유구, 많은 양의 PABA, 밀가루, 소금, 많은 양의 시스테인(인슐린의 결합력을 저하시킴), 비타민C, 비타민B군(많은 양의 비타민B군의 복용은 인슐린의 세포 흡수를 방해함), 비

타민B1(인슐린을 불활성화시킴), 비타민B3(나이아신은 혈당을 상승시킬 수 있다), 베타카로틴
(당뇨병의 경우 비타민A로 변환시킬 수 없다)의 섭취는 적당량 해야 한다.

ⅱ 당뇨병에 좋은 성분

성분	권장량	작용
필수적인 성분		
효소		췌장 세포의 활성화에 관여하고, 인슐린이 아미노산의 결합체이기 때문에 단백질 공급원으로도 작용한다.
크롬	200mcg/일	크롬은 당내성 인자라고 하는 유기 복합체의 필수적인 성분으로 인슐린 작용을 강화하며, 이에 따라 탄수화물, 지질, 단백질의 대사에 관여하는 필수 영양소로 알려져 있다. 크롬은 세포 내로 들어가서 인슐린 수용체의 수를 증가시키거나, 인슐린이 세포막에 결합하는 작용을 도와 세포막을 통한 포도당의 이동을 촉진시키는 것으로 알려져 있다. 크롬이 결핍되면 당내성 인자의 생성이 적어지고 이로 인해 인슐린의 활성이 저하되어 세포 내로 포도당 유입이 적어져 당내성이 저하된다. 그로 인해 혈당이 증가하고 심하면 당뇨병이 생길 수 있다.
아연		아연은 췌장 호르몬인 인슐린의 구성 성분이 된다. 인슐린과 복합체를 이루어 인슐린의 저장, 분비에 관여하여 당질 대사를 조절한다. 아연이 부족하면 정상적인 인슐린 생성에 문제가 생겨 순도가 낮은 인슐린이 생산되므로 인슐린의 역할을 할 수 없게 된다(제2형 당뇨병의 원인). 당뇨병이 있는 사람의 소변에는 아연과 마그네슘이 보통 사람의 두 배나 배출된다고 한다.
망간		망간은 미토콘드리아 내에서 당의 신생 과정에 필요한 피루브산 카르복실화 효소의 구성 성분으로 세포 내 당대사에 관여한다. 혈당이 높은 사람들은 정상인에 비하여 망간의 양이 적은 경우가 많기 때문에 당뇨를 앓고 있는 사람 중 망간의 투여로도 혈당이 떨어지는 경우가 있다.
식이섬유(글루코만난, 구아검, 펙틴, 셀룰로스, 키토산 등)		수용성 식이섬유는 점성이 있으므로 위에서 소장으로의 음식물 이동 속도나 소장에서 당질의 소화 속도를 지연시킨다. 그 결과 소장 점막 상피 세포를 통한 포도당의 흡수가 완화되거나 식후 급격한 혈당치의 상승은 억제된다. 특히 만난이나 식물 검은 인슐린 분비 자극을 억제하는 내당성을 개선하

성분	권장량	작용
		므로 당뇨병 환자의 증상을 경감시킨다. 한편 불용해성인 식사성 섬유의 경우, 장기간 섭취 시 식후 혈당의 상승을 억제하기는 하나 인슐린의 분비에는 영향을 주지 않고 글루카곤의 분비를 저하한다고 한다. 따라서 식이섬유는 중년기 이후에 발병하기 쉬운 성인형 당뇨병 환자를 위하여, 또는 그 예방을 위하여 대단히 효과가 있다.
비타민B6		비타민B6는 인슐린의 합성과 활성능을 좋게 한다. 동물성단백질에 풍부한 트립토판의 대사 시에 비타민B6이 부족하면 크산투렌산이 생성되는데, 이 물질이 인슐린의 작용을 저해한다.
비타민B3		말초 혈관을 확장시키는 작용을 하여 각 말초 조직에 혈액순환을 증진시킨다.
비타민E		비타민E는 강력한 항산화제로서 또한 말초 혈관을 확장하여 혈액의 흐름이 정체되는 것을 방지한다.
비타민P(바이오 플라보노이드)		비타민P는 모세 혈관에서 혈액이 부드럽게 흐르도록 해주며, 모세 혈관을 튼튼하게 해주는 작용을 한다.
카르니틴(비타민B의 일종이면서 아민노산임)	500mg씩/ 하루2번	카르니틴은 지방포집제로 작용하여 인슐린의 작용을 저해하는 혈중 중성 지방량을 감소시키고 당뇨 환자의 지방 대사 부전을 방지한다. 시스테인은 인슐린의 흡수를 방해할 수 있으므로 피하라.
단백질(화분, 효소, 효모, 콩류식품, 발효식품 등)		포도당의 이용률이 효율적이지 못해서 대신 단백질이 분해되어 이용될 수 있기 때문에 체내 단백질이 분해 되지 않도록 충분한 단백질의 섭취를 해주는 것이 좋은데, 육류의 단백질은 지방이 많이 붙어있어서 오히려 좋지 않다. 대신에 지방이 없는 식물성 단백질 식품을 충분히 섭취하는 것이 좋다. 식물성 단백질은 콩류 식품, 화분, 효모, 효소, 발효식품 등에 많이 들어있다.
비타민B5 (판토텐산)		판토텐산은 부신을 자극하여 부신피질 호르몬 생성량을 증가시키는데, 이는 피부 및 신경의 건강을 위해 대단히 중요한 일이다. 이는 스트레스에 저항할 수 있는 힘과 인내력을 증가시킨다. 비타민B5는 항스트레스 비타민으로 불리며 신체가 스트레스를

성분	권장량	작용
		받을 때 부신 호르몬에 의해 필요하다.
비타민C		비타민C는 스트레스를 경감시켜주는 아드레날린 호르몬을 생산하는 것을 도와주어 스트레스에 대한 방어력을 높여준다.
엽산		스트레스에 대한 저항력을 증가시켜준다.
비오틴		비오틴은 탄수화물의 이용 등에 중요한 기능을 수행한다. 비오틴은 인슐린 민감도를 증가시키고 스트레스에 대한 저항력을 증가시켜준다.
매우 중요한 성분		
김네마산		김네마산은 인도가 원산지인 덩굴성 다년초이자 김네마 실베스타에 함유된 성분으로, 장관에서 당분이 흡수되는 것을 억제하고 혈당치가 상승하는 것을 막아준다. 식후에 섭취하면 당질의 흡수가 서서히 진행되어 대사에 필요한 인슐린의 부담이 가벼워진다. 또한 당 수치를 내려줄 뿐만 아니라 저혈당이 될 우려도 없애 준다. 인도의 전통 의학에서는 오래 전부터 사용되어 왔다.
마그네슘	750mg/일	마그네슘은 생화학적으로 포도당 대사에 필요한 기본적인 미네랄로서 인슐린의 효율적인 작용에서 극히 특이한 역할을 수행하고 있다. 당뇨병 환자의 공통 인자는 마그네슘의 부족증이 있다는 점이다. 마그네슘 부족증으로 인한 당뇨병 합병증으로서는 눈의 망막증 및 심장 질환이 야기된다. 또한 마그네슘은 PH 조절에도 중요하다.
중요한 성분		
EPA		EPA는 혈전을 용해해서 혈관을 확장한다. 또 혈중 총 콜레스테롤을 저하시켜 중성 지방을 줄이는 작용을 한다. 합병증을 해소하고 예방한다.
타우린		타우린에는 혈압과 콜레스테롤을 저하시키고, 간 기능과 심장 기능을 강화시키는 작용과 췌장에서 인슐린 분비를 촉진하고, 혈당치를 떨어뜨리는 효과가 있다. 또 각종 합병증의 억제와 예방에도 중요한 역할을 한다.
감마 리놀렌산		감마 리놀렌산은 체내에서 프로스타글란딘으로 변

성분	권장량	작용
		환된다. 프로스타 글란딘은 혈압, 당뇨 수치, 콜레스테롤치를 떨어뜨리고, 혈액의 응고 방지, 혈관 확장 등의 작용을 한다. 또한 당뇨병의 여러 가지 합병증 예방에도 효과가 기대된다. 특히 신경 장애로 인한 질병에 치료 효과가 있어 주목받고 있다.
비타민Q (코엔자임 큐10)		비타민Q는 대사를 향상시키는 작용을 한다. 당의 대사를 개선하는 작용 외에도 당질의 대사를 촉진해서 체중을 줄이고 염분의 배설을 촉진하여 고혈압을 예방한다. 체내에서 합성되지만 40세 이후가 되면 합성 기능이 저하되어 결핍될 수 있다. 결핍되면 여러 가지 대사 기능이 저해되어 저항력과 면역력이 떨어지거나 심장이 약해지는 증상이 나타난다.
스피루리나		스피루리나는 아프리카, 멕시코의 열대지역 약알칼리성 호수의 수면에서 왕성하게 자생하는 극히 작은 조류에 속하는 미생물로서 혈당을 지속적으로 유지시켜주므로 신선한 과일, 야채 및 과일주스와 함께 섭취하는 것이 좋다.
효모		혈당을 지속적으로 조절해주는 음식이다.

도움되는 성분

성분	권장량	작용
칼슘		PH 균형에 중요하다.
구리		단백질 대사와 많은 효소 기능에 유용하다.
단백질 분해 효소	1,500mg/일	적절한 소화는 당뇨병을 치료하는데 도움이 된다.
당뇨병에 도움되는 약용 식물		부추 잎, 서양민들레 뿌리, 인삼 및 홍삼, 월귤나무 열매 등

Ⅲ 구안와사

1. 구안와사(안면 신경 마비)란?

입과 눈이 삐뚤어지는 병이라고 하여 '구안와사' 라고 하는데 이 증상은 안면에 분포된 운동신경이 마비가 온다고 하여 '안면 신경* 마비증' 이라고도 한다. 흔히 '입이 돌아간다' 라는 말로 표현한다. 이는 안면을 지배하는 신경이 마비되어 근육이 제 기능을 하지 못하게 되어 나타난다. 나이와는 관계없이 발병하며 이 병에는 중추성과 말초성이 있다. 중추성은 뇌혈관 질환이나 뇌종양 등으로 인해 일어나며 말초성은 안면 신경 부위의 혈관에 장애가 일어나거나 외부 기후의 자극, 외상에 의해서 발생한다.

2. 구안와사의 종류

뇌에서 발생하는 중추성 구안와사(중풍)와 말초 신경과 혈관에 작용하여 발생하는 말초성 구안와사로 크게 나눈다. 말초 안면 신경 마비와 중추 안면 신경 마비를 감별하는 것은 아주 중요하다. 중추 신경 마비를 일으키는 질병은 중풍(뇌졸중)으로서 일반적으로 말초 신경 마비를 일으키는 질병보다 훨씬 중한 병이기 때문이기도 하다.

한편, 말초성과 중추성 안면 신경 마비를 비교적 간단하게 구별할 수 있는 방법이 있는데, 입과 볼 쪽의 마비는 똑같이 나타나지만, 중추성인 경우에는 이마 쪽에는 이상이 없는 것처럼 나타나고, 말초성인 경우에는 이마에도 이상이 나타난다. 얼굴을

---

* 안면 신경

뇌에서 나오는 12쌍의 말초 신경계 중 제7 뇌신경에 해당하는 신경. 운동성인 섬유로 이루어지고 사람의 경우는 안면의 표정을 짓는 근 운동을 주로 관장한다. 혀의 앞쪽 2/3 부분의 미각을 관장하는 지각 신경과, 침샘과 눈물샘의 분비에 관계하는 섬유도 포함되어 있다.

찡그려 이마에 주름을 일부러 만들 때 주름이 양쪽이 똑같이 잡히면 중추성, 한쪽이 덜 잡히거나 잡히지 않으면 말초성으로 판단할 수 있다.

(1) 중추성 안면 신경 마비

일반적으로 중풍에 의한 안면 신경 마비를 말한다. 뇌출혈, 뇌졸중, 뇌종양 등 뇌질환으로 인해 발생한다. 같은 쪽의 팔이나 다리의 감각 장애나 운동 마비 증상을 동반하는 경우가 많다. 이마의 근육은 마비되지 않고 뺨 이하의 안면부에만 마비가 일어나며 미각이나 청각은 장애받지 않고 근육 변성 반응도 볼 수 없다. 뇌졸중, 뇌혈관질환이나 뇌종양 등으로 인해 일어난다. 안면의 아래 부분이 마비되는 것이 특징이다.

(2) 말초성 안면 신경 마비

원인은 한랭 또는 류머티즘성인 것이 가장 많고, 감기, 편도염에 의한 림프관염, 신경침투성 바이러스 등의 감염에 의한 경우도 있다. 그 밖에 외상·중이염·내이염 등에서도 일어난다. 신경 장애나 바이러스 등에 의한 말초성 안면 신경 마비는 대개 2~3주간이면 자연 치유되는 경우가 많다.

1) 핵성 마비

안면신경핵 기능이 장애를 받아 마비 증상이 유발되면 한쪽 안면 신경 마비와 반대쪽의 편마비가 나타나게 된다.

안면 신경핵보다 말초 측에서 안면 신경이 장애를 받았을 때 일어난다. 원인 질환에는 뇌종양, 감염, 외상, 탈수 질환 등이 있으며, 스트레스나 차가운 공기에 장시간 노출 등도 된다. 원인이 뚜렷하지 않은 특발성 안면신경 마비를 '벨씨마비'라고 한다.

3. 구안와사의 증상

중추성 구안와사(중풍)	말초성 구안와사
· 중풍 환자는 안면 마비 환자와는 달리 이마의 주름이 풀려있지 않다. · 중풍인 경우에는 반신 마비, 삼키기 장애, 발음 장애(어둔), 한편으로 기울어지는 걸음걸이 이상과 같은 증상이 동반된다.	· 안면 마비 환자는 이마의 주름이 마비 측에서 풀려있는 것이 특징이다. · 간혹 마비 측의 귀 뒤쪽이 뻐근하게 아픈 경우가 있다. · 얼굴 근육의 마비 이외의 어떠한 다른 증상도 나타나지 않는다.

ⅰ 구안와사의 식이 요법 핵심 포인트

안면 신경 마비의 원인 질환에 대한 치료를 병행

중추성 안면 신경 마비의 경우 원인 질환이 뇌졸중이므로 뇌졸중에 대한 치료를 병행해야 한다. 뇌졸중으로 인해 뇌세포의 손상으로 인한 뇌기능의 문제로 인한 것이므로 뇌세포의 기능을 개선시키는 것이 중요하다. 뇌세포 활성에 뛰어난 효소, 효모와 뇌활성 물질인 DHA가 함유된 식품을 충분히 섭취하는 것이 좋다.〈뇌졸중 참조〉

안면 신경이 여러 가지 원인으로 인해 손상 받은 것이기 때문에 신경에 대한 영양

비타민B군은 신경을 튼튼히 해주는 비타민으로 특히 비타민B1(티아민), 비타민B6(피리독신), 비타민B12(코발아민)은 신경의 작용을 증강시키는 성분들이다. 따라서 안면 신경 마비에서는 손상된 신경의 기능을 살리기 위해 신경을 영양하는 성분이 함유된 비타민의 섭취를 충분히 해주는 것이 좋다.

얼굴 부위의 말초 조직에 혈액순환을 개선

신경의 작용이 원활하기 위해서는 혈액의 공급도 더불어 잘 되어야 한다. 비타민B3(나이아신), 비타민E, 비타민C, 비타민P는 말초 혈관을 확장시키고 튼튼히 하여 혈액순환을 촉진시킨다. 따라서 안면 신경 마비에서는 말초 조직에 혈액순환을 개선시키기 위해서 비타민 B3, 비타민E, 비타민C, 비타민P가 함유된 식품의 충분한 섭취를 하는 것이 좋다.

몸을 따뜻하게 하는 것이 중요

몸이 차지면 혈관이 수축되어 말초 조직에 혈액순환이 잘 되지 않는다. 이로 인해 말초 조직에 영양의 공급이 제대로 되지 않으면 증상이 더 심해질 수도 있다. 이때에는 찬 공기, 찬 음식(찬물, 찬술, 찬 음료수 등)은 피하는 것이 좋고 음식은 따뜻하게 먹고 몸을 따뜻하게 하는 것이 좋다.

흡연은 피해야

흡연은 혈관을 수축시켜 말초 조직으로의 혈액순환을 방해하므로 피하는 것이 좋고, 또한 스트레스도 혈관을 수축시키는 작용을 하므로 되도록 스트레스를 받지 않도록 잘 조절하는 것이 좋다. 항스트레스 작용이 있는 비타민C가 함유된 식품을 충분히 섭취하는 것도 스트레스에 도움이 된다.

침 치료와 마사지 치료를 병행

단, 침, 마사지 치료는 말초성 안면 신경 마비에 효과가 있다. 중추성 안면 신경 마비는 뇌세포의 손상이 원인이므로 침, 마사지보다는 뇌기능의 개선이 우선이다.〈침자리 참조〉

405

ii 안면 신경 마비의 각종 처방 실례

1. 동의보감

입과 눈이 삐뚤어지는 데는 청회·협차·지창에 자침하고, 또 한 방법은 입이 우측으로 삐뚤어진 것은 좌측 안면의 움푹한 곳에 자침하고, 입이 좌측으로 삐뚤어진 것은 우측 안면의 움푹한 곳에 자침하고 각각 27장씩 뜸뜬다.

2. 허임침구경험방

구안괘사(구안와사의 다른 말)에는 합곡·지창·승장·대영·족삼리·간사에 뜸 21장을 뜬다. 또한 길이 5치 정도의 갈대통의 한끝을 귀구멍에 꽂고 밀가루 반죽으로 갈대통의 언저리를 밀봉하여 열기가 새어나가지 못하게 하고 한쪽 끝 위에 쑥을 놓아 7장 내지 14장을 뜸뜨는데 이런 방법으로 바꾸어가며 치료한다.

편풍구괘에는 간사를 취혈하는데 좌측으로 삐뚤어졌을 때는 우측에, 우측으로 삐뚤어졌을 때는 좌측에 뜸 21장을 뜨면 신효하니 뜸을 뜬 다음 환자로 하여금 불을 불어서 끄게 하면 입이 바로 된 것을 알게 된다.

* 편풍구괘 : 쪽 바람을 맞아서 입이 삐뚤어진 증

3. 신침구학

구안괘사에는 예풍·천용·청회·거료·사백·찬죽·사죽공·곡빈·협차·동자료·지창·화료를 취혈한다.

4. 신응경

구안괘사에는 협차·수구·열결·태연·합곡·이간·지창·사죽공을 취혈한다.

5. 침구자생경

구안괘사에는 청회·협차·지창을 취혈하여 우측으로 괘사 된 것은 좌측에, 좌측으로 괘사된 것은 우측에 뜸뜬다. 애주는 각각 14장씩 뜬다.

6. 침구대성

　구안괘사에는 먼저 지창·협차·인중·합곡에 자침한다. 치료된 후 1개월이나, 반
달이 지나 재발하는 경우는 청회·승장·예풍에 자침한다.

iii 구안와사에 좋은 성분

성분	권장량	작용
필수적인 성분		
EPA (에코사 펜타엔산)		혈전을 용해시키고 혈관을 확장해 혈액의 흐름을 좋게 하여 뇌혈관 장애를 예방하고 재발을 막는다. 역학 조사에서도 EPA의 섭취량이 많은 에스키모인들은 뇌경색의 위험성이 적고, 생선을 많이 먹는 일본 어민은 혈소판이 잘 응집되지 않는 것이 증명되었다.
DHA (도코사 헥사엔산)		몸에 해로운 콜레스테롤을 줄이고 유용한 콜레스테롤을 늘리는 작용을 한다. EPA와 같이 뇌혈관 장애의 예방, 개선에 효과가 있음이 인정되고 있다.
효소		뇌세포를 활성화하는 작용을 한다.
효모		뇌세포를 활성화하는 고단백 식품이다. 효모는 비타민B군의 효율적인 식품이다.
매우 중요한 성분		**신경 안정 성분**
비타민B1		비타민B1은 신경 세포막의 성분으로서 또 신경 자극의 전달 물질인 아세틸콜린의 합성 과정에 관여하는 것으로 알려져 결과적으로 신경의 작용과 근육에 대한 신경의 반응은 티아민에 크게 의존한다. 비타민B1의 결핍은 말초 신경계의 마비를 초래해 사지의 감각 저하로 인해 손발이 저릴 수 있고, 다리가 무겁거나, 운동 및 반사 기능에 장애가 나타날 수 있다.
비타민B6		비타민B6는 중추 신경 조절 및 뇌 활동에 관여하는 세로토닌과 감마아미노 부트릭산(GABA)의 형성에 직접 관련하고 있으므로 이 비타민의 부족은 신경성 장해를 초래할 수 있다.
비타민B12		비타민B12는 탄수화물 대사에 관여하는 몇 효소의 구성 성분인 글루타치온을 형성하는데 관여하여 신경 세포에 에너지 공급을 원활하게 하는데 작용한다. 비타민B12가 결핍되면 탄수화물 대사에 관여하는 몇 효소의 구성 성분인 글루타치온의 정상적인 형성에 문제가 생겨 신경 세포에 에너지 공급이 원활치 못하여 신경 세포에 이상이 생길 수 있

성분	권장량	작용
		다. 신경 세포의 수초 부분의 합성이 불충분하게 되어 신경계에 손상이 일어난다.
중요한 성분		**말초 조직 혈액순환 개선 성분**
비타민B3		말초 혈관을 확장시키는 작용을 하여 수소 운반체가 되어 심장이나 뇌에 영양을 공급해 주며 콜레스테롤을 감소시켜 준다.
비타민E		저밀도 콜레스테롤(LDL)은 혈관 내벽에 혈전, 혈소판 퇴적을 유발하고 원활한 혈류를 방해하여 혈관 자체의 위험과 함께 심장과 다른 기관에 심각한 문제를 야기시킨다. 동맥경화, 뇌출혈, 고혈압, 뇌경색, 심근경색, 협심증 등을 유발시키는 요인이 된다. 모든 산화 방지제들 중에서, 비타민 E는 쉽게 LDL 분자 속으로 섞여 들어가 산화에 대항해 가장 큰 보호 효과를 준다. 또한 말초 혈관을 확장하여 혈액의 흐름이 정체되는 것을 방지한다.
비타민C		비타민C는 항산화 작용을 하여 혈관의 노화와 동맥경화를 막고, 혈관 벽을 강화한다. 또한 비타민C는 콜레스테롤이 분해 되어 담즙산이 되는 대사에 관여하기 때문에 혈중 콜레스테롤을 저하 작용이 있다. 비타민C가 부족하거나 결핍되면 혈중 또는 간장의 콜레스테롤이 증가하여 동맥경화나 고혈압 등의 각종 심혈관계 질환을 유발시킬 수 있다. 비타민E와 함께 섭취하면 효과가 상승한다. 또한 비타민C는 항스트레스 작용이 있다.
비타민P(바이오 플라보노이드)		비타민P는 모세 혈관에서 혈액이 부드럽게 흐르도록 해주며, 모세 혈관을 튼튼하게 해주는 작용을 한다. 따라서 출혈 방지, 모세혈관 파열 방지, 감염으로부터 보호장벽 유지 작용이 있다.
도움 되는 성분		**근육 이완 성분**
마그네슘		마그네슘은 근육 이완에 관여하는 영양소로 근육의 지나친 수축을 막아 근육을 부드럽게 한다.

IV 비만

1. 비만이란?

비만이란 체내의 지방 조직이 과다하게 축적되어 있는 상태를 말한다. 운동 선수와 같이 근육 양의 증가로 인하여 체중이 많이 나가는 경우는 비만이라고 하지 않고 체중 과다라고 한다. 세계보건기구에서는 비만을 '비만병'으로 분류하여 국제 질병으로 등록하였다. 섭취한 음식의 열량이 소모량을 초과했을 때 많은 여분의 물질이 지방으로 전환되어 각각의 조직 및 피하에 축적되며, 일반적으로 이상적인 체중의 10%를 초과했을 때 체중초과라 하고, 20% 이상이면 비만이라 한다.

2. 비만의 원인

(1) 식생활 요인

1) 과식

많이 먹게 되면 주 에너지원인 탄수화물은 포도당이 되어 일차적으로 간에서 저장되고 남은 여분의 영양분은 전신의 조직에 저장이 되는데, 과식을 하여 영양이 너무 과해져버리면 전신 조직에 지방 세포의 축적이 많아져 비만이 된다.

2) 음식의 서구화

① 육류의 과다 섭취

서구식 식생활의 정착으로 육류의 섭취가 많아져 지방 섭취의 과다로 비만이 되기 쉽다.

② 식품 첨가물

식품 첨가물의 과다 섭취로 인하여 인체 내에는 식품 첨가물이 축적되고 이것을 분해하기 위해 에너지가 쓰이는데 이렇게 분해로 사용된 에너지를 보충하기 위해서 또 다시 음식물의 섭취가 반복되어 비만으로 이어질 가능성이 크다.

③ 조리 기술의 발달

서양식 조리 기술의 발달로 튀김류의 음식이 많이 발달하였다. 튀긴 음식은 저밀도 콜레스테롤로 전환되어 지방의 체내 축적을 가중화시킨다.

3) 간식 문화

식후 차, 과일 등의 후식 문화로 당의 섭취가 더욱 늘어나 지방의 축적은 증가하게 되었고 더군다나 요즘은 과일도 인위적으로 당도를 높여 과다한 당의 섭취는 늘어나고 있다.

4) 빨리 먹는 습관

음식물을 섭취하게 되어 적당량이 차면 뇌의 포만 중추가 작용하여 더 이상 먹지 않도록 조절하는데, 이 포만 중추가 작동하려면 보통 20~30분 정도가 걸린다. 하지만 음식을 빨리 먹게 되면 이미 포만 중추가 배부르다고 느끼기 전에 과식을 해버려도 못 느끼게 된다. 영양은 과잉되고 남아도는 영양분은 지방 세포로 축적되어 비만으로 이어지는 것이다.

5) 식사 횟수의 불균형

식사 횟수가 줄어들면 에너지 공백 현상으로 인체는 최대한 에너지를 아끼기 위해서 소비량보다 저장량을 늘리도록 조절한다. 이때 저장 에너지는 지방 세포로 축적되고 지방 세포는 더욱 두꺼워지게 되고 이는 비만으로 이어지기 쉽다.

(2) 활동의 부족

인체는 섭취한 에너지를 활동함으로써 소비하여야 에너지의 균형을 유지할 수 있는데, 섭취량이 정상이어도 소비량이 적으면 지방 세포의 축적이 증가되고 비만으로 이어지게 된다. 인체에서 에너지로 쓰이는 영양소의 비율은 탄수화물은 65%, 지방은 25%, 단백질은 10~15% 정도가 되는데 이러한 에너지는 신체 부위 중 근골격계에서 가장 많이 저장되고 쓰인다. 활동이 부족하게 되면 에너지는 쓰이지 못하고 근골격계에서 지방으로 축적된다. 이러한 근골격계의 지방 축적을 방지하고 생체 기능을 균형 있게 유지하기 위해서는 근골격을 많이 움직여주어야 한다. 가장 에너지 효율이 이상적인 운동은 근육을 넓게 펴주는 근장력 운동이다. 운동은 땀나지 않게 40분 이상 해주어야 하는데 땀이 나면 열을 빼앗겨 속은 오히려 차지게 되고 운동을 30분 정도만 해주면 혈액 속의 당만 연소되고 근육 속의 당은 연소되지 않으므로 40분 이상 해주어야 적당하다. 땀이 날 듯 말 듯한 40~41도가 체지방이 녹는 가장 이상적인 온도이다.

(3) 유전적 요인

지방 세포는 임신 초기 분열하여 가장 많이 수가 증가하는데 부모의 몸 상태는 태아의 지방 세포수 증가에 큰 영향을 미친다. 양쪽 부모가 정상 체중인 경우 자녀가 비만이 될 확률은 약 10%이며, 한쪽 부모가 비만인 경우 자녀가 비만이 될 확률은 약 50%, 양쪽 부모 모두가 비만일 경우 자녀가 비만이 될 확률은 약 80%이다.

(4) 약물과 수술

1) 제왕절개, 복강경, 정관 수술 등은 성호르몬의 불균형을 야기시켜 남자는 남성 호르몬이 적어져 남성의 여성화가 되고 여성은 난소의 기능이 저하된다. 불균형이 된 성호르몬은 지방의 합성을 억제하여 비만을 방지하는 역할을 하는 성장 호르몬을 억제하여 지방 합성을 촉진시켜 비만을 가중시킨다.

2) 피임약, 신경안정제, 스테로이드 계열 의약품, 여성 호르몬제 등의 약물도 비만의 요인이 된다.

3. 비만의 생리

(1) 에너지 평형 상태

성인의 경우 열량 섭취량이 열량 소비량보다 많으면 이를 양의 에너지 평형이라고 하며, 열량 소비량이 열량 섭취량보다 많으면 음의 에너지 평형이라고 한다. 양의 에너지 평형 상태는 남는 열량을 중성 지방의 형태로 지방 조직에 저장하므로 체내에 지방이 증가하게 된다.

(2) 체지방량

체내에 축적되어 있는 총 지방량은 성별에 따라 다르며 여자가 남자보다 많다. 체내 지방은 체내 기능에 꼭 필요한 조직 지방과 저장 지방으로 나눌 수 있다. 체내 기능에 꼭 필요한 지방은 골수, 심장, 폐, 간, 비장, 신장, 소장, 근육, 신경계의 지방을 함유하는 조직에 들어 있으며, 그 기능은 정상적인 생리 작용을 하도록 한다. 여자는 여성을 나타내는 부위인 유방, 골반, 대퇴부에 지방이 들어 있기 때문에 남자에 비하여 조직 지방의 함량이 높다. 저장 지방은 피하 및 장기의 지방 조직에 축적되어 있으며 장기를 보호한다. 저장 지방의 양은 성별, 연령, 운동, 식사, 기후 등에 의하여 영향을 받는다.

(3) 백색 지방 세포와 갈색 지방 세포

지방 조직은 백색 지방 조직과 갈색 지방 조직으로 구분할 수 있으며, 이들은 모두 지방 세포로 구성되어 있다. 백색 지방 조직은 신장 주변, 복강, 피하, 근육 섬유 사이에 위치하고 있으며 장기를 보호한다. 주된 기능은 에너지를 저장하는 것이다.

갈색 지방 조직은 목, 등, 겨드랑이, 내장 주변에 위치하고 있다. 갈색 지방 세포의 크기는 백색 지방 세포의 약 10%에 불과하나, 미토콘드리아의 수가 많다. 갈색 지방 세포는 신생아에게 많으며, 많은 수의 미토콘드리아가 추울 때 열을 발생하여 주위의 세포에 전달한다. 또한 혈액순환에 의하여 몸 전체에 열을 전달한다. 갈색 지방 세포는 몸에 저장된 중성 지질을 분해하여 ATP(에너지를 저장하는 물질정도로)가 AMP(RNA의 성분이며 효소 반응의 물질)로 전환되도록 하므로 체내에 저장된 과잉의 에너지를 소비하도록 한다. 갈색 지방 세포는 체중의 약 1% 정도를 차지하고 있는데, 이 조직에 결함이 생기면 비만이 발생될 수 있다.

4. 비만의 분류

(1) 원인에 따른 분류

1) 단순성 비만

단순성 비만은 섭취 열량의 과다나 소비 열량이 적어서 오는 비만이며, 본태성 비만이라고도 한다. 비만자의 약 95%가 여기에 속한다.

2) 2차성 비만

2차성 비만은 당뇨병, 난소기능 부전, 쿠싱 증후군, 갑상선 기능 저하증, 시상하부의 섭식중추 이상 등 내분비 기능의 이상으로 인해 나타나는 비만이다.

(2) 지방 조직의 형태에 따른 분류

지방 세포는 한 개의 크기가 0.7㎛까지 증대되면, 세포의 수가 증가하기 시작한다. 지방 세포의 수는 생후 1년까지 급격히 증가한 후 멈추었다가 사춘기에 이르면 다시 증가한 후 성인이 되면 멈춘다. 그러나 성인기에도 체내에 존재하는 지방 세포들이 증대하고 난 후에는 세포의 수가 증가한다. 정상인의 지방 세포수는 약 200~300억 개인데 비하여, 비만자의 지방 세포의 수는 약 900~1500억 개에 이르러 정상인의 3~5배의 지방 세포를 가지고 있다.

1) 지방 세포 증식형 비만

지방 세포 증식형 비만은 소아와 청소년기에 발생하므로 청소년기 비만이라고도 하며, 세포의 크기뿐 아니라 수도 증가한다. 그러므로 체중 조절을 시도하여도 세포의 수가 감소되지 않기 때문에 체중 감량이 어려우며, 성인 비만이 되기 쉽다.

2) 지방 세포 비대형 비만

지방 세포 비대형 비만은 25세 이상 성인에서 나타나므로 성인기 비만이라고도 하며, 비만이 서서히 진행되고 비만자의 약 90~95%를 차지한다. 성인기 비만은 지방 세포의 크기가 증대된 것이므로 청소년기 비만에 비하여 체중 조절이 비교적 쉽다. 그러나 체중 감량을 하여도 지방 세포에 다시 지방이 채워질 가능성이 있다.

(3) 지방 조직의 체내 분포에 따른 분류

지방 조직의 체내 분포에 따라 상체형 비만과 하체형 비만, 내장 지방형 비만과 피하 지방형 비만으로 나눈다.

1) 상체형 비만과 하체형 비만

상체형 비만은 허리 위쪽 특히 복부에 지방이 많이 축적된 형으로 사과형 비만이라고도 하며, 주로 남자에게 많이 나타나 남성형 비만이라고도 부른다. 상체형 비만은 당뇨병, 고혈압, 동맥경화, 통풍 등 성인병을 일으킬 확률이 높다. 복부 지방은 효소의 활성이 크므로 지방 세포에서 쉽게 지방산이 유리된다. 유리된 지방산은 간으로 운반되어 콜레스테롤을 합성하여 고콜레스테롤혈증을 유발하고, 인슐린 수용체가 적어 인슐린이 사용되지 않으므로 당뇨병을 일으키기도 쉽다. 그러나 상체형 비만은 지방 세포의 수가 적고 지방 세포의 크기가 크므로 체중을 쉽게 줄일 수 있다.

하체형 비만은 허리 아래쪽 특히 엉덩이나 다리에 지방이 많이 쌓이는 형으로 서양 배형 비만이라고도 하며, 여성에게 많으므로 여성형 비만이라고도 한다. 엉덩이나 다리의 지방 세포에 있는 효소는 활성이 크지 않으므로 상체형 비만에 비하여 질병 발생 위험률이 적다. 그러나 지방 세포의 수가 많기 때문에 체중 감량이 어렵다.

2) 내장 지방형 비만과 피하 지방형 비만

허리의 지방 분포에 따라 내장 지방과 피하 지방으로 나눌 수 있는데, 내장 지방과 피하 지방의 비가 0.4 이상이면 내장 지방형 비만, 0.4 미만이면 피하 지방형 비만으로 분류한다. 내장 지방형 비만은 피하 지방형 비만보다 심장병, 고혈압 등의 발병률이 더 높다.

5. 비만 관련 질병

(1) 성기능 장애

인체의 지방 함유량이 과다해지면 남녀의 구분 없이 모두가 뚜렷한 성기능 쇠약을 가져온다. 성호르몬은 혈액 수송을 통하여 각각의 기관에 보내지기 때문에 만약 지방 조직의 과다한 축적은 성기능을 약화시킨다. 남성 비만자는 체지방이 증가하게 되면서 남성 호르몬이 여성 호르몬으로 다량 전환되어 혈중 농도가 약 배 이상으로 증가하게 된다. 그리고 높은 여성호르몬의 농도가 뇌하수체를 촉진하여 성호르몬 분비를 억제하게 되므로 고환의 자극 분비가 감소한다. 비만 여성의 성기능 장애의 주요 요인은 성호르몬 분비의 감소가 촉진된다는 것이다. 여성의 성욕구의 강도는 대부분 체내 남성호르몬의 수치에 의해서 결정되어지며, 비만 여성의 성 욕구가 일반적으로 떨어지는 것은 이 남성호르몬 수치 저하와 밀접한 관계가 있다. 여성이 갱년기에는 내분비 변화가 가장 뚜렷한 단계이므로 이때의 난소의 남성호르몬과 임신 호르몬 분비가 전하되고 계속해서 소멸되어 간다. 비만 여성은 갱년기가 일찍 나타나고 폐경기도 일찍 찾아오게 된다.

(2) 비만증과 당뇨병

2형 당뇨병 환자의 약 80%가 비만하며, 약 60%가 당내 질량에 이상이 있다. 비만자는 흔히 높은 인슐린혈증을 동반하는데, 비만과 당뇨병은 밀접한 관계가 있다. 많은 학자들은 비만인의 세포가 인슐린에 민감하지 않다고 생각했는데, 대사의 요구에 만족하기 위해서 췌장은 항상 정상인에 비하여 5~10배의 인슐린을 분비해야 하며 만약 분비량이 이 수치에 미치지 못하면 당뇨병이 나타난다.

환자의 지방 세포가 과다하게 증가하게 되면, 지방 체적이 커지고 아울러 인슐린에 민감하지 못하며 비교적 적은 포도당을 이용하게 된다. 결과적으로 고혈당증이 생기고, 또한 높은 인슐린혈증에 걸린다. 비만은 인슐린 필요량을 증가시키고, 췌장은 자연히 과체중을 떠맡게 되고 비대해진다. 그렇게 되면 췌장은 팽창되어 피로를 느끼며, 인슐린을 충분히 생성해내지 못하여 당뇨병에 걸린다.

(3) 비만증과 부인병

여성은 대개 월경이 불규칙으로 쉽게 찾아오는데 시간이 길어지고, 불규칙적이며, 양이 지나치게 많으며, 다모증이 나타나기도 한다. 또한 질염 등을 일으키기 쉽게 한다.

(4) 비만증과 피부병

비만자는 말초 순환이 미약하고, 피부는 외부 변화에 대한 반응이 비교적 더디며 저항 능력 역시 매우 낮다. 따라서 쉽게 피부염, 습진, 옴, 동상 등의 피부질병을 앓게 된다. 동시에 비만인은 비교적 많은 땀을 흘리고, 피부의 감염을 예방하는 기능이 파괴되면서 피부 질병의 발병율이 심각하게 증가한다.

(5) 비만증과 심장병

지방의 증가는 체중의 증가로 이어지는데 인체가 소모하는 산소와 영양 물질 역시 더불어 증가하게 된다. 따라서 심장은 특별한 에너지 소모가 요구되는데 혈액의 수축과 수송이 빠르게 증가되면서 적절한 혈액을 각각의 조직 기관에 보내어 신체의 필요량을 충당한다. 이것은 심장의 부담에 엄청난 가중치가 실려 심장의 기능에 영향을 미치고, 심장병이 걸릴 위험이 증가하는 것이다.

(6) 비만증과 암

비만 여성들의 자궁 내의 암은 정상적인 여성에 비해 2~3배 높으며, 폐경기가 지나면 유방암 발생률이 체중이 증가함에 따라 상승된다고 한다. 자궁내막 암을 앓고 있는 여성은 비만이 많으며, 일반적으로 폐경기가 지연되거나 고혈압, 당뇨병 및 기타 심혈관 질병 등은 그 발생률이 체중의 증가에 따라 높아진다. 비만 남성은 결장암, 직장암과 전립선암 발생률이 비만이 아닌 사람에 비해 높다.

(7) 비만증과 고혈압

비만인 중에는 고혈압의 발생률이 현저하게 높다. 비만인은 인체 내 지방 조직이 대량으로 증가되고 혈액이 순환되는 양에 따라서 증가되며 소동맥의 외부 저항도 증가된다. 심장도 더불어 박동률이 빨라지고, 외부 조직을 보호하고 있는 혈액이 공급되면서 심장은 부담이 가중되며, 소동맥 경화가 되고 고혈압이 생긴다. 비만증 환자 중에는 일정한 정도의 순산화나트륨비의 결핍이 존재하는데, 이것은 혈액순환량을 한층 더 증가시켜 고혈압을 가중시킨다. 일부 비만증 환자는 혈압이 비교적 높지 않은데 이것은 유기체 본체의 대상 작용 능력과 관계가 있으며, 일단 상실된 대상 능력은 혈압이 높아지는 것으로 나타난다.

(8) 비만증과 고지혈증

고지혈증은 혈장콜레스테롤, 글리세롤, 총지방 등의 혈지 성분의 농도가 정상 표준을 초과하는 것이다. 비만인의 지방 대사 특징은 혈장유지 지방산이 높아지며 콜레스테롤, 글리세롤, 총지방 등의 혈지방 성분이 보편적으로 높아진다. 남자 60세 이상 이후와 여성 50세 이상 이후는 혈장콜레스테롤 수치가 현저하게 상승한다. 비만 환자는 종종 일반적으로 높은 인슐린혈증과 글리세롤의 합성이 과다해지는데 이로 인해 주로 고지혈증이 나타나며, 이것을 글리세롤혈증이라 한다. 이밖에도 지방, 근육, 간세포 등으로 인하여 인슐린의 체내 수는 감소하고 인슐린은 무뎌지게 되며, 환자는 당내량이 줄어들고 콜레스테롤, 글리세롤 및 유리 지방산이 높아지고, 이로 인해 동맥경화증, 협심증, 당뇨병, 담석증 등의 질병이 걸리게 된다.

(9) 비만증과 호흡 계통의 질병

지방 조직은 체내에서 대량 증가되면 인체에 부담을 주게 되고 인체의 산소 소모량도 30~40% 증가하게 된다. 비만자의 흉벽이 두꺼워지고 횡격막이 팽창되어 폐활량이 감소하게 되어, 호흡 활동이 힘들어지면 심각한 경우 산소 부족이나 청색증과 고탄산혈증을 초래하며, 말기에는 비만성 심폐 기능 불완전종합증이 나타나고 비만인은 졸음증과 폐동맥고압증과 기력 쇠약이 나타날 수 있다. 비만자는 일반적으로 폐의 기능이 떨어지고, 폐포의 환기가 부족하고, 호흡이 가빠지고 쉽게 피하고, 열로 인해 땀이 많이 나는 증상을 보인다.

(10) 비만증과 신장 질병

신장은 인체의 중요한 배설 기관이며, 그 주요한 기능은 혈액 속의 불필요한 물질과 독소를 제거하는 것과 혈액 속의 염분, 수분과 기타 물질의 평행을 유지하는 것이다. 일반적으로 과도한 비만은 신체의 중요한 기관이 손상당하기 쉽다. 이는 고혈압과 당뇨병이 비만과 밀접한 관계를 가지고 있는 것으로 이 두 가지는 신장 질환의 주요 원인이다.

(11) 비만증과 불임

여성 비만의 심각한 예로 과다한 영양분 섭취와 운동 부족은 지방 조직이 많아지고 여성 호르몬인 에스토르겐의 생성이 많아지게 되며, 프로게스테론의 생성이 적어져 호르몬 균형이 깨어져 불임의 원인이 된다.

(12) 비만증과 담결석증

담결석 환자의 대부분은 모두 비교적 비만인데, 이것은 비만증 환자는 영양 과잉으로 혈액 중 지방이 지나치게 높아서 소화 지방의 수요는 담즙의 분비를 빠르게 증가시키고, 이로써 담낭에 부담을 주게 된다. 동시에 콜레스테롤이 급격하게 높아지고, 담낭 내의 콜레스테롤석도 점차 증가하게 된다. 이밖에도 비만자의 활동이 적은 것도 결석 생성 조건의 하나이다. 담결석은 비만증이 있는 사람에게 발생 확률이 비교적 높지만 병리 구조는 아직 불명확한 상태이다. 또 담낭염 환자 중에서도 역시 일반인에 비해 비만인이 많다.

(13) 비만증과 관절 및 사지의 질병

비만인은 신체가 매우 커서 척추, 골반 및 하체가 받게 되는 무게에 가중치를 싣게 되고 순환 기능을 더욱 퇴화시켜 말초 순환 공급이 원활하지 못하게 되면서, 관절에 각종의 퇴화성 질병을 일으키기 쉽다. 동시에 산소와 영양 물질의 공급이 부족하여 인체의 질병에 대한 방어 능력을 저하시켜 관절 및 사지의 질병과 손상을 가져오며, 행동이 자유롭지 못하게 된다. 비만자는 퇴행성관절염의 발생률이 높은 것이 주목할 만하다.

ⅰ 비만의 식이 요법 핵심 포인트

비만의 가장 큰 원인은 과식

인체 내에서 주 에너지원으로 쓰이는 탄수화물은 소화되어 포도당으로 흡수되며 간에서 합성, 분해 된다. 60%는 간에서 저장되고 40%는 심장으로 가서 전신의 조직으로 퍼진다. 과량의 포도당은 간에서 지방으로 변환되어 전신의 지방 세포로 저장이 되는데, 여자는 주로 피하에 남자는 복부에 저장이 된다. 더구나 과식하게 되면 몸이 차게 되고 지방 세포의 활동성은 더욱 떨어지게 되며 에너지화가 더디게 된다. 따라서 많이 먹으면 속은 차게 되기 때문에 지방 세포로 축적이 많아져서 비만으로 연결되는 것이다. 이런 이유로 과식은 피하고 소식을 하는 것이 좋고, 몸을 차게 만들지 않는 것이 좋다. 그러기 위해서는 찬 공기, 찬물, 찬 음식, 찬술, 찬 음료수 등은 피하는 것이 좋다.

에너지 활성도 높여야

비만은 전신의 에너지 활성도가 낮아져 있기 때문에 에너지 활성도를 높이는 것이 중요하다. 에너지 활성도가 낮아진 상태에서는 많이 먹어도 에너지가 적게 생성되고 인체는 부족한 에너지를 채우기 위해 더욱 음식물의 섭취를 증가시키게 된다. 그래서 비만인 사람은 계속 먹게 되는 것이다. 이러한 낮은 에너지 활성도의 주원인은 불을 이용한 조리에 의한 음식물을 섭취하는데 있다. 음식을 불에 조리하게 되면 에너지원 영양소(탄수화물, 단백질, 지방)를 에너지화 시켜주는 영양소(비타민, 미네랄, 효소, 발효 식품 등)가 거의 다 파괴된다. 그러면 에너지원 영양소를 제대로 에너지화 시켜주지 못하여 에너지 활성도가 낮아지고 이것이 노폐물로 되어 전신에 축적된다. 이러한 균형을 맞추려면 골고루 먹어주고 에너지원(탄수화물, 단백질, 지방)이 인체 내에서 에너지화가 원활히 될 수 있도록 에너지화를 시켜주는 비타민, 미네랄, 효소, 발효 식품 등의 성분들이 부족 되지 않도록 해주는 것이 중요하다. 이러한 비타민, 미네랄, 효소 등이 많이 들어있는 곳은 식물 종자의 배아 부분이므로 곡물류(통곡식)를 되도록 불에 익히지 않는 방법으로 먹어주는 것이 좋다.

* 비타민이 파괴되는 온도 : 98°

* 효소가 파괴되는 온도 : 55~60°

천천히 먹는 식습관

비만인 사람은 대부분 음식을 급하게 먹는다. 이것은 에너지활성도가 낮기 때문에 에너지를 보충하기 위한 작용이지만, 음식을 빨리 먹게 되면 비만은 더욱 가중된다. 뇌에는 포만중추라는 신경 작용이 있어서 음식을 먹고 배가 차면 포만중추가 작용하게 되어 더 이상 음식을 먹지 않게 되는 것이다. 이 포만중추가 작용하려면 음식 섭취 후 20~30분 정도가 걸리는데, 음식을 빨리 먹게 되면 20~30분 전에 이미 과식을 하게 되어도 포만중추는 이것을 모르게 되고 계속 먹게 되는 것이다. 그리하여 과식을 하게 되고 이로 인해 비만은 가중된다. 그러므로 음식을 급하게 먹는 것은 피하고 천천히 씹어서 먹는 식습관을 기르는 것이 좋다.

규칙적인 식사

비만에서는 식사를 거르지 않는 것이 중요한데, 식사를 거르게 되면 인체는 섭취한 영양분을 효율적으로 쓰기 위해 에너지를 저장하는 작용을 증가시킨다. 그리하여 비만 세포의 지방 축적이 커지는데, 이러한 상태에서 다시 음식물의 섭취를 늘리면 굶주려있던 세포의 활성이 커지면서 갑자기 살이 찌게 된다. 그러므로 식사를 거르지 않도록 하고 하루 3끼 규칙적인 식사 습관을 지키는 것이 좋다.

근육 장력 운동

섭취량은 정상이어도 소비량이 적으면 비만이 된다. 즉, 먹어도 활동이 부족하면 에너지가 쓰이지 않아 지방 세포에 축적이 되고 살이 찌게 된다. 지방은 주로 인체의 근·골격계에서 저장이 되고 에너지로 쓰이는데, 근육에서 지방이 에너지로 쓰이게 해주기 위해서는 근육 운동을 해주어야 한다. 운동 중에서는 근육 장력 운동이 지방을 연소시키기에 가장 좋다. 근육 장력 운동은 근육을 뻗어주는 스트레칭 운동을 말한다. 단, 땀이 나지 않게 천천히 40분 이상 해줄 때(30분 정도의 운동은 혈액 속의 지방만 연소되고 근육 조직의 지방은 연소되지 않는다) 온도가 40~41°C 정도이며 그때 체지방이 가장 잘 분해된다. 그러므로 땀나지 않게 40분 이상 근육 장력 운동을 해주는 것이 좋다.

식이섬유

비만인 사람은 대부분 많이 먹게 되고 급하게 먹기 때문에 영양이 과다해져 더욱 비만을 가중시키게 된다. 과다한 영양의 흡수를 저해하는 영양소인 식이섬유가 함유된 식품을 먹어주면 흡수를 저해해 비만을 방지하는데 도움이 된다. 또한 비타민B1, 비타민B2, 비타민B5는 지방의 대사를 촉진시켜 지방의 연소에 도움을 주는데 비타민B1, 비타민B2, 비타민B5가 함유된 식품을 같이 섭취해 주는 것이 좋다.〈식품 참조〉

스트레스

스트레스를 받게 되면 교감 신경이 흥분하는데 이로 인해 포만중추의 마비가 일어나게 된다. 스트레스를 받게 되면 포만중추의 마비로 먹는 양의 조절이 되지 않아 폭식을 하기가 쉽다. 이것은 과식으로 이어지고 비만을 더욱 가중화시킬 수 있는 요인이 된다. 그러므로 비만인 경우에는 스트레스를 받지 않도록 조절을 잘해주는 것이 좋다.

단백질과 신선한 야채

흰 밀가루, 흰 쌀, 흰 설탕, 가공 식품, 동물성 지방(버터, 크림, 아이스크림, 원유, 풍부한 드레싱, 마요네즈, 튀긴 음식류 등), 인공 감미료(식욕이 증가됨) 등은 섭취하지 말고, 불포화지방산을 함유한 기름(올리브 유, 땅콩류 등), 단백질을 공급하는 복합 탄수화물(흰 살 생선, 통밀, 현미, 참깨, 강낭콩, 두부 등), 신선한 과일과 생 야채, 칼로리가 낮은 음식 등은 적절하게 섭취하여야 한다.

또한 지나친 체중 감량(500칼로리 이하의 식이요법을 하는 비만자)은 결석이 발생할 수 있어, 증류수나 이뇨작용이 잘되는 차를 많이 마시는 것이 좋다.

ⅱ 비만에 좋은 성분

성분	권장량	작용
매우 중요한 성분		
식이섬유		섭취량이 많으면 위에 머무르는 시간이 길어져 만복감을 준다. 식물 섬유는 에너지가 매우 낮아 다이어트에 매우 효과적이며, 콜레스테롤을 배출하거나 변통을 조절하는 작용을 한다.
글루코만난 (식이섬유의 일종)		곤약에서 추출되는 식이섬유로 저혈당 또는 고혈당의 문제에 특히 좋으며 식이섬유를 공급해준다. 복부의 팽만감을 줄여주며 비타민이나 약제를 복용한 후 1시간 이내에 복용을 하지 않는다.
비타민B1		체내에서 당질과 전분 등 당질의 소화, 흡수에 관여하는 효소를 돕는 보효소로 작용하는 비타민이다. 대사를 원활하게 하고 몸을 정상적으로 움직이게 하기 위해 결핍되지 않도록 섭취해야 한다.
비타민B2		지질의 대사를 촉진하는 작용을 하는 비타민으로, 세포의 재생에 기여하고 건강한 피부와 머리카락, 손톱을 만드는 성분이다. 따라서 체중이 줄어들 경우 흔히 생기게 되는 피부의 탄력이 떨어지거나 거칠어지는 현상 등을 막아준다.
비타민B5		비타민B5를 포함하는 조효소A(CoA)는 열량 발생에 관여하는 TCA회로, 지방산 합성과 분해 및 다른 많은 대사와 조절에 관여하는 반응 과정에서 중요한 역할을 하는 성분으로 비타민B5의 결핍은 세포에서의 열량 발생 효율이 낮아져 지방 침착을 유발한다.
비타민B6	50mg씩/하루 3번	비타민B6는 과도한 수분을 제거시켜준다.
항스트레스 영양소 (비타민C, 비타민B군, 비타민B5)		스트레스를 받게 되면 교감 신경이 흥분하는데 이로 인해 포만중추의 마비가 일어나게 된다. 스트레스를 받게 되면 포만중추의 마비로 먹는 양의 조절이 되지 않아 폭식을 하기가 쉽다. 이것은 과식으로 이어지고 비만을 더욱 가중화시킬 수 있는 요인이 된다. 비타민B군, 비타민C, 비타민B5는 항스트레스 호르몬으로 스트레스에 대한 방어력을 증가시켜준다.
매우 중요한 성분		

성분	권장량	작용
비타민C	3,000~6,000mg/일	정상적인 호르몬 분비선의 기능을 위해 필요하다. 비만인 사람은 콜레스테롤 수치가 높은 경향이 있는데 비타민C는 콜레스테롤 대사 및 콜레스테롤 수치의 상승을 막아 준다.
캡사이신		고추의 매운 성분인 캡사이신은 체내에 들어오면 교감신경을 자극해서 혈액의 흐름을 원활하게 한다. 그러면 체온이 상승되며 체내의 지방이 그대로 에너지로 소모된다. 또 요리에 고추를 넣으면 염분을 적게 넣어도 맛있게 먹을 수 있으며, 비만인 사람에게는 고혈압 예방에도 효과가 있다.
김네마산		김네마산은 장관에서 당분이 흡수되는 것을 막아 준다. 당질은 에너지원이라 흡수가 억제되면 에너지가 적어진다. 또한 혈당치의 상승을 억제하는 작용이 있어서 당뇨병 환자에게도 좋은 성분이며, 과잉 섭취에 대한 우려도 없다. 인도의 전통 의학 '아유르베다' 에서는 오래 전부터 이 성분이 사용되어 왔다.
칼슘		칼슘이 결핍되면 몸의 기초가 흔들릴 뿐만 아니라 다이어트 중에도 반드시 섭취해야 하는 성분이다.
마그네슘		대사에 관계하는 효소의 활성화를 돕고 당을 에너지로 변화시킬 때 없어서는 안 되는 미네랄이다. 칼슘과 마그네슘의 비율을 2~3 : 1로 섭취하는 것이 이상적이다.
레시틴		지방을 유화시키며 지방을 파괴한다.
단백질		단백질이 결핍되면 충분한 알부민이 생성되지 않아 노폐물이 완전히 제거되지 않고 결핍이 심하면 몸 전체의 부종이 되는데 때로는 살이 토실토실하게 건강한 것처럼 보이고(물집살) 특히, 체중이 늘고 있다고 하여 체중을 줄이기 위해 단백질 섭취를 감소시키면 더욱 악화되므로 주의를 요한다. 또한 단백질 부족 시는 체내에서 단백질을 만들어내야 하기 때문에 축적된 지방을 이용하는데 혈관을 통해 옮겨지므로 혈액 속의 지방량이 늘어나 혈중 콜레스테롤을 늘리는 작용을 해 간의 지방 침윤 및 중

성분	권장량	작용
		성 지방 침착으로 이어지고 촉매 단백질·소화효소(펩신, 아밀라제, 리파제 등), 대사 효소(포도당 인산화 효소, 아미노기 전이 효소, 지방아실 탈수소효소 등)의 근본 물질이 된다.
아르기닌(아미노산)	500mg	아이들이나 당뇨병 환자에게는 투여하지 말고 나이아신과 함께 복용하도록 한다. 오르니틴은 성장 호르몬의 분비를 촉진시켜 지방을 연소시키고 근육을 발달시키는 역할을 하여 체지방을 줄여 준다.
오르니틴		
라이신(아미노산)		
카르니틴		지방의 물질 대사와 체중 감소를 도와준다.
페닐알라닌		뇌에 배고프지 않다는 신호를 전달하여 식욕을 감소시켜준다. 주의 사항 : 고혈압이나 당뇨병이 있거나 임신 중일 때는 많은 양을 복용하지 말 것.

도움되는 성분

성분	권장량	작용
스피루리나		스피루리나는 아프리카, 멕시코의 열대 지역 약알칼리성 호수의 수면에서 왕성하게 자생하는 극히 작은 조류에 속하는 미생물로서 유용한 단백질의 탁월한 공급원이며 필요한 영양소를 포함하고 혈당을 고정하고 식사 대신 먹을 수 있다.
비타민 복합체		비만인 사람은 에너지 활성도가 낮아져 있기 때문에 에너지 활성도를 높이는 것이 중요하다. 이러한 낮은 에너지 활성도의 주원인이 불을 이용한 조리에 의한 음식물을 섭취하는데 있다. 음식을 불에 조리하게 되면 에너지원 영양소(탄수화물, 단백질, 지방)를 에너지화 시켜주는 영양소(비타민, 미네랄, 효소, 발효 식품 등)가 거의 다 파괴되어 에너지원 영양소를 제대로 에너지화 시켜주지 못하여 에너지 활성도가 낮아지고 이것이 노폐물로 되어 전신에 축적된다. 이러한 균형을 맞추려면 골고루 먹어주고 에너지원(탄수화물, 단백질, 지방)이 인체 내에서 에너지화가 원활히 될 수 있도록 에너지화를 시켜주는 비타민, 미네랄, 효소, 발효 식품 등의 성분들이 부족 되지 않도록 해주는 것이 중요하다.
무기질 복합체		
효소		
칼륨		비만인 사람은 고혈압을 일으키기 쉬운데 칼륨에는 염분을 배출시키는 작용이 있어서 혈압이 상승하는 것을 막아준다.

성분	권장량	작용
철		결핍되면 철 결핍성 빈혈과 대사 이상을 초래하여 쉽게 피곤해지거나 심장의 두근거림, 이명 등의 증상이 일어나 몸의 균형이 무너진다.
필수 지방산	오메가3 : 리놀렌산, EPA,DHA 오메가6 : 리놀레산, 감마 리놀렌산, 아라키돈산	필수 지방산으로 교체하기 위해 저지방 다이어트와 함께 사용한다.
비타민A		체내에서 지질이 산화되는 것을 억제하여 지방이 체내에 쌓이는 것을 막아 준다.
비타민E	400IU/일	지방의 물질 대사에 중요하다. 지질의 산화를 방지하는 효과가 있다. 비만인 사람들이 걸리기 쉬운 고콜레스테롤, 고혈압, 고혈당 등의 증상을 예방하고 개선한다.

Ⅴ 췌장

1. 췌장의 구조

췌장은 이자라고도 하며 위와 십이지장 사이의 후편에 위치하고 있는 길이 약 15cm의 장기로 인슐린이나 글루카곤 등 내분비 효소와 당질, 단백질, 지방을 소화시키는 외분비 효소를 만드는 기능을 가진 장기로서 1일 1.5~2리터의 PH8.5인 무색점조성의 알칼리성 췌장액을 분비한다.

2. 췌장의 기능

(1) 외분비 기능

소화 효소를 분비하여 소화 작용을 돕는다.

1) 탄수화물 분해

아밀라제를 분비 : 전분을 분해하여 맥아당으로 전환시킨다.

말타제 : 맥아당을 분해하여 포도당으로 전환시킨다.

락토제 : 유당을 분해하여 포도당과 갈락토제로 전환시킨다.

2) 단백질 분해

트립신, 키모트립신, 카르복시펩티다아제 : 단백질을 분해하여 펩티드로 전환시키고 나아가서는 아미노산까지 분해한다.

3) 지방 분해

리파제(리파제, 포스포리파제A2, 카복실에스터라제) : 지방을 분해하여 지방산과 글리세린으로 전환시킨다.

4) 핵산 분해

리보뉴클레아제, 데옥시리보뉴클레아제 : 핵산을 분해한다.

(2) 내분비 기능

췌장의 각 세포에서 호르몬을 분비하여 혈당의 조절에 관여한다.

1) 알파 세포는 글루카곤을 생산하며, 간 등에서 저장된 포도당을 배출하여 혈당을 높이는 작용을 한다.

2) 베타 세포는 인슐린을 생산하며, 혈당을 낮추고 대사 과정 중 세포 안으로 포도당을 옮기는 일을 담당한다.

3) 델타 세포는 소마토스타틴을 생산하며, 인슐린과 글루카곤의 유리를 조절한다.

i 췌장염

1. 췌장염이란?

췌장에 염증이 생기는 것을 말한다.

2. 췌장염의 종류

일반적으로 급성 췌장염과 만성 췌장염으로 나눈다.

(1) 급성 췌장염

1) 정의

췌장에 급성 염증과 심한 부종을 일으키는 증상을 말한다. 취장에 염증이 생겨서 췌액의 배설이 잘 안됨에 따라 췌장 세포에서 생성된 각종 소화 효소가 활성화 되어 췌장 조직 자체가 자기 소화 작용을 받게 되는 위중한 질환이다. 정상 시에는 단백질 분해 효소인 트립신이 췌장 세포 내에서 불활성형으로 분비되어 십이지장에서 활성화 되는데, 여러 가지 원인으로 트립신이 십이지장이 아닌 췌장 세포 내 또는 췌관 내에서 활성화 되어 췌장 조직의 파괴 현상이 일어나는 것이다.

2) 원인

담석증과 담낭염 등 담낭 질환의 합병, 알코올의 과잉 섭취가 주원인이 되며, 총담관과 췌관이 만나 십이지장으로 내려오는 부위에 담석이 생기면 췌액이 흐르지 못하여 역류하고, 담즙은 췌관을 따라 췌장으로 흘러 췌장의 세포를 손상시킨다. 또한 과도한 알코올 섭취로 인해 췌관의 압력이 증가하거나 췌액 성분의 변화로 췌장 조직이 분해 되어 췌장염이 발생한다. 심한 경우 췌장 실질의 괴사와 혈관의 침습으로 인한 출혈로 사망할 수 있다.

그 외에 고지혈증, 당뇨병, 부갑상선기능항진증, 약물 복용이 원인이 되어 췌장병변이 발생한다.

3) 증상

지방이 많은 식사를 섭취하거나 음주 후에 갑자기 상복부에 심한 통증이 일어나면서 1~3일간 지속되고 구토, 오심, 냉한과 발열을 수반하며 안면이 창백해진다. 설사, 복수, 신장애 발생, 경우에 따라 당뇨병, 쇼크가 일어난다. 복통과 동시에 백혈구 증가, 혈청 amylase 및 요중 amylase 증가, 신장애, 혈중 요소질소의 증가가 현저히 나타난다. 중증일수록 소장이 마비되고 가스가 차며 복부 팽만이 일어난다. 식은땀을 흘리며 맥박은 빨라서 약간 혈압이 하강한다. 급성일 경우 혈액 중의 췌장 효소가 십이지장으로 분비되지 못한 채 혈액 순환계로 역류하므로 혈액 중 아밀라아제나 리파아제 농도가 상승되어 지방 조직 분해로 유리된 지방산과 칼슘이 염을 형성하여 혈청 칼슘 농도가 심하게 저하될 수 있다. 발병 후 췌장농양, 복막염, 패혈증 등의 이차감염을 일으켜 사망하는 경우도 있다. 또 담관의 세균 감염을 수반하는 것이 적지 않다.

(2) 만성 췌장염

1) 정의

췌장의 간질에 선명한 섬유화를 동반하는 췌장의 만성 염증을 말한다. 췌장 조직 또는 췌관 상피 조직에 섬유질 증가, 지방 침착, 석회화 등이 일어남으로써 췌장의 분비 기능 저하와 췌액의 변성이 일어나며, 이로 인하여 만성적인 소화 장애와 체중 감소가 일어나는 것이다.

2) 원인

급성 췌장염이 회복되지 않고 만성적으로 이행되는 경우도 있으며 담석증 환자나 알코올 중독자에게서 발생되는 경우가 많다. 췌장액 분비 저하로 인한 지방변증을 일으키고, 또한 췌장 내분비 세포의 장애로 내당능의 기능이 저하되어 절반 정도가 당뇨병이나 합병증을 일으키는 경우가 있다.

3) 증상

식욕 부진, 오심, 구토, 체중 감소, 복부 팽만, 상복부와 배부의 동통, 통변 이상, 변비, 자주 명치 끝에 혹 또는 저항감 같은 것을 느낀다. 만성 췌장염은 급성 췌장염과는 달리 췌장의 기능이 나빠지기 때문에 혈당을 조절하는 호르몬을 만들어내지 못하여 당뇨병이 생기거나, 소화 효소를 만들어내지 못하여 소화기능이 나빠져 설사, 영양 결핍, 체중 감소 등이 생길 수 있다.

ii 췌장염의 식이 요법 핵심 포인트

췌장염이 급성인 경우는, 증상이 심하고 생명이 위험할 수도 있기 때문에 우선 양방의 조치를 취하여 주는 것이 중요하다. 췌장염은 담석증과 담낭염 등 담낭 질환의 합병으로 발생하는 경우가 많기 때문에 우선 원인 질환의 섭생법을 따르도록 한다.

췌장액의 분비를 적게 하는 것이 가장 중요

음식물을 섭취하면 췌장은 췌장액을 분비하게 되는데, 이 췌장액이 더욱 염증을 가중시킬 수 있으므로 음식물의 섭취를 적게 하여 췌장액의 자극을 줄이는 것이 좋다. 과식은 췌장액의 분비를 더욱 촉진시키므로 피하는 것이 좋고 소화액의 분비를 적게 하기 위해서는 소식을 하는 것이 좋고 소식을 함에 있어서도 영양의 균형을 맞춘 소식을 하는 것이 좋다.

동물성 식품 섭취 줄여야

음식 내의 단백질과 지방으로 인한 자극이 가장 강하다. 소화관 호르몬인 세크레틴과 콜레시스토키닌의 분비를 촉진시켜 췌액과 소화 효소의 분비를 자극하며 췌장 조직의 자가 소화를 촉진시키게 된다. 특히 지방은 담즙의 분비를 촉진해서 십이지장 및 담관의 내압을 높이므로 췌관의 내압을 상승시켜 통증을 가중시킬 수 있다. 단백질과 지방이 많이 함유된 것은 동물성 식품(육류)인데, 동물성 식품의 섭취를 적게 하여 췌장의 자극을 적게 해주는 것이 좋다.

항산화물질 함유 식품 섭취

췌장염은 췌장 상피 조직의 섬유화를 동반하는데 이는 혈관의 콜레스테롤 과다 축적이 원인이 되어 나타난다. 콜레스테롤이 많은 상태에서 활성산소가 결합하여 과산화지질을 형성해 혈관 및 상피 조직의 파괴가 가중된다. 그러므로 췌장염에서는 동물성 지방의 섭취는 줄이고 활성산소를 제거하는 항산화물질이 함유된 식품을 섭취해주는 것이 좋다.

＊ 항산화제의 종류

· 원소로서의 항산화제 : 게르마늄, 셀레늄, 크롬 등

· 고분자 항산화제 : SOD, 글루타치온, 카탈라제 등

· 저분자 항산화제 : 비타민C, 비타민E, 비타민B1, 베타카로틴, 이소플라본, 퀴논, 카테
킨, 폴리페놀, 글루코사이드, 키토산 등

금주

지속적인 음주는 췌장의 분비를 증가시키고 췌관 끝의 괄약근이 경련하도록 해서
췌장에 손상을 주게 되어 췌장염을 일으키는 주원인이 된다. 그러므로 췌장염이 있는
사람은 음주는 피하는 것이 좋다.

에너지 효율 극대화

췌장염은 췌장액의 분비가 제대로 되지 않아 음식을 소화·흡수함에 장애를 겪게
되어 인체의 에너지 대사가 저하되기 쉽다. 흡수 장애로 인해 에너지가 제대로 만들
어지지 않아 체중 감소가 일어나기도 한다. 그러므로 에너지 효율을 극대화시켜주는
것이 중요한데, 극대화하기 위해서는 골고루 먹어주고 에너지원(탄수화물, 단백질,
지방)이 인체 내에서 에너지화가 원활히 될 수 있도록 에너지화를 시켜주는 비타민,
미네랄, 효소, 발효 식품 등의 성분들이 부족 되지 않도록 해주는 것이 중요하다. 이러
한 비타민, 미네랄, 효소 등이 많이 들어있는 곳은 식물의 종자 배아 부분이므로 곡물
류(통곡식)를 먹어주는 것이 좋다.

혈액 속 독소 제거

췌장염이 생겨서 소화 효소의 분비가 원활하게 되지 않으면 장내 환경에 이상이 생
겨 유해 세균이 증식하여 유해 가스나 독소가 발생하고 이 유해 가스나 독소가 피 속
에 들어가 온몸으로 퍼져 다른 장기에 심한 영향을 미칠 수 있다. 피 속에 독소가 많기
때문에 독소를 제거해주는 것이 중요한데, 항산화 영양소가 들어있는 식품을 섭취해
서 혈액 속의 독소를 제거해주는 것이 좋다.〈항산화 물질 함유 식품 참조〉

iii 췌장염의 주 증상별 식이 요법

복통

이자가 붓거나 곪으면, 그리고 피가 터지고 조직이 녹아나가면 배가 심하게 아프다. 또 췌관의 협착으로 췌장관 내 압력이 상승하여 지속적인 통증이 나타날 수도 있다. 이자가 어느 정도로 상했는가에 따르지만 대체로 초기에는 까무라칠 정도로 심하게 아프다. 동통은 주로 명치 또는 좌측 상복부에 위치하여 등 쪽으로 방사되는 경우가 많고, 누워있으면 통증이 심해져서 허리를 구부리고 앉아 있게 된다. 보통 급성에서 만성보다 통증이 심한 경우가 많다.

☞ 이때에는 되도록 소식을 하여 췌장의 췌액 분비를 자극하지 않아 괴사의 진행을 막는 것이 중요하다. 또 몸을 따듯하게 해주고 통증 부위에 뜸을 떠주는 것이 좋다.

437

소화 · 흡수 장애, 설사, 식욕 부진, 체중 감소, 저혈당

췌장 기능이 저하되어 췌장의 내외분비 기능이 소실된다. 이로 인해 소화액 · 소화 효소가 부족하기 때문에 소화가 제대로 되지 않아 영양소의 흡수 장애가 생기게 되고 지방이 소화되지 않은 채 대변으로 나오거나(지방성 설사), 식욕 부진 · 체중 감소가 나타날 수 있다. 또 탄수화물의 흡수가 잘 되지 않아 저혈당이 생길 수도 있다.

☞ 이때에는 소화 · 흡수를 극대화시키는 것이 중요하다. 그러기 위해서는 소식을 통해 세포의 흡수율을 증가시켜주고 또한, 골고루 먹어주어 에너지원(탄수화물, 단백질, 지방)이 인체 내에서 에너지화가 원활히 될 수 있도록 에너지화를 시켜주는 비타민, 미네랄, 효소, 발효 식품 등의 성분들이 부족 되지 않도록 해주는 것이 중요하다. 이러한 비타민, 미네랄, 효소 등이 많이 들어있는 곳은 식물의 종자의 배아 부분이므로 곡물류(통곡식)를 먹어주는 것이 좋다.

※ 균형된 식사 : 골고루라고 하는 뜻은 기미의 균형, 영양학적 균형, 형태학적 균형이 맞는 것을 말한다.

황달

췌장의 섬유화가 진행되면서 췌장 내부로 지나가는 담도를 막아서 황달이 발생할 수도 있다.

☞ 황달이 있을 때는 지방을 유화시키는 담즙의 분비가 원활치 않으므로 지방의 섭취를 제한해야 한다. 황달에는 '인진쑥'이 아주 특효이다. 향기 성분과 스코풀게틴 성분이 담즙 분비 촉진 작용을 해서 황달에 좋은 효과가 있다. 이밖에도 미나리, 보리싹, 질경이, 붕어, 잉어도 황달에 좋다.

복수

췌장에서 피가 나고 주변의 다른 조직도 피가 터지면서 헐고 녹게 되면 뱃속에 물이 차게 된다.

☞ 이때에는 복수를 빼주어야 하는데, 영양소 중 이뇨 작용이 뛰어난 칼륨이 효과가 좋다. 칼륨이 함유된 음식을 섭취해 주는 것이 좋다.〈식품 참조〉

iv 췌장염에 좋은 성분

성분	권장량	작용
필수적인 성분		
크롬	300mcg/일	크롬은 당내성 인자라고 하는 유기 복합체의 필수적인 성분으로 인슐린 작용을 강화하며, 이에 따라 탄수화물, 지질, 단백질의 대사에 관여하는 필수 영양소로 알려져 있다. 크롬은 세포 내로 들어가서 인슐린 수용체의 수를 증가시키거나, 인슐린이 세포막에 결합하는 작용을 도와 세포막을 통한 포도당의 이동을 촉진시키는 것으로 알려져 있다. 크롬은 췌장염으로 인해 불안정한 혈당 조절기능에 도움이 된다. 또한 항산화 작용을 한다.
효소		췌장 세포의 활성화에 관여하고, 단백질 공급원으로 소화 효소와 호르몬의 구성 물질이 된다.
항산화 영양소	특히 췌장염에 좋은 항산화 영양소	췌장염은 췌장 상피 조직의 섬유화를 동반하는데 이는 혈관의 콜레스테롤 과다 축적이 원인이 되어 나타난다. 콜레스테롤이 많은 상태에서 활성산소가 결합하여 과산화지질을 형성해 혈관 및 상피 조직의 파괴가 가중된다. 그러므로 항산화 영양소의 보충이 중요하다.
원소 항산화제		
게르마늄, 셀레늄, 크롬 등	게르마늄	게르마늄은 항산화제로 산소를 운반하며 불편함을 완화시켜주는데 도움이 된다.
고분자 항산화제		
SOD, 글루타치온, 카탈라제 등		
저분자 항산화제		
비타민C, 비타민E, 비타민B1, 베타카로틴, 이소플라본, 카테킨, 폴리페놀, 키토산, 플라보노이드 등	비타민C	비타민C는 강력한 항산화제로 활성산소로부터 세포를 보호하고 염증의 치료에 탁월한 성분이다.
	비타민E	비타민E는 항산화제로 활성산소가 콜레스테롤을 산화시키는 것을 방지하여 세포를 보호하고 조직의 복구를 도와준다.
	비타민A	상피 조직의 건강에 필수적인 영양소이다.
코엔자임 큐10	60mg/일	코엔자임 큐10은 지용성 항산화제로서 세포 벽의

성분	권장량	작용
		지방산 및 LDL들이 과산화지질로 변질되지 않도록 산화를 막아준다. 즉, 미토콘드리아 막과 세포핵(DNA)의 산화를 막아 정상 상태로 보존하여 세포를 보호해 준다.

매우 중요한 성분

성분	권장량	작용
유산균		췌장염이 생겨서 소화 효소의 분비가 원활하게 되지 않으면 장내 환경에 이상이 생겨 유해세균이 증식하여 유해가스나 독소가 발생한다. 유산균은 이러한 장내 세균총의 균형을 잡아주어 장내 환경을 개선시킨다.
식이섬유		수용성 식이섬유는 장내 세균에 의해 발효되고 짧은 사슬 지방산을 생성하며 일부는 에너지를 생성하게 된다. 이 발효 분해산물은 대장을 자극하여 배변을 촉진하고 변의 장내 통과 시간을 단축한다. 또 장내 세균의 발효 분해산물은 대장 내 환경을 산성으로 만들어 유용성균인 유산균이나 비피더스균을 증강시키는 반면 병원성 장내 세균의 번식을 억제하고 발암 물질의 발생도 억제하는 효과가 있다. 식이섬유는 췌장염으로 인해 나빠진 장내 환경 개선에 도움이 된다.
칼슘	1,500mg/일	칼슘과 마그네슘은 밀접하게 같이 효과를 내는데 마그네슘은 호르몬 분비선의 장애를 수정해준다. 주의 : 칼슘의 과다는 췌장염을 악화시킬 수 있다.
마그네슘	1,000mg/일	
단백질 분해 효소		염증을 줄여주며 단백질의 소화를 도와주면서 췌장의 팽팽한 상태를 완화시켜 준다.
비타민B군		음식 내의 단백질과 지방으로 인한 자극은 가장 강한데, 소화관 호르몬인 세크레틴과 콜레시스토키닌의 분비를 촉진시켜 췌액과 소화 효소의 분비를 자극하여 췌장 조직의 자가 소화를 촉진시키게 된다. 특히 지방은 담즙의 분비를 촉진해서 십이지장 및 담관의 내압을 높이므로 췌관의 내압을 상승시켜 통증을 가중시킬 수 있다. 비타민B군은 각종 대사를 촉진시키고 신경을 안정시키며 스트레스를 줄여주는 비타민으로 판토텐산은 지방산 합성과 분해 및 지방대사에 관여하고 나이아신도 지방과 탄수화물의 물질 대사에 중요하다.
비타민B5 (판토텐산)	100mg씩 /하루3번	
비타민B3 (나이아신)	50mg씩/하루3번	

성분	권장량	작용
중요한 성분		
콜린		콜린은 지방유화제로 지방의 소화를 도와준다. 또한 콜린은 지방과 트리글리세라이드의 수준을 낮춰주고 아미노산인 메티오닌이 대사 과정 중 일부가 시스테인으로 바뀔 때 부산물인 호모시스테인이 생기지 않도록 조절한다. 호모시스테인은 동맥경화증의 원인 물질이다. 이 호모시스테인을 다시 메티오닌으로 원위치시키는 데도 콜린이 필요하다.
이노시톨		이노시톨은 지방 유화제로 지방의 소화를 도와준다. 이노시톨은 체내에서 레시틴의 생성을 촉진한다. 레시틴이 간에서 세포로 지방의 이동을 도와주는데, 이노시톨도 함께 지방 대사를 돕고 혈중 콜레스테롤을 감소시켜 동맥의 지방성 경화를 예방하고 심장을 보호한다.
레시틴		레시틴은 지방 유화제로 지방의 소화를 도와준다. 지방의 축적을 막는다. 혈관 벽에 흡착되어 혈액순환을 저해하는 콜레스테롤을 혈전 용해하여 막히거나 좁아진 혈관 벽을 청소하고 모든 세포에 충분한 혈액이 공급되게 하며, 몸에 좋은 고밀도 콜레스테롤(HDL)을 증가시키고 저밀도 콜레스테롤(LDL)을 배설하는 작용이 있다.

4부

폐·대장계

호흡이란,
생명체가 생명 현상을 유지하기 위하여
에너지 발생에 필요한 산소를 공급하고,
조직 세포에서 생긴 이산화탄소를 배출하는 일을 말하는 것으로
호기와 흡기는 주로 횡경막, 늑간근 및 복부의 근육에 의해서 수행된다.

Ⅰ 폐

1. 호흡기계의 구조 및 기능

(1) 호흡이란?

호흡이란, 생명체가 생명 현상을 유지하기 위하여 에너지 발생에 필요한 산소를 공급하고, 조직 세포에서 생긴 이산화탄소를 배출하는 일을 말하는 것으로 호기와 흡기는 주로 횡경막, 늑간근 및 복부의 근육에 의해서 수행된다.

1) 외호흡과 내호흡

① 외호흡(폐호흡)

a. 폐(폐포 내의 공기와 혈액 사이) 에서 일어나는 가스 교환을 말한다.

b. 모세혈관으로 산소를 받고 폐포 속으로 이산화탄소를 내보낸다.

① 내호흡(조직 호흡)

a. 조직 세포와 모세혈관 사이의 가스 교환을 말한다.

b. 조직 세포에서 영양소를 산화시켜 에너지를 얻는 과정을 말한다.

(2) 호흡기계의 구조

인간의 호흡계는 폐로 공기를 정화하고 전달하는 영역으로 구성되어 있으며, 폐포라 부르는 미세 구조적 공기 주머니에서 가스 교환이 일어난다. 호흡기계를 구성하고 있는 중요 요소는 코, 비강, 인두, 후두, 기관, 세 기관지, 그리고 폐 자체를 포함하여 이루어져있다.

① 상부 기도 : 코, 부비동, 인두, 후두, 기관의 상부를 말한다.

② 하부 기도 : 기관의 하부와 기관지를 말한다.

③ 폐 조직 : 세 기관지, 종말기관지, 호흡기관지, 폐포관, 폐포낭, 폐포로 구성되어 있다.

* 그 외 호흡기계의 부속 구조는 흉 막, 횡격막, 흉 벽 및 호흡기계를 움직이게 하는 근육이다.

446

1) 상부 기도

① 비강

비강은 비중격에 의해 왼쪽으로 나뉘어져 있으며, 비강의 내면은 점막으로 덮여 있고 혈관이 발달되어 있다.

· 비강은 호흡기계에서 공기와 처음 접촉하는 곳으로 공기의 통로이다.

· 점막 상피 세포에 의해 공기를 적당히 가온(온도 조절), 가습(습도 조절)하고 또한 공기 중에 있는 먼지를 제거하는 일도 한다. 비강을 통과하면서 온도·습도의 조절 및 1차 정화가 된 공기는 다시 인두와 후두부를 통과하면서 2차로 여과되어 가장 깨끗한 상태에서 기관지로 보내진다.

---

* 사람이 호흡하는 과정

공기 – 코(입) – 인두 – 후두 – 기관 – 기관지 – 세 기관지 – 호흡기관지 – 폐포 – 혈액과 접촉

a. 비강 안에는 후각의 감수체 구실을 하는 신경 말단이 분포되어 있다. 이곳을 통과하는 공기의 냄새를 수용하여 뇌에 전달함으로써 냄새를 수용하게 되고 뇌에 전달함으로써 냄새를 분별 하게 된다.

b. 부비동과 아울러 공명을 담당하여 발성을 하는 기능을 가지고 있다.

② 부비동

비강을 둘러싼 뼈 속의 빈자리로서 공기로 가득 차 있으며 사골동, 전두동, 접형동, 상악동이라 불리우는 이 부비동들은 모두 비강으로 열려있어 비강과 서로 교통함으로써 소리의 공명 작용을 한다. 섬모 운동에 의해 이 물질을 포획하여 배출하는 호흡기계의 첫 방어선인데, 이 부비동들의 점막은 편평 상피 세포로 덮여 있고 비점막과 연결되어 있기 때문에 코에 감염이 있으면 쉽게 부비동으로 퍼지게 된다.

447

③ 인두

인두는 비강에 계속되는 기도로서, 구강에도 연결되어 음식물의 통로가 되기도 한다. 인두 밑의 끝 부분에는 앞뒤로 움직이는 후두개가 있어 음식물이 여기를 지나갈 때는 뒤로 움직여서 후두의 입구를 닫아 음식물이 기관으로 들어가지 못하도록 한다. 경추 앞쪽, 두개저부터 시작하여 비강과 구강, 후두와 식도 입구까지(약 12cm 정도 부분) 이르는 부분으로 비인두, 구인두, 후인두의 세 부분으로 구분된다. 뒤쪽에는 림프가 모여 있는 인두편두가 있고, 옆쪽에는 이관이 열려 있는데 만약에 이관이 막히면 난청을 일으키기도 한다.

a. 비인두 : 중이 내의 기압을 적절히 유지하여 청력 및 신체 균형을 유지하는 중요

한 역할을 한다.

　b. 구인두 : 공기와 음식이 함께 통과하며, 임파 조직으로 구성된 구개편도가 위치하고, 후인두설편도와 후두개(음식물이나 액체가 하부 기도로 흡입되지 않도록 예방함)가 흡입된 온도와 습도를 조절하며 이 물질을 포획하는 점막으로 닫혀있다.

　c. 편도선(임파 조직) : 미생물이 하부 기도로 들어가지 못하도록 식균 작용에 의해 미생물을 포획하여 배출하는 방어기전을 담당한다.

　④ 후두

　인두와 기관지 사이의 호흡기도를 말하며, 여기에 두 장의 횡문근막으로 된 성대가 있다. 9개의 연골로 되어 있다.

　a. 연골에 부착된 근육의 수축과 이완으로 발성에 관여하며, 폐로부터 나오는 공기가 연골 근육의 주름을 진동시킴으로써 소리가 나게 된다. 후두를 가로지르는 한 쌍의 인대는 공기의 진동으로 발성이 된다.

　b. 후두 입구에 후두개 : 음식과 물이 기관으로 들어가는 것을 방지한다.

　2) 하부 기도(기관 및 기관지)

　① 기관

　기관은 후두 아래에서부터 좌, 우 기관지로 나누어지기 전까지의 부분으로, 식도 앞에 위치하며, 길이 약 10~12㎝, 직경 약 2.5㎝ 가량의 유연한 관이다.

a. 기관의 벽 : 기관의 벽은 3겹으로 이루어져 있는데, 안쪽에서 바깥쪽으로 나열하면 점막층, 점막하층, 외막층으로 되어 있다.

㉠ 점막층 : 대부분의 다른 호흡 점막과 같이 배상 세포가 많이 분포되어 있고 여기에서 분비되는 점액질은 섬모 운동에 의해 인두로 운반된다.

㉡ 점막 하층 : 결합 조직으로 구성되어 있고, 장액성 점액을 분비하는 분비선들이 많이 분포되어 있다.

㉢ 외막층 : 기관의 가장 바깥층으로 16~20개의 초자성 연골로 구성되어 있다. 연골이 형성되어 있지 않은 뒤쪽 부위는 평활근과 결합 조직으로 되어 있기 때문에 매우 유연하다.

b. 기관 분기즐 : 기관의 끝 부분인 기관 분기즐은 5번째 흉추에 위치하며, 여기서부터 좌 기관지와 우 기관지가 분지된다. 기관 분기즐 부위의 점막은 매우 민감하여 이물질이 닿으면 격렬한 기침 반사를 일으킨다.

② 기관지 및 모세 기관지

a. 기관지 : 두개의 굵은 기관지가 좌, 우폐로 들어가는데 기본 구조는 기관과 비슷하다. 기관에서 분기되는 첫 가지인 우 기관지와 좌 기관지를 1차 기관지라 하는데, 우 기관지는 좌 기관지보다 넓고 약5㎝ 정도 짧을 뿐 아니라 비교적 수직에 가까운 각도를 이루고 있기 때문에 좌 기관지보다 이 물질이 쉽게 유입된다.

b. 모세 기관지 : 1차 기관지, 좌 · 우 기관지는 폐문을 통하여 폐로 들어가 다시 2차

---

* 호흡기의 말단 부위인 기관지, 폐포관, 폐포를 세엽이라 부른다.

기관지로 분기하기 때문에 엽 기관지라고도 불린다. 엽의 수에 따라 오른쪽 폐에는 2개의 2차 기관지가, 왼쪽 폐에는 3개의 2차 기관지가 형성된다. 2차 기관지는 다시 3차 기관지로 분기되며, 3차 기관지는 폐 구역 수만큼 분기되므로 이들을 구역 기관지라고 부른다. 이러한 분기는 계속되어 점차 작은 가지를 형성하는데 대개 23차까지 분기되며, 이중 직경이 1㎜ 이하인 기관지를 세 기관지라 한다. 세기관지는 평활근으로 구성되어 있는데 기관지 천식 때처럼 평활근에 경련이 일어나면 공기 통로가 허탈되어 연골 지지 기능이 없으므로 호흡 곤란이 유발된다. 세기관지가 더 분기된 것이 종말세기관지이며, 여기서부터 호흡세기관지, 폐포관, 폐포낭 및 폐포가 차례로 형성된다. 기관의 점막에 분포된 배상 세포와 섬모 또한 세기관지로 분기됨에 따라 점차 감소하여 폐포에서는 거의 발견되지 않는다.

c. 교감 신경과 부교감 신경의 감각 수용기를 포함하고 있어 만일 알레르기원이나 다른 이물질에 의해 뇌의 호흡 중추로 전달되면 기관지가 수축되고 점액 분비 및 기침 반사가 일어나 폐를 보호하게 된다.

③ 폐포의 구조

a. 호흡 기관지가 분기되어 여러 개의 폐포관을 형성하고 그 끝에는 얇은 막으로 된 공기 주머니, 즉 폐포가 모여 있다. 이러한 폐포는 약 3억 개 정도가 있는데, 이들의 총 표면적은 약 70~80㎡에 달한다.

b. 폐포와 폐포 사이에는 중격이 있어 폐포들은 각자 독립된 공간을 갖는다. 한편 폐포 중격에 뚫려 있는 폐포공은 폐포들 간의 기체 이동을 가능하게 하는데 이로 인

하여 폐 전체에 동일한 기체압이 유지될 수 있으며, 또한 기관지의 한 부분이 폐쇄되었을 때 다른 쪽의 폐포로부터 기체를 공급받을 수도 있게 된다.

c. 폐포에는 배상 세포와 섬모가 없기 때문에 점액질과 섬모 운동을 통해 이 물질을 제거할 수 없다. 그러나 폐포에는 운동성이 강한 거대 식세포가 있어 이 물질을 식균하는데, 먼지 등을 탐식한 후 변형된 거대 식세포를 먼지 세포라 한다.

☞ 폐포막을 구성하는 상피 세포 : 표면 상피 세포*와 중격 세포*로 구분되어 있다.

※ 비강, 부비동, 기도의 특징

① 사람의 비강, 부비동, 기도 등은 섬모가 달린 세포들로 이루어져 있고 그 섬모 키 만큼의 높이의 점액층이 이를 덮고 있다.

② 이 섬모는 약 초당 15번 정도의 운동을 하면서 점액층을 밖으로 밀어내는데, 방향은 바깥쪽이고 운동하는 모양은 마치 채찍을 휘두르는 듯하다.

③ 점액층은 먼지들이 붙도록 하여 밖으로 배출하는 역할을 하며, 그 안에는 세균을 죽이거나 증식을 억제하는 물질들이 들어 있습니다. 여기서 주변이 건조하게 되면 점액 층의 두께가 낮아지면서 끈끈해지고, 섬모 운동이 급격히 감소하면서 점액층을 밀어내는 효율이 떨어지게 된다. 온도 역시 섬모 운동에 영향을 미치는데, 20~40℃에서 정상적인 운동을 하고, 5℃ 이하나 43℃ 이상에서는 섬모 운동이 정지된다. 이런 저런 이유에서 섬모 운동이 저하되고 점액층이 얇아지면서 외부의 환경으로부터의 방어 작용에 문제가 생기게 되고, 염증, 2차 감염 등이 생겨 가래, 콧물 등 호흡기 계통에 질환을 야기하게 되는 것이다.

---

* **표면 상피 세포** : 단층의 편평 상피 세포로 되어 있으며, 기체 교환의 기능을 한다.

* **중격 세포** : 계면 활성 물질을 분비하는데, 이 물질은 폐가 일정한 용적을 유지하는데 중요한 역할을 한다.

3) 호흡기 상피 조직

① 호흡기 점액 : 125 ㎖/day 생산, 기도를 덮고 있다. 이물질이 점액층에 부착된다.

② 섬모의 운동 : 섬모의 한 방향 운동으로 인해 이물질을 체외로 배출시킨다.

③ 식세포 존재 : 점막에 거식구와 항체가 존재하여 이물질을 제거한다.

4) 호흡 운동과 가스 교환

① 호흡 운동

폐에는 근육이 없기 때문에 스스로 운동을 하지 못하고 늑골과 횡격막의 상하 운동에 의해 흉강의 압력이 변하게 되어 폐로 공기가 드나들게 된다.

· 숨을 들이쉴 때 (들숨, 흡기) : 횡격막이 밑으로 내려가고 늑골이 위로 올라가면 폐가 부풀어 공기가 폐 속으로 들어온다.

· 숨을 내쉴 때 (날숨, 호기) : 횡격막이 위로 올라가고 늑골이 아래로 내려가면 폐가 수축되어 공기가 밖으로 나 간다.

	횡경막	늑골	폐	폐 내부 압력	공기
들숨	내려간다	올라간다	부푼다	내려간다	외부 → 폐
날숨	올라간다	내려간다	오므라든다	올라간다	폐 → 외부

※ 들숨과 날숨에는 모두 산소와 이산화탄소가 들어 있다. 들숨에는 산소가 20.7% 들어 있는 반면에 날숨에는 14.6~18%가 들어 있다. 들숨에는 이산화탄소가 0.03%만 들어 있고 날숨에는 무려 그 100배에 해당하는 3~4%가 들어 있다. 따라서 숨을 들이쉴 때 산소만 들이마시고, 내

＊ 폐 내부의 압력

· 흡식 때 : 흡식으로 인한 폐의 확장은 폐 내부의 압력을 저하시키는데, 이때 폐 내부의 압력이 대기압 보다 낮아지면 압력 차이에 의하여 대기의 공기는 폐로 유입된다. 이 현상은 폐 내부의 압력이 대기압과 같아질 때까지 계속된다.

· 호식일 때 : 폐 내부의 압력이 대기압보다 증가하면 압력 차로 인하여 폐 내부의 기체가 대기

쉴 때 이산화탄소만 내쉬는 것은 아니다.

 * 호기(날숨) : 질소 78%, 산소 14.6~18%, 이산화탄소 3~4%, 기타 1%

 * 흡기(들숨) : 질소 78%, 산소 20.7%, 이산화탄소 0.03%, 기타 0.97%

② 호흡 운동의 조절

호흡 운동을 조절하는 중추는 연수이고, 연수를 자극하는 것은 혈액 중의 CO_2 농도이다. 호흡 운동의 촉진에는 O_2의 부족보다는 CO_2의 농도 변화가 더 중요한 요인이다.

(3) 호흡기계의 기능

1) 호흡기의 기능 중 가장 중요한 것은 '가스교환'이다. 폐 안에 들어온 공기 속의 산소는 허파꽈리를 포도 껍질 모양으로 둘러싸고 있는 혈관에서 이산화탄소와 맞교환된다.

2) 호흡기는 산소와 이산화탄소를 교환하는 일 이외에도 신장과 함께 몸속의 산성도를 조절하는 중요한 기능을 한다.〈참조 : 인체의 산·염기의 균형체계〉

3) 호흡기는 신진 대사에도 중요한 역할을 한다. 폐와 심장은 인간의 몸에 산소를 공급하는 가장 중요한 기관이다. 폐에는 좌우 약 7억 개의 폐포가 있다. 이 폐포가 산소를 받아들여 혈관에 보낸다. 그러면 심장은 펌프 작용을 해 산소를 체내 곳곳에 보낸다. 심장은 살아 있는 동안 계속 박동하여 매분 70회씩 1일 약 10만 회 움직인다. 일생을 80세로 잡으면 약 30억 회가 된다. 심장이 이토록 쉼없이 움직일 수 있는 유일한 에너지원은 관동맥으로부터 주어지는 산소이다. 따라서 인체에 산소 흡입량이 줄

로 나가게 되기 때문에 자연스럽게 호식이 이루어진다.

어들면 이 에너지원이 감소되어 심폐 기능이 나빠진다.

혈액 중의 산소가 증가한다는 것은 그 산소를 운반하는 적혈구(헤모글로빈)가 늘어 난다는 것을 의미한다. 산소가 증가하면 혈액량이 늘어나 다량의 혈액이 혈관을 타고 흐르게 되며, 그 때 혈관의 내벽에 붙어 있던 콜레스테롤 등의 불순물들이 씻겨 내려 가게 된다. 따라서 혈액 자체가 정화됨은 물론 가뿐한 몸으로 다시 태어나는 상쾌한 기쁨도 맛보게 된다.

2. 폐의 구조

좌우 한 쌍으로 된 폐는 갈비뼈라는 바구니 속에 심장을 좌우에서 감싸듯 들어앉아 있다. 무게는 350~425g, 길이는 대략 25㎝ 정도이며 원추형 모양으로 되어있다. 폐의 용적은 오른폐 55%, 왼폐 45%로 비율로 우폐가 10% 정도 더 크다.

(1) 폐는 좌우에 1쌍씩 있으며, 왼쪽은 상, 중엽의 두 부분으로, 오른쪽은 상, 중, 하엽 세 부분으로 되어 있다.

(2) 폐는 늑골(갈비뼈)과 횡격막(가로막)으로 된 흉강 속에 싸여 있다.

(3) 폐는 근육이 없으므로 스스로 운동할 수 없다.

(4) 폐의 내부 : 기관에서 갈라져 폐로 들어간 기관지는 20~27번 정도 두 갈래로 나뉘지면서 가지를 쳐 나가는데 끝 부분에 가면 한 층의 세포로 된 작은 주머니 모양의 수많은 폐포관이 있다.

1) 폐포(허파꽈리)는 직경이 0.1~2mm 정도의 작은 공기주머니가 마치 포도송이처럼 달려 있고, 그 수는 3억~4억 개이고 총 표면적은 100㎡(공기와의 접촉 면적을 넓혀 준다.)이다.

기도계	기관, 기관지, 세기관지, 종말세기관지
호흡계	호흡성세기관지, 폐포관, 폐포낭
혈관계	폐동맥과 기관지동맥, 세동맥, 모세혈관, 세정맥, 폐정맥
림프계	폐포대식세포, 림프관, 림프절

2) 폐포(허파꽈리)는 모세 혈관(모세혈관의 직경 : 약 8㎛ 정도)이 둘러싸고 있어서 이곳에서 이산화탄소와 산소의 가스 교환이 일어난다. (기체 교환의 원리 : 확산 현상)

산소

폐 $\longleftarrow\!\!\!\!\!\!\longrightarrow$ 모세 혈관

이산화탄소

i 인체의 산·염기의 균형 체계

1. 산·염기란?

(1) 산

수소 이온(H^+)을 유리시킴으로써 용액에 수소 이온 농도를 증가시키는 물질이다. 산성액은 수산기 이온(OH^-)보다 더 많은 수소 이온을 함유하고 있어 pH는 7 보다 적다.

(2) 염기

수소 이온과 결합함으로써 용액의 수소 이온 농도를 감소시키는 물질이다. 알칼리성 액은 수소 이온보다 수산기 이온을 더 많이 함유하고 있어 pH는 7보다 많다.

(3) 중화 반응이란

산과 염기가 반응하여 염과 물이 생성되는 반응을 중화 반응이라고 하며, 이때 남은 산의 음이온과 염기의 양이온이 결합하여 생성된 물질을 염이라고 한다.

* 산의 종류

염산(HCl), 황산(H_2SO_4), 질산(HNO_3), 아세트산(CH_3COOH), 인산(H_3PO_4), 탄산(H_2CO_3) 등

* 염기의 종류

수산화나트륨($NaOH$), 수산화칼륨(KOH), 수산화칼슘($Ca(OH)_2$), 암모니아(NH_3) 등

2. 수소 이온의 농도

수소 이온의 농도는 용액의 산성 또는 알칼리성 정도를 나타내는 pH로 보통 표현된다.

pH7 : 중성 즉 수소 이온과 수산기 이온의 양이 같다는 것이다.

용액의 액성과 pH

강한 산성		산성		약한 산성		중성	약한 염기성		염기성			강한 염기성
$[H^+]$ 10^{-1}	10^{-2}	10^{-3}	10^{-4}	10^{-5}	10^{-6}	10^{-7}	10^{-8}	10^{-9}	10^{-10}	10^{-11}	10^{-12}	10^{-13}
pH 1	2	3	4	5	6	7	8	9	10	11	12	13

산성 용액
$[H^+] > 10^{-3}$ 몰/L
pH < 7

중성 용액
$[H^+] > 10^{-7}$ 몰/L
pH = 7

염기성 용액
$[H^+] > 10^{-7}$ 몰/L
pH > 7

1은 10을 의미한다.

pH는 지수적 표현이어서 pH 1의 변화는 실제 수소 이온의 농도가 10배의 차이가 있음을 의미한다. 예를 들어 pH 7의 용액은 pH 8의 용액보다 10배의 수소 이온의 농도를 갖는다.

3. 인체의 수소 이온의 생성 기전

인체의 수소 이온은 음식물로부터 유입된 것도 있지만 이는 미량에 불과하며 대부분은 다음과 같은 대사 과정의 부산물로 생성된 것이다. 신체가 산을 생산하면 다음의 기전을 통해 수소 이온을 방출한다. 인체의 정상 대사 과정은 염기성보다 산성인 노폐물을 더 많이 생성하므로 산. 염기의 균형의 주된 과정은 산성인 대사산물을 제거하는 것이다.

① 단백질의 이화 작용은 황산, 인산, 요산 등과 같은 비휘발성 산을 생산한다.

② 지방 산화는 케톤산을 생산한다.

③ 혐기성 포도당 이화 작용은 유산을 생산한다.

④ 세포 내 대사 작용은 부산물로 이산화탄소를 발생한다. 이산화탄소는 체내에서 탄산염을 형성한다.

(1) 케톤체란

탄수화물은 에너지를 공급하는 열량 영양소로서, 특히 포도당은 뇌의 유일한 에너지 공급원일 뿐만 아니라 신경 조직과 폐 조직의 에너지원으로 이용되어 조직의 완전한 기능을 유지하며, 간의 작용으로 0.1%의 혈당량을 일정하게 유지한다. 또한, 여러 가지 중간체들을 이용하여 단백질과 지방을 합성하기도 하고, 지방의 완전 연소에도 필수적이다. 즉 에너지 생산을 위하여 많은 양의 지방이 산화되어야 하는데 이 때 탄수화물이 부족하면 지방의 완전 연소가 곤란해지고, 지방의 불완전 연소로 인한 중간 대사 산물을 케톤체(ketone body)라 한다. 이 케톤체가 혈액 내에 축적되면 산 중독증을 일으킬 수 있다.

(2) 케톤체의 특징

· 케톤체는 많은 기관에서 에너지원으로 사용되며 정상 조건 하에서 혈액 속에 존재한다. 그렇지만 굶는 것과 당뇨병에 걸리는 상황에서는 지방 조직의 분해가 촉진되

고 결국 간에 의해 케톤체의 생산이 증가된다. 혈액으로의 케톤체 분비량이 증가하게 되면 케토시스라는 병에 걸리는데 이는 기아와 비 통제된 당뇨병의 징후가 된다. 환자는 휘발성이 있는 아세톤의 존재 때문에 날숨에서 단내가 난다

· 케톤체는 산성이고 신장으로 배설될 때에는 음이온으로서 양이온인 Na^+과 동반되어 배설되기 때문에 배설이 심하면 혈장과 다른 체액은 양이온 부족 현상으로 산성증이 초래될 수 있다.

※ 이화 작용과 동화 작용이란?

A. 이화 작용

동화된 육체의 구성 성분들을 다시 분해해서 에너지를 방출시키는 생리 작용으로 여기에는 반드시 산소를 필요로 한다. 우리가 호흡 과정 중 흡입한 공기는 허파꽈리 속에 정체해 있는 동안 산소만이 혈액 속으로 확산되어 적혈구와 결합해서 세포 조직에 공급된다. 이렇게 공급된 산소는 열량소의 산화에 사용되는데 이 산소의 공급이 불충분하게 되면 열량소가 완전히 산화되어 물과 탄산가스로 분해되지 못하고 중간에 젖산으로 되기 때문에 에너지도 별로 방출되지 못하고 유해한 노폐물만 생성되게 되는 것이다. 그러므로 여기 이화 작용의 과정 중 열량소의 산화에 의한 에너지의 방출 문제는 우리 몸의 건강 상태와 또 수명 연장에 있어서도 아주 중요한 요건이 되는 것이다.

B. 동화 작용

녹색식물 등이 이산화탄소의 간단한 분자로부터 당 등 비교적 복잡한 분자를 합성하는 화학 변화를 말한다. 동화의 대표적 예로는 탄소 동화를 들 수 있다. 동화는 생체 내의 합성적

인 물질 대사이며, 보통은 에너지의 공급을 필요로 하는 자유 에너지 증가 반응이다. 독립 영양을 영위하는 생물은 동화에 필요한 에너지를 외부로부터 흡수한다. 예를 들면, 녹색 식물의 광합성에 필요한 에너지는 흡수된 빛 에너지가 사용된다. 동화에 소요되는 에너지는 생체 내에서의 분해적인 물질 대사, 즉 이화의 과정에서 생기는 에너지이다. 이화의 대표적인 예는 호흡이다.

4. 산·염기의 균형 완충 체계

산염기의 균형은 화학적 완충 체계, 호흡기계 및 신장을 통하여 이루어진다. 화학적 완충 체계는 강산 및 강알칼리와 결합함으로써 이들을 중화시켜 체액의 급격한 pH 변화를 막지만 일시적인 해결 방법에 불과하다. 산염기 균형의 근본적인 역할은 폐와 신장이 담당하는데 폐는 이산화탄소(탄산)와 같은 휘발성 산을 배출하며 신장은 호흡을 통해 제거되지 않는 비 휘발성 산(중탄산염)을 소변으로 배출시킨다. 폐는 매우 신속하게 작용하지만 그 정확도에서는 신장보다 떨어지고 신장은 느리지만 정교하게 pH를 교정한다.

(1) 화학적 완충계(혈액의 완충 체계)

화학적 완충 체계는 강산 및 강알칼리와 결합함으로써 이들을 중화시켜 체액의 급격한 pH 변화를 막는다. 산이란 수용액에서 수소 이온을 유리하는 물질이다. 따라서 강산인 물질은 물에 완전히 용해되어 보유하고 있는 모든 수소 이온을 유리함으로써 용액을 급격하게 산성화시킨다. 그러나 초산이나 탄산과 같은 약산은 용액에서 부분적으로 해리되기 때문에 수용액에서 그 일부만이 수소 이온을 유리하고 나머지는 해리되지 않은 상태로 존재하게 된다. 이와 같은 약산은 그 자신이 수용액의 pH에 큰 변화를 주지 않지만 강염기가 첨가되면 이들과 결합함으로써 용액의 수용액에 급격한 pH변화를 막는다. 동일한 기전으로 약염기 또한 수용액의 pH에 변화를 주지 않지만 강산이 첨가되면 그 강산의 수소 이온과 결합함으로써 용액의 급격한 pH 변화를 막는다. 이러한 역할을 하는 약산과 약염기를 완충체라 하며 인체의 주된 완충체는 중탄산염, 인산염, 단백질이 있다. 이들은 각각 체액의 한 구역 혹은 여러 구역에 존재하면서 그 부분의 체액의 ph를 적절하게 유지시킨다.

1) 중탄산염 – 탄산계

세포 외액의 주된 완충제인 중탄산염 완충제는 탄산(H_2CO_3) 과 중탄산나트륨($NaHCO_3$)으로 구성되어 있다.

중탄산염 – 탄산계 완충 체계 과정

· 중탄산염 완충계가 있는 용액에 염산과 같은 강산이 첨가되면 : 이 중 약산인 탄산은 별다른 변화를 일으키지 않지만 산에 잘 녹는 중탄산나트륨은 곧 중탄산 이온으로 해리된 후 염산의 수소 이온과 결합하여 약산의 탄산을 생성한다. 이때 강산인 염산이 중탄산나트륨에 의해 약산인 탄산으로 바뀌었기 때문에 이 용액의 pH 변화는 작아진다.

HCL(강산) + $NaHCO_3$(약염기) → H_2CO_3 (약산) + $NaCl$(염)

· 중탄산염 완충계가 있는 용액에 수산화나트륨과 같은 강염기가 첨가되면 : 약염기인 중탄산나트륨은 해리되지 않지만 염기에 잘 녹는 탄산은 해리되어 수소 이온을 유리한다. 수소 이온은 곧 강염기인 수산 이온과 결합하여 물을 생성하게 된다. 이때 강염기인 수산화나트륨이 약염기인 중탄산나트륨으로 변화함으로써 수용액의 급격한 변화는 일어나지 않는다.

$$NaOH(강염) + H_2CO_3(약산) \rightarrow NaHCO_3(약염) + H_2O(물)$$

· 중탄산 완충계에서 수소 이온 농도 조절에 중요한 요인은 중탄산나트륨과 탄산의 비율인데 이 비율이 20 : 1로 유지될 때 체액이 7.4로 유지될 수 있다. 즉 탄산보다 중탄산나트륨이 20배 더 많은 상태를 말한다. 이러한 중탄산염의 농도는 신장에 의해 조절된다.(신장 참고)

정상적인 산 – 염기 균형을 유지하기 위한 탄산과 중탄산나트륨의 비율
탄산(H_2CO_3) : 중탄산나트륨($NaHCO_3$) = 1 : 20

2) 인산염 완충 체계

인산염 완충 체계는 제1인산 이온(HPO_4^{2-})과 제2인산 이온($HP_2O_4^{-}$)으로 구성되어 있으며 이들은 체액에서 양이온인 나트륨과 결합하여 NaH_2PO_4(약산) 과 Na_2HPO_4(약염기)의 상태로 존재한다.

☞ 인산염 완충 체계 과정

· 인산염 완충 체계가 있는 용액에 강산이 첨가되면 : 강산의 수소 이온은 제1인산 이온인 약염기(Na_2HPO_4)와 결합함으로써 강산은 약산으로 변환된다.

HCL(강산) + Na_2HPO_4(인 완충염, 약염) → NaCl (중성염) + NaH_2PO_4(약산)

· 인산염 완충 체계가 있는 용액에 강염기가 첨가되면 : 강염기가 첨가되면 제2인산 이온인 약산(NaH_2PO_4)은 수소 이온을 유리한다. 이때 유리된 수소 이온이 강염기의 수산 이온과 결합하여 물을 형성하게 되며 강염기는 약염기로 변한다.

NaOH(강염) + NaH_2PO_4(약산) → Na_2HPO_4(약염) + H_2O

· 세포 외액은 인산염 농도가 낮기 때문에 혈장에서 인산염 완충 체계는 중요한 역할을 하지 않지만 인산염 농도가 높은 세포 내액과 소변에서 이들은 주된 완충체가 된다.

3) 단백질 완충 체계

혈액 및 세포 내에서 단백질은 가장 풍부하고 강력한 완충제이며 실제로 세포 내에서 일어나는 완충 효과의 3/4을 단백질이 담당한다. 단백질을 구성하는 아미노산은 아미노기를 가지고 있는 산으로써 하나의 분자 중에 산소 원자단의 카르복실기(COOH)와 알칼리성 원자단의 아민기(NH_2)를 가지고 있고, 그때그때의 상태에 따라 산으로서 작용하거나 알칼리로서 작용한다. 이와 같은 성질을 가진 화합물을 양성 화합물이라고 한다.

단백질 완충 체계 과정

· 아미노산 수용액으로 알칼리로서의 수산화나트륨을 첨가하면 : 아미노산의 나트륨 염이 생겨 중화를 시킨다(예, 글루타민산 소다).

· 아미노산 수용액으로 산으로서 염산을 첨가하면 : 아미노산의 염산염이 생겨 중화를 시킨다(예, 염산 cystine).

· 적혈구의 헤모글로빈 : 대표적인 단백질 완충제이다. 조직에서 생성된 이산화탄소는 혈액의 적혈구 내로 들어가 수소 이온과 중탄산 이온의 형태로 바뀌게 된다. 이때 생성된 수소 이온은 적혈구의 헤모글로빈의 구성 성분인 히스티딘과 결합함으로써 혈장으로 빠져나오지 못하기 때문에 수소 이온으로 인한 혈장의 pH 변화는 작다. 헤모글로빈이 산도 조절에 효과적인 이유는 혈액 내에 많은 양으로 존재하기 때문이며, 실제로 혈장 단백질의 완충 능력보다 약 6배의 조절 능력을 가지고 있다.

464

(2) 호흡기계의 완충 체계(폐의 pH 조절)

뇌간에 있는 호흡 중추는 호흡의 깊이와 횟수를 조절함으로써 체내의 수소 이온 농도를 조절한다. 운동을 하게 되면 이산화탄소와 수소 이온 농도가 증가하고 이것은 곧 화학 수용체에 감지되어 호흡 중추를 자극하며 이 결과 호흡의 깊이와 횟수가 증가하게 된다. 따라서 폐는 이산화탄소를 배출하게 되고 수소 이온 농도는 감소하게 된다. 반대로 체내 이산화탄소와 수소 이온의 농도가 저하되면 호흡의 깊이와 횟수가 감소하여 이산화탄소가 체내에 축적된다.

1) 호흡기계의 완충 체계 과정 (이산화탄소의 운반)

정상적인 활동으로 인체는 1분에 약 200ml의 이산화탄소를 생성하는데 이들은 혈액을 통하여 폐로 운반된 후 대기로 배출된다. 혈액에서 이산화탄소는 혈장에 용해된 상태, 헤모글로빈과 결합한 상태, 그리고 중탄산 이온의 형태로 운반된다.

① 혈장에 용해된 상태로 운반되는 경우

대부분의 이산화탄소는 혈액에 유입된 즉시 적혈구 내로 들어가지만 약 8%의 이산화탄소는 혈장에 용해되어 운반된다.

② 적혈구의 헤모글로빈과 결합하여 운반되는 경우

적혈구와 결합한 헤모글로빈을 카르바이노 헤모글로빈이라 하는데 이산화탄소의 20%는 이 형태로 운반된다. 산소는 헤모글로빈의 헴과 결합하지만 이산화탄소는 헤모글로빈 중 글로빈의 아미노기와 결합하기 때문에 헤모글로빈을 두고 이산화탄소와 산소는 경쟁적이지 않다. 산소와 결합하지 않은 헤모글로빈이 산소와 결합한 헤모글로빈보다 더 쉽게 이산화탄소와 결합할 수 있는데 이를 할덴 효과라 한다. 그래서 헤모글로빈은 조직으로 산소를 해리한 후에 더욱 쉽게 이산화탄소와 결합할 수 있게 된다.

③ 중탄산 이온의 형태로 운반되는 경우

$$CO_2(\text{이산화탄소}) + H_2O(\text{물}) \Leftrightarrow H_2CO_3\ (\text{탄산}) \Leftrightarrow H^+(\text{수소}) + HCO_3^-\ (\text{중탄산이온})$$

약 72%의 이산화탄소는 혈액 내에서 중탄산 이온의 형태로 운반된다. 먼저 이산화탄소는 적혈구 내로 들어가서 물과 결합한 뒤 탄산으로 변하는데 탄산은 화학적으로 불안정하여 곧 수소 이온과 중탄산 이온으로 분해된다. 이 과정 중 탈산탈수 효소는 물과 이산화탄소를 변하게 하는 과정을 촉매하는데 이 효소는 주로 적혈구에만 있다. 따라서 이산화탄소가 중탄산 이온으로 변하는 과정은 적혈구에서 일어나며 혈장에서는 느리거나 거의 일어나지 않는다. 적혈구에서 생성된 수소 이온과 중탄산 이온 중 수소 이온은 헤모글로빈의 구성 성분인 히스티딘과 결합됨으로써 혈장으로 나오지 못하기 때문에 수소 이온으로 인한 혈장의 산성화는 일어나지 않는다. 그러나 중탄산 이온은 곧 적혈구를 빠져나와 혈장으로 나오는데 이때 중탄산 이온을 대신하여 혈장 내에 있던 염소 이온이 적혈구 내로 들어간다. 이러한 현상을 염소 이동이라 하며 이 때문에 혈장과 적혈구 내의 전해질 불균형은 일어나지 않는다. 폐에 도착한 중탄산 이온은 다시 적혈구로 들어가서 수소 이온과 결합한 뒤 탄산을 형성하여 물과 이산화 탄소로 분리된다. 이산화탄소는 적혈구를 빠져나와 혈장을 통해 폐포로 확산되며 폐포에서 환기를 통해 대기로 배출된다.

호흡수가 두 배로 증가하거나 감소할 때 pH 변화는 약 ±0.2 정도로 나타난다. 따라서 정상 pH가 7.4라면 호흡으로 인한 체액의 pH 변화는 7.2에서 7.6까지 나타날 수 있다. 실제로 과 호흡의 경우 폐포 환기는 정상의 15배까지 증가되며 저 호흡의 경우 폐포 환기는 0의 상태까지 감소될 수 있기 때문에 호흡을 통한 pH 교정의 능력은 매우 크다고 할 수 있다.

(3) 신장의 산·염기 조절(신장의 pH 조절)

신장은 식이, 대사 및 질환에 의한 산·염기의 불균형의 교정에 대해 다소 느리게 작용하지만 가장 근본적인 해결을 하는 최종적인 기관이다. 신장은 소변으로 배설되는 수소 이온의 양을 조절하거나 신장에서 재 흡수되거나 생성되는 중탄산 이온의 양을 조절하는 것으로 산·염기를 조절한다. 신장의 이러한 기능은 대사 과정에서 생성된 인산, 요산, 젖산 및 케톤체와 같은 산성 물질의 제거에 매우 중요하다.

1) 신장은 소변으로 배설되는 수소 이온의 양을 조절하는 경우

· H_2SO_4와 H_3PO_4(단백질과 인지질의 대사 산물로서 비 휘발성산)의 형태로 수소 이온을 배설한다.

· 암모니아(NH_3)가 수소(H^+)와 결합하여 암모니움(NH_4)의 형태로 수소(H^+)를 배출한다.

2) 신장에서 재 흡수되거나 생성되는 중탄산 이온의 양을 조절하는 경우

혈액의 주된 완충제인 중탄산 이온의 양을 적절히 보유하기 위해 신장은 여과된 중탄산 이온을 사구체를 통해 다시 재 흡수한다. 다량이 여과되나 98% 이상이 재 흡수된다. 이때 중탄산 이온은 세뇨관 벽을 직접 통과할 수 없기 때문에 다른 형태로 변형되어 재 흡수 될 수밖에 없다. 즉 세뇨관강 내에서 중탄산 이온은 수소 이온과 결합하여 탄산을 형성한 뒤 물과 이산화탄소로 분리되어 세뇨관 벽을 통과하게 된다. 세뇨관 세포 내로 유입된 이산화탄소와 물은 다시 결합하여 수소 이온과 중탄산 이온을 형성한다. 여기서 중탄산 이온은 여과물에서 흡수된 나트륨 이온을 따라 혈액으로 흡수되고 수소 이온은 Na^+/H^+ 펌프에 의해 나트륨과 교환하면서 다시 세뇨관강 내로 분비된 후 다른 중탄산 이온의 재 흡수에 관여하게 된다.

☞ 중탄산 이온의 생성

체내에 새로운 수소 이온이 추가되면 이를 완충하기 위해 중탄산 이온이 생성되는데 이 과정은 수소 이온 및 암모니아를 소변으로 배설하는 과정과 동시에 일어난다. 새로운 중탄산 이온을 만들어 내기 위해 세뇨관 세포에서 물과 이산화탄소가 결합하여 탄산을 형성한다. 그 결과 중탄산 이온과 수소 이온이 생성되는데 인체에서 필요한 중탄산 이온은 흡수되고 수소 이온은 세뇨관강으로 분비되어 소변으로 제거된다. 이때 만약 소변으로 배설되는 수소 이온이 완충되지 않으면 소변의 pH는 정상인 4.5 이하로 감소될 것이다. 소변 내 수소 이온의 완충은 주로 인산 완충 체계에 의해 이루어진다.

· 세뇨관강 내에서 제1인산 이온인 약염기(Na_2HPO_4)가 수소 이온과 결합함으로 제2인산 이온인 약산(NaH_2PO_4)으로 되어 혈액으로 흡수된다.

우리 몸에서의 산성화에 대한 완충 체계

단백질 이화 작용, 지방 산화, 혐기성 포도당	화학적 완충계(혈액의 완충 체계)
단백질의 이화 작용으로 생성된 황산, 인산, 요소, 요산 과 지방 산화에 의해 생성된 케톤체, 혐기성포도당의 이화 작용으로 생성된 유산 등은 비 휘발성 산으로 혈액의 완충 체계를 거쳐서, 신장의 완충 체계에 의해 배출된다.	화학적 완충 체계(혈액의 완충 체계)는 강산 및 강알칼리와 결합함으로써 이들을 중화시켜 체액의 급격한 ph 변화를 막는다. 이러한 역할을 하는 약산과 약염기를 완충체라 하며 인체의 주된 완충체는 중탄산염, 인산염, 단백질이 있다. 이들은 각각 체액의 한 구역 혹은 여러 구역에 존재하면서 그 부분의 체액의 ph를 적절하게 유지시킨다. **신장의 완충 체계** 신장의 완충 체계는 호흡을 통해 제거되지 않은 비 휘발성 산을 배출한다. **· 신장은 소변으로 배설되는 수소 이온의 양을 조절한다.** 단백질과 인지질의 대사산물로서 비 휘발성 산의 형태로 수소 이온을 배설한다. 암모니아(NH_3)가 수소(H^+)와 결합하여 암모니움(NH_4)의 형태로 수소(H^+)를 배출한다. **· 신장에서 재 흡수되거나 생성되는 중탄산 이온의 양을 조절한다.**

이산화탄소	호흡기계(폐)의 완충 체계
세포 내 대사 작용은 부산물로 이산화탄소를 발생한다. 이산화탄소는 체내에서 탄산염을 형성하며, 휘발성으로 혈액의 완충 체계를 거쳐서 호흡기계의 완충 체계를 통해서 배출된다.	호흡기계의 완충 체계는 이산화탄소와 같은 휘발성 산을 배출한다. 정상적인 활동으로 인체는 1분에 약200ml의 이산화탄소를 생성하는데 이들은 혈액을 통하여 폐로 운반된 후 대기로 배출된다. 혈액에서 이산화탄소는 혈장에 용해된 상태, 헤모글로빈과 결합한 상태, 그리고 중탄산 이온의 형태로 운반되어 우리 몸에 산성화를 조절한다.

※고로 우리 몸의 pH 조절은 혈액, 호흡, 신장의 완충 체계 상호 관계에 의해서 조절되어 pH7.4가 유지되고 있다.

ii 호흡의 순환 원리

    폐포벽을 통하여 일어나는 공기의 가스 교환은 폐포와 조직에서 일어나며, 동맥 피와 정맥 피 사이에서 가스 교환이 직접 일어나지는 않는다. 또한, 폐에서의 가스 교환은 기체의 분압 차에 의한 확산 현상에 의해서 일어난다.

1. 폐포 내의 공기와 폐정맥혈 사이의 가스 교환

    O_2는 폐포 속에서 폐동맥의 정맥 피로, CO_2는 폐동맥의 정맥 피에서 폐포 속으로 확산된다. 산소는 폐포의 산소 분압이 100이고 폐동맥의 정맥 피는 산소의 분압이 40이므로 폐포의 공기로부터 폐동맥의 정맥 피로 산소가 확산된다. 이산화탄소는 폐포의 이산화탄소 분압이 40이고, 폐동맥 정맥 피의 이산화탄소 분압은 46이므로 폐동맥의 정맥 피 분압이 폐포보다 높아 이산화탄소는 폐동맥의 정맥 피에서 폐포로 확산되어 나간다.

    ☞ 위와 같은 과정을 거쳐 폐정맥의 동맥 피는 O_2 양은 많고 CO_2 양은 적은 상태로 심장의 좌심방으로 온 후 좌심실로 이동해서 심장의 펌프조절에 의해 전신으로 이동되며 체동맥 혈과 조직 사이에 가스 교환이 이루어진다.

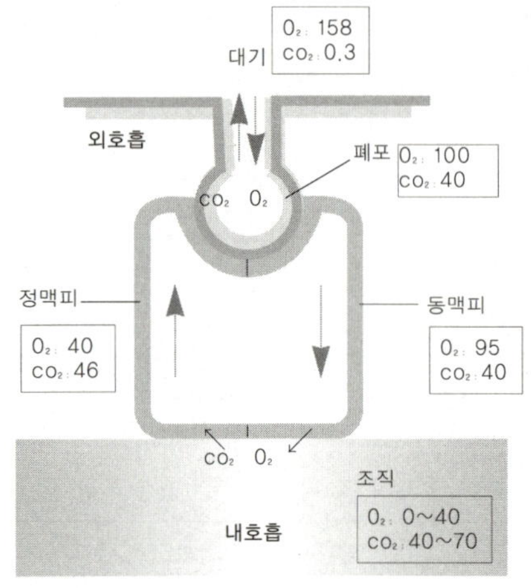

사람의 체내산소와 이산화탄소의 분압(mmHg)

2. 체동맥과 조직 사이의 가스 교환

O_2는 체동맥혈에서 조직으로, CO_2는 조직에서 체동맥혈 속으로 확산된다. 산소는 체동맥혈 산소의 분압이 95이고, 조직에서의 산소 분압이 0~40mmHg이므로 체동맥혈에서 조직으로 산소가 확산된다. 이산화탄소는 체동맥혈은 40이고 조직의 이산화탄소의 분압은 40~70mmHg이므로 조직에서 체동맥혈로 이산화탄소가 확산된다.

폐포의 O_2 분압	폐동맥 정맥 피의 O_2 분압
100 →	40
폐포의 CO_2 분압	폐동맥 정맥 피의 CO_2 분압
40	← 46

체동맥혈의 O_2 분압	조직의 O_2 분압
95 →	0~40mmHg
체동맥혈의 CO_2 분압	조직의 CO_2 분압
40	← 40~70mmHg

※ 확산이란

용질의 농도가 높은 곳에서 용질의 농도가 낮은 곳으로 물질의 이동이 일어나는 것을 말한다. 그러나 기체에서는 물질의 농도가 분압 차로 나타나므로 분압이 높은 곳에서 분압이 낮은 곳으로 자연적으로 물질의 이동이 일어나게 된다. 따라서 분압 차에 가스 교환은 에너지의 소모가 되지 않는 물질의 이동 현상이라고 할 수 있다.

※ 분압이란

전체 기체에서 차지하는 특정 기체의 압력을 말한다.

3. 모세혈관과 폐포막 사이의 간격

모세혈관과 폐포 막 사이의 간격이 넓으면 산소의 통과가 잘 안 된다. 이 간격은 10~20㎛일 때만 교환이 가능해진다. 두께 간격이 넓어지면 안 된다. 모세혈관과 폐포가 어떤 요인으로 인해 수축되어 버리면 간격이 넓어져서 산소와 이산화탄소의 교환이 잘 안 된다.

폐포 벽을 통하여 일어나는 공기의 확산 작용에 가장 크게 영향을 미치는 것은 냉기와 건조와 담배 연기(배기 가스)이다.

A. 폐가 차지면 기압 차가 104에서 그 이하로 떨어져서 산소와 이산화탄소간의 교환이 잘 안 된다. 산소와 이산화탄소 간의 교환이 잘 안되면 혈류량이 감소하게 되고 그로 인해 혈액 순환 장애와 산소 부족으로 인해 에너지 대사가 잘 안 된다. 즉, 모든 조직 세포의 기능이 저하된다. 또한 체온이 38도였을 때, 산소와 헤모글로빈의 결합력이 가장 좋다. 그런데, 몸이 차지면 산소와 헤모글로빈의 결합력이 약해지고 적혈구는 산소를 잘 놓지 않으려는 현상으로 인해 산소 이용률이 떨어진다. 그리고 몸이 따듯하면 수분, 산소, 이산화탄소 간의 대사가 원활히 되지만 몸이 차지게 되면 이 기능이 저하되어 혈액 순환이 잘 안되고 혈액 순환이 잘 안되면 혈액을 타고 흐르는 면역 물질이 각 조직으로 전달이 안 되어 염증이 생기기 쉽기 때문에 몸은 따듯하게 해야 한다.

B. 폐가 건조해지면 지방이 마르고 그로 인해 탄성 섬유의 작용을 막아주는 계면 활성 물질의 작용이 잘 안되어 폐는 수축하게 된다.

C. 공기의 오염, 흡연, 배기 가스 등으로 인해 폐 세포에 자극이 발생 되고 이로 인해 교감 신경과 부교감 신경에 자극이 일어나 폐 수축이 일어난다. 이중 가장 폐에 영

향을 주는 것은 담배이다. 담배 성분 중의 하나인 일산화탄소는 헤모글로빈과 산소의 결합력보다 210배가 더 빨리 결합된다. 그로 인해 산소 부족이 되고 혈류량 감소로 인해 혈액 순환이 저하된다.

iii 폐 질환과 담배

1. 담배는 왜 해로운가?

담배연기 속에는 약 4,000여종이나 되는 많은 독성 화학 물질이 들어있는 것으로 추정되고 있다. 담배가 탈 때 그 중심온도가 섭씨 900도에 이르게 되는데 이러한 고온에서 유기 물질이 열분해, 열합성, 증류, 승화, 수소화, 산화, 탈수화 등의 과정을 거쳐 여러 종류의 화학 물질이 생성된다. 담배에는 50여종의 발암 물질이 들어있는 것으로 알려져 있다.

(1) 일산화탄소

무연탄 냄새로 잘 알려진 물질이다. 담배를 계속 피면 결국 혈액의 산소 운반 능력이 떨어져 만성 저산소증 현상을 일으킴으로써 모든 세포의 신진 대사에 장애가 생길 뿐 아니라 노화 현상을 일으킨다.

※ 일산화탄소는 무색, 무취의 기체로 그 자체가 인체에 해로운 것은 아니다. 헤모글로빈과의 친화력이 산소보다 210배 강하기 때문에 산소와 결합할 헤모글로빈을 일산화탄소가 결합해 버리기 때문이다.

(2) 타르

2천여 종의 독성 화학 물질이 들어있고, 그 중에는 약 20종류의 발암 물질까지 포함되어 있다. 만일 하루에 한 갑씩 1년 동안 담배를 피운다면 유리컵 하나에 가득 찰 정도의 타르를 삼키는 셈이 된다.

(3) 니코틴

니코틴은 강력한 습관성 중독을 일으키므로 의학적으로는 마약으로 분류된다. 적은 양의 니코틴은 신경계에 작용하여 교감 및 부교감 신경을 흥분시켜 일시적으로 쾌감을 얻지만 많은 양의 니코틴은 신경을 마비시켜 환각 상태에 이르게 한다.

☞ 흡연이 유발하는 질환은 암 종류만도 폐암, 구강암, 인두암, 췌장암, 후두암, 방광암, 신장암 등 8가지에 달한다. 또 폐결핵, 폐렴, 독감, 기관지염, 폐기종, 천식, 만성 기도 장애와 같은 호흡기 질환, 류머티스성 심장 질환, 고혈압, 폐성 심장 질환, 뇌혈관 질환, 동맥경화, 대동맥류와 같은 심혈관 질환을 일으키고, 체중 미달아, 신생아 호흡 장애 증후군, 신생아 돌연사 증후군 등 소아 질환도 유발한다.

그 외에 담배 속의 주요 유해 물질	
비소	개미 살충제로 사용한다.
암모니아	세척제로 사용한다.
부탄	불붙이는 점화 액으로 사용한다.
카드뮴	재충전 배터리로 사용한다.
일산화탄소	찬 배기 가스에 포함되어 있다.
청산가리	쥐약으로 사용한다.
포름알데히드	시체 방부제로 사용한다.
메탄올	제트기 연료로 사용한다.

iv 폐렴

1. 폐렴이란?

폐렴은 폐에 염증이 생긴 상태를 말하고, 폐렴은 세균에 의해서 발병하는 세균성 폐렴과 바이러스에 의해서 발병하는 바이러스성 폐렴이 있으나, 후자의 바이러스성 폐렴이 대부분이다. 세균성 폐렴은 폐렴상구균, 연쇄상구균, 포도상구균, 폐렴간균 등이 일으키고, 바이러스성 폐렴은 라이노바이러스, 인플루엔자 바이러스, 아데노바이러스, 에코바이러스 등이 일으킨다. 폐렴은 2세 미만에서는 처음부터 폐렴이 생기지만, 소아에서는 유행성 상기도감염, 홍역, 백일해 등을 앓은 후 2차적으로 잘 발생하므로 소아의 폐렴은 별도로 생각해야 한다.

2. 폐렴의 원인

폐렴의 원인으로는 바이러스, 세균, 곰팡이, 만성 질병, 쇠약, 암, 흉부 수술, 영양 부족, 유기용제, 만성 에탄올의 남용 등 신체 내·외의 여러 가지 상태와 요인들이 있다. 가장 흔한 것은 세균성 폐렴과 바이러스성 폐렴이다.

(1) 세균성 폐렴

폐렴상구균, 연쇄상구균, 포도상구균, 폐렴간균, 대장균, 마이코플라즈마, 헤모필

루스, 클렙시엘라균, 황색포도상구균, 그람음성간균, 혐기성 세균 등이 폐렴을 일으
킨다.

(2) 바이러스성 폐렴

라이노바이러스, 인플루엔자바이러스, 아데노바이러스, 에코바이러스 등이 일으
킨다.

나이와 건강 상태에 따라서 잘 생기는 균의 종류와 특징

갓난아기	바이러스에 의한 폐렴이 흔하지만 포도상구균, 대장균도 적지 않게 발견된다.
어린이	폐렴균, 마이코플라즈마, 포도상구균, 헤모필루스, 연쇄상구균 등이 흔하다.
어른	폐렴균, 포도상구균, 클렙시엘라균 등이 폐렴을 일으킨다.

3. 폐렴의 종류

폐렴에는 기관지성 폐렴, 대엽성 폐렴, 바이러스성 폐렴, 알레르기성 폐렴 등이 있다.

(1) 기관지 폐렴

기관지의 염증이 내부까지 퍼져 폐 조직에 이르러 일어나는 것으로, 원인 균은 폐렴
균이나 그 밖의 화농균이다. 증세는 병소의 크기나 원인 균에 따라 다르지만, 기침 ·
발열 · 발한 · 호흡곤란 · 흉통 등이 있다.

(2) 대엽성 폐렴

크루프성 폐렴이라고도 하며, 원인은 대부분이 폐렴구균이다. 때로는 폐렴간균·포도상구균·연쇄구균에 의하는 것도 있다. 증세는 오한이나 전율을 수반한 발열 외에 기침·흉통·녹색 가래·호흡곤란 등이다.

(3) 바이러스성 폐렴

원발성 이형 폐렴·인플루엔자 폐렴·앵무병 바이러스 폐렴·아데노바이러스 폐렴 등이 있다. 원발성 이형 폐렴은 경미한 발열과 심한 기침·가래·흉통이 주요 증세이다.

(4) 알레르기성 폐렴

알레르기 반응에 의해 일어나는 폐렴이며, 원인으로는 꽃가루·기생충감염·결핵 등의 알레르기 반응을 들 수 있다. 자각 증세는 적다.

4. 폐렴의 증상

폐렴의 증상은 병원체 종류와 환자의 상태에 따라 다양하다.

(1) 오한이 나고 몸이 떨리며 30~40°C의 높은 열이 난다(30분 내지, 수 시간 동안).

(2) 심하게 두통을 앓으며 식욕이 감퇴되고 구토가 생긴다.

(3) 흉통

　　1) 한쪽 가슴이 찌르는 듯이 아프며, 심호흡으로 더욱 심해진다.

2) 심한 경우에는 심한 호흡 곤란증이 오며, 때로는 입 주위와 손발 끝이 파랗게 된다.

3) 폐렴이 발생한 쪽을 아래로 하여 누우면 흉통이 경해진다.

(4) 특유한 가래 배출(발병 2일째부터)

1) 가래는 끈적끈적하며 녹슨 쇳빛을 띤다.

2) 병이 경과함에 따라 가래의 성질이 점차 정맥 농성 또는 순 농성으로 되며, 후에는 장액성으로 되어 배출하기 쉽게 된다.

(5) 전신이 쇠약해지고 식욕이 없어지며, 두통 불안을 호소하고, 혼수 상태에 빠져 헛소리를 할 때도 있다.

(6) 작은 수(水)포진 – 입술 또는 코 부근 등에 생긴다.

(7) 열이 높으며 그 열형은 특유하고 열이 있을 때는 맥도 빨라진다.

479

5. 폐렴의 합병증

폐렴에 의한 합병증은 늑막염이 생길 수 있다. 늑막염은 가슴 벽과 폐 사이에 있는 얇은 2장의 늑막 사이에 염증성 진물이 고이는 것을 말한다. 늑막염이 심해지면 화농이 되면서 고름이 2장의 늑막 사이에 차게 되는데 이것을 농흉이라고 한다. 또한 폐렴이 심한 경우에는 뇌나 수막까지 감염증이 퍼질 수 있으며, 폐렴을 일으킨 병원균이 피 속으로 들어가서 패혈증을 일으킬 수 있다.

Ⅴ 폐결핵

1. 폐결핵이란?

  폐결핵은 결핵균*이 폐에 만성 염증을 일으켜 폐를 파괴하는 병이다. 결핵균은 흉막염(늑막염), 뇌막염, 신장염, 관절염, 척추염, 난소염, 복막염, 장염, 피부결핵, 임파선염 등 여러 가지 병을 일으킬 수 있지만 가장 흔한 것은 역시 폐에 병을 일으킨 폐결핵이다. 결핵균은 사람의 몸의 저항성이 약해졌을 때 병원성을 띠며 병을 일으킨다. 이 병은 주로 결핵 환자 특히, 폐결핵 환자로부터 옮는 경우가 많다. 균의 침입 경로는 숨쉴 때 공기를 통하여 옮는 것이 기본이고 드물게는 장내성 감염, 접촉 감염, 태내 감염 등이 있다. 결핵은 전염성이 매우 강하다.

(1) 결핵균 특징

  1) 결핵균은 증식 속도가 매우 느리다. 일반 세균에 비교할 수 없이 훨씬 느려서 한 개의 균이 두 개의 균으로 늘어나는 데 18시간이나 걸린다.

  2) 결핵균은 수 십 년까지도 사람의 몸속에서 휴면 상태로 생존할 수 있다. 이것은 다른 일반 세균에서는 볼 수 없는 성질이다.

  3) 결핵균은 막대 모양의 간균으로 지방 성분이 많은 세포 벽에 둘러싸여 있어 이것이 보호막 구실을 하기 때문에 건조 상태에서도 오랫동안 살아있을 수 있다.

*** 결핵균**

1882년에 R.코흐(1843~1910)가 발견되었다. 현재는 인형균 · 우형균 · 서형 · 조형균 · 냉혈 동물의 결핵균으로 분류된다. 보통, 길이 1.2~4.0μm, 폭 0.3~0.5μm 정도의 간균으로, 가늘고 길쭉하며 약간 만곡해 있는데, 작은 덩어리를 이루거나 울타리 모양으로 늘어서 있는 경우가 많다.

4) 강한 산이나 알칼리에도 잘 견디는 항 산성 균으로 사람의 객담(가래)처럼 잡균이 섞여있는 사람의 가검물에서 결핵균을 선택적으로 분리해 낼 수 있다. 그러나 이 결핵균도 햇볕이나 열에는 매우 약해서 직사광선을 쪼이면 몇 분 안에 죽고 만다.

5) 결핵균은 산소가 많은 곳을 좋아하며 pH는 6.8~7.0, 온도는 37℃가 최적 조건이다.

(2) 감염 경로

결핵은 사람이 기침을 할 때 객담(가래)의 방울 속에 섞여 나온 균이 공기 중에 떠다니다가 사람이 숨을 쉴 때 폐 속에 들어가게 되어 감염된다. 일단 감염이 되면 모두 결핵으로 진전되는 것이 아니고 감염자의 대부분은 면역의 힘에 의하여 자연 치유가 되고 소수만이 결핵으로 발병하는 것이다. 과거에는 환자의 식기, 침구, 의복 등과 같은 환자의 물건이나 음식을 통해 감염되는 것으로 알았으나 그렇지 않다.

2. 폐결핵의 원인

폐결핵은 결핵균이 외부에서 호흡기로 침입하고, 폐를 감염시켜 염증을 일으키는 질병이다. 과로, 영양 실조에 의한 저항력 약화, 대도시의 인구 집중, 매연 등의 공기 오염, 비위생적인 인구밀집지역에서 결핵 환자는 증가하고 있으며, 청소년기의 흡연도 요인이 된다.

3. 폐결핵의 종류

폐결핵은 생기는 시기에 따라 1차성 결핵과 2차성 결핵, 생기는 부위에 따라 폐결핵과 폐외 결핵(골관절 결핵, 임파절 결핵, 장 결핵, 콩팥 결핵, 부고환 결핵, 난소 결핵, 피부 결핵 등)으로 나누어진다.

(1) 1차성 결핵

폐에 들어온 결핵균이 바로 병을 일으키는 경우에는 일차성 결핵이라고 한다. 결핵 면역이 아직 생기지 않고, 임파절들이 자주 병드는 특성이 있다. 이때에 임파절이 자주 붓는다. 아이들에게 흔히 나타난다.

(2) 2차성 결핵

들어온 결핵균이 병을 일으키지 않고 몸에(때로는 여러 해 동안) 숨어 있다가 병을 일으키는 경우가 있는데 이런 경우를 2차성 결핵이라고 한다. 이미 상대적인 결핵 면역이 생기고, 견딜 힘이 있는 어른들에게서 생기며, 만성으로 경과하고, 해당 장기에 머무르는 특성이 있다. 즉 우리나라의 어른이 걸린 폐결핵은 어렸을 때 몸 안에 들어와 있던 결핵균이 기회를 엿보고 있다가 저항력이 약해졌을 때 병을 일으킨 것이 대부분이다.

(3) 폐결핵

결핵균의 감염에 의한 폐의 염증을 폐결핵이라고 한다. 폐 이외의 장기에도 결핵균의 감염증이 생기지만 가장 많은 것이 폐결핵이다.

(4) 폐 외 결핵

폐 이외의 기관에 결핵의 감염증이 생긴 것을 폐 외 결핵이라고 부르는데, 폐 외 결핵으로는 결핵성 뇌막염, 결핵성 임파선염, 결핵성 골수염, 결핵성 난관염, 결핵성 장염, 결핵성 복막염, 결핵성 심낭염, 결핵성 피부 감염증이 포함된다.

4. 폐결핵의 증상

일반적으로 70~80%의 폐결핵 환자에서 증상이 있으며 호흡기 증상과 전신 증상으로 나눌 수 있다.

(1) 호흡기 증상

기침, 객담이 장기간 지속적으로 나타날 수 있고, 이런 증상은 다른 폐질환에서도 나타날 수 있는 비 특이적인 것이어서 흡연이나 만성 기관지염 등으로 인한 증상으로 가볍게 생각할 수 있다. 따라서, 2주 이상의 기침, 객담이 지속되면 폐결핵의 가능성을 항상 염두에 두어야 한다. 그 외에 객혈, 혈담 등이 있을 수 있고, 심한 경우 호흡곤란, 흉통(흉막이나 심막을 침범했을 경우) 등을 호소할 수 있다.

(2) 전신 증상

발열, 발한(특히 밤중), 피로감, 체중 감소, 식욕 부진 등이 있을 수 있다. 대부분 호흡기 증상과 전신 증상 모두가 섞여서 나타나지만, 전신 증상이 더 심하게 나타나는 경우도 있으며, 성인 폐결핵 환자의 흔한 증상은 기침, 객담, 발열, 전신의 피로감, 체중 감소 등을 생각할 수 있다.

또한 폐 외 결핵의 경우 발병하는 부위(임파절, 대장, 뇌, 신장, 척추…… 등)에 따라 증상이 다르게 나타난다. 예를 들어 신결핵은 혈뇨, 농뇨, 방광염 증상(배뇨관란, 빈번한 요의 등), 결핵성 뇌막염은 두통, 구토, 장 결핵은 빈번한 설사 등의 증상이 나타날 수 있다.

vi 폐암

1. 폐암이란

폐암은 비정상적인 세포가 암세포로 무절제한 빠른 속도의 증식으로 인해 발생한다. 폐암은 주로 한쪽 폐로부터 시작하여 임파절, 그리고 폐 내의 다른 조직들로 전이되고, 결국은 양 폐 모두로 확산되는데, 임파절이나 혈액을 통하여 몸 전체로도 확산될 수 있다. 폐암이 잘 전이되는 장기로는 뼈, 뇌, 간, 부신, 신장, 심장 등이 있다. 폐에서는 암 조직이 몇 년 동안 자라오고 있어도 발견되지 않는 경우가 많고, 별다른 통증 없이 상당히 진행될 수도 있다. 대부분의 폐암 환자들은 흡연자이다. 그러나 모든 흡연자가 암에 걸리는 것은 아니며, 반대로 전혀 담배를 피우지 않는 폐암 환자들도 많이 있다. 하지만 담배는 여전히 폐암의 중요한 발암 물질 중의 하나이며, 폐암 판정을 받은 흡연자라면 담배를 반드시 끊어야 한다.

2. 폐암의 원인

(1) 흡연과 폐암

흡연은 폐암에 있어 가장 중요한 발병 요인으로 90% 이상의 환자에서 흡연력이 발견된다. 한 보고서에 의하면 35세 남자가 하루에 25개피 이상의 담배를 피우면 75세 이전에 폐암으로 사망할 확률이 13%, 심장병으로 사망할 확률이 10%, 그 외 흡연 관련 질환으로 사망할 확률이 28%라고 한다. 담배 연기 중 현재 40종의 발암물질이 알려져 있는데 이 중 벤조피렌, 니트로자겐 등이 대표적이다. 담배의 니코틴은 자체적으로는 발암성이 없으나 발암성이 있는 물질로 대사된다고 알려져 있다. 담배는 기관지와 호흡기 표피, 폐심실에 손상을 주고 발암 물질과 유해 가스가 손상된 조직에 침착하여 폐암을 일으키는 주원인이 된다. 남자 폐암의 90%와 여자의 79%가 흡연과 직접적으로 연관이 있다. 흡연은 편평세포암, 소세포암, 대세포암, 선암 등 4가지 폐암의 위험을 모두 증가시킨다. 폐암의 모양은 남자에서는 편평세포암이 가장 흔하고 여자에게는 선암이 흔하다.

비 흡연가에도 폐암이 발생할 수 있다. 90% 이상의 폐암 환자는 흡연가이거나 흡연의 경력이 있음은 이미 기술한 바 있으나, 비 흡연가라고 폐암이 발생하지 않는 것은 아니다. 그 발생 양상이 다소 차이가 있어서 흡연군에서는 편평상피세포암이나 소세포폐암이 많이 발병하는 반면, 비 흡연군에서는 선암이 주종을 이룬다. 하지만 중요한 것은 비흡연군에서의 폐암 발생률이 흡연군에 비해 현저히 낮다는 사실이다.

(2) 환경 요인

대기 오염의 주된 원인은 화석 연료(석탄, 석유, 천연 가스 등)의 연소 시 배출되는 가스뿐 아니라 그 외에도 자동차 배기 가스, 발전소, 산업체나 가정의 배출 가스 등이다. 발암 물질로 확인된 물질로는 벤조피린, 방사선 물질, 비소, 석면, 크롬, 니켈, 우라늄, 비연소성 지방족 탄화수소 등이 있다. 이러한 환경 오염은 흡연과 폐암 발생에 있어 상승 작용이 있다는 보고가 있다.

(3) 직업적 요인

직업적으로 노출 가능성이 있는 위험 물질로서 사람의 발암 원인으로 알려진 것은 라돈, 비소, 석면, 카드뮴, 크롬, 니켈, 규산, 다환방향족 탄화수소, 염화비닐 등이 있다.

예를 들면, 석면 채굴이나 제조업, 건설 현장이나 조선소, 절연체 제조업, 채광업, 우라늄탄광, 방사선 물질 취급, 주물 공장, 콜타르나 아스팔트 관련 산업 등이 있다. 이들은 폐암을 일으키는 원인의 5~20%를 차지한다. 10~35년 정도의 잠복기를 가지며 흡연과 병행하는 경우 폐암 발생 위험도가 훨씬 높다. 예를 들어 석면 취급 노동자의 경우 일반적인 비흡연자의 폐암 위험도에 비해 폐암의 위험도가 5배 높으나 흡연을 하는 경우 92배로 월등히 높다. 우라늄 광부의 경우 비 흡연자가 7배인데 비해 흡연자는 38배로 높아진다. 이는 직업적 발암 물질과 흡연이 폐암의 발생에 상승 효과를 나타내기 때문이다.

487

(4) 방사선 물질

모든 종류의 방사성 물질은 다 발암 물질이 될 수 있다. 노출 후 암 발생까지의 기간은 평균 16~17년 정도이다. 우라늄은 폐암 특히, 소폐성 폐암의 발생과 밀접한 연관을 보이는데 흡연자에서 발생 빈도가 현저히 증가한다. 특히, 라돈의 경우 비 흡연자에서 발생하는 폐암의 10~15%를 설명할 수 있는 것으로 보고 되는데, 이 라돈은 절연이 잘 되어 있고 환기가 잘 안되는 실내인 경우 고농도를 보여 미국에서 많은 문제가 되고 있다. 현재 라돈은 흡연으로 인한 폐암에 이어 가장 많은 발생 원인으로 추정하고 있다.

(5) 가족력(유전적 소인)

폐암이 자손에게 그 소인이 전달되는 유전적 질환은 아니나 분자 생물학적으로 보면 앞서 열거한 위험 요소들에 의하여 유전자의 변이가 발생함으로써 폐암이 유발되는 것으로 알려져 있다. 유전적으로 arylhydrocarbon hydroylase(효소의 일종)라는 물질이 발암 물질을 활성화시킨다고 보고 있다. 폐암의 가족력이 있는 경우 2~4배의 발병 위험이 높다고 본다.

(6) 식생활습관

식생활 습관에도 폐암 발생에 영향을 줄 수 있는데, 신선한 과일이나 야채를 적게 섭취하고, 육류나 동물성 지방 등의 고 지방식을 하는 경우에 발병 위험이 더 높은 것으로 알려져 있다. 특히, 비타민A가 결핍된 식사를 장기간 할 경우에는 폐암 발생률이 증가된다고 알려져 있다.

3. 폐암의 증상

우리나라에서 폐암의 발생률은 남자가 3위, 여자는 5위를 차지하고 있지만, 사망률은 남녀 모두 3위로서 각각 전체 암의 19.4%, 11.8%를 나타내고 있다. 폐암은 초기에 증상이 전혀 없다. 즉, 폐내부에는 신경이 없어 증상을 일으키지 않으며, 증상이 나타날 정도면 이미 다른 곳으로 퍼져 있는 경우가 많다. 전체 폐암 환자의 80% 이상이 진단 당시 3기, 4기 상태로 발견된다. 오래 계속되는 마른기침을 기관지염으로 생각하고 가볍게 여기다가 폐암으로 밝혀지는 경우도 있다. 담배를 피우는 사람들은 평상시에도 기침과 가래가 있는 경우가 많기 때문에 대단하지 않게 여기기 쉽다.

(1) 초기 자각 증상

폐암은 예후가 매우 좋지 않은 질병이다. 암이 발견되었을 때는 수술도 할 수 없을 만큼 늦게 발견되는 경우가 약 3분의 2나 된다는 통계가 있다. 따라서 조기 발견, 조기 치료가 가장 중요하다.

※ 대표적인 초기 자각 증상

· 마른기침이 나온다.

· 가래가 나온다.

· 가슴이나 등 한가운데가 둔하게 아프다.

· 열이 난다.

· 숨쉬기가 어렵다.

· 천명이 들린다.

(2) 암세포가 성장하면서 나타나는 증상

1) 신경을 압박하여 생기는 증상

· 암세포가 겨드랑이 부위의 신경을 누르게 되면, 팔이 저리고, 어깨가 아픈 증상이 나타난다.

· 얼굴 한쪽에서 땀이 나지 않거나, 동공이 축소되고, 눈꺼풀이 내려앉는 증상이 나타난다.

2) 목이 쉰 상태가 오래가거나, 심장이나 대동맥, 상대정맥, 심낭 등을 암세포가 침범하게 되면 생기는 증상

· 얼굴, 팔, 목 등이 붓거나, 호흡 곤란이 일어나고, 심부전, 부정맥 등을 일으킬 수 있다.

3) 암세포가 종격을 침범하면 생기는 증상

· 식도를 눌러서 음식이 잘 넘길 수 없거나, 기도를 압박하여 호흡 곤란이 올 수 있다.

(3) 전이에 의해 일어나는 증상

1) 폐암이 진행되어 뇌로 전이되었을 때 : 두통, 불안정한 걸음걸이 등을 나타낸다.

2) 간에 전이되었을 때 : 체중 감소, 오심, 황달 등의 증세를 나타낸다.

3) 뼈에 전이되었을 때 : 뼈의 통증, 골절 등을 일으킬 수 있다.

(4) 암 조직 자체에서 분비되는 물질로 인해 일어나는 증상

원래 다른 장기에서 생성되는 호르몬이나, 기타 물질을 폐암 조직에서 비정상적으로 분비하게 되는 경우 나타나는 증상

· 빈혈, 혈전성정맥염, 근 무력증, 말초혈관염, 쿠싱 증후군, 고칼슘증 등을 나타내게 된다.

4. 폐암의 종류

거의 모든 폐암은 상피성세포암인데, 상피성세포암은 어떤 기관을 싸고 있거나 덮고 있는 조직에서 발생하는 암이다. 폐암을 크게 두 종류로 구분하면 세포의 크기에 따라 소세포성폐암, 비소세포폐암으로 나누어지며 폐암은 암 세포 종류에 따라 성장 속도와 전이가 다르고 치료도 달라진다. 비소세포폐암이 소세포폐암보다 흔하며 비소세포폐암은 다시 세포 종류에 따라 여러 가지로 나누어지지만 3가지가 가장 흔하다

(1) 비소세포암종

약 65~75 %정도를 차지한다. 비세포암 종에는 암세포의 모양에 따라 편평세포암종, 선암종, 대세포암종으로 나누어진다.

1) 편평세포암종

폐암 중 가장 흔한 형태로 폐 중심부에 주로 있으며, 남자 폐암 환자에서 가장 많은 형태이다. 또한 흡연과 가장 관계가 깊다. 기관을 조직이 막게 되므로 피 섞인 기침을 호소하게 된다. 선암종에 비해 상대적으로 신체 다른 부분으로의 전이는 적은 편이다.

2) 선암종

폐의 주변부에서 주로 발견된다. 여성에서나 담배를 피지 않는 사람에게서 주로 발

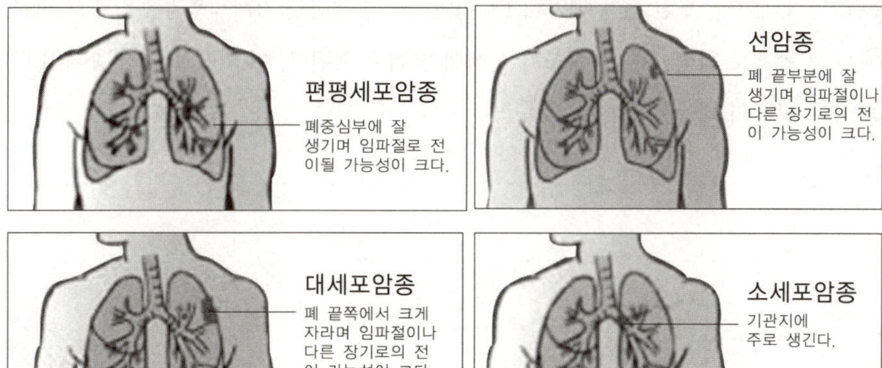

병하며, 전이가 잘 되는 암종으로 림프절 이외에도 간, 뇌, 뼈, 그리고 부신 등에 전이가 된다.

3) 대세포암종

전체 폐암의 4~10%를 차지하며, 폐 표면에서 주로 발생한다. 이 암세포는 빠르게 증식하며, 전이되는 속도가 빠른 경향도 있어서 다른 분화된 비소세포 암종들에 비해 상대적으로 예후가 나쁜 편에 속한다.

(2) 소세포암종

전체 폐암 환자의 약 15~30%를 차지하며, 주로 기도(기관지나 세기관지)에서 처음 발병한다. 암종은 대개 기관의 표면이나 선을 따라 생성되어, 대부분(4/5) 폐 중앙부에 생기고, 나머지(1/5)는 말초에 생긴다. 전반적으로 악성도가 강해서 림프 계통이나 혈액 순환을 통해 조기에 멀리 전이되는 경향이 있다. 소 세포 폐암 세포는 급속히 성장하고 대개는 작고, 동그란 형태로 자라는데, 그 모양을 본따 '귀리 세포'라고도 한다.

(3) 기타 : 10%

불규칙 형태로 여러 가지가 있는데, 먼저 기관세지폐포암종은 천천히 자라는 암종으로 선암종으로 분류되기도 한다. 나이가 많은 사람에게서 종종 발견되며 진행 정도는 각양각색이다. 또한 전체 폐암의 1% 미만으로 발생하는 거대세포암종은 주로 말초에서 큰 종괴로 나타나며, 악성도가 심해서 빨리 진행된다. 이 외에도 여러 종류의 다른 세포 형태의 폐암이 있다.

5. 폐암의 치료율과 고 위험군

(1) 폐암의 치료율

1) 수술 후 5년 생존율

1기인 경우	약60-70%
2기인 경우	약30-40%
3기인 경우	약20-25%
4기인 경우	약5%

2) 폐는 심장, 대동맥, 흉막과 같은 매우 중요한 장기에 인접하고 있는데, 폐암이 이러한 장기에 가까운 곳에서 발병하면, 발병 초기라도 수술을 하지 못하는 경우가 많다.

3) 폐암은 다른 암에 비해 항암제나 방사선 치료에 잘 듣지 않는다. 1998년 미국 통계에 의하면, 대장암 63%, 전립선암 90%, 유방암 86%의 완치율(5년 생존율)을 보였으나, 유독 폐암만은 14%로서 치료 성적이 매우 낮은 것으로 알려져 있다.

(2) 폐암의 고 위험군

1) 암의 가족력

2) 직업적으로 석면, 우라늄에 노출

3) 스트레스가 심한 환경

4) 과거의 질병으로 폐에 상처가 남겨진 사람

5) 암의 발생이 높은 유전자 이상

6) 고령

※ 고 위험군에 해당되는 사람은 폐암 조기발견을 위한 주기적인 정기검진이 필요하다.

vii 늑막염

1. 늑막이란?

가슴 속에는 심장과 폐가 들어있다. 그런데 허파는 얇은 막으로 덮여있고 가슴의 안쪽 벽 역시 얇은 막으로 덮여있다. 이 두 얇은 막을 늑막(흉막이라고도 함)이라고 말한다. 이 늑막은 한 층의 중피 세포로 덮여있다. 늑막은 폐를 둘러싸고 있는 장측 늑막(폐 흉막)과 가슴 벽 안쪽을 둘러싸고 있는 벽측 늑막으로 이루어져 있으며, 이 두 늑막 사이의 공간을 늑막강이라 부른다. 두 겹으로 된 늑막 사이의 늑막강 안에는 소량의 늑막액(흉수)이 들어있어 호흡 시 폐와 흉곽의 마찰을 방지한다. 물기로 인해 매끄럽고 좁은 공간은 폐의 수축과 팽창을 규칙적이고 부드럽게 해준다. 장측 늑막(폐 흉막)은 폐의 안쪽의 폐문 근처에서 반전하여 벽측 흉막으로 이행한다. 벽측 흉막은 심장·대혈관·기관 등을 싸고 있다. 이어서 횡격 흉막이 되어 횡격막의 상면을 덮고 늑골 흉막으로 이행한다.

(1) 장측 늑막(폐 흉막)

폐 표면을 둘러싸고 있으며 폐 순환으로부터 혈류 공급을 받는다. 체신경 분지가 없으므로 통증을 거의 느끼지 못한다.

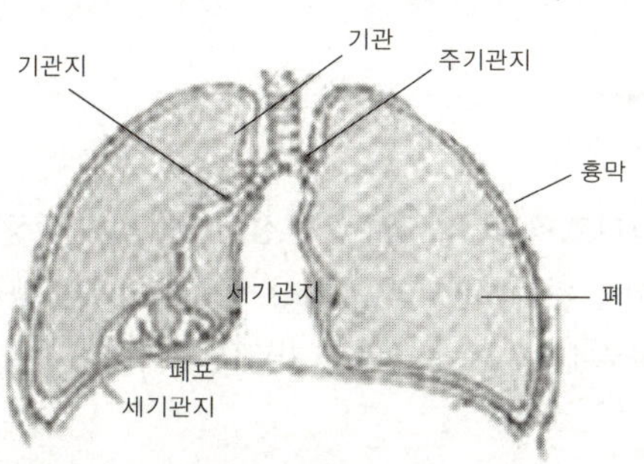

(2) 벽측 늑막

흉벽, 횡격막, 종격동을 둘러싸는 막.

체순환으로부터 혈류 공급.

흉막액이 주로 생성되고 흉막하 림프관을 통해 흡수된다.

중피 세포의 미세 융모가 발달되어 있고 감각 신경이 분포하여 통증을 느낀다.

(3) 늑막강

늑막 사이의 공간.

정상적으로 5~10ml의 늑막액*(흉수)이 존재.

2. 늑막염이란?

늑막(흉막)에 발생하는 염증의 총칭. 늑막 염증 외에 악성 종양에 의한 늑막의 변화도 암성 늑막염으로 다루기도 한다. 염증은 늑막을 자극하여 가슴에 통증을 일으키고 분비물(삼출액)이 생기며, 이러한 분비물이 늑막강 내에 고여서 흉수가 된다. 흔히 흉수를 '늑막에 물이 고였다' 라고 표현하기도 한다.

3. 늑막염의 원인

· 늑막에 염증을 일으키는 원인으로 가장 흔한 것은 결핵균.

· 폐렴 · 폐종양 · 폐괴저에서 2차적으로 생기는 속발성 늑막염, 류머티즘 열이 원인으로 생기는 것.

· 외상이나 수술 후에 생기는 것.

---

* 늑막액(흉막액)

체순환계, 폐순환계 그리고 흉막강의 정수압과 삼투압에 의해 생성 흡수된다. 보통 5~10ml의 정상 늑막액을 유지한다. 늑막액(흉막액)은 항상 벽측 늑막에서 생성되어 장측 늑막으로 흡수되며 보통 성인에서 하루에 5,000~10,000cc 가량 생성되고 흡수된다. 호흡 시 폐와 흉곽의 마찰을 방지한다.

· 악성 종양에 의한 것.

· 바이러스 감염, 폐색전증 등에 의한 것.

· 곰팡이 감염, 폐디스토마와 같은 기생충 감염 등에 의한 것.

일반적으로 늑막염의 가장 흔한 세 가지 원인은 폐렴, 결핵과 암이다. 우리나라에서 늑막염을 일으키는 원인 중 가장 흔한 것이 결핵균이므로 특별한 설명 없이 늑막염이라고 말하면 대개는 결핵성 늑막염을 말하는 것이다.

4. 늑막염의 종류

(1) 흉수의 많고 적음에 따른 분류

1) 흉수가 많음 – 습성 늑막염

2) 흉수가 적음 – 건성 늑막염

(2) 원래의 질환 종류에 따른 분류

1) 감염성

감염성에는 폐렴에 잇달아 생기는 것과, 결핵, 사코이도시스 등 육아성(肉芽性) 병변에 의해 생기는 것 등이 있다.

2) 암성

흉막에 암이 발생하여, 특히 그것이 늑막에 많이 퍼졌을 경우 흉막강에 액체(특히 혈성의 액체)가 괴는 일이 적지 않다. 이것을 암성 늑막염이라 한다. 암이 발생한 부위는 복부 등의 장기의 암이거나 폐 또는 늑막 자체일 때도 있다.

3) 외상성

자동차 사고 등으로 흉부를 강타당한 후 늑막강에 액체가 괴는 경우가 있다. 이것을 외상성 늑막염이라 한다. 그러나 이러한 경우의 대부분은 외상에 의한 혈흉(늑막강 내의 출혈)이나 유미흉(임파관이 터져서 늑막강 안에 나온 것) 또는 외상으로 인해 전신 및 국소의 저항력이 약해졌을 때 합병하여 일어나는 각종의 세균성(결핵을 포함)늑막염이다.

(3) 늑막강 안의 삼출액 상태에 따른 분류

1) 화농성 늑막염

삼출액이 농성膿性인 경우

2) 혈성 늑막염

삼출액이 혈성血性인 경우

5. 결핵성 늑막염

폐 이외에 생긴 결핵의 하나로 결핵성 림프절염과 함께 가장 흔한 흉막에 생긴 결핵을 말한다. 흔히 급성 폐렴과 유사한 임상 양상을 보이는데 약 75%의 환자가 흉막성 흉통(숨을 들이 쉴 때 가슴이 아픈 것)을 호소하고, 80% 정도의 환자는 가래 없는 기침을 호소한다.

흉막액은 주로 단측성으로 생기고 약 1/3의 환자에게는 폐결핵이 동반된다. 본래 흉막은 물을 약간 만들어내기도 하고 물을 흡수하기도 하는 성질을 가지고 있다. 그런데 흉막에 결핵균이 붙어살면서 그 결과 결핵균이 흉막강에 본래 없던 일종의 분비물을 만들어내면 늑막이 이 이물질에 반응하여 염증액을 만들어낸다. 그것이 흉막염 때 흉막강에 고이는 물이다.

※ 증상

· 흉통, 가래 없는 기침.

· 대부분 발열이 있다.

· 일부에서는 미열이나 기침이 있다.

· 체중 감소, 피로감 등 비 특이적이며 만성적인 증상이 동반.

viii 기관지염

1. 기관지염이란?

기관지 점막에 생긴 염증이다. 주로 감기를 앓다가 기관지염이 되는 수가 있고 갑자기 찬바람을 맞아 생기는 수도 있다. 세균, 바이러스, 진균 등의 감염에 의한 것이 가장 많고, 평소에 감염되지 않은 사람도 전신의 저항력이 약화되었을 때 감염되기 쉬운 질환이다. 알레르기에 의한 기관지염은 알레르겐을 흡입함으로써 생기는 직접 반응과 전신 알레르기 반응에 의한 부분 증세가 있다. 먼지나 가스, 담배 등이 원인으로 되는 경우도 있다. 특히, 대도시의 오염된 공기는 만성적으로 기관지에 자극을 주어 염증을 일으키기 쉽다.

2. 기관지염의 종류와 원인과 증상

기관지염에는 급성 기관지염과 만성 기관지염이 있다. 기관지는 호흡기계 중 하부기도로써 일반적으로 급성 감염이 잘 안 생긴다. 그러나 급성상부기도감염 상태를 조기에 치료하지 않아 장기간 지속되면 기관지염이 발병하기도 한다. 급성 기관지염은 세균이나 바이러스가 주된 원인이고, 만성 기관지염은 급성을 2년 이상 치료하지 않았을 때, 흡연, 암모니아, 카드뮴 같은 중금속, 각종 공해 물질 등으로 인해 발생할 수 있다.

(1) 급성 기관지염

급성 기관지염은 세균이나 바이러스가 주된 감염 원인이다. 주로 겨울철에 주 기관지에서부터 중간 정도 크기의 기관지에 발생하는 급성 염증. 대개 기관지염과 함께 발병한다.

1) 원인

바이러스에 의한 상기도 감염이 기관지에 염증을 일으키고, 이차적으로 세균성 감염으로 발생하는 경우가 많다.

바이러스성	아데노바이러스, 인플루엔자와 파라인플루엔자 바이러스, 리노바이러스, 헤르페스바이러스나 코로나바이러스 등의 바이러스가 주요 원인 균이다.
세균성	폐렴균, 백일해균과 인플루엔자간균, 마이코플라즈마균 등이고 홍역, 수두 시에도 생길 수 있다.

* 노인, 유아에게 잘 걸리고 과거 폐결핵, 흉막 성형 수술을 받은 경우 특히 주의해야 한다. 환절기 독감이 유행할 때도 급성 기관지염이 걸리기 쉽다.

2) 증상

· 감염 초기의 기침과 발열 증상이 나타난다.
· 인두 경련이나 부종을 동반한 가슴이 아플 정도의 심한 기침을 한다.
· 전신 피로, 두통, 관절통, 호흡 곤란이 온다.
· 특히 기관 분기부(기관지가 좌우로 갈라지는)에 염증이 생기면 통증과 기침이 매

우 심해진다.

· 유아의 경우 치료가 안 되면 모세 기관지염을 거쳐 폐렴으로 발전하여 발열, 기침, 탈수, 호흡 곤란 등의 증상을 느끼며 매우 위험해 질 수 있다.

(2) 만성 기관지염

만성 기관지염은 기침과 가래를 주 증상으로 하는 만성 폐쇄성 폐질환을 일으키는 원인 질환의 하나로 주된 병변은 기관지 점막의 염증으로 점액 분비 조직이 증식되어 점액을 많이 분비하고 기관지 내로 들어온 먼지나 세균 등 이물질을 몸 밖으로 밀어내는 섬모 조직의 기능을 잃어버려 가래의 배출과 기침이 계속되고 또한 기관지 폐쇄로 호흡 곤란이 발생하며 심한 경우에는 호흡부전과 심부전을 일으키기도 하고 적혈구 과다증 같은 상태가 될 수도 있다. 만성 기관지염은 정의처럼 장기간 지속적인 기침과 가래를 동반하는 것이 일반적이다. 그러나 급성적인 악화를 동반하는 만성 기관지염도 있는데 이 경우는 대부분 급·만성 인·후두염과 같은 상부기도 감염의 합병증으로 기침과 농성인 가래를 동반하는 경우가 많다.

1) 원인

만성 기관지염은 급성 기관지염을 2년 이상 방치했을 때 생길 수 있고, 그 외 흡연, 황사 현상이나 대기 오염, 작업장에서 노출되는 가스와 유전적인 요인 등에 의하여 발생한다.

① 급성 기관지염을 방치했을 때

세균과 같은 미생물 또는 오염된 공기와 과도한 흡연, 유해 가스나 체질적 요인에 의해 기관지에 염증이 생기고 고름과 같은 다량의 가래를 뱉는 경우 기관지염이라 할 수 있다. 이러한 증상이 1년 중 3개월 이상 2년 간 연속적으로 나타나는 경우면 만성 기관지염으로 될 수 있다. 폐기종, 기관지 천식 등과 함께 나타나는 경우가 많고, 주로 40대 이후 성인 층에서 잘 나타난다.

② 흡연, 대기 오염

흡연, 대기오염, 산업 공해 또는 작업 환경의 오염, 먼지의 흡입, 가스 등과 장기 접촉하면서 기관지의 상피 세포가 점액을 분비하는 배세포로 바뀌고 기관지선이 비대해지면서 분비물이 늘어나고 섬모 운동이 감소되면서 분비물이 가래가 된다.

③ 유전

선천적인 감수성이 원인이 되기도 한다.

2) 증상

① 기관지 점막의 기침을 일으키는 수용체가 괴어 있는 가래에 의해 자극을 받아 기침이 나면서 가래(피가 섞이기도 함)가 나온다. 기침은 아침저녁으로 심하며 겨울에는 더욱 심해질 수 있다.

② 만성 기관지염일 때에는 찐득찐득한 가래가 목에 붙어서 잘 떨어지지 않으며 양은 적다. 만성 기관지염이 심해지면 급성 기관지염 때의 증상들이 나타나면서 고름이

섞인 가래가 많이 나온다. 화농성 가래 또는 피가 섞인 가래를 배출하기도 한다.

▶ 가래가 허옇고 끈끈한 경우를 단순성, 고름이 섞인 경우를 화농성이라고도 한다.

③ 병이 진행되면서 운동 시에 호흡 곤란이 잘 나타나며 안정 시에도 호흡 곤란이 있으면 폐쇄성 폐질환의 진행을 의심할 수 있다. 기관지가 좁아져 기관지에서 삑삑거리는 소리(천명)가 나기도 한다.

※ 기타 증상

① 잦은 상기도 감염(감기), 피로, 두통, 운동 후 악화되는 호흡 곤란 등이 있다.

② 양쪽 하지 부종(발목, 발, 다리) : 만성 기관지염의 경우 폐로 들어오는 혈액 공급이 원활하지 않아 심장에 무리가 올 수 있으며, 폐로 산소 공급이 잘 안 되면 청색증, 하지 부종이 생길 수 있다.

③ 얼굴, 뺨, 손바닥, 구강 점막이 빨개진다.

④ 비정상적인 시야 증상 등이 나타날 수 있다.

3. 기관지염의 합병증

재발성 폐렴, 만성 폐색성 폐 질환(이것은 치료가 불가능하며, 입술과 손톱이 보라색을 띠거나 울혈성 심부전 등의 특징을 보인다) 등이 올 수 있다.

※ 만성 기관지염과 담배

담배를 오래 피운 사람은 조금만 운동을 해도 숨이 차고 운동 능력이 줄어들어 빨리 지치게 된다. 담배를 피우면 기관지 섬모가 파괴되고, 객담분비 점액 세포가 증식하여 기관지가 좁아지고 객담분비가 많아지는 만성 기관지염이 생긴다. 또 직경이 가는 (2~3mm) 모세기관지에서는 염증, 위축 등 세포의 악성 변화가 생기면 폐포가 파괴되어 탄력이 없어지는 폐기종이 생긴다. 담배가 기관지, 폐포, 폐모세혈관을 파괴하여 생기는 이러한 만성 기관지염과 폐기종을 만성 폐쇄성 폐 질환이라 한다. 이 병은 선천적인 원인이나 환경 오염으로 인한 공해로 생기기도 하지만 담배 때문에 생기는 것이 80~90%로 담배가 절대적인 원인이 된다. 담배가 기관지의 반응을 증가시키고 기관지의 반응 증가가 만성화되면 폐를 파괴하며 기관지염이 생기고, 폐의 단백질 분해 효소의 불균형으로 폐 조직이 파괴되어 폐기종이 유발된다. 만성 폐쇄성 폐 질환이 생기면 폐 기능(폐활량과 산소 교환 능력)이 줄어들고 운동 능력이 줄어들어 세포에 산소 공급이 잘 안되며 피부가 거칠어지고 노화가 빨라진다. 독감이나 폐렴 등의 염증성 질병이 잘 생기고 한번 생기면 잘 낫지 않게 된다. 흡연자의 말초혈액에는 비흡연자에 비해 백혈구 수가 30% 이상 높게 나타나고 단핵구와 T임파구의 변화를 일으켜 면역 기능에 장애를 준다. 만성 폐쇄성 폐 질환으로 약해진 폐에 면역 기능이 약해지면 여러 가지 감염이나 염증, 알레르기성 질환이 잘 생긴다.

ix 폐 질환의 식이 요법 핵심 포인트

폐 질환에서 원활한 호흡 유지를 위한 조건

① 폐포 관을 따라서 그리고 폐포 벽을 통하여 일어나는 공기의 빠른 확산에 가장 크게 영향을 미치는 것은 냉기이다.

② 충분한 양의 공기 흡입은 원활한 호흡 유지를 위해 중요한데 이것은 외부 환경에 영향을 많이 받는다. 가장 큰 원인이 되는 것이 공기의 오염, 흡연, 배기 가스를 들 수 있다.

③ 폐 순환의 적절한 관류가 필요한데 그러기 위해서는 원활한 혈액 순환이 가장 중요하다. 폐 순환의 적절한 관류와 혈액의 흐름이 잘 조화되면 호흡기체의 교환이 원활하게 이루어진다. 그러나 혈액의 흐름이 충분하지 않으면 호흡기체의 교환이 잘 이루어지지 않는다.

충분한 양의 공기 흡입

원활한 호흡 유지를 위해 공기 흡입이 중요한데 이것은 외부 환경에 영향을 많이 받는다. 가장 큰 원인이 되는 것이 공기의 오염, 흡연, 배기 가스를 들 수 있다. 이중 가장 폐에 영향을 주는 것은 담배이다. 외부의 공기는 기관과 기관지 및 세 기관지를 거쳐 폐포 내로 들어간다. 기관지의 섬모 상피 층은 흡기 시 공기에 포함된 이 물질을 걸러 밖으로 배출하는 기능이 있다. 흡연할 때 흡수된 타르나 니코틴 등은 기관지 섬모 상피 층을 죽여 공기의 여과 기능을 약화시키며 그 결과 다른 이 물질이 폐포 내로 들어오게 된다.

＊ 타르는 천여 종류의 발암 물질을 내포하고 있다. 또한, 담배 성분 중의 하나인 일산화탄소는 헤모글로빈과 산소의 결합력보다 약 210배가 더 빨리 결합된다. 그로 인해 산소 부족이 되고 혈류량 감소로 인해 혈액 순환이 저하된다.

원활한 혈액순환

폐 순환의 적절한 관류가 필요한데 폐 순환의 적절한 관류를 위해서는 원활한 혈액 순환이 가장 중요하다. 폐순환의 적절한 관류와 혈액의 흐름이 잘 조화되면 호흡기체의 교환이 원활하게 이루어진다. 그러나 혈액의 흐름이 충분하지 않으면 호흡기체의 교환이 잘 이루어지지 않는다. 이때에는 호흡을 통해 혈류량을 증가시켜주는 것이 중요하다. 수의근이란 의지대로 움직일 수 있는 근육을 말하는데 이 근육에는 횡경막과 늑간근이 있다. 호흡 중에는 복식 호흡이 제일 좋은데 복식 호흡이란 이 수의근을 최대한 늘려서하는 호흡을 말한다. 이 근육을 움직이려면 조식 호흡을 해 주는 것이 가장 좋다.

＊호흡량과 혈액량의 상관 관계

혈액 중의 산소가 증가한다는 것은 그 산소를 운반하는 적혈구(헤모글로빈)가 늘어난다는 것을 의미한다. 산소가 증가하면 혈액량이 늘어나 다량의 혈액이 혈관을 타고 흐르게 되며, 그 때 혈관의 내벽에 붙어 있던 콜레스테롤 등의 불순물들이 씻겨 내려가게 된다. 따라서 혈액 자체가 정화됨은 물론 가뿐한 몸으로 다시 태어나는 상쾌한 기쁨도 맛보게 된다.

＊말초 조직의 혈류량에 영향을 미치는 것

① 내장의 상태가 건강해야 한다. 인체의 혈류량을 보면 내장 쪽으로 50~55%를 차지하므로 내장의 상태가 좋아야 한다.

② 운동 시 혈류량은 근골격계로 80% 정도가 이동되므로 근골격계 운동을 해주는 것이 좋다.

정상 시와 운동 시의 혈류량 비교

기관	뇌	심장	간, 소화관	신장	골격근	피부
정상 시	13~15%	4~5%	20~25%	15~20%	15~20%	3~6%
운동 시	3~14%	4~5%	3~5%	2~4%	80~85%	

스트레스

폐 질환에서 영향을 주는 것은 스트레스를 들 수 있는데, 스트레스를 받으면 교감 신경이 작용이 되는데 이로 인해 폐는 수축되고 폐활량은 적어진다. 이때 가장 좋은 것은 골고루 매운 맛 나는 음식과 조식 호흡을 해주는 것이다.

알카리성 식품 섭취

폐 기능이 저하가 되면 산성 체질이 되기 쉽다. 폐는 pH의 조절을 하는 기능이 있는데 폐 기능이 저하되면 이 기능도 저하되어 이산화탄소의 배출이 잘 안 되고 이로 인해 활성산소가 증가하게 된다. 이것은 폐 자체에서 폐포를 망가트리게 되고 혈액 내에서는 산성 물질이 많아지게 된다. 이 산성 물질이 과산화지질로 되기 쉽고 이것이 혈액 자체를 오염시킨다. 그러므로 혈액이 산성화가 되지 않도록 하는 것이 중요하다. 이때에는 골고루 알칼리성 식품을 먹어 주는 것이 좋다.

습온 상태 유지

폐의 건조한 상태는 호흡기계의 섬모 운동과 점액질의 분비를 저하시킨다. 폐 자체 내에서는 폐는 근육이 아니라 탄성 섬유로 되어있고 탄력이 있다. 그런데 그 탄력성은 수축되는 탄력성만 가지고 있다. 이에 상응하여 팽창시켜주는 물질은 계면 활성 물질이라는 것인데, 이것이 폐포에서 나온다. 이것은 지 단백질로 되어 있는데, 폐가 건조해지면 지방이 마르고 그로 인해 탄성 섬유의 작용을 막아주는 계면 활성 물질이 작용이 잘 안 되어 폐는 수축하게 된다. 즉, 호흡량이 적어진다. 이때에는 주위 환경 조건을 습온의 상태로 유지시켜 주는 것이 중요하다. 방이 따뜻한 상태에서 가습기를 틀어 놓는다거나 마스크를 착용해주는 것이 좋다.

x 폐 질환의 증상별 식이 요법

얼굴이 창백하고 어지럽다

폐 질환으로 인해 폐 기능이 저하되면 폐에서 원활한 산소 공급이 이루어지지 않게 되고 그로 인해 적혈구 생성이 잘 안 된다. 그러면 혈색소가 적어지기 때문에 얼굴뿐만 아니라 입술 손톱 눈자위에도 붉은 빛이 없어지며 빈혈로 어지럼증 등이 나타날 수 있다. 또한, 폐결핵 환자는 핏기가 없이 창백한 독특한 얼굴 모양이 되는데 이것은 결핵균과 백혈구의 싸움에서 체력이 약하여 골수의 조혈 기능이 떨어져서 빈혈이 초래된 결과라 할 수 있다.

* 폐암, 폐결핵, 폐렴, 늑막염 등에서 나타난다.

☞ 이때에는 면역력 향상을 위한 영양식과 몸을 따뜻하게 해주는 것이 좋다. 또한, 식물의 엽록소의 구조는 사람의 적혈구 구조와 가장 흡사하므로 체내에서 가장 빨리 적혈구를 만들 수 있다. 식물성 엽록소를 먹을 때에는 녹즙의 형태로 섭취해주는 것이 가장 좋다(단, 녹즙은 차기 때문에 많은 양을 섭취하게 되면 몸이 차질 수 있으므로 체질에 따라 적당한 양을 섭취해주는 것이 좋다).

※ 세균, 바이러스 불활성온도 : 39～40도

호흡 곤란

폐 질환으로 폐의 가스 교환 기능이 장애를 받기 때문에 숨이 차거나 심한 기침을 하게 되어 동맥혈 중의 산소 분압을 저하시킨다. 그러면 폐는 호흡 운동이 원활하지 못해 호흡 곤란 증상이 일어날 수 있다. 또한, 폐암 환자의 반 정도가 숨이 차다고 느끼는데 그 원인은 다양하다. 암 덩어리가 커져 폐 기능 상실로 인하여 호흡이 가쁘다고 느끼는 경우도 있으며, 폐암으로 인한 흉막 삼출, 폐 허탈, 상기도 폐색 등이 호흡 곤란을 유발하기도 한다. 또한 오랫동안 폐결핵이 완치되지 않으면 점차 폐 조직이 파괴되어 폐 속에서 공기가 드나들거나 혈액과의 가스 교환에 참여하는 부분이 적어져 호흡 곤란이 나타난다.

* 폐암, 폐결핵, 폐렴, 기관지염 등에서 나타난다.

☞ 이때에는 폐 자체의 기능 향상을 위한 영양식과 몸을 차지 않도록 해주는 것이 중요하며 관련된 질환을 치유하는 것이 우선이다.

흉통

폐암은 여러 가지 종류의 흉부 통증을 유발할 수 있으며, 환자의 약 1/3 정도가 흉통을 호소한다. 우선 폐의 가장자리에 생긴 폐암이 흉막과 흉벽을 침범하여 가끔씩 통증이 생기며 날카로운 경향이 있다. 폐암이 더 진행하면 둔중한 통증이 지속되기도 한다. 폐암이 직접 흉벽을 침범하지 않더라도 갈비뼈로 전이되어 통증이 생기기도 하며 흉막으로 암이 전이되어 악성 흉막 삼출증을 만들어 지속적인 통증을 유발하기도 한다.

* 폐암, 폐결핵, 폐렴 등에서 나타난다.

* 통증 부위에 뜸을 떠주면 효과가 있고, 관련된 질환을 치유하는 것이 중요하다.

쉰 목소리

목소리를 만드는 성대를 조절하는 회귀 후두 신경은 폐와 폐 사이의 공간인 종격동을 지나가는데 폐암이 이 신경을 침범하면 성대의 마비가 오고 그로 인해 목소리가 쉬기도 한다. 그러므로 쉰 목소리가 좋아지지 않게 되므로 지속된 검진이 요구된다.

* 폐암에서 나타난다.

* 따뜻하고 뜨거운 허브차를 복용하면 효과적이다.

전신 피로감, 식욕 부진, 체중 감소, 근력 약화, 감각 이상, 사지 통증, 피부 발진, 시력 약화, 말초 혈관염, 어지러움

폐 질환으로 인한 폐 기능 저하가 원인인 것이 있으며, 폐암조직의 다른 장기에서 원래 생성되는 호르몬이나 기타 물질을 비정상적으로 생산하게 되면 임상양상으로는 전신 피로감, 식욕 부진, 체중 감소, 근력 약화, 감각 이상, 사지 통증, 피부 발진, 시력 약화, 말초 혈관염, 어지러움 등이 나타날 수 있다.

* 폐암, 폐결핵, 폐렴, 기관지염 등에서 나타난다.

☞ 이때에는 폐 자체의 기능 향상을 위한 영양식과 몸을 차지 않도록 해주는 것이 중요하며 관련된 폐 질환을 치유하는 것이 우선이다.

천명(호흡 시의 색색거리는 소리)

폐암으로 인한 폐 기능 저하로 기도가 부분적으로 막혀서 숨을 내쉴 때 색색거리거나 가랑가랑하는 호흡음이 나타나는 천명이 나타날 수 있다. 또한, 만성 기관지염일 때 기관지가 좁아져 기관지에서 삑삑거리는 소리(천명)가 나기도 한다.

* 폐암, 기관지염 등에서 나타난다.

기침

기관지 점막의 기침을 일으키는 수용체가 괴어 있는 가래에 의해 기관지 내막이 자극을 받아 기침이 나면서 가래(피가 섞이기도 함)가 나온다. 기침은 폐 안에 있는 세균을 배출하기 위한 하나의 방어기전이기 때문에 기침을 완전히 억제하는 것은 좋지 않다. 또한 기침은 폐암의 가장 흔한 증상으로 종양이 기관지 내막을 자극하거나 기관지를 폐쇄시킬 때 일어나는 것으로 본다.

* 폐암, 폐결핵, 폐렴, 기관지염 등에서 나타난다.

* 몸을 습온하게 해주는 것이 중요하며 관련된 폐질환을 치유하는 것이 중요하다.

청색증, 하지부종

폐 기능이 저하되면 폐에서 원활한 산소 공급이 이루어지지 않아 몽롱해지며 입술이 보랏빛으로 변하는 경우도 있다. 만성 기관지염의 경우 폐로 들어오는 혈액 공급이 원활하지 않아 심장에 무리가 올 수 있으며, 폐로 산소 공급이 잘 안되면 청색증, 하지 부종이 생길 수 있다.

* 폐암, 폐결핵, 폐렴, 기관지염 등에서 나타난다.

☞ 이때에는 폐의 전체 식이요법을 잘 해줘야 하고, 혈액량을 증가시켜서 혈액 순환을 원활히 해주는 것이 중요하다. 이 혈액량을 증가시켜주는데 가장 좋은 것이 호흡이다.

오한

바이러스나 세균의 침입 시 충직한 백혈구가 단백질을 방출하여 뇌의 체온 조절 중추에 메시지를 보낸다. 세균의 감염을 물리치기 위해 체온 조절 중추는 혈관을 수축시킴으로써 체온을 올리고 몸을 떨게 한다. 몸을 떨면 근육의 운동이 증가하여 열을 생산하고 피부의 혈관이 수축하여 열의 손실을 막는다. 오한이 날 때 피부가 차갑게 느껴지는 이유는 혈류가 피부로부터 몸의 중심부로 몰려들어 실제로 몸 속의 온도는 올라가기 때문이다. 대부분의 오한은 열이 실제로 명백해지기 전 15분 이상은 지속하지 않는다. 일반적으로 감염성 질환들, 특히 인플루엔자나 다른 어떤 바이러스의 감염이 흔히 오한의 원인이 된다(골반 또는 비뇨기계 감염에서 폐렴까지도 가능하다). 만약 오한이 전신에서 느낄 정도라고 한다면 세균이 혈류로 퍼지고 있다는 신호일 수도 있으므로 진단을 받는 것이 좋다.

512

* 폐암, 폐결핵, 폐렴 등에서 나타난다.

☞ 이때에는 세균, 바이러스 불활성 온도가 39~40도이므로 몸을 따뜻하게 해주는 것이 중요하며 관련된 폐질환을 치유하는 것이 우선이다.

가래

기관지의 내면(폐포 전까지)을 보면 섬모로 되어 있다. 기관지는 상피 세포, 점액 층(근육 층), 기관지막 층으로 되어 있다. 그런데 상피 세포는 섬모로 되어 있고 섬모는 위쪽으로만 흐르며 섬모의 근육 층에서는 점액질이 나온다. 섬모가 하는 일은 숨을 쉬면 공기 중의 먼지, 각종 세균, 이물질(체내로 한번 숨쉴 때 들어오는 이물질이 100~200억 개) 등을 걸러주는 역할을 한다. 이물질이 섬모의 근육 층의 점액질과 섞여 나오는 것이 가래인데, 폐 기능이 저하되면 이물질을 걸러주지 못해 가래가 많아진다.

* 폐암, 폐결핵, 폐렴, 기관지염 등에서 나타난다.

☞ 이때에는 섬모 운동을 방해하는 요인은 크게 냉기, 건조함, 흡연 등이다. 또한 섬모 운동을 정지시키는 것은 자극인데, 이 자극 요인은 오염된 공기이고 그 중에 제일 큰 영향을 미치는 것은 흡연과 배기 가스이다. 그러므로 공기가 깨끗한 주위 환경이 중요하다. 또

한 주위환경을 따뜻한 습온의 상태로 만들어 주고, 몸을 따뜻하게 해주며 담배는 절연하는 것이 좋다.

객혈

기도 또는 폐에서 혈액을 토해내는 것. 출혈 부위는 후두 · 기관 · 기관지 · 폐 등 여러 곳이며, 기관지 확장증 · 폐결핵 · 각종 폐렴 · 폐암 · 기관지염 · 폐화농증 · 폐경색 등이 구별 진단해야 할 증상이다. 객혈이나 혈담 증상이 있는 환자의 반 정도는, 검사에 의해서 이상이 인정되지 않고 원인 불명이며, 그 대부분은 비강 · 잇몸 · 인두 · 후두 등에서의 일시적 출혈인 경우가 많다.

* 객혈이라고 생각될 경우, 우선 소화관 출혈(토혈)과 구별해야 한다.

① 객혈이란 : 호흡기 즉, 폐에서 올라오는 피를 말한다. 객혈한 혈액은 보통 선홍색으로 거품이 일고 기침과 함께 객출되며, 응고하지 않고 알칼리성이다. 객혈은 겉으로 보기에는 많은 양이라 해도 죽음의 위험은 없다. 다만 쇠약한 환자의 기도에 피가 고여 있어서 질식하는 경우가 있다.

② 토혈이란 : 소화기 즉, 위나 십이지장에서 올라오는 피를 말한다. 토혈은 기침을 하지 않으며 검붉은 색이고 또 산성이며 이따금 음식찌꺼기가 섞인다.

* 폐암, 폐결핵, 폐렴 등에서 나타난다.

* 혈액응고에 관계가 있는 vit P. K와 vit C를 섭취해주면 좋고 칼슘도 혈액응고에 관여하므로 보충해주면 좋으나 관련된 질환을 치유하는 것이 우선이다.

두통

폐 기능 저하로 인하여 혈액 순환 속도가 조금 느려지면서 뇌로 가는 혈액과 산소를 충분히 얻지 못해서 나타나는 증상이다.

☞ 이때에는 폐의 전체 식이요법을 잘 해줘야 하고, 혈을 깨끗하게 해주는 것이 중요하다. 그러므로 혈을 깨끗하게 해주는 DHA, EPA, DPA(참조)가 함유된 식품을 섭취해 주는 것이 좋다.

xi 폐 질환에 좋은 성분

1. 폐렴에 좋은 성분

성분	권장량	작용
필수적인 성분		
베타카로틴	15,000IU/일	활성산소가 폐를 손상시키는 것으로부터 보호해준다. 세포의 노화나 발암, 동맥경화, 심 질환을 예방하고 면역 기능을 강화한다.
비타민A		비타민A는 상피 세포와 점액을 합성, 분비하는 배상 세포의 분화를 증진한다. 점액은 미생물이나 해로운 물질의 침입으로부터 상피 세포를 보호한다. 폐의 상부에는 상피 세포들이 미세한 섬모를 가지며 점액 막을 끊임없이 위로 밖으로 밀어냄으로써 우연히 들어온 이물질을 밖으로 운반해 버린다. 이 부위들 중 어디든 감염이 있으면 배상 세포들은 보다 많은 점액을 분비하고 보다 활발하게 되므로 우리가 알아차릴 수 있을 정도의 배설이 일어난다. 즉, 기침, 코풀기 등으로 감염 물질을 몸 밖으로 제거하는 것을 돕는다. 비타민A는 폐 점막 조직의 치료에 중요한 성분이다.
비타민C	3,000~10,000mg/하루 나눠서	비타민C는 항산화제로 감염에 대항할 수 있는 면역력을 도와주고 폐의 손상을 막아주며, 상처의 치유를 빠르게 한다. 비타민C의 복용은 천식이나 기관지염의 증상을 70%까지 억제시킬 수도 있다.
비타민 (바이오 플라보노이드)	100mg씩/하루 두 번	비타민C가 기능을 충실히 수행하는데 아주 중요한 역할을 한다. 이것은 산화되기 쉬운 비타민C 의 파괴를 막아주며, 감염에 대한 저항력을 기르는 작용을 한다.
매우 중요한 성분		
카르니틴		산소 부족에 의한 상처를 최소화하여 주고 면역계의 기능을 좋게 하며 스트레스에 의해 산화되는 과정을 막아주고, 항산화 작용을 가지고 있는 효소의 작용을 도와주기도 하고 세포 내외의 모든 막이 손상되지 않도록 해준다.

성분	권장량	작용
시스테인		시스테인은 글루타치온의 구성 성분으로 약물, 알코올, 흡연 등으로 발생되는 독성 물질을 해독시키고, 피부의 검버섯과 같은 색소의 생성을 방지하고 기관지의 점액을 제거시키는 능력이 있으므로 기관지염, 폐기종, 결핵에 이용된다. 시스테인은 점액의 분자를 잘게 분쇄하여 점도를 떨어뜨려 가래를 묽게 하여 주므로 배출되기 쉽게 하여 준다.
단백질		폐 조직의 복구에 중요하다.
비타민E	1,500IU	효능 있는 산화 방지제로 폐 조직을 보호하고 산소를 이용하는데 도움을 준다. 비타민E는 전신의 세포를 튼튼하게 하고, 노화를 막아 신체를 건강하게 유지한다. 호흡기에도 마찬가지로 반응하기 때문에 체내에 오염 물질이 들어오면 폐에 비타민E가 모여 방어를 한다.

중요한 성분

성분	권장량	작용
아연	80mg/일	체내 아연의 95% 이상은 여러 가지 효소에 연결된 형태로 나타난다. 혈액 아연의 대부분은 적혈구에서 발견되는데 적혈구 속에서 CO_2(이산화탄소)를 HCO_3(중탄산 이온)로 바꾸는 탄산탈수 효소의 구성 성분으로 들어있다. 아연은 탄산탈수 효소의 구성체로서 탄산과 이산화탄소 평형 유지를 위해 이산화탄소 이동과 호흡량의 유지에 관여하고 폐 조직의 복구와 면역 기능에 필요하다.

도움되는 성분

성분	권장량	작용
코엔자임 큐10	100mg/일	코엔자임 큐10은 미토콘드리아 막과 세포핵의 산화를 막아 정상 상태로 보존하여 주고, 코엔자임 큐10을 투여함으로써 알레르기, 천식, 호흡기 질환이나 히스타민에 대응한다.
게르마늄	200mg/일	불편함을 완화시키는데 도움을 준다.
구리		구리는 결합 조직을 구성하는 콜라겐과 엘라스틴이 교차 결합하는데 작용하는 효소인 라이실·산화효소의 구성 성분으로 결체 조직이 풍부한 폐에서는 구리 결핍 시 폐기종이 발생할 수 있다.

성분	권장량	작용
인		적혈구 속에는 2, 3 - 디포스포글리세르산(2, 3 - diphosphoglycerate)이라는 물질이 높은 농도로 존재하는데 이 물질은 인을 함유하고 있으며 적혈구 속의 헤모글로빈과 결합하여 산소를 유리시켜 신체 조직에 산소를 공급하는 것을 돕는다. 인이 결핍되면 디포스포글리세르산의 인의 농도도 감소하여 헤모글로빈과의 결합이 적어져 신체 각 조직에 산소의 공급을 저하시킨다. 때문에 급성 호흡 기관 장애, 과도 호흡, 호흡 부전 등의 호흡기 질환이 발생할 수 있다.
단백질 분해 효소		영양소의 흡수를 돕고 염증을 완화시켜 준다.
렉틴		면역에 의해 만들어진 항체와 같은 작용을 하는 물질로 세포막의 표면에 있는 당 단백질, 당 지질과 결합하는 단백질이다. 당의 복합체에 작용하여 그것을 응집, 침전시켜 체내에 들어온 세균 등의 이물질에 손상을 입혀 죽인다. 주로 콩류(강낭콩, 작두콩, 대두 등), 감자류에 함유되어 있다.
락토페린		모유나 우유 등 포유 동물의 젖과 타액, 눈물 등의 분비액에 포함되어 있는 항균 작용을 하는 당 단백질로서 폐조직의 염증을 억제하는 작용과 항균 효과가 있다. 체내에서 세균 등의 미생물이 성장하기 위해서는 철이 필요한데 락토페린은 철과 결합하여 미생물이 철을 이용할 수 없게 한다.
락토페록시다제		우유, 유제품뿐만 아니라 소의 모든 조직, 심지어 분비물에도 함유되어 있는 효소이다. 세균의 세포막 주위의 PH에 미묘한 변화를 일으켜 세균 증식에 필요한 글루코스나 아미노산의 수송을 억제하여 항균 작용을 한다.
시스타틴		세포 내 단백질 분해 효소의 작용을 저해하는 물질로서 단백질 분해 효소의 작용을 저해하여 세포를 튼튼하게 하고, 바이러스 감염을 막는다. 계란, 우유, 쌀 등에 함유되어 있다.
비타민B1		에너지 생산에 관여하고 상처 입은 세포의 회복을 촉진하는 성분이다. 결국 몸 전체의 기능을 높여 체력을 보강하고, 회복을 빠르게 해주는 영양소라 할 수 있다. 특히 병에 걸렸을 때에는 필요량이 증가한다.

성분	권장량	작용
비타민B2		전신의 체력을 만들고, 몸의 균형을 유지하게 해준다. 에너지 생산 및 지방산과 단백질의 합성, 면역 기능을 향상시킨다. 또한 신경계의 작용을 도우며 피부나 점막을 건강하게 유지시켜준다.
비타민B5		세포 내에서 대사를 활성화하는데 중요한 역할을 맡는다. 비타민B1, B2, B3들과 같이 보조 효소로서 탄수화물, 지방, 단백질 등을 대사시켜 에너지를 만드는데 참여한다. 찰과상을 비롯한 모든 상처, 화상, 욕창, 후두염, 기관지염, 폐렴, 궤양 등에도 필요한 성분이다. 또한 스트레스에 저항할 수 있는 힘과 인내력을 증가시킨다.
폐렴에 도움 되는 약용 식물		생강, 도라지(길경) 등

* 폐렴에 도움 사항

· 액체는 폐의 분비물을 묽게 만드는 것을 돕기 때문에 녹즙이나 엽록소를 섭취해주고, 체질에 맞는 주스 및 생수를 마시는 것이 좋다. 가습기로부터 나오는 따뜻한 수증기 등은 폐렴 치료에 효과적이다.

· 폐렴으로 인한 항생제 복용 시 유산균은 반드시 복용한다.

2. 폐결핵에 좋은 성분

성분	권장량	작용
매우 중요한 성분		
코엔자임 큐10	75mg	코엔자임 큐10은 미토콘드리아 막과 세포핵의 산화를 막아 정상 상태로 보존하여 주고, 코엔자임 큐10을 투여함으로써 알레르기, 천식, 호흡기 질환이나 히스타민에 대응한다.
마늘 타블렛		천연 항생제로 쓰이며 면역을 강화한다.
비타민A	200,000IU	상피 세포와 점액을 합성, 분비하는 배상 세포의 분화를 증진한다. 점액은 미생물이나 해로운 물질의 침입으로부터 상피 세포를 보호한다. 폐의 상부에는 상피 세포들이 미세한 섬모를 가지며 점액 막을 끊임없

성분	권장량	작용
		이 위로 밖으로 밀어냄으로써 우연히 들어온 이물질을 밖으로 운반해 버린다. 이 부위들 중 어디든 감염이 있으면 배상 세포들은 보다 많은 점액을 분비하고 보다 활발하게 되므로 우리가 알아차릴 수 있을 정도의 배설이 일어난다. 즉, 기침, 코풀기 등으로 감염 물질을 몸 밖으로 제거하는 것을 돕는다. 비타민A는 폐점막 조직의 치료에 중요한 성분이다.
비타민C		비타민C는 항산화제로 감염에 대항할 수 있는 면역력을 도와주고 폐의 손상을 막아주며, 상처의 치유를 빠르게 한다. 비타민C의 복용은 천식이나 기관지염의 증상을 70%까지 억제시킬 수도 있다.
비타민E		강력한 활성산소 제거제이며 폐 조직을 보호하고 세포에 산소를 공급한다. 주의 사항 : 고혈압이 있을 경우 400IU의 양만큼 매일 복용하고 매일 점차적으로 1600IU까지 늘려간다.
비타민B5	100mg씩 /하루 3번	세포 내에서 대사를 활성화하는데 중요한 역할을 맡는다. 비타민B1, B2, B3들과 같이 보조 효소로서 탄수화물, 지방, 단백질 등을 대사시켜 에너지를 만드는데 참여한다. 찰과상을 비롯한 모든 상처, 화상, 욕창, 후두염, 기관지염, 폐렴, 궤양 등에도 필요한 성분이다. 또한 스트레스에 저항할 수 있는 힘과 인내력을 증가시킨다.
비타민B6	50mg씩/ 하루 3번	면역 기능에 중요한 백혈구 형성에 필수적이다. 비타민B6가 결핍되면 면역 기능이 저하된다. 또한 결핵 치료제를 복용하는 경우 결핵 치료제가 비타민 B6의 기능을 저해하는 성질이 있으므로 비타민B6의 충분한 보충이 필요하다.
칼슘 마그네슘	1,000mg	활동성 결핵 환자는 체내의 칼슘이 세균의 활동을 억제하기 위해 결핵병소를 석회화하는데 소모되므로 많은 칼슘이 뼈에서 용출되어 나오게 된다. 그러므로 칼슘을 많이 섭취해야 한다. 마그네슘은 칼슘과 균형을 이루는 영양소로 협동하기도 하고 길항하기도 한다. 칼슘과 마그네슘의 섭취 비율은 2:1이 가장 이상적이다.

성분	권장량	작용
시스테인	500mg씩 /하루 2번	시스테인은 글루타치온의 구성 성분으로 약물, 알코올, 흡연 등으로 발생되는 독성 물질을 해독시키고, 피부의 검버섯과 같은 색소의 생성을 방지하고 기관지의 점액을 제거시키는 능력이 있으므로 기관지염, 폐기종, 결핵에 이용된다. 시스테인은 점액의 분자를 잘게 분쇄하여 점도를 떨어뜨려 가래를 묽게 하여 주므로 배출되기 쉽게 하여 준다.
단백질		조직의 복구에 필요하며 자유 형태의 아미노산은 신속하게 체내에 흡수된다.
항산화물질 (셀레늄, SOD 등)	200mcg/일	모든 조직의 치료에 필요한 영양소이다. 셀레늄은 글루타치온 과산화 효소라는 항산화 효소의 재료가 된다. SOD도 강력한 항산화제로 조직의 치료에 도움을 준다.

중요한 성분

성분	권장량	작용
무기질 복합체		무기질의 고른 보충은 조직의 치료에 기본이다.
게르마늄	200mg	과도한 수산화이온을 흡수하고 신체로부터 제거해 주며 신체가 산소를 효율적으로 이용하도록 해준다.
단백질 분해 효소		염증을 완화시켜 주는데 필요하며 필수 영양소를 소화시키는데 필요하다. 영양 흡수를 잘하게 해준다.
아연	50~80mg	체내 아연의 95% 이상은 여러 가지 효소에 연결된 형태로 나타난다. 혈액 아연의 대부분은 적혈구에서 발견되는데 적혈구 속에서 CO_2(이산화탄소)를 HCO_3(중탄산 이온)로 바꾸는 탄산탈수 효소의 구성 성분으로 들어있다. 아연은 탄산탈수 효소의 구성체로서 탄산과 이산화탄소 평형 유지를 위해 이산화탄소 이동과 호흡량의 유지에 관여하고 폐 조직의 복구와 면역 기능에 필요하다.
철		폐결핵일 경우는 각혈을 해서 빈혈이 나타나기도 하고, 결핵균 때문에 철분의 결합 능력이 저하되어 빈혈이 나타날 수 있다. 특히 철과 구리가 조혈 작용에 이용되므로 빈혈이 생긴 경우 이 두 영양소의 보충이 중요하다.
구리		

성분	권장량	작용
맥주 효모		맥주 효모는 비타민B군의 효율적인 공급원이다.
비타민D		칼슘과 인의 활용에 필수적이고 치료에 필요하다.
폐결핵에 도움 되는 약용 식물		고추, 도라지(길경), 어성초 등

* 폐결핵에 도움이 되는 사항

· 폐결핵은 습한것보다는 건조한 기후가 더 바람직해 충분한 휴식, 따뜻한 햇살, 신선한 공기는 가장 중요한 환경 요소이다.

3. 폐기종에 좋은 성분

성분	권장량	작용
필수적인 성분		
엽록소		살아있는 효소를 공급한다. 비타민, 미네랄, 엽록소는 호흡의 청결에 유용하다. 엽록소는 녹색 식물의 잎에 풍부하다.
시스테인	500mg/하루 2번	시스테인은 글루타치온의 구성 성분으로 약물, 알코올, 흡연 등으로 발생되는 독성 물질을 해독시키고, 피부의 검버섯과 같은 색소의 생성을 방지한다. 또한 기관지의 점액을 제거시키는 능력이 있으므로 기관지염, 폐기종, 결핵에 이용된다. 시스테인은 점액의 분자를 잘게 분쇄하여 점도를 떨어뜨려 가래를 묽게 하여 주므로 배출되기 쉽게 하여 준다.
매우 중요한 성분		
코엔자임 큐10	60mg/일	미토콘드리아 막과 세포핵의 산화를 막아 정상 상태로 보존하여 주고, 코엔자임 큐10을 투여함으로써 알레르기, 천식, 호흡기 질환이나 히스타민에 대응한다.
마늘 캡슐		전염을 막는 강력한 항생제이다.

성분	권장량	작용
게르마늄	200mg/일	조직의 산소 대사를 향상시킨다.
단백질		손상된 폐조직의 치료에 유용하다.
비타민A		상피 세포와 점액을 합성, 분비하는 배상 세포의 분화를 증진한다. 점액은 미생물이나 해로운 물질의 침입으로부터 상피 세포를 보호한다. 폐의 상부에는 상피 세포들이 미세한 섬모를 가지며 점액 막을 끊임없이 위로 밖으로 밀어냄으로써 우연히 들어온 이물질을 밖으로 운반해 버린다. 이 부위들 중 어디든 감염이 있으면 배상 세포들은 보다 많은 점액을 분비하고 보다 활발하게 되므로 우리가 알아차릴 수 있을 정도의 배설이 일어난다. 즉, 기침, 코풀기 등으로 감염 물질을 몸 밖으로 제거하는 것을 돕는다. 비타민A는 폐점막 조직의 치료에 중요한 성분이다.
비타민C	5,000-10,000mg/ 하루에 나눠서	항산화제로 감염에 대항할 수 있는 면역력을 도와주고 폐의 손상을 막아주며, 상처의 치유를 빠르게 한다. 비타민C의 복용은 천식이나 기관지염의 증상을 70%까지 억제시킬 수도 있다.
비타민E		강력한 활성산소 제거제이며 폐 조직을 보호하고 세포에 산소를 공급한다. 부족할 경우 세포막의 파괴를 일으킬 수 있다.
도움되는 성분		
칼슘	2,000mg/일	신경 강장제로 사용되며, 신경 말단을 보호하고 깊은 잠을 유도한다.
마그네슘	1,000mg/일	
효소 복합체		폐를 깨끗이 하여 전염으로부터 지킨다.
폐기종에 도움되는 약용 식물		컴프리, 고추냉이, 인삼차, 로즈마리, 백리향 등

* 폐기종에 도움이 되는 사항

폐, 비강, 위장관 등에 과량의 점액 물질을 생성할 수 있는 음식(고기, 계란, 유제품, 가공 식품, 담배, 밀가루 음식 등)과 소금 및 가스를 생성하는 음식(콩류, 양배추) 등은 섭취를 줄이고, 식사의 50% 이상을 생야채(당근, 셀러리, 시금치, 녹즙 등)로 섭취하는 것이 좋다.

4. 인후염에 좋은 성분

성분	권장량	작용
도움되는 성분		
비타민A		상피 세포와 점액을 합성, 분비하는 배상 세포의 분화를 증진한다. 점액은 미생물이나 해로운 물질의 침입으로부터 상피 세포를 보호한다. 폐의 상부에는 상피 세포들이 미세한 섬모를 가지며 점액 막을 끊임없이 위로 밖으로 밀어냄으로써 우연히 들어온 이 물질을 밖으로 운반해 버린다. 이 부위들 중 어디든 감염이 있으면 배상 세포들은 보다 많은 점액을 분비하고 보다 활발하게 되므로 우리가 알아차릴 수 있을 정도의 배설이 일어난다. 즉, 기침, 코풀기 등으로 감염 물질을 몸 밖으로 제거하는 것을 돕는다. 비타민A는 폐점막 조직의 치료에 중요한 성분이다.
비타민C	10,000mg/일	비타민C는 항산화제로 감염에 대항할 수 있는 면역력을 도와주고 폐의 손상을 막아주며, 상처의 치유를 빠르게 한다. 비타민C의 복용은 천식이나 기관지염의 증상을 70%까지 억제시킬 수도 있다.
비타민B2		비타민B2의 결핍은 인후통, 입과 인후 가장자리의 발적과 부종, 구각염, 혀의 염증과 발적 등이 나타난다.
프로폴리스		꿀벌이 자신의 생존과 번식을 위해 여러 식물에서 뽑아낸 수지(樹脂)와 같은 물질에 자신의 침과 효소 등을 섞어서 만든 물질로 꿀벌은 벌집의 틈이 난 곳에 프로폴리스를 발라 병균이나 바이러스로부터 스스로를 보호하고, 말벌이나 쥐와 같은 적의 침입을 막는다. 프로폴리스는 강력한 천연 항생제로서 입과 목의 점막을 보호하고 염증을 제거한다.
마늘 캡슐		전염을 막는 강력한 항생제로 면역계를 향상시키는 데 중요하다.
엽록소		살아있는 효소를 공급한다. 비타민, 미네랄, 엽록소는 호흡의 청결에 유용하다. 엽록소는 녹색 식물의 잎에 풍부하다.
유산균		항생제를 복용할 경우 항생제로 인해 장내 유익 세균이 죽기 때문에 유산균의 보충이 필요하다.
아연		아연이 부족 되면 면역 세포인 T세포의 형성과 흉

성분	권장량	작용
		선, 비장, 임파구의 기능이 저하되어 버린다. 즉, 면역력을 강화시키는 성분으로 치료에 도움을 준다.

* 인후염에 도움이 되는 사항

· 죽염물이나 레몬차로 가글하면 목구멍의 손상된 점막을 복구하고 염증 제거에 도움이 된다.

· 칫솔에 있는 세균으로부터 염증을 일으킬 수 있으므로 칫솔은 한달에 1번 정도 교체하는 것이 좋다. 칫솔이 오염되는 데는 보름에서 35일 정도 걸린다.

5. 기관지염에 좋은 성분

성분	권장량	작용
필수적인 성분		
비타민C	3,000~10,000mg/ 하루 나눠서	항산화제로 감염에 대항할 수 있는 면역력을 도와주고 폐의 손상을 막아주며, 상처의 치유를 빠르게 한다. 비타민C의 복용은 천식이나 기관지염의 증상을 70%까지 억제시킬 수도 있다.
비타민P(바이오 플라보노이드)		비타민 C가 기능을 충실히 수행하는데 아주 중요한 역할을 한다. 이것은 산화되기 쉬운 비타민 C의 파괴를 막아주며 감염에 대한 저항력을 기르는 작용을 한다.
베타카로틴	15,000IU/일	활성산소가 폐를 손상시키는 것으로부터 보호해준다. 세포의 노화나 발암, 동맥경화, 심 질환을 예방하고 면역 기능을 강화한다.
비타민A		상피 세포와 점액을 합성, 분비하는 배상 세포의 분화를 증진한다. 점액은 미생물이나 해로운 물질의 침입으로부터 상피 세포를 보호한다. 폐의 상부에는 상피 세포들이 미세한 섬모를 가지며 점액 막을 끊임없이 위와 밖으로 밀어냄으로써 우연히 들어온 이물질을 밖으로 운반해 버린다. 이 부위들 중 어디든 감염이 있으면 배상 세포들은 보다 많은 점액을 분비하고 보다 활발하게 되므로 우리가 알아차릴 수 있을 정도의 배설이 일어난다. 즉, 기침, 코풀기 등으로 감염물

성분	권장량	작용
		질을 몸 밖으로 제거하는 것을 돕는다. 비타민A는 폐 점막 조직의 치료에 중요한 성분이다.
시스테인	500mg/하루 2번	시스테인은 글루타치온의 구성 성분으로 약물, 알코올, 흡연 등으로 발생되는 독성 물질을 해독시키고, 피부의 검버섯과 같은 색소의 생성을 방지하고 기관지의 점액을 제거시키는 능력이 있으므로 기관지염, 폐기종, 결핵에 이용된다. 시스테인은 점액의 분자를 잘게 분쇄하여 점도를 떨어뜨려 가래를 묽게 하여 배출되기 쉽게 해준다.

매우 중요한 성분

성분	권장량	작용
비타민E	400IU/하루 2번씩	강력한 활성산소 제거제이며 폐 조직을 보호하고 세포에 산소를 공급한다. 부족할 경우 세포막의 파괴를 일으킬 수 있다.
아연	50-80mg	체내 아연의 95% 이상은 여러 가지 효소에 연결된 형태로 나타난다. 혈액 아연의 대부분은 적혈구에서 발견되는데 적혈구 속에서 CO_2(이산화탄소)를 HCO_3(중탄산 이온)로 바꾸는 탄산탈수 효소의 구성 성분이 들어있다. 아연은 탄산탈수효소의 구성체로서 탄산과 이산화탄소 평형유지를 위해 이산화탄소 이동과 호흡량의 유지에 관여하고 폐 조직의 복구와 면역 기능에 필요하다.

중요한 성분

성분	권장량	작용
클로로필(엽록소)		살아있는 효소를 공급한다. 비타민, 미네랄, 엽록소는 호흡의 청결에 유용하다. 엽록소는 녹색 식물의 입에 풍부하다.
마늘 타블렛		전염을 줄이고 신체를 해독하는 자연적 항생제이다.

도움되는 성분

성분	권장량	작용
칼슘	1,000mg/일	신경 강장제로 사용되며, 신경 말단을 보호하고 깊은 잠을 유도한다.
마그네슘	500mg/일	
코엔자임 큐10	60mg/일	미토콘드리아 막과 세포핵의 산화를 막아 정상 상태로 보존하여 주고, 코엔자임 큐10을 투여함으로써 알레르기, 천식, 호흡기 질환이나 히스타민에 대응한다.

성분	권장량	작용
아르기닌		흉선의 활동을 강화하여 T세포의 생성을 돕기 때문에 면역력을 증가시켜 염증 치료에 도움이 된다.
SOD		치료 효과를 높이며 훌륭한 항산화제이다.
비타민B군	100mg씩/ 하루 3번	치료에 필요한 많은 효소를 활성화시킨다.
단백질 분해 효소		염증을 감소시키는데 도움을 준다.
기관지염에 도움 되는 약용 식물		생강, 건조된 허브(dry herbs), 유칼립투스, 머위(coltsfoot) 등

* 기관지염에 도움이 되는 사항
· 폐결핵과는 반대로 기관지염은 공기 중 습도를 높여주는 것이 좋고, 따뜻한 물을 많이 마시는 것이 좋다.

6. 기관지 천식에 좋은 성분

성분	권장량	작용
필수적인 성분		
비타민C		알레르기를 일으키는 원인 물질로부터 세포벽이 안전하도록 보호하는 한편, 항히스타민 효과도 가지고 있다. 따라서 독성 물질로부터 인체를 보호할 뿐 아니라 감염으로부터 보호하여 주고 기관지 천식의 예방 및 발작의 완화에 도움이 된다.
비타민P(바이오 플라보노이드)		비타민C와 같이 투여하면 협동 효과가 있다.
마그네슘		기관의 근육의 경련을 부드럽게 해주는 아주 중요한 성분으로 천식의 예방 및 치료에 이용된다.
비타민B5		세포 내에서 대사를 활성화하는데 중요한 역할을 맡는다. 비타민B1, B2, B3들과 같이 보조 효소로서 탄

성분	권장량	작용
		수화물, 지방, 단백질 등을 대사시켜 에너지를 만드는데 참여한다. 찰과상을 비롯한 모든 상처, 화상, 욕창, 후두염, 기관지염, 폐렴, 궤양 등에도 필요한 성분이다. 또한 스트레스에 저항할 수 있는 힘과 인내력을 증가시킨다. 인체의 모든 세포에서 필요한 성분이며, 특히 부신 호르몬의 원료이므로 많은 양이 요구된다.
비타민B6		대부분의 천식 환자들에서 부족되는 비타민으로 예방을 위해 항상 투여되어야 한다.
비타민B군		비타민B군은 치료에 반드시 필요한 성분이다.
비타민A		점막을 튼튼히 하고 조직을 탄력 있게 해 준다.
비타민E		강력한 활성산소 제거제이며 폐 조직을 보호하고 세포에 산소를 공급한다. 부족할 경우 세포막의 파괴를 일으킬 수 있다.
코엔자임 큐10		미토콘드리아 막과 세포핵의 산화를 막아 정상 상태로 보존하여 주고, 코엔자임 큐10을 투여함으로써 알레르기, 천식, 호흡기 질환이나 히스타민에 대응한다.

II 대장

1. 대장의 구조

대장은 소화관의 마지막 부분으로, 오른쪽 하복부에서 소장에 이어져 있다. 맹장, 결장, 직장 및 항문관을 포함하는 대장은 소장보다 직경은 크지만(소장의 직경은 2.5cm인데 비하여 대장은 6.5cm이다) 길이는 1.5~1.7m로 소장보다 짧다. 직경이 제일 큰 장기는 맹장으로 평균 5~6cm이며 하부로 갈수록 감소되는데, S상 결장이 2.5cm로 제일 좁으며, 항문관 직상부의 하부 직장에서는 다시 굵어진다. 대장은 압력이 강한 근육 층을 갖고 있으며 2~3분 간격으로 수축과 이완을 되풀이한다. 분절 운동을 통해 내용물을 천천히 아래로 내려 보낸다. 또한 대장 벽을 덮고 있는 세포들은 하루에 약 1.4L 정도의 수분을 흡수하여 물기가 많은 내용물을 단단하게 만든다.

〈대장의 운동〉

대장은 분절 운동, 혼합 운동, 연동 운동에 의하여 장의 내용물이 S상 결장에 모이

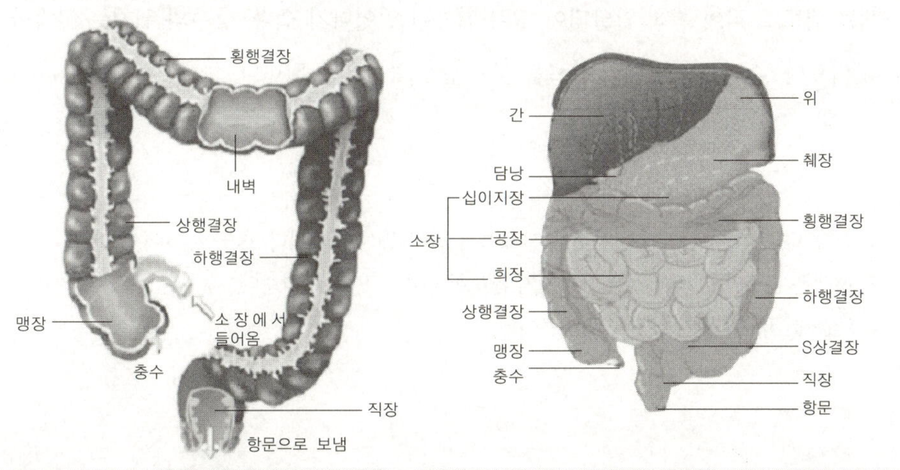

며 분변이 결장에 꽉 차거나 계속적으로 이동되면 직장을 통하여 배변된다.

〈대장 벽의 구조〉

대장 벽은 안쪽부터 점막 층, 점막 하층, 근육 층, 그리고 장막 층으로 이루어져 있다. 점막은 위나 소장의 점막과 비교해 볼 때 비교적 평탄하고, 대부분의 음식물은 대장에 도달하기 전에 흡수되기 때문에 대장 벽에는 융모와 소화 효소를 분비하는 세포가 없다. 관 모양의 오목이나 샘들이 많다. 점막은 단층원주상피로 덮여 있으며 소장보다 더 많은 수의 술잔 세포*들이 존재한다. 술잔 세포에서 생성된 윤활 점액은 분변과 함께 뒤섞여서 흩어지지 않도록 배변을 도와준다. 또한 일반적으로 Paneth세포*를 찾아볼 수 없으며 점막 고유판에서 많은 고립림프소절들을 볼 수 있다. 점막 하층은 소장과 거의 같고 근층에서 근층 사이 신경총을 볼 수 있으며 장막의 표면에는 지방이 풍부한 복막수라고 하는 잎사귀 모양의 돌기가 있다. 그리고 결장의 상주균에 의해 생산된 산과 가스의 자극으로부터 대장을 보호한다.

(1) 맹장

대장의 시작 부위에 있는 큰 맹낭으로서, 길이는 5~6cm 정도이다. 회장과 맹장 사이에는 회장맹장판막이 있어 대장의 내용물이 역류하는 것을 막아 준다. 맹장 안쪽 뒷벽에는 길이 8~9cm, 굵기 0.5~1cm의 맹관, 즉 충수(충양돌기)가 나와 있다. 충수에는 림프 조직이 특히 발달되어 있어 염증이 일어나기 쉽다. 충수의 위치는 사람마다 다르다. 흔히 맹장염이라 부르는 것은 급성 충수염을 말한다.

＊ 술잔 세포 : 흡수상피세포 사이에 산재하는 점액 생산 세포이다. 술잔 세포에서 생성된 윤활 점액은 분변과 함께 뒤섞여 흩어지지 않도록 하며 배변을 도와준다.
＊ Paneth 세포 : 원기둥 모양의 세포이다.

〈맹장의 주된 기능〉

배꼽과 오른쪽 골반 뼈의 중간쯤 맹장이 있는데 그 근처에 회맹장판이 있어서 작은 창자와 큰창자의 중간 매개체로 작용하고 있다. 해부학적으로는 퇴화되어 있지만 기능상으로는 상당히 중요한 역할을 하고 있다.

첫째는 소장에서 위로 향해 있는 대장으로 내용물이 순조롭게 이행할 수 있도록 펌프운동을 해주며,

둘째는 대장 내 병균이 소장으로 역류하지 못하게 차단하는 역할과 충수돌기의 림프액은 유익균을 증식시켜 준다.

1) 인간은 서서 다니는 관계로 밑을 향해 있는 소장에서 위로 향해 있는 대장으로 음식물이 순조롭게 이행되기 위해서는 인체물리역학상 반드시 맹장의 구조적인 도움이 필요하다. 맹장의 내면은 두꺼운 점막으로 되어 있어 소장에서의 소화와 흡수가 끝난 뒤에도 남아 있는 수분과 염분을 흡수하고 내용물을 일종의 윤활 작용을 하는 점액과 섞어 주며, 점막 밑에는 근육 층이 있어서 내용물을 휘젓고 반죽하여 내용물을 위로 보내주는 펌프 운동을 해주어 내용물이 순조롭게 이행되게 해준다.

2) 맹장은 인체 면역 시스템 유지에 아주 중요한 역할을 하는 것으로 알려졌다. 맹장이 없으면 장의 물리적 작용에 결함이 생겨 장내 유익균과 유해균의 균형이 잘 깨지고 장의 역동 작용에 이상을 초래하게 된다는 것이다. 맹장은 흔적 기관으로 불리지만 중요한 면역 기관 중의 하나로 회맹장판의 작은 마디에서 면역 세포를 성장시켜, 세균이 많은 대장과 무균 상태인 소장의 경계 면에서 외부에서 침입한 세균을 죽이는 역할을 담당한다. 또한 맹장의 충수돌기에는 림프 조직이 발달되어 있다. 림프

조직의 림프액은 대장의 유해 세균이 증식되는 것보다 유익 세균을 증식하게 해준다.

(2) 결장

맹장에 이어지는 결장은 상행 결장, 횡행 결장, 하행 결장, 에스(S)상 결장 등 4부분으로 구분된다. 결장의 상주균에 의해 생산된 산과 가스의 자극으로부터 대장을 보호한다.

1) 상행 결장 : 길이가 20cm 정도이며 횡행결장은 50cm다.

2) 횡행 결장 : 시작 부분은 간 쓸개, 중간 부분은 위, 끝 부분은 비장과 접해 있어 이 부위의 질병은 다른 장기의 질병과 구분이 어렵다.

3) 하행 결장 : 길이는 약 25cm로 개인마다 차이가 심하다.

4) 에스(S)상 결장 : 길이는 45cm 정도로 S자 모양으로 구부러져 있다.

(3) 직장

직장은 S상 결장에 이어져 있는 부분으로, 대장의 맨 끝 부분이다. 길이는 약 20cm이며, 항문 위쪽 약 15cm 부위를 말한다. 특히 직장의 하반부는 변이 모여 있는 넓은 내강으로 되어있으므로 '직장 팽대부' 라고 부른다. 겉모양은 이름처럼 곧바로 서서 내려가는 모양을 취하고 있으나, 내부에는 가로 주름이 많아 내용물은 구불구불 돌아서 내려간다. 직장의 거의 끝 부분에 가면 넓은 공간이 있는데, 이곳에 대변이 쌓인다. 직장은 위쪽의 대장 내에서 연동 운동에 의해 수분을 흡수하고 항문관 방향으로 내려오는 변을 직장 팽대부에 잠시 모아 저장해두는 역할을 하는데, 직장 점막이 자극 받을 정도가 되면 척수를 통해 신호를 뇌로 보냄으로써 우리는 변의를 느끼게 된다. 한편, 직장은 대장 위 부분으로도 신호를 보내 거기에서 커다란 운동을 시작하게 한다. 이렇게 하여 대장에 있던 변이 단숨에 직장으로 오는 것이다. 직장의 아래 끝에는 정맥총이라는 혈관이 발달돼 있는데 이것이 치질의 원인이 되기 쉽다.

하부 직장과 항문 상부에는 풍부한 지각 신경이 있어서 항문 압력과 대변과 가스를 구분할 수 있다.

(4) 항문관

변을 참아내는 중요한 역할을 담당하는 곳은 항문관이다. 이것은 직장의 아래 부분 약 3cm를 접하고 있지만, 항문 질환의 발생에 가장 중요한 곳이다. 항문 입구에서 2cm 정도의 위치에 톱니 모양의 치상선*이 있으며, 이 치상선 바로 위에 항문동이라는 작은 구멍이 있다. 이곳은 항문 점막액이 분비되는 곳으로 굳은 변이 처음 나올 때 항문이 찢어지지 않고, 잘 나오도록 윤활물질을 내보내는 역할을 한다. 이 구멍에 세균이 침범하거나 독소가 들어가서 염증을 유발하면 항문 주위 농양이나 치루가 유발된다. 치상선 위쪽에 생긴 치질을 내치(암치질)라고 하며, 아래쪽에 생긴 것을 외치(수치질)라고 한다.

(5) 항문

항문은 직장의 끝으로 몸 안의 불필요한 노폐물을 몸 밖으로 배출하는 곳이다. 항문의 구조는 항문관과 항문관을 조이고 있는 내·외의 항문 괄약근, 그리고 직장 정맥총으로 구성되어 있다. 항문 괄약근이 손상을 입으면 변실금이나 항문 협착 등 부작용이 나타나므로 항문 치료가 쉽지 않다. 그리고 신경이 예민해서 통증이 다른 부위

---

* **치상선** : 항문과 직장의 경계 부위를 말한다. 치상선 하부는 항문, 치상선 상부는 직장이라고 한다.

보다 심하며, 모세혈관의 말단 부위이기 때문에 혈액 순환이 잘 되지 않아서 치질이 발생하기 쉽고, 항문은 입술과도 같은 조직으로 이루어져 있는 부위이므로 청결을 유지하는 것이 질병 예방의 첩경이다.

1) 항문거근중 치골직장근 : 이 근육은 안정 시에도 일정한 긴장을 유지함으로써 직장을 전방으로 당겨서 항문 직장각을 형성하고 있는 구조적인 요인 외에도 복강 내 음식물 등으로 인해 복압이 높아지면 직장 전벽에 압력이 가해져 항문 직장 부위를 더욱 폐쇄시키는 피판 작용에 관여함으로써 배변 억제에 중요한 역할을 하게 된다. 정상적으로 배변 시에는 치골직장근이 이완되어 항문직장각이 커지게 되고, 항문괄약근도 이완되어 배변을 용이하게 한다. 이와 반대로 배변 시 치골직장근이 수축을 하게 되면, 변 배출에 장애를 초래하게 되고 급기야 변비증에 이르게 된다.

2) 항문의 내괄약근과 외괄약근 : 배변을 직접적으로 조절한다. 직장에 대변이 가득 차면 내괄약근이 이완되고 뇌에서 변을 볼 수 있는 환경이라고 인지한다. 쪼그려 앉으면 외괄약근은 이완되고 직장은 수축된다. 배에 힘을 주면 복압이 상승해 배변을 하는 것이다.

① 항문 내 괄약근 : 불수의적 · 무의식적 작용으로 변을 참게 한다.

② 항문 외 괄약근 : 수의적 작용으로 변과 가스가 조절되며, 항문은 또한 변의 성상이 고체, 액체, 기체인가를 식별하기도 한다.

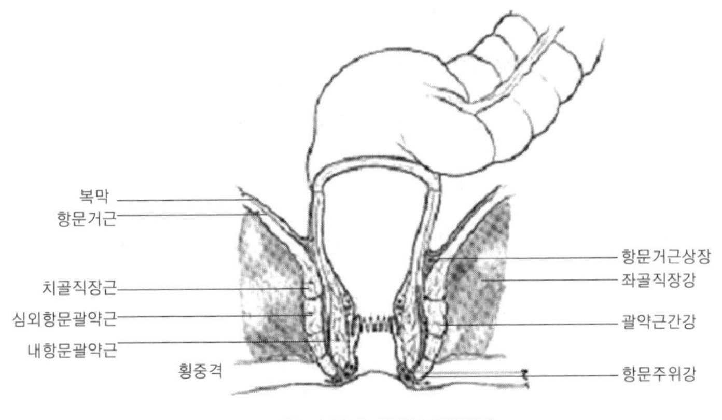

항문직장주위 공간(관상절단면)

2. 대장의 기능

(1) 대장의 주요 활동은 회장으로부터 넘어온 음식물 찌꺼기에서 수분을 흡수하여 반고체형인 분변을 만들고, 일정한 시간동안 축적하였다가 배변시키는 일이다. 분변은 음식물 찌꺼기, 탈락된 상피 세포, 백혈구, 세균, 위와 장선 및 간과 췌장의 분비물 등으로 이루어져 있다. 대장에 있는 많은 술잔 세포에서 분비되는 점액질은 분변과 함께 뒤섞여 흩어지지 않도록 하며, 배변을 도와준다. 배변은 일차적으로 직장근의 강력한 수축과 항문 조임근의 이완에 의해 일어나며, 그 외 횡경막과 배 근육들의 수축에 의해 도움을 받는다.

(2) 음식물이 입을 통해 소화관으로 흘러드는 수분과 장 속에서 분비되는 소화액 중에서 90% 이상이 소장에서 흡수되며 대장에서는 주로 대변 성분 중에서 물의 흡수가 일어난다. 대장의 수분 흡수 기능이 저하되면 묽은 변, 설사가 되고 대변이 결장에 머물러 있는 시간이 오래 걸려 물의 흡수가 너무 많이 되면 변이 딱딱해져 변비가 된다.

〈대장의 운동성 조절〉

장은 자율 신경이라는 신경에 의해 자동적으로 움직이도록 되어 있고 우리들의 의지대로 정지한다든지 움직이게 한다든지 하는 것은 안 되지만 전적으로 무관한 것은 아니며, 중추 신경과 일부 연결되어 있어 아침에 일어나서 찬물을 마시거나 식사를 하게 되면 그 신호가 위에서 중추 신경으로 전달되고 그것이 대장에 가서 대장을 수축시켜 배변을 일으킨다. 이것을 위·대장 반사라고 한다. 대장의 운동 기능은 교감 신경과 부교감 신경, 호르몬대사관계 등 국소 및 전신적인 요소들에 의해 영향을 받는다.

그러나 대장의 운동 기능 조절에 있어서 가장 중요한 비중을 차지하는 것은 바로 음식물이다. 적절한 양의 식이섬유 및 수분 섭취는 원활한 배변에 매우 중요하다.

i 장염

1. 장염이란?

장염은 바이러스, 세균 등에 의해 위 및 장 점막이 감염이 되어 염증을 초래하는 질병을 말한다. 쉽게 말해 배탈을 말한다.

2. 장염의 종류

장염은 급성 장염과 만성 장염으로 분류할 수 있다.

(1) 급성 장염

급성 장염은 그 원인에 따라 감염성 장염과 단순성 장염이 있다.

1) 감염성 장염

여러 가지 세균이나 바이러스의 감염(이질균, 장염 비브리오, 살모넬라, 콜레라 등의 세균과 바이러스 등)에 의하여 급성 장염을 일으킨 것이다.

2) 단순성 장염

폭식, 폭음, 식중독, 불소화성 음식물을 다량 섭취한 경우, 약물이나 음식물 알레르기, 너무 차거나 매운 음식을 많이 먹는 것 등으로 장염을 일으킨 것이다.

(2) 만성 장염

급성 장염에서 만성화되지만 처음부터 만성일 때도 있다. 결핵이나 기생충, 궤양성 대장염, 직장암 등으로 일어나며 급성 장염의 증세가 지속되면서 배변은 불규칙하고 설사와 변비가 반복된다. 그 외에 식욕 부진, 복통, 복부 팽만감, 흡수 장애로 인해 영양 상태가 악화되고 빈혈이 일어나기 쉽다.

3. 장염의 원인

장염은 보편적으로 대장에 가장 많이 발생하며 소장의 하부나 회장에서 발생되기도 한다. 장염의 원인은 매우 다양하다. 식중독과 같은 각종 바이러스성 감염과 세균성 감염 등으로 인한 감염성 장염이 흔하며, 아이들에게 생기는 장염의 대부분은 바이러스가 원인이다. 그밖에 신경성, 위산 결핍, 과식, 지나친 술과 담배의 자극, 알레르기성 체질 그리고 내분비의 이상 등이 원인으로 발병되는 경우도 있다.

※ 세균성 장염과 바이러스성 장염의 종류

· 세균성 장염 : 이질, 장티푸스, 식중독 등이 있다.

· 바이러스성 장염 : 가장 흔한 것이 로타 바이러스에 의한 장염인데 일명 가성콜레라라고도 한다. 가성콜레라는 콜레라 비슷하게 물 설사를 많이 한다고 해서 붙여진 이름이지 콜레라와는 전혀 상관이 없다.

4. 장염의 증상

장 점막의 염증성 변화로 소화 흡수에 장애가 일어난다. 주 증상은 복통과 설사이며 경우에 따라서는 구토, 발열 등이 일어날 수 있다.

· 복통 : 복통이 나타나는 경우에는 정확히 위치를 알 수 없는 묵직한 통증이 가장 흔하며 이러한 묵직한 통증으로 시작하여 뒤틀리는 듯이 심하게 아픈 통증으로 진행하는 경우가 흔하다.

· 설사 : 적게는 2~3회 정도에서 많게는 20여 회가 넘는 경우까지 그 빈도가 다양하다. 1일 10회 이상의 설사 때문에 탈수증을 일으켜 전신 쇠약 증세를 보이기도 한다.

소장이 감염된 경우에는 변에 코와 같은 점액이 별로 섞여 나오지 않는 반면, 대장이 감염된 경우 점액이 많이 섞여 나오는 것으로 구별할 수 있다.

5. 장염과 식중독의 차이

(1) 장염

바이러스나 세균 등이 손을 통해서나 공기를 통해 전염되어 장에 염증을 일으킨 것을 말한다. 장염은 일시적으로 물처럼 설사(수양성 설사)를 하는 별 문제없는 바이러스 성 장염에서부터 장티푸스나 이질과 같은 위험한 세균성 장염을 모두 포괄한다.

(2) 식중독

상한 음식물을 먹음으로써(상했다는 의미는 음식이 부패, 그 안에 세균이 증식된 상태를 말한다) 병을 일으킬 수 있는 세균이 다량 포함된 음식물이 장에 직접 유입, 증상을 일으키는 경우를 말한다.

ii 과민성 대장 증후군

1. 과민성 대장 증후군이란?

과민성 대장 증후군은 모든 소화기 질환 중 가장 흔한 것으로 전체 인구의 15~30%에 해당하는 흔한 질환의 하나이다. 다른 질환이나 해부학적 이상 없이 대장 근육의 과민해진 수축운동 기능 장애로 인해 발생하는 증상들을 통틀어 말한다. 따라서 대장 복부에 원인이 될 수 있는 질환이 없으면서 만성적 또는 반복적인 불쾌한 소화기 증상들, 즉 식사나 가벼운 스트레스 후 복통, 복부 팽만감, 설사 혹은 변비 등의 배변 습관의 변화가 있으며 배변 후에도 잔변감으로 인해 불편을 느낀다면 과민성 대장 증후군이라 할 수 있다. 과민성 대장 증후군은 주로 젊은 사람에서 처음 증상이 나타나는 경우가 많고 여자에서 남자보다 두 배정도 흔하다. 그래서 과민성 대장 증후군은 여자들의 병이라고 생각하는 사람들이 많은데 실은 남자들에게도 상당히 흔한 병이다.

〈과민성 대장 증후군의 진단 기준〉

이 질환의 진단 기준은 증상이 최소한 3개월 이상 지속적 또는 반복적으로 계속 되어야한다.

A. 1년에 6회 이상의 복부 동통이 있을 때

B. 아래 6가지 중 2가지 이상의 증상이 있는 경우

- 배변으로 완화되는 복부 동통

- 동통을 동반한 무른 변

- 잦은 배변 횟수

- 복부 팽만

- 잔변감

- 직장 점액의 분비

2. 과민성 대장 증후군의 원인

아직까지 확실히 밝혀져 있지 않지만 장의 운동 이상, 내장과 장체벽의 감각 기능 이상, 식생활의 문제, 심리적인 원인(스트레스), 유전적 요인 등이 원인으로 생각되어 지고 있다.

(1) 장의 근육 이상

장이 자극에 지나치게 예민하고 장의 움직임(분절 운동, 연동 운동과 같은 장의 운동)이 지나치게 많거나 적어서 생기는 현상이라고 알려져 있다. 장의 바깥층을 형성하는 근육은 음식물을 소장에서 직장으로 해서 항문 밖으로 자동적으로 이동시킨다. 과민성 대장 증후군은 장 근육의 기능적인 문제이다.

(2) 식생활의 문제

무엇보다 섭취하는 음식물이 채소나 곡식류와 같이 섬유질이 많은 음식물 대신 흔히 기름진 음식(동물성 단백질)이나 술, 카페인(커피), 우유, 달걀 등과 같이 소화가 잘

되버리고 찌꺼기가 많이 남지 않는 음식을 먹게 되면 대변량이 적어지고 동물성 단백질의 소화 과정에서 발생하는 독소는 대장 환경에 치명적인 요인이 되어 과민성 대장 증후군을 악화시킬 수 있다.

(3) 스트레스

우리 몸에 어떤 병이 생기거나 정신적이나 육체적인 스트레스가 있으면 증상이 심해진다. 우리의 소화 기관은 자율 신경의 영향을 받아 움직임이 조절된다. 이 자율 신경은 뇌(대뇌)의 영향을 받으므로 장의 움직임은 정서 상태의 영향을 크게 받는다. 그래서 대부분의 경우 잠을 자거나 쉬거나 즐거울 때와 같이 마음이 편안할 때에는 뱃속도 편안하게 되지만, 슬프거나 화나거나 스트레스 받거나 긴장할 때와 같이 마음이 편하지 않으면 뱃속도 편하지 않게 되는 것이다. 스트레스를 받으면서 이와 함께 장의 연동 운동 이상, 내장과 체벽의 감각 이상, 식사 등도 증상을 일으키는 원인일 것으로 추정되고 있다.

(4) 유전적 요인

타고난 체질이나 성격상 이러한 병에 걸리기 쉬운 사람에게서 발병하게 된다. 선천적으로 조그마한 자극에도 과도하게 반응을 하는 사람이나, 성격이 내성적이며 꼼꼼하고 빈틈이 없는 사람일수록 이 병에 걸리기 쉽다. 과민성 대장 증후군 환자는 과민성 대장 증후군 부모에게서 나온다는 말이 있다. 그 정도로 가족 중에 증상이 있는 사람에게 나타나기 쉽다.

3. 과민성 대장 증후군의 증상

다음의 증상들이 나타날 수 있다.

· 배가 싸르르 아프고 부글거리는 소리가 나다가 변을 보면 편해진다.

· 배변을 한 후에도 계속 변이 남아있는 듯한 느낌이 있거나, 자주 변을 보고 싶은 생각이 든다.

· 설사와 변비가 반복된다. 정상인에서는 식사 30~60분 후 변의를 느끼지만 이보다 훨씬 빠른 시간에 복통과 설사를 하기도 한다. 설사는 아침 기상 시, 또는 아침 식사 후에 악화되기도 한다.

· 배에 가스가 차거나 아래 배의 통증이나 불쾌감이 있다.

· 트림, 속 쓰림, 구토, 잦은 방귀, 점액성의 대변이 나온다.

· 장의 운동이 갑작스럽게 너무 빨리 일어나 '장경련' 이라고 부르는 격심한 복통이 발생한다.

※ 과민성 대장 증후군의 다른 증상

과도한 복부 팽만감, 요통, 무력감, 실신, 심계 항진 등이 있다.

iii 대장암

1. 대장암이란?

대장 종양은 대장에서 발생되는 비정상적 성장을 나타내는 세포 집단을 일컫는다. 일반적으로 장 점막 세포는 일정 기간동안 규칙적인 성장, 분열, 재생, 사멸의 경과를 보이지만, 통제 능력이 소멸될 경우 부적절한 세포군이 과성장을 하게 되며 이러한 변화가 대장 점막에서 일어나는 경우 대장용종 혹은 대장암이라고 하며 대장종양의 대부분을 차지한다. 대장용종 가운데 대부분은 선종이라는 병변으로서 이는 점막 세포군의 과 증식 상태이며 아직 인접한 주변으로 침범해서 성장하지는 않는다. 그러나 이중 일부는 선종 내에서 침입해 들어오는 성질을 보이거나 변화될 수 있는데 이를 대장암의 조기 병변이라 할 수 있다. 전체 대장암의 약 반수 이상이 이러한 경과를 보인다. 나머지는 이러한 전 단계를 거치지 않고 직접 국소병변이 침입성으로 변화하게 된다. 어떤 경과이든 악성 단계에서는 증식 속도가 빨라지고 주변을 침입하여 혈관 및 림프관 내에 파급되어 새로운 장기에 옮겨질 수 있으며 이를 전이암이라 한다. 대장암은 직장암, 결장암, 항문암을 통칭한 것이다. 대장은 다른 장기에 비해 탄력성과 확장성이 좋기 때문에 암 증상이 늦게 나타난다.

2. 대장, 직장암의 원인

대장암과 직장암은 같이 발생하므로 원인도 같이 본다. 대장, 직장암은 여러 가지 복합적 원인으로 발생한다. 즉 여러 유전적 요인 및 환경적 요인으로 인해 정상 대장 점막의 세포에서 변성이 일어나 대장의 용종이 발생하고 이것이 점차 악성화 되어 국소적으로 암세포가 발생하게 된다. 더 진행되면 말기에 침윤성 암 및 대장 이외의 다른 장기로 암이 퍼지게 되는 전이성 암으로 발달하게 될 수도 있다. 대장, 직장암을 일으킬 수 있는 요인을 살펴보면 다음과 같다.

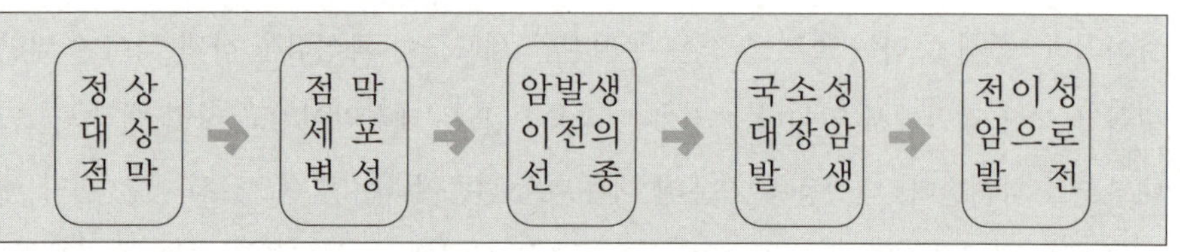

(1) 식이성 요소(섬유소의 섭취 부족)

고 위험인자로서 가장 많이 언급되는 요소는 서양인의 식이에서 섬유소가 매우 적다는 것이다. 고 섬유질은 음식물의 장 통과 시간을 단축시킴으로써 발암물질의 가능성이 있는 물질과 장 점막과의 접촉시간을 줄인다. 더구나 변의 부피가 커져 세균의 밀도를 감소시킴으로써 세균이 암 발생을 조장할 기회가 적어진다.

(2) 동물성 지방

동물성 지방을 다량 섭취함으로써 담즙산과 콜레스테롤의 배설이 증가하며 대장

내에 존재하는 세균 총의 구성에도 변화를 일으켜 이들 물질을 화학적으로 변화시키는 세균의 종류가 증가한다. 따라서 동물성 지방을 많이 섭취하면 발암물질이 많이 생성되고, 또 발암물질이 대장 내에 머물고 접촉하는 시간도 길어져서 대장암이 많이 발생하게 된다.

(3) 야채 섭취의 부족

야채식이 해로운 화학 물질에 대사성 방어 역할을 시행하는 알킬히드로카본 히드록실라제의 활성도를 증가시켜 암 발생을 억제한다. 육류를 섭취하는 사람은 채식을 주로 하는 사람에 비해 약 3배의 콜레스테롤과 담즙산이 위장관에서 분비되고, 장내 박테리아에 의한 화학적 발암 과정의 항진 및 장막의 유동성 변화로 대장암의 발병률이 높아진다.

(4) 육체적 활동량의 부족

신체 활동이 많으면 장의 연동 운동이 활발해지고 운동에 의해 체내에서 장 연동을 촉진시키는 호르몬 생산이 증가하여 대변의 장내 통과 시간이 짧아져 대변 내 발암 물질과 장 점막이 접촉할 시간이 줄어 발암 과정을 억제한다.

(5) 담낭절제술 과거력

담즙 자체가 결장점막에 직접적인 독성으로 작용하여 종양을 발생시킬 수 있다고 한다. 담즙을 직장으로 주입하면 발암제인 디메릴하이드라진에 의한 암 발생이 촉진된다. 월파트 등은 이차 담즙산인 디옥시콜릭산과 리토콜릭산이 발암 물질이라고 한

다. 대장암이 약 3분의 1에서 디옥시콜릭산의 수용체가 발견되었으며 리토콜릭산의
수용체도 발견되었다. 이러한 담즙산이 절제 후에는 담즙 분비가 증가하므로 위험성
이 높아질 수 있다.

(6) 염증성 장 질환

장기간의 궤양성 대장염에서 암 발생이 증가한다고 한다. 염증성 장 질환에는 궤양
성 대장염과 크론병이 포함되는데, 이 질환이 있는 경우에는 대장암 발병 위험을
4~20배 상승시키고 이로 인한 대장암은 일반 대장암보다 20~30년 일찍 발병한다.

(7) 가족성 요소

대장, 직장암의 90%가 가족성 유전적 소질이 명확하지 않은 산발성 결장암이다. 그
러나 과거부터 유전적 소질이 있을 것이라고 알려져 온 용종뿐 아니라 비용종증의 결
장암 환자에서도 유전적 요인이 관여한다.

(8) 방사선

골반에 방사선 조사를 받은 환자는 정상인보다 상부 직장암이 발생할 위험도가 높
다고 본다. 방사선 조사 후 약 10년의 기간이 경과한 후 암 발생의 빈도가 높아진다.

(9) 기타 요인

술, 담배 및 비만 그리고 심한 스트레스도 원인이 될 수 있다.

3. 대장암의 증상

(1) 초기 증상

1) 대변 습관에 이상

뚜렷한 원인 없이 대변을 보는 습관이 달라진다. 대변 횟수가 평소보다 많아지며 극소수 환자에겐 변비도 생긴다. 이런 증상은 거의 S상 결장이나 직장 부위의 종양에서 발생한다. S상 결장과 직장이 항문과 가까이 있기 때문에 대변이 자주 마려우면 하행 결장암의 초기 신호라 할 수 있다.

2) 대변의 질 변화

초기 대변이 묽어지면서 점점 대변에 점액질이 섞여 나오고, 시간이 더 경과하면 대변에 점액과 피가 섞여 나오는 과정을 거치는 것이 결장암 초기부터 말기까지의 증상이다. 대변에서 콧물 같은 점액이 가끔씩 묻어 나오면 직장암의 조기 신호로 간주해야 한다.

3) 복부 팽만감과 복통

아랫배에 가스가 찬 것처럼 답답하고 아프면 상행 결장, 횡행 결장 부위에 암이 발생한 초기 신호로 볼 수 있다. 상행 결장이나 횡행 결장은 항문과 멀리 떨어져 있기 때문에 항문에 자극을 주지 않아 대변을 자주 보려는 느낌은 없다. 통증이 뚜렷이 나타나면서 암 덩어리가 있으면 초기 암을 벗어난 단계가 된 것이다.

(2) 대장의 부위에 따른 초기 증상

1) 우측 결장암

암이 장관 내로 자라면서 융기성 및 궤양을 초래하게 되어 환자는 암으로부터의 출혈로 빈혈 증세를 보인다. 흔히 복부 우측에 통증을 호소하며 담석을 의심하게 되는 경우도 있다. 간혹 우측 복부에서 종괴가 만져지기도 한다.

2) 좌측 결장암

장관 내로 환상으로 자라서 장 폐쇄 증상을 나타낼 수도 있고, 배변 습관의 변화로 변비와 설사를 초래한다. 간혹 좌측 복부의 복통과 혈변을 볼 수도 있다.

3) 직장암

장관 내로 환상으로 자라서 장 폐쇄 증상을 나타내며 선혈의 혈변을 보인다. 환자는 배변 후에도 계속 잔변감을 호소하고 변이 가늘어졌다는 호소를 한다. 드물기는 하지만 직장암이 전이되면 발견 당시 방광이나 질을 침범하여 직장-방광이나, 직장-질로 형성되어 대변이 소변에 섞이고 질로 나오는 경우도 있다.

4. 대장암의 발생 빈도

대장암은 우리나라에서 1980년대 이후 꾸준히 증가되고 있다. 등록한 암 환자의 연령 구간별은 60~64세(15.3%), 55~59세(14.4%), 65~69세(13%)순이다. 따라서 대장암은 남녀 4위에 해당하는 암이다. 10명의 새로운 암 환자가 발생하면 그 중 1명은 대장암 환자이며, 향후 대기 오염과 간염 방지, 서구화 식생활은 대장암을 더 증가시키리라 예상된다.

암의 장기별 발생 빈도

남자	위암(20.9%), 간암(12.2%), 폐암(11.9%), 대장암(9.2%), 방광암(3.5%)
여자	위암(16.3%), 유방암(14.1%), 자궁경부암(13%), 대장암(10.1%), 간암(6.5%)

iv 직장암

1. 직장암이란?

장에 생기는 암의 약 60%가 직장암이다. 직장 바로 위의 S상 결장암은 20% 가량으로 두 번째로 많다. 이 둘을 합치면 약 80%가 된다. 즉, 항문에 가까울수록 암에 잘 걸린다. 이것은 대변이 오래 머물러 있는 곳일수록 암이 많이 발병한다는 증거다.

2. 직장암의 증상

(1) 국소 증상

직장암의 전형적인 국소 증상은 대변과 함께 나오는 출혈과, 대변의 이상이다.

1) 출혈

항문에서 출혈하는 것이 가장 많고 대변에 피가 묻어나올 때도 많다. 출혈은 빨간 피로 나오기 때문에 치질에서 나오는 피와 혼동하기 쉽다. 또한 대변에 점혈변이라고 하여 콧물 또는 젤리 모양의 피가 섞여 나올 때도 있다. 출혈과 대변 이상이 함께 올 때도 많고, 변비와 설사가 교대로 오거나 배가 묵지근하며 대변이 덜 나온 느낌이 있어 시원치 않거나, 대변을 볼 때 항문 통증이나 불쾌감, 대변이 잘 나오지 않는 등의 증상이 나온다. 암이 커지면 항문 쪽이 항상 아프기 때문에 환자는 오래 앉아 있지 못할 정도가 된다.

2) 대변의 이상

암 때문에 직장의 직경이 좁아져 있으니 대변이 잘 나오지 못한다. 이 때문에 힘을 주지 않으면 대변이 나오지도 않고 나와도 가늘게 나오며 속에서 문질러져서 가닥이 나서 나오는 등의 변화가 나타난다. 또한 암이 항문을 자극하기 때문에 대변을 보고 싶으나 나오지 않아 항상 뒤가 묵지근한 증상도 있다. 배가 불러 괴로울 때가 많다. 대변이 오래 머물러 있어 장에 가스가 차기 때문에 암이 있는 곳에서 아래로 내려가지 못하고 위쪽으로 올라와 쌓여 버리는 것이 원인이다.

3) 기타

뒤가 묵직함, 잦은 소변 ,소변볼 때 따가움, 회음부와 엉덩이의 통증 등이 있다.

(2) 전신 증상

진행성 전이의 증상은 오른쪽 윗배와 어깨의 통증, 간종대, 간 및 폐의 종괴다.

(3) 종양 증후군

흔하지는 않으나 아래의 증상들은 직장암의 유일한 증상이 될 수 있다. 근염*, 흑색극세포증*, 혈전성정맥염*, 홍반*, 조모증* 등이다.

---

* **근염** : 근육염이라고도 한다. 근육에만 생기는 것과 교원병 등의 전신성 질환의 일부로서 나타나는 경우가 있다.

* **흑색극세포증** : 흑색가시세포증이라고도 한다. 겨드랑이나 사타구니의 피부가 두꺼워지며 검게 변색하는 질병이다. 멜라닌 세포나 색소의 증가는 없다.

3. 직장암의 전이

직장암은 결장암처럼 혈행성으로 간에 전이할 때가 많으나 복강 안의 복막으로 흩어지는 전이는 결장암에 많고 직장암에는 적다. 또한 암이 점막 안에 머무르고 있으면 림프절 전이는 보이지 않으나 점막하층에서 깊이 침윤하면 림프절 전이가 일어날 수 있다.

(1) 전이 방식

직장의 머리 쪽과 꼬리 쪽 또한, 직장의 주위로 자란다.

1) 림프성 전이

직장 주위의 림프관을 통하여 점막 밑으로 쉽게 전이한다. 그 뒤 복직근 외연, 아래 장간막, 중치, 폐쇄근, 하복, 장골 고리 등에 일어날 수 있다.

2) 혈행성 전이

상부치 혈관과 문맥계를 통하여 간으로 또는 중간 및 하부치혈관, 하대 정맥을 통하여 폐로 전이한다. 때로는 척추 정맥을 통하여 척추 전이도 일어난다.

3) 착상

수술로 절개했던 부위와 치핵으로 직접 착상되기도 한다.

---

* **홍반** : 피부와 피하 조직에 염증이 생기는 질환이다.

* **조모증과 다모증** : 동의어로 사용되며 모발의 비정상적인 과도한 성장을 의미한다.

(2) 전이 부위

간, 폐, 림프절로 많이 전이하고 척추, 뼈, 중추 신경계, 방광, 전립선 등으로도 전이
한다.

V 치질

1. 치질이란?

우리나라 국민의 절반 이상이 앓고 있는 부끄러운 질환 중 하나가 바로 치질이다. 국민건강보험공단의 최근 통계에 의하면 출산 다음으로 입원 환자가 많은 질환이다. 전 국민의 25%, 성인 여성의 약 40~50%가 앓고 있을 정도로 '대중적인 현대병'의 하나다. 치질은 항문 안팎의 질환을 통칭하는 것으로 항문 밖으로 근육이나 혈관 덩어리가 빠져 나오는 치핵, 항문이 찢어져서 생기는 치열, 항문 주위가 자꾸 곪아 구멍이 생기면서 고름이나 대변이 밖으로 새는 치루 등이 있다. 이 중 치핵이 70% 정도 차지하기 때문에 흔히 치핵을 치질이라 부른다.

2. 치질의 종류

치핵은 항문 안쪽 점막과 점막 하 조직이 여러 원인에 의해 부풀어오르거나 늘어져 빠져 나오는 상태로 내치핵, 외치핵이 있다. 항문 입구에서 약 1.5㎝ 안쪽 톱니 모양의 치상선을 경계로 위쪽을 내치핵, 그 아래쪽을 외치핵이라 하는데 결국 두 가지가 함께 있는 혼합치핵으로 진행되는 경우가 많다. 그 외에도 혈전성 외치핵 , 감돈성 치핵 등이 있다.

(1) 외치 (수치질)

외치는 항상 항문 밖에 위치하며 앉을 때나 걸어다닐 때 통증이 심하고 배변 시에 가끔 출혈을 일으킨다. 크기는 콩알만한 것에서 탁구공만한 것까지 있으며, 짙은 갈색을 띄고 있다. 대개 1개에서 여러 개가 함께 있는 경우도 있다.

(2) 내치 (암치질)

내치는 변을 볼 때는 나왔다가 변을 본 후에는 항문 안으로 들어가 버리는 치질이다. 크기나 모양은 외치와 비슷하다. 처음에는 변은 본 후 항문 안으로 잘 들어가던 것이 오래 되어 성이 나면 잘 들어가지도 않고 대량 출혈과 통증을 일으키게 된다.

☞ 혼합치는 외치와 내치가 함께 있는 치질이다.

3. 치질의 원인

치질의 발생은 단 한 가지 원인으로 인해서 생길 수도 있으나, 여러 가지 원인이 복합적으로 작용하여 발생하기도 한다. 많은 원인 중에서 치질의 발병에 영향을 많이 주는 요인으로 변비를 들 수 있는데 변비에 걸리지 않으려면 장내 환경의 상태가 중요하다. 장내 환경에 치명적 영향을 주는 요인으로는 냉기, 과식, 식이섬유, 동물성 단백질, 스트레스, 정백 식품, 유전적인 요인, 잦은 관장이나 독소 또는 세균의 침입 시 등을 들 수 있다.

(1) 냉기

찬 것은 장내 환경을 유해하게 한다. 찬 것 중 가장 안 좋은 것은 찬물이다. 찬물은

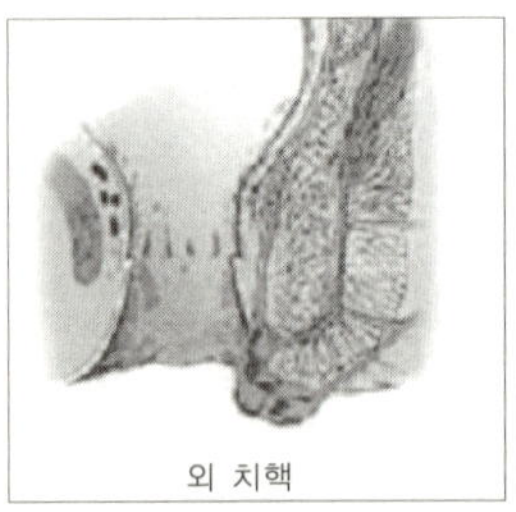

외 치핵

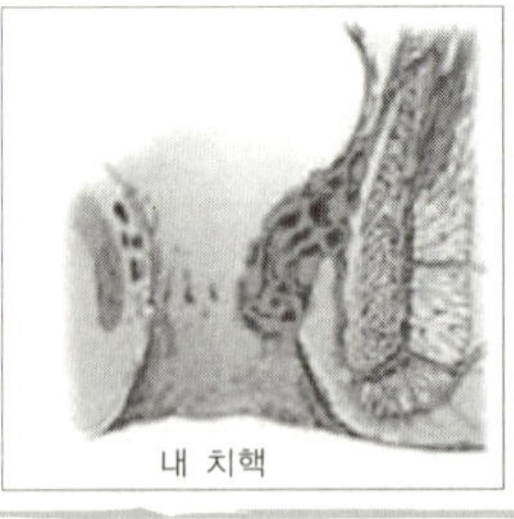

내 치핵

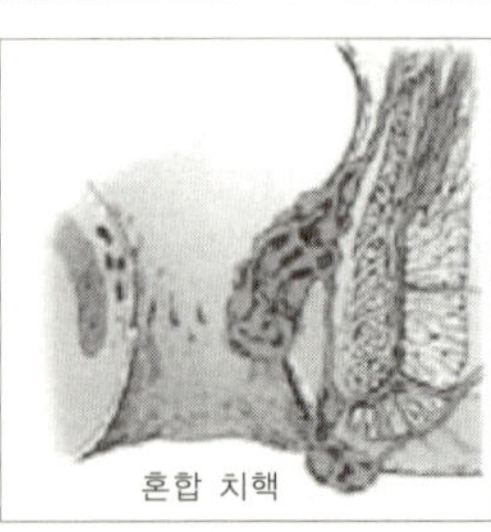

혼합 치핵

장내 세균에 안 좋은 영향을 준다. 물은 먹었을 때 정체 없이 대장까지 내려간다. 즉 찬물은 직접 대장까지 내려가므로 대장은 차지기 쉽고 이로 인해 각종 세균, 바이러스가 증식되기 쉬워진다.

(2) 과식

과식을 하면 장 연동 운동이 잘 되지 못하는데 이 때문에 쉽게 변비가 된다. 변비에 걸리지 않은 사람이라도 한꺼번에 몇 끼를 과식하면 변비 증세가 나타난다. 과식을 계속하면 이미 먹은 음식과 나중에 들어온 음식과의 간격이 생기지 않게 된다. 변과 변 사이의 빈 간격에 연동 근육이 오므려 들면서 변을 앞으로 이동시키는데, 간격이 없으면 연동 근육이 오므려 들 수가 없으므로 변이 정지하게 된다. 그러나 다음에 들어온 변이 이동하여 와서 정지하고 있는 변을 밀어붙이다가 한 덩어리가 되면서 커지게 된다. 즉 지금쯤 항문 부근에 가있어야 할 음식이 이제 대장의 출발점에서 썩는 결과를 초래 할 수 있다.

(3) 식이 섬유

식이 섬유는 수분을 붙잡아 두는 성질(수분을 약 5배 가량 보유할 수 있다)이 있어 변을 묽게 해준다. 또한 식이 섬유는 변의 양, 즉 부피를 크게 부풀리게 하는 일을 한다. 이 두 가지의 작용으로 변의 부피가 크고 연하게 만들어서 쉽게 변을 볼 수 있게 만든다. 그러므로 식이 섬유가 함유된 식품을 섭취해주는 것이 좋다. 식이 섬유가 많이 들어 있는 곳은 곡물의 껍질 부분이다. 즉 대장을 좋게 하려면 통 곡식으로 섭취해주는 것이 가장 좋다.

☞ 단, 과민성 대장 증후군이나 대장 무력증의 경우에는 다르다. 이때에는 대장 자체에 이상이 생긴 경우이므로 식이 섬유 섭취 시 문제가 될 수 있다. 식이 섬유는 수분은 흡수하지만 대장 기능의 저하로 인하여 식이 섬유가 작용이 안 되면 수분 배출이 안 되어 정체된다. 그러므로 이때에는 우선 대장 기능을 활성화시켜주는 것이 중요하다.

(4) 동물성 단백질

동물성 단백질의 과잉 섭취는 유해균을 증식시키므로 피하는 것이 좋다. 장내 환경이 좋아지려면 유해균이 아닌 유익균의 먹이가 풍부해야한다. 탄수화물(올리고당)과 식이섬유는 유익균의 먹이가 되고 단백질(동물성 단백질)은 유해균의 먹이가 된다. 즉 탄수화물(올이고당)은 대장에서 유익균의 먹이가 되어 더욱더 분해되고, 단백질(동물성 단백질)은 유해균의 먹이가 되어 더욱더 분해된다. 이때 단백질(동물성 단백질)은 분해될 때 맹독성 아민인 인돌, 스카톨과 히스타민 등을 생성시켜 장내 환경에 치명적이 된다. 즉 동물성 단백질을 과잉 섭취했을 때 분해하는 세균 중에 단백질(동물성 단백질)을 분해하는 유해세균이 유익균보다 많이 증식하게 되어 장내 환경에 치명적이 되므로 동물성 단백질의 과잉 섭취는 피하는 것이 좋다.

(5) 스트레스

혈액 순환에 안 좋은 영향을 주기 때문에 되도록 스트레스를 받지 않도록 하는 것이 중요하다. 장내 세균은 유익균과 유해균의 균형을 이루는 것이 중요한데 유익균이 유해균보다 약간 많을 때가 가장 이상적인 비율이 되어 장내 환경이 좋아진다. 그래서 대장의 pH는 7.0으로 약산성에 가깝다. 왜냐하면 만약에 대장이 알칼리 상태가 되면 유익균만 증식하게 되기 때문이다. 이 pH를 조절하는 것은 원활한 혈액순환이다. 그런데 이 혈액순환에 가장 크게 영향을 미치는 것이 바로 스트레스이다. 자율 신경에는 정반대되는 역할을 하는 교감 신경과 부교감 신경이 있다. 스트레스를 받으면 두 신경 중에 교감 신경이 작용되고 이때 분비되는 아드레날린 호르몬은 과립구의 수를 증가시킨다. 증가된 과립구는 활성산소를 다량 방출하고 죽는다. 이때 방출된 활성산소는 체내에서 지방과 결합해서 과산화지질을 형성해서 각종 질병을 유발시키고 혈액을 오염시키므로 스트레스를 받지 않는 것이 중요하다.

(6) 정백 식품

정백 식품은 변비를 유발시켜 각종 대장 질환을 유발시키는 요인이 되므로 적게 섭취하는 것이 좋다. 기계화된 공장에서 충분히 정백된 쌀과 밀가루 등은 쌀과 밀의 바깥쪽에 있는 섬유질과 효소 등이 제거된 것이다. 따라서 섬유분이 적어지면 대변의 고형 성분이 적어져 변비가 생기게 되고 각종 대장 질환을 유발시키는 요인이 된다. 그러므로 부드러운 음식과 지나친 정백 식품의 섭취는 피하는 것이 좋다.

(7) 유전적인 요인

선천적으로 항문 주위 조직이 약한 사람은 치질에 쉽게 걸리며 이러한 체질은 유전되는 경향이 강하다. 따라서 부모에게 치질이 있으면 자식들도 대부분 치질을 갖게 된다. 또한 태어날 때부터 항문이 빠져나오거나, 항문 바로 옆에 구멍이 뚫려서 고름이 나오는 치루를 가진 신생아가 간혹 보이는 것은 부모에게서 체질을 물려받기 때문이다.

부모로부터 항문 주위 혈관과 조직, 탄성이 취약한 체질을 물려받은 사람은 그렇지 않은 사람보다 자연히 치질 발생률이 높기 마련이다. 또한 대부분의 환자가 치질 예방에 대한 지식이 부족하므로 쉽게 치질에 이환 되는 것이다. 만약 치질의 원인, 증상, 예방법과 변비에 대한 기전 그리고 인체 생리 병리에 관심을 두고 상당한 지식을 갖추게 된다면 항문 병은 쉽게 찾아오지 못할 것이다.

(8) 잦은 관장이나 독소 또는 세균의 침입 시

관장을 자주 하다가 항문에 상처가 나면 치질이나 치루가 생길 수 있다. 또한 먹는 음식에 섞여 들어온 독소가 마지막으로 직장 팽대부에 오래도록 머무르면서 항문 주위 조직을 자극하여 치질을 유발하거나, 세균이 항문 치상선 윗부분에 위치한 항문선으로 침투하여 염증을 유발하여 직장 주위염이나 치루가 발생한다.

4. 치질의 증상

(1) 출혈

가장 많이 나타나는 증상으로 치핵으로 인한 출혈은 보통 용변 시 선홍색의 피가 떨어지고 더 진행하면 일상 생활에서도 피가 묻어나서 만성 빈혈을 일으킬 수가 있다.

(2) 통증

일반적으로 항문 안에 있는 내 치질에는 통증이 없고 항문 밖으로 나온 혈전성 외 치질이나, 4도 감돈성 내 치핵 시 심한 통증이 있다. 배변 시 예리하게 찢어지는 듯한 통증은 대개 치열 때문이다.

☞ **감돈성 치질** : 내 치질 중에서 주로 3~4도에서 자주 발생한다. 치질이 탈항되어 들어가지 않고 부어 있으면서 혈액 순환 장애를 일으켜 몹시 아픈 증상을 나타낸다. 겉으로도 부어있는 상태지만 속으로도 염증이 매우 심하며 혈액 순환이 안 되기 때문에 아프다.

(3) 탈항

치질은 처음에는 한군데서 조그맣게 생기다가 시간이 지나면서 커지고 여러 군데 생기는 경향이 있다. 오래된 치질에서는 대변 시 항문에서 치질이 빠졌다가 다시 들어가게 되고 더 진행 시에는 빠져 나온 상태에서 잘 들어가지 않고 손으로 밀어 넣어야만 들어가게 되기도 한다. 더 진행하게 되면 한번 나왔다가 절대 들어가지 않는 감돈성 치질이 될 수도 있다.

☞ **치질의 등급**

· 1기 : 내치액은 있지만 항문 밖으로 탈출하지 않는다.

· 2기 : 배변 시 치핵이 항문 밖으로 튀어나오나 자연히 되돌아간다.

· 3기 : 배변 시 치핵이 항문 밖으로 나온 것이 저절로 들어가지 않고 손으로 밀어 넣으면 항문 내로 들어간다.

· 4기 : 지속적으로 항문 밖으로 나와 있고 밀어 넣어도 들어가지 않는 경우이다.

(4) 항문소양증

항문소양증은 항문 주위가 가려운 증상으로 항문뿐만 아니라 항문 전후의 고환이나 질 주위까지 가려움증을 호소하는 병이다. 이것은 정신적 긴장, 과로, 특별한 식품, 술, 기후의 변화에 따라 민감하게 반응한다. 특히 잠자리가 더운 경우에 심하게 나타난다. 소양증이 심하면 긁어서 상처가 나고 이 상처에 균이 감염되게 되고 피부의 손상으로 항문 주위 환경이 나쁘기 때문에 진물이 나오는 등 증상의 악화를 가져온다. 항문소양증의 원인은 항문 주위에 병변이 있어서 여기에서 나오는 분비물이 자극되어 일어날 수 있고, 대변 후에 피부나 피부에 묻은 대변에서 나오는 암모니아의 자극으로 생길 수 있는 것이 주원인이다. 또는 사람에 따라 땀을 많이 흘리는 경우, 기생충 감염, 음모에 기생하는 이나 옴, 곰팡이균 등도 원인이 된다.

(5) 항문 밖으로 돌출 되는 종괴

배변 시 탈출되는지, 가만히 있어도 탈출되는지, 배변 후 손으로 집어넣어야 들어가는지, 자연스럽게 들어가는지를 관찰한다.

(6) 가려움증

분비물이 있는 경우 항문 습진이 생겨 가렵다.

(7) 배변 습관의 변화

대변 굵기가 가늘어지거나, 배변 횟수가 하루에 3번 이상이면 직장암을 의심해 보아야 한다.

vi 치루

1. 치루란?

치루는 양성 항문 질환의 20%를 차지하는데, 항문과 직장 사이에 있는 항문 샘에 세균이 침입해서 곪았다가 터지거나 고름을 뺀 다음에 구멍이 항문 옆에 나있는 상태를 말한다. 이 치루는 반드시 항문 안의 구멍을 손가락 끝의 미묘한 감각으로 찾아내어 모두 없애야만 완치된다. 구멍이 남아 있으면 몇 년 되지 않아 터져 나온다.

2. 치루의 종류

원인에 의한 치루와 모양에 의한 치루로 나눌 수 있다.

(1) 원인에 의한 치루

가장 많은 원인은 항문 샘의 감염에 의한 치루가 있다. 그 외에도, 결핵성 치루, 유아 치루, 이차성 치루, 치열에 의한 치루, 치핵에 의한 치루 등이 있다.

치루 형성 과정

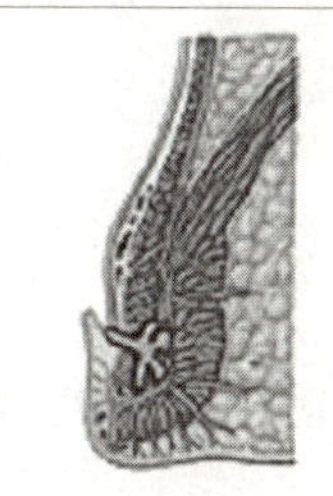

항문 샘의 염증 : (염증이 내 괄약근을 넘어 괄약근 간 공간으로)

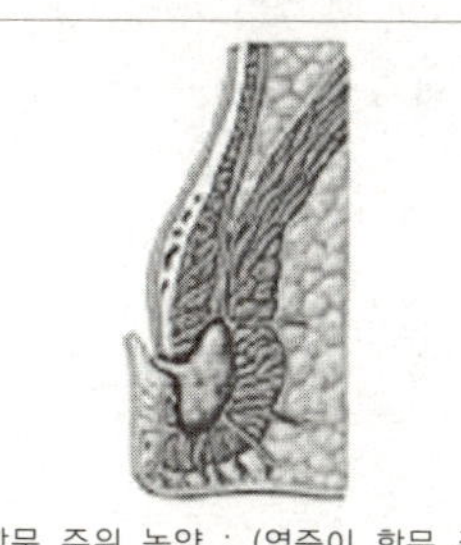

항문 주위 농양 : (염증이 항문 주변으로 뚫고 나오면서)

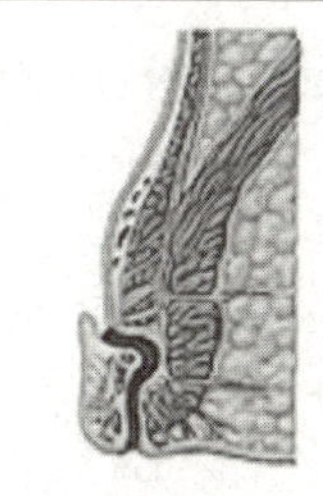

치루

(2) 모양에 의한 치루

① 괄약근 간 치루 : 누관이 괄약근 사이를 통과하는 치루

② 괄약근 관통형 치루 : 누관이 괄약근을 간통하는 치루

③ 상방 치루 : 누관이 괄약근을 상행하여 치골 직장근 위를 넘어서는 치루

④ 괄약근 외 치루 : 누관이 직장과 회음부 사이를 관통하는 치루 등으로 나눌 수 있다.

☞ 괄약근 간 치루가 가장 빈도가 높다.

3. 치루의 원인

대개 치루 환자에게서 병력을 조사해보면 과거에 항문 주위의 염증이 있었던 경우가 많으며, 농양의 원인 균이 장내 세균인 경우에 치루 발생 빈도가 높다. 결국 항문 샘에 염증이 발생하고 이것이 진행에 의해 농양과 치루가 발생한다고 설명을 하고 있다. 하지만 초기 항문 샘 염증이 모두다 치루로 발전한다고는 볼 수가 없다. 즉, 항문 샘에 염증이 잘 발생할 수 있는 환경*이 일차적으로 치루의 원인이 된다.

* 그 외의 원인 : 결핵, 외상, 궤양성 대장염, 크론병, 악성 종양, 서혜림프육아종 등이 있으며, 이전의 항문 수술에 의해 극소수에서 발생할 수 있다.

4. 치루의 증상

(1) 치루의 초기 증상

항문 옆에 종기가 난 것처럼 앉기도 힘들고 고열이 난다. 겉으로는 아무렇지도 않은데 항문 통증이 있으면서 몸살기가 나타나는 경우도 있다. 이 때는 항문 주위 농양을 의심해 보아야 한다. 심한 경우에는 고환이나 다리, 질 속으로 고름이 터져 나오기도

---

* 항문 샘에 염증이 잘 발생할 수 있는 환경
신체 방어 상태가 감소한 경우(과로, 음주, 감염에 취약한 질병 등), 만성적 설사, 배변 습관이 나쁜 경우, 나쁜 위생 상태 등으로 볼 수 있다.

한다. 항문에 발생한 맹장염이라고 생각하면 이해가 쉬울 것이다. 항문 샘은 항문 속에 여섯 개에서 많은 사람은 열두 개까지 있다. 항문 괄약근 속까지 뿌리가 있어서 항문 샘에 염증이 생기면 괄약근을 타고 직장 속으로 올라가든지 항문 옆으로 내려오든지 한다. 아니면 괄약근을 뚫고 엉덩이로 고름이 터지는 경우도 있다. 곪아있으면서 터지지 않으면 항문 농양기라고 한다. 즉 급성이 항문 농양이고 만성이 치루이다. 항문 주위 농양의 증상은 항문이 벌겋게 부어오르고 통증이 심하며 몸에 열이 난다. 이렇게 항문 농양이 치루가 되는 경우가 대부분이나 치열이 오래 되어 염증이 생기면 치루가 되기도 한다. 결핵 환자에게는 결핵균이 항문 샘에 들어가 결핵성 치루를 일으키는 경우도 있으며, 궤양성 대장염, 크론병, 항문이나 직장암, 백혈병으로 치루가 발생하기도 한다.

(2) 치루 수술을 받은 후

다시 재발한 어떤 환자는 겁을 내어 치료를 받지 않고 그냥 지내다가 구멍이 창자까지 번진 경우도 있다. 하지만 대부분의 환자는 속의 구멍만 넓어질 뿐 깊숙이 전파되지 않고 오히려 밖으로 멀리멀리 구멍이 전파된다. 심하면 허리 부분까지 뚫리며, 고환에서 고름이 나오는 경우가 있는가 하면, 허벅지까지도 전파할 수 있다.

☞ 치루는 20대나 30대에 많이 흔하며 여자보다 남자에게 3배 정도 흔하게 나타난다. 남녀노소를 가리지 않고 찾아온다. 태어나자마자 항문 옆에 구멍이 뚫려 있고 고름이 나오는 경우에서부터, 초등학생, 중학생, 고등학생, 성인 등 두루 찾아올 수 있다.

vii 치열

1. 치열이란?

치열이란 항문 안쪽(항문 입구에서 치상선)에 작은 상처가 생기는 것으로 배변 시 통증과 출혈이 있으며 가끔 항문이 가려울 때도 있다. 치열은 주로 딱딱하고 굵은 대변을 볼 때 항문 안쪽의 피부가 찢어져 치열이 된다. 그 외에 설사를 자주 하거나 항문 직장에 염증성 질환이 있을 때도 발생한다.

2. 치열의 분류

치열은 급성과 만성 치열로 분류할 수 있다.

(1) 급성 치열

증상이 생긴지 2개월 미만이거나 상처가 작은 경우를 급성 치열이라 한다.

(2) 만성 치열

증상이 생긴지 2개월 이상이거나 상처의 기저부에 괄약근이 노출될 정도로 상처가 큰 치열을 말한다. 자주 찢어지면 상처의 안팎으로 혹이 생기거나 상처로 세균이 들어가 곪은 후 치루가 생기기도 한다.

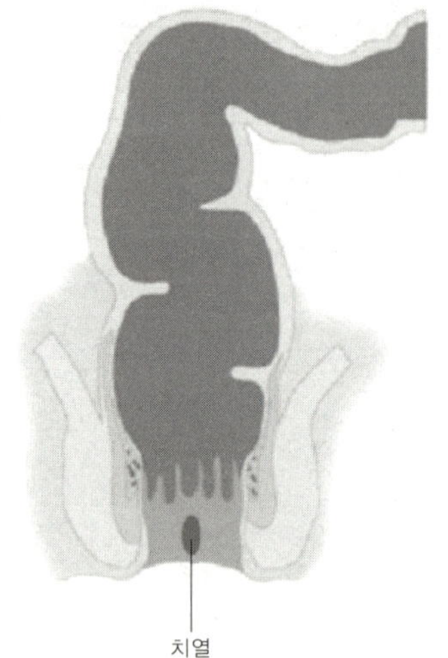

3. 치열의 증상

증상으로는 배변 시의 통증과 출혈이 주 증상이다. 급성기에는 출혈과 통증만 있으나 시간이 경과되면 피부가 밖으로 돌출 되고, 점막 비후가 나타나며 통증의 정도와 지속 시간이 길어지는 만성 형태로 된다. 통증의 정도는 따끔거리는 정도에서 참을 수 없을 정도의 심한 경우까지 다양하며, 출혈은 휴지에 묻는 정도가 대부분이나 심한 경우도 있다. 항문 입구의 출혈인 관계로 선혈이 특징이다. 가끔 항문이 가려울 때도 있다.

4. 치열의 원인

치열의 원인에 대해서는 논란이 많으나 설사와 변비가 가장 문제가 된다고 생각되어진다. 그러나 설사와 변비가 있는 모든 환자에게서 치열이 발생하는 것은 아니다. 치열이 있는 모든 환자에게서 설사와 변비가 있는 것은 아니므로 치열의 원인이 정확히 변비라고 단정할 수 없다. 항문의 구조적인 문제, 혈행 장애, 과도한 항문압, 반복적인 염증, 외력에 의한 손상 등 여러 가지 원인이 제시되고 있다. 하지만 결국 치열은 어떤 원인이든지 점막의 탄력 소실에 의해 배변 시 항문 점막이 찢어지면서 만성 궤양이 형성되고 이것이 회복과 악화를 반복하면서 증상을 나타내게 된다. 시작은 변비나 심한 설사 때문이긴 하지만 문제는 상처가 반복되다 보면 노출된 근육의 섬유화가 진행되어서 변비나 설사 없이도 스스로 악화되어간다는 것이다.

ⅷ 변비와 대변

1. 대변

변비가 무엇인지 알려면 먼저 대변이 무엇인지 알아야 한다. 대변은 간단히 말해서 입으로 들어간 음식물 찌꺼기를 말한다. 즉 음식물 중 소화, 흡수되지 않고 남은 것이다. 또한 정상적인 배변을 하려면 적당하게 굳은 대변의 형성이 필수적이다.

2. 배변의 과정

(1) 대변은 일반적으로 하행결장에서 S상 결장 사이에 쌓여 있으며, 결장의 연동 운동과 큰 물결 운동을 통해 직장으로 옮겨진다. 하행 결장과 S상 결장에 대변이 쌓여도 아직 변의('대변이 마렵다'는 느낌)는 느껴지지 않는다.

(2) 직장에 대변이 가득 쌓여 직장 벽이 부풀었을 때 비로소 변의를 느끼게 된다. 그리고 수분이 많은 대변이 직장에 들어 왔을 때는 양이 적더라도 변의를 느끼며(설사),

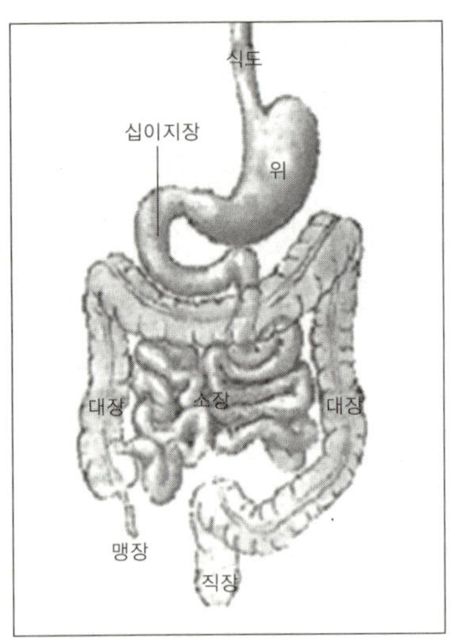

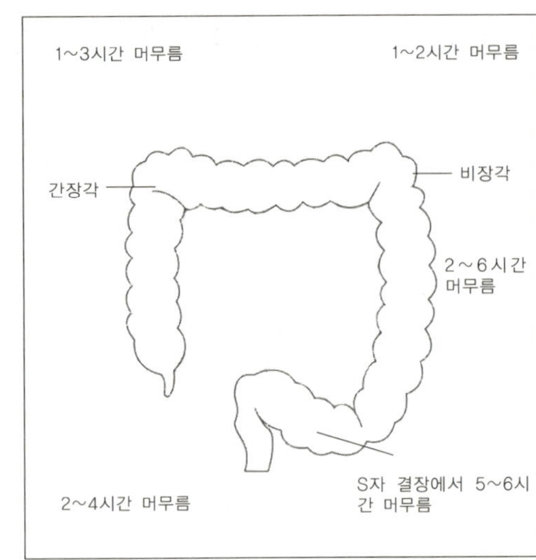

어떤 원인으로 직장의 긴장이 높아졌을 때에는 직장이 텅 비었어도 변의를 느낄 수 있다.

(3) 자주 변의를 느껴 화장실에 가지만 배변을 못해 기분이 불쾌한 경우가 가끔 있는데, 이것이 바로 직장의 긴장이 높아진 상태이다. S자 모양 결장에서 대기하고 있던 대변이 직장으로 내려와 직장이 늘어나면 변의를 느껴 화장실에 가게 되고 힘을 주어 배의 압력(복압)을 높인다. 즉 횡격막이 내려가고 복직근을 긴장시키는 것인데, 동시에 골반의 근육도 수축시켜 항문을 들어올리고 항문 괄약근이 풀어지게 된다. 이러한 일련의 현상이 그야말로 부드럽게 이루어져야 충분한 배변이 이루어지게 되고, 하행 결장 아래에 쌓여 있는 대변이 배출되는 것이다. 이러한 동작을 '배변 반사'라고 하며, 대뇌에 있는 상부 중추에 의해 통제된다.

3. 대변의 내용

음식물이 입을 통해 소화관으로 흘러드는 수분과 장 속에서 분비되는 소화액 중에서 80% 이상이 소장에서 흡수되며, 대장에서는 주로 대변 성분 중에서 물의 흡수가 일어난다. 대장의 수분 흡수 기능이 저하되면 묽은 변(설사)이 되고 대변이 결장에 머물러 있는 시간이 오래 걸려 물의 흡수가 너무 많이 되면 변이 딱딱해져 변비가 된다.

(1) 대변의 구성 성분

균형 잡힌 식사를 하는 경우 배설되는 100~200g의 대변을 75~80%가 수분이고 20~25%가 고형분이다. 고형분 중에는 셀룰루즈와 불소화 식품 및 세균이 10~30%, 무기질이 10~15%, 지방이 5%를 포함한다.

· 음식이 소화되지 않고 남아 있는 것(식이 섬유 등)

· 소화 후의 찌꺼기 및 장관내벽에서 박리된 상피 세포

· 장내 세포 및 그 잔해

· 대장결막의 분비물과 철, 칼슘, 마그네슘 등

· 음식물의 분해 산물 : 젖산, 산화 가스, 지방산, 인돌, 스카톨 등

(2) 대변의 양

대변의 하루 양은 음식의 종류, 섭취량, 소화 흡수 상태에 따라 상당한 차이가 나지만 보통 1회 배변 량은 100~250g이라고 한다. 그 가운데 70~80%는 수분이며, 고형 성분 가운데 중량의 1/3은 음식 찌꺼기 외에 장내 부산물이라고 한다. 이것이 변비의 경우는 전혀 나오지 않거나 나오더라도 1회 35g 이하이고, 설사의 경우는 수분의 양이 많아져서 200ml 이상이 된다. 크기로 표현하면 변비가 골프 공 1개 분 정도, 설사는 우유 200ml정도로 한 팩 정도이다. 단, 배변량은 횟수와도 관계가 있으므로 양적인 것만 국한해 보면 안 된다.

※ 대변의 양은 다음과 같은 조건에서도 변화한다.

A. 동물성 식품을 많이 먹으면 식물성 식품을 먹었을 때보다 변의 양이 적고, 횟수도 감소하게 된다(동물성 식품은 변의 양을 증가시켜 주는 식이 섬유가 거의 없기 때문이다).

B. 소화액의 분비가 감소하거나 위장의 흡수가 나쁠 때, 결장의 연동 운동이 늘거나 강해졌을 때 변의 양이 가장 많으며, 횟수도 증가한다. 그런데 링거 주사만 맞고 음식

을 전혀 먹지 않는 중환자인 경우에도 소량의 대변은 계속 배출된다. 왜냐하면, 앞에서도 말했듯이 소화액 찌꺼기와 대장 점막에서 벗겨진 상피 세포, 장내 세균이 있기 때문에 이러한 것들이 대변으로 나오는 것이다.

(3) 대변의 수분 함량

변에 포함되어 있는 수분 함량에 의해 변의 모양이 정해진다. 가장 바람직한 수분의 비율은 70~80% 정도로서, 이 범위라면, 시원하게 배변할 수 있다고 한다.

· 수분이 80% 이상의 변 : 부드러운 크림 형태가 되어, 모양을 갖추지 못한다.

· 수분이 90%가 넘으면 : 물과 같은 변이 되어, 배변할 때는 분출하는 것처럼 된다.

· 수분이 70% 미만 : 변이 딱딱해져서 배변할 때 고통스러워진다.

4. 대변의 20~30%는 세균 덩어리

사람의 대장에는 400여 속의 세균이 살고 있는데 총 숫자는 1조 개에 달한다. 정상적인 대변의 20~30% 가량이 세균으로 이루어져 있으며, 이러한 세균은 생존을 위해서 서로를 견제하며 존재한다. 건강한 사람의 경우에는 대장 세균을 조사하면 박테리아 속 정상 세균총과 비피더스균이 약 90% 정도를 차지하고 있다. 이러한 장내 세균이 모두 인체에 유익한 활동을 하는 것은 아니다. 장내 세균 가운데는 부패균과 병원균 등 나쁜 균의 증가와 활동을 견제하고, 우리들 몸에 필요한 영양소와 비타민 등을 만드는 좋은 균과 반대로 장의 활동을 억눌러서 감염을 일으키게 하는 대장균, 녹농균 등 나쁜 균도 있다.

(1) 좋은 균(유익균)

유산과 초산을 만들어 내는 비피더스균과 유산만을 만들어 내는 유산간균과 렙토트리키아 부칼리스 등이 있다. 모유를 먹는 유아의 장내 세균 중에는 비피더스 유산간균이 주축이 되며, 우유를 먹는 아이의 장내 세균은 호산성 유산간균이 주축이 된다.

〈유익균의 기능〉

· 음식물의 찌꺼기를 분해하여 음식물의 소화, 흡수를 돕는다.

· 티아민, 리보플라빈, 비타민B1, B2, B6, B12 비타민K 등을 합성한다. 특히 비타민B1을 잘 생성하며 건강에 유리하게 작용한다.

· 대장 내의 유익균은 짧은 사슬의 지방산을 만드는데 이것은 대장의 벽을 튼튼하게 하는 역할을 하여 발암 물질의 침투를 막는다.

· 대장을 산성화하여 발암 물질의 활동을 줄이고 또 짧은 지방산을 만들어 대장 내 세포에 공급함으로 세포가 튼튼해지게 한다.

(2) 나쁜 균(유해균)

반면에 웰슈균을 비롯한 유해균은 유익균과 정반대되는 일을 한다. 장 속의 단백질이나 아미노산을 썩게 하여 유해 물질을 만든다.

※ 해로운 균 : 병원성 대장균·웰슈균·포도상구균 등이 대표적인데, 이 균들은 장 속에서 부패 물질과 독소를 만들어 낸다.

5. 변비 시 장내 세균의 변화

변비가 있는 사람의 장내 세균을 변비가 없는 건강한 사람과 비교해 보면, 다음과 같다.

(1) 유익균은 감소하고 유해균이 증가한다.

유산균에 해당되는 락토바실러스속 균주와 비피더스 균주가 크게 감소하는 반면에 스트렙토코커스 균주가 약간 증가하는 것으로 알려져 있다.

(2) 장 내압이 증가하고 균의 수가 감소한다.

만성 변비인 경우에는 이러한 변화가 더욱 심하여 비피더스, 박테로이드 균주가 현저하게 감소하는 반면에 마이크로코카시 균주는 증가하는 것으로 알려져 있다. 장내 세균총의 변화를 줄 수 있는 대표적인 것이 항생 물질이며, 이와 같은 약물의 복용은 가장 주의해야 할 사항이다. 한번 항생 물질을 잘못 복용하게 되면 평생 변비로 고생할 수도 있기 때문이다.

(3) 장내 균총을 변화시킨다.

태어난 후 2~3일 후의 아이의 장내 균총은 대부분이 대장균, 박테로이드, 클로스트리움이 많으나, 5일 지나면 비피더스균이 아이의 장에서 우세균이 된다. 그러다가 아이가 2~4살이 되면 대장균, 박테로이드, 클로스트리디움, 비피더스 혐기성구균, 다른 형태의 혐기성균과 함께 우세균이 된다. 이러한 증상은 성인이 될 때까지 크게 변하지 않는다. 그러나 나이가 들면서 비피도박테리움의 숫자는 줄어들지만, 다른 류의 혐기성 균인 클로스트리디움, 대장균은 증가한다.

☞ 유해균이 만드는 독성 물질이 혈액에 흡수되고 온몸에 순환하면서 우리 조직을 구성하는 세포를 공격하면 세포의 노화가 빨리 유도된다고 한다. 즉 나이가 들면 장내의 유익균인 비피더스균이 감소하고 대장균 및 유해 세균이 급속히 증가하며 이들이 생성한 독성 물질로 인하여 노화가 진행되거나 촉진된다. 따라서 나이가 들어감에 따라 유해균의 생성을 억제하고 유익균인 유산균의 증식을 더욱더 늘려줄 필요가 있다.

6. 식이 섬유란?

(1) 식이 섬유란

식이 섬유는 식물의 골격을 이루는 세포막의 성분으로서 음식을 통하여 섭취된 식이섬유는 동물의 자체 효소로는 분해, 흡수되지 않고 장내의 세균에 의해서 분해 되어 흡수된다. 사람에게는 식이섬유를 분해할 수 있는 세균이 적어서 이런 과정을 통해서 섭취되는 칼로리는 거의 무시해도 될 정도로 적으나 반추 동물의 경우에는 식이섬유 분해를 통해 섭취하는 칼로리가 중요한 에너지원이 된다. 식이섬유는 단일 성분이 아니라 여러 가지 성분을 포함하는 일반 명이다. 예를 들면 셀룰로즈, 헤미셀룰로즈, 리그닌, 검, 펙틴 등이 식이섬유에 속한다.

(2) 식이섬유가 변에 미치는 영향과 기능

식이섬유는 사람의 장에서 흡수되지 않고 그대로 배설되지만 변의 상태에 매우 중요한 역할을 한다.

1) 식이섬유는 변의 양, 즉 부피를 크게 부풀리게 하는 일을 한다.

2) 식이섬유는 수분을 붙잡아 두는 성질이 있어 변을 묽게 해준다. 이 두 가지의 작용으로 변의 부피를 크고 연하게 만들어서 쉽게 변을 볼 수 있게 만든다.

3) 식이섬유는 변비를 예방해주는 기능 이외에 여러 가지 중요한 역할을 담당하고 있다. 담즙산과 결합하여 배설되므로 혈중 콜레스테롤치를 감소시키며, 식후 혈당 상승을 지연시키므로 인슐린 분비를 감소시켜서 당뇨병에 도움을 주고, 음식이 위에 머무는 시간을 연장하여 허기 감을 줄여서 과식과 비만 예방에도 도움을 준다.

ix 변비

1. 변비란?

변비는 전 인구의 5~20%에서 호소할 만큼 흔한 위장관 증상이며 특히 여자나 노인에게 많다. 미국 세대주 조사에 의하면 인구의 3%가 변비를 호소하고 있다고 한다. 국내에선 정확한 통계는 없으나, 아마 10%를 넘을 것으로 추정된다. 실제 변비는 질병의 이름이 아니라 장관 기능 장애에 대한 증상의 이름으로 환자들은 다양한 증상을 '변비'라고 호소한다. 대표적인 것들이 배변 시 과도한 힘이 필요하다(52%), 딱딱한 변이다(44%), 대변은 보고 싶지만 배출이 되지 않는다(34%), 배변 횟수가 적다(32%), 하복부 불쾌감이 동반한다(20%), 잔변감이 있다(19%), 화장실에 머무는 시간이 길다(11%) 등으로 매우 다양하다.

2. 변비의 종류와 증상

변비의 종류는 급성 변비와 만성 변비로 나눌 수 있다.

(1) 급성 변비

급성 변비는 다이어트, 임신, 여행, 스트레스 등으로 인해 일시적으로 생기는 일과성 단순 변비와 질병으로 장이 막힌 경우인 질병성 변비로 나눌 수 있다.

1) 일과성 단순 변비

식사의 양이 적거나 수분을 적게 섭취하는 경우, 여성이 임신 중이거나 월경 전 시기에 황체호르몬(프로게스테론)의 영향, 여행을 하거나 생활 환경이 변하였을 때, 스트레스가 생겼거나 운동 부족일 때, 아편제제나 신경 안정제 같은 약을 먹었을 때 생기는 변비이다. 원인만 제거하면 곧 치료된다.

2) 질병성 변비

질병에 의해 생기는 변비로 대장암으로 장이 막힌 경우 등이다. 보통 심한 복통과 구토가 있으며 배가 불러진다.

(2) 만성 변비

만성변비는 장 기능에 이상이 있는 기능성 변비와 질병에 의해 생기는 기질성 변비로 나눌 수 있다.

1) 기능성 변비(특발성 변비)

장의 기능이 어떤 원인으로 저하되었기 때문에 생긴다. 원인에 따라 이완성 변비(대장 무력증), 경련성 변비(출구 폐쇄형 변비), 직장 항문형 변비(과민성 장증후군)로 분류된다.

① 이완성 변비(대장 무력증)

장의 연동 운동이 약해 대변을 내보내는 힘이 떨어지는 경우에 생긴다. 노인이나 대장이 길고 늘어진 사람, 여성이 출산을 반복해서 복근이 이완되었을 때, 자극성 하제를 장기간 사용한 경우에 잘 생긴다.

② 직장 항문형 변비(출구 폐쇄형 변비)

변이 배출되는 기능에 이상이 있을 때 생기며 항문이 열리지 않는 치골 직장근 이완증, 직장 탈출증, 골반 저하 강 증후군, 직장 반사 운동의 이상에 의해 생긴다.

③ 경련성 변비(과민성 장 증후군)

이완성 변비와는 반대로 장의 연동 운동이 지나친 경우 장이 경련을 일으켜 변이 통과하지 못해서 생기는 변비이다.

2) 기질성 변비

대장암, 직장암, 장유착증, 거대 직장, 갑상선 기능 저하, 당뇨병, 뇌혈관 질환, 척수 손상 등의 질병이 원인이 되어 생기는 변비이다.

3. 변비의 원인

변비의 원인에는 여러 가지가 있고 대개 여러 요인이 동시에 작용하여 변비를 일으킨다. 보통의 경우 변비의 80% 정도는 잘못된 식생활 및 생활 습관에서 발생한다. 변비의 흔한 악화 요인은 다음과 같다. 냉기, 과식, 식이섬유, 동물성 단백질, 스트레스, 정백 식품, 운동 부족 등을 들 수 있다.

(1) 냉기

변비에 걸리지 않으려면 장내 환경이 가장 중요한데 장내 환경을 유해하게 하는 것은 첫째로 찬 것이다. 찬 것 중 가장 나쁜 것은 찬물이고 찬물은 장내 세균에 안 좋은 영향을 준다. 대장이 37도 이상일 때 대장에서는 유익균이 증식되고, 37도 이하일 때에는 유해균이 증식된다. 그러므로 몸을 차게 하는 찬물, 찬 음료수, 찬술, 빙과류 등은 피하는 것이 좋다.

(2) 과식

과식을 하면 장 연동 운동이 잘 되지 못하는데 이 때문에 쉽게 변비가 된다. 변비에 걸리지 않은 사람이라도 한꺼번에 몇 끼를 과식하면 변비 증세가 나타난다. 과식을 계속하면 이미 먹은 음식과 나중에 들어온 음식과의 간격이 생기지 않게 된다. 변과 변 사이의 빈 간격에 연동 근육이 수축되면서 변을 앞으로 이동시키는데, 간격이 없으면 연동 근육이 수축할 수 없으므로 변이 정지하게 된다. 그러나 다음에 들어온 변이 이동하여 정지하고 있는 변을 밀어붙이다가 한 덩어리가 되면서 커지게 된다. 즉 지금쯤 항문 부근에 있어야 할 음식이 대장의 출발점에서 썩는 결과를 초래할 수 있다.

(3) 식이섬유의 섭취 부족

식사를 하더라도 육식 위주의 식생활로 식이섬유가 적은 식사를 한다든지, 물을 적게 먹는다든지, 변비를 일으키는 음식을 많이 섭취할 때 변비를 일으키게 된다. 식이섬유(섬유질)가 풍부한 음식과 함께 수분이 장으로 들어가야만 대변의 양이 어느 정도 만들어진다. 그러면 장이 자극을 받아 연동 운동이 일어나게 되고 대장 운동이 활발하게 진행되어 대변을 배출하게 된다. 그러나 섭취하는 식사량이 아주 적거나 식이섬유의 섭취가 부족하면 장이 자극을 받지 못하므로 장운동이 일어나지 않아 변비를 일으키게 된다. 특히 노인에서는 치아가 나쁘거나 소화가 잘 안 된다는 이유로 식이섬유 섭취가 적어지게 되고 변비가 생긴다. 식성이 까다로워도 변비가 되기 쉽다.

☞ 단, 과민성 대장 증후군이나 대장 무력증의 경우에는 다르다. 이때에는 대장 자체에 이상이 생긴 경우이므로 식이섬유 섭취 시 문제가 될 수가 있다. 식이섬유는 수분을 흡수하지만 대장 기능이 저하되면 식이섬유가 작용하지 못해 수분배출이 안되거나 정체되거나 한다. 그러므로 이때에는 우선 대장 기능을 활성화시켜주는 것이 중요하다.

(4) 동물성 단백질

동물성 단백질의 과잉 섭취는 유해균을 증식시키므로 피하는 것이 좋다. 장내 환경이 좋아지려면 유해균이 아닌 유익균의 먹이가 풍부해야 한다. 탄수화물(올리고당)과 식이섬유는 유익균의 먹이가 되고 단백질(동물성 단백질)은 유해균의 먹이가 된다. 즉 탄수화물(올리고당)은 대장에서 유익균의 먹이가 되어 더욱더 분해되고, 단백질(동물성 단백질)은 유해균의 먹이가 되어 더욱더 분해된다. 이때 단백질(동물성 단백질)은 분해될 때 맹독성 아민인 인돌, 스카톨과 히스타민 등을 생성시켜 장내 환경에 치명적이 된다. 즉 동물성 단백질을 과잉 섭취했을 때에 분해하는 세균 중에 단백질(동물성 단백질)을 분해하는 유해 세균이 유익균 보다 많이 증식하게 되어 장내 환경에 치명적이 되므로 동물성 단백질의 과잉 섭취는 피하는 것이 좋다.

(5) 스트레스

스트레스가 심할수록 변비는 심해진다. 스트레스 호르몬이 장운동에 영향을 주어 연동 운동과 분절 운동이 원활치 않게 되고, 또한 장의 감각 기능에 영향을 미쳐서 복부의 불편감이나 통증을 유발한다. 유독 여성에게 변비가 많은 또 다른 이유는 바로 다이어트이다. 체중감량을 위해 식사량을 줄이다보니 변의 재료인 음식과 섬유질 섭취량도 부족해져, 변의 양이 적어질 수밖에 없다. 게다가 남성에 비해 수분 섭취량과 운동량이 적어 변비에 걸리기 더욱 쉽다. 실제로 많은 여성들이 변비의 고통을 호소한다. 배변을 하지 못하는 답답함과 간헐적으로 찾아오는 복통과 복부 팽만감 탓에 불쾌해지는 것은 물론 종종 일상생활에도 지장을 받기 때문이다.

(6) 정백 식품

정백 식품은 변비를 유발시켜 각종 대장 질환을 유발시키는 요인이 되므로 적게 섭취하는 것이 좋다. 기계화된 공장에서 충분히 정백된 쌀과 밀가루 등은 쌀과 밀의 바깥쪽에 있는 섬유질과 효소 등이 제거된 것이다. 따라서 섬유분이 적어지면 대변의 고형 성분이 적어져 변비가 생겨 각종 대장 질환을 유발시키는 요인이 된다. 그러므로 부드러운 음식과 지나친 정백 식품의 섭취는 피하는 것이 좋다.

(7) 운동 부족

운동이 부족할 때에도 대장 운동이 활발하지 못하므로 변비를 일으키게 된다. 병으로 오래 누워있을 때와 노령으로 몸의 움직임이 적게 되면 변비가 생기기 쉽다.

4. 변비의 발생 빈도

전체 인구의 2% 이상이 변비로 고생을 하고 있으며 여자가 남자보다 3~4배 정도 많으며 나이가 들수록 증가한다. 최근 식생활이 서구화되고 현대 문명사회에서 파생되는 심리적 스트레스로 인해 변비 환자가 증가하고 있으며, 소아 변비 환자도 늘고 있는 추세이다.

x 대장 질환의 식이 요법 핵심 포인트

대장 질환의 가장 큰 원인은 변비

변비에 걸리지 않으려면 장내 환경이 가장 중요한데 장내 환경을 유해하게 하는 것은 첫째로 찬 것이다. 찬 것 중 가장 나쁜 것은 장내 세균에 안 좋은 영향을 주는 찬물이다. 물은 먹었을 때 정체되지 않고 대장까지 내려간다. 내려가는데 걸리는 시간은 약10초 정도이다. 즉 찬물을 먹었을 때에도 찬물은 직접 대장까지 내려가므로 대장은 차게 되고 이로 인해 각종 세균, 바이러스가 증식되기 쉬운 환경으로 변한다. 대장이 37도 이상일 때에는 대장에서는 유익균이 증식되고, 37도 이하일 때에는 유해균이 증식된다. 유익균이 증식되면 가스나 변도 유익한 상태가 되어 장의 상태도 좋아진다. 반대로 유해균이 증식되면 가스나 변도 유해한 상태가 되고 장내 환경에도 좋지 못한 영향을 끼쳐 각종 대장 질환을 유발시킬 수 있다. 그러므로 몸을 차게 하는 찬물, 찬 음료수, 찬술, 빙과류 등은 피하는 것이 좋다.

물의 활성온도가 37.5℃, 22.5℃ 이므로 22.5℃의 물(슝늉의 온도)을 섭취하는 것이 좋다.

과식은 장내 환경을 유해하게 한다

과식을 하면 장 연동 운동이 잘 되지 못하는데 이 때문에 쉽게 변비가 된다. 변비에 걸리지 않은 사람이라도 한꺼번에 몇 끼를 과식하면 변비 증세가 나타난다. 과식을 계속하면 이미 먹은 음식과 나중에 들어온 음식과의 간격이 생기지 않게 된다. 변과 변 사이의 빈 간격에 연동 근육이 수축되면서 변을 앞으로 이동시키는데, 간격이 없으면 연동근육이 수축할 수 없으므로 변이 정지하게 된다. 그러나 다음에 들어온 변이 이동하여 와서 정지하고 있는 변을 밀어붙이다가 한 덩어리가 되면서 커지게 된다. 또한 배고픈 시간이 없이 간식을 자꾸 먹는다면 이 역시 연동 운동을 방해한다. 즉 음식물이 이동을 하지 못하는 것이다. 과식을 했다하더라도 충분히 식사 시간에 간격을 두어(평소보다 2배 이상) 그 음식이 분해되고 이동할 시간을 주는 것이 좋다. 그렇지 않고 또 먹었을 때에는 문제가 심각해질 수 있다. 지금쯤 항문 부근에 있어야 할 음

인체에서의 물의 흡수와 배출

장관내로 들어온 물의 양	양	수분의 배출	양
입	약 1.5~2.5리터	대변	약 0.5-1리터
위액	약 1.5리터	소변	약 1~1.5리터
소장액	약 2리터	호흡기	약 0.6리터
대장액	약 0.5리터	땀	약 0.51리터
소화액	약 1.5~2리터		
담즙	약 1~1.5리터		
총	약 8~10리터	총	약 2.5리터

580 식이 이제 대장의 출발점에서 썩는 결과를 초래할 수 있기 때문이다. 과식과 쉬지 않는 식사는 변비를 일으키고 대장 환경을 오염시켜 각종 대장 질병을 유발시키는 주원인이 될 수 있기 때문에 과식하지 않는 식생활이 중요하다.

장내 환경을 좋게 하는 데에는 수분과 식이 섬유의 상관 관계가 중요

음식물이 대장에서 체류하는 시간은 약 35시간 정도 된다. 그래서 세균이 살아남기가 좋다. 이 체류 시간에 영향을 주는 것은 수분과 식이섬유이다. 물은 약95%가 소장에서 흡수되고, 4%는 대장에서 흡수되고, 나머지 1%는 변으로 나온다. 이 수분의 흡수량을 조절하는 데에는 식이 섬유가 가장 좋다. 식이 섬유는 수분을 붙잡아 두는 성질(수분을 약 5배 가량 보유할 수 있다)이 있어 변을 묽게 해준다. 또한 식이섬유는 변의 양, 즉 부피를 크게 부풀리게 하는 일을 한다. 이 두 가지의 작용으로 변의 부피가 크고 연하게 만들어서 쉽게 변을 볼 수 있게 만든다. 식이 섬유가 함유된 식품을 섭취해주는 것이 좋은 이유이다. 식이섬유가 많이 들어 있는 곳은 곡물의 껍질 부분이다. 즉 대장을 좋게 하려면 통 곡식으로 섭취해주는 것이 가장 좋다.

☞ 단, 과민성 대장 증후군이나 대장 무력증의 경우에는 다르다. 이때에는 대장 자체에 이상이 생긴 경우이므로 식이 섬유 섭취 시 문제가 될 수가 있다. 식이 섬유는 수분은 흡

수하지만 대장 기능의 저하로 인하여 식이섬유가 작용하지 않아 수분 배출이 안 되거나 정체한다. 그러므로 이때에는 우선 대장 기능을 활성화시켜주는 것이 중요하다.

인체의 수분의 흡수와 배설 관계

하루에 섭취하는 물의 양은 약1.5L~2.5L이나 타액, 위액, 체액 및 담즙액과 같은 소화액을 합하면 실제로 장관 내로 들어오는 물의 양은 약 8.5~10L 정도가 된다. 흡수된 용액 중 75~85%는 재 흡수되는데 대부분은 소장을 통하여 약 90% 정도 이상 흡수되고, 대장을 통하여 약 4% 정도 재 흡수된다. 나머지 약 10~25%는 대·소변, 땀, 호흡기 등으로 배출된다.

☞ 수분의 배출 : 대·소변으로 배설되는 것이 가장 많고 약 1.4ℓ , 땀으로 약 0.5ℓ , 그리고 호흡기로 약 0.6ℓ 로 대략 2.5ℓ 정도가 빠져나간다. 그러나 습도와 같은 환경적 요인 혹은 운동과 같은 신체적 요인에 의해 변동될 수 있다.

동물성 지방과 단백질의 과잉 섭취는 유해균을 증식

장내 환경이 좋아지려면 유해균이 아닌 유익균의 먹이가 풍부해야 한다. 탄수화물(올리고당)과 식이섬유는 유익균의 먹이가 되고 단백질(동물성 단백질)은 유해균의 먹이가 된다. 즉 탄수화물(올리고당)은 대장에서 유익균의 먹이가 되어 더욱더 분해되고 단백질(동물성 단백질)은 유해균의 먹이가 되어 더욱더 분해된다. 이때 단백질(동물성 단백질)은 분해될 때 맹독성 아민인 인돌, 스카톨과 히스타민 등을 생성시켜 장내 환경에 치명적이 된다. 즉 동물성 단백질을 과잉 섭취했을 때에는 분해하는 세균 중에 단백질(동물성 단백질)을 분해하는 유해 세균이 유익균 보다 많이 증식하게 되어 장내 환경에 치명적이 되므로 동물성 단백질의 과잉 섭취는 피하는 것이 좋다.

☞ 동물성 지방

동물성 지방을 다량 섭취함으로써 담즙산과 콜레스테롤의 배설이 증가하며 대장 내에 존재하는 세균 총의 구성에도 변화를 일으켜 이들 물질을 화학적으로 변화시키는 세균의 종류가 증가한다. 따라서 동물성 지방을 많이 섭취하면 발암 물질이 많이 생성되어 암을 유발시킬 수 있다.

☞ 유황 화합물과 질소 화합물이 체내에서 가장 맹독성을 띄는데 이 맹독성은 RNA, DNA를 변형시키며 암을 유발시킬 수 있다. 그런데 유황 화합물은 고기에 많고 질소 화합물은 단백질에 많이 함유되어 있다. 이 질소 화합물이 혈액으로 들어가서 분해될 때 활성산소를 만들고 이 활성산소는 체내에서 지방과 결합해서 과산화지질을 형성해서 각종 질병을 유발시킨다. 또한 질소 화합물은 일산화탄소를 만들어서 산소 부족증을 유발시킬 수 있다.

스트레스는 혈액 순환에 안 좋은 영향을 미쳐

장내 세균은 유익균과 유해균의 균형을 이루는 것이 중요한데 유익균이 유해균보다 약간 많을 때가 가장 이상적인 비율이 되어 장내 환경이 좋아진다. 그래서 대장의 pH는 7.0으로 약산성에 가깝다. 왜냐하면 만약에 대장이 알칼리 상태가 되면 유익균만 증식하기 때문이다. 이 pH를 조절하는 것은 원활한 혈액 순환이다. 대장은 근육으로 이루어져 있기 때문에 혈액공급이 잘 안되면 대장운동이 잘 이루어지지 않는다. 즉 대장에 혈액 공급이 잘되어야 대장운동이 활발히 된다. 그런데 이 혈액 순환에 가장 크게 영향을 미치는 것은 바로 스트레스이다. 우리 몸에 있는 두 종류의 신경 중에 자율 신경은 우리의 의지대로 움직이는 것이 아니라 신체 상태나 감정에 의해 자동적으로 활동하며, 주로 장기의 활동이나 호르몬의 분비 등을 담당한다. 즉, 심장이나 폐의 활동, 소화 작용이나 배설 작용 등은 내 마음대로 하는 것이 아니라 자율 신경의 활동으로 이루어진다. 자율신경에는 정반대되는 역할을 하는 교감 신경과 부교감 신경이 있다. 스트레스를 받으면 두 신경 중에 교감 신경이 작용되고 이때 분비되는 아드레날린 호르몬은 과립구의 수를 증가시킨다. 증가된 과립구는 활성산소를 다량 방출하고 죽는다. 이때 방출된 활성산소는 체내에서 지방과 결합해서 과산화지질을 형성해서 각종 질병을 유발시키고 혈액을 오염시키므로 스트레스를 받지 않는 것이 중요하다.

부드러운 음식과 지나친 정백 식품은 변비를 유발

이 식품은 각종 대장 질환을 유발시키는 요인이 되므로 적게 섭취하는 것이 좋다.

너무 부드러운 식품은 위에서 곧장 소화되어 거의 대부분이 소장에서 흡수되어 변의 원료가 되기 어렵고 지나치게 정백화된 식품도 변비의 원인이 될 수 있다. 쌀이나 빵 등 희고 맛이 좋은 것을 다소 값이 비싸더라도 선택하게 된다. 기계화된 공장에서 충분히 정백된 쌀과 밀가루 등은 정백함으로써 쌀과 밀의 바깥쪽에 있는 섬유질과 효소 등이 제거된다. 따라서 섬유분이 적어지면 대변의 고형성분이 적어져 변비가 생겨 각종 대장 질환을 유발시키는 요인이 된다. 그러므로 부드러운 음식과 지나친 정백 식품의 섭취는 피하는 것이 좋다.

xi 변의 형태에 의한 변비의 진단과 식이 요법

1. 변의 상태가 가늘고 긴 작대기 변일 때는 간 · 담의 이상으로 생긴 변비이다.

☞ 이때에는 우선 위의 식이요법을 지켜주는 것이 중요하고, 소식을 하며 몸을 따뜻하게해주는 것이 좋다. 또한, 골고루 신맛과 쓴맛이 나고 식이섬유가 많이 함유되어 있으며, 변비에 효과 있는 식품을 섭취해주는 것이 좋다.

· 시고 식이섬유가 많이 함유된 식품 : 참깨, 강낭콩, 통보리, 밀, 모과, 완두콩, 땅콩, 호두, 메밀, 깻잎 등

· 쓰고 식이섬유가 많이 함유된 음식 : 커피, 해바라기씨, 냉이, 쑥, 씀바귀, 더덕, 도라지, 케일, 샐러리, 파슬리 등

※ 시고 쓰고 식이섬유가 많이 함유된 음식 중에 대표 적인 것은 자두이다. 또한 변이 안나올 때 잘 나오게 하는 것은 참기름과 보리이다.

2. 변의 상태가 단단하게 뭉쳐서 나올 때는 심 · 소장의 이상으로 생긴 변비이다. 이 상태가 심해지면 변의 상태가 염소똥과 같이 적어진다. 이때에는 중증으로 보아야 한다.

☞ 이때에는 우선 위의 식이요법을 지켜주는 것이 중요하고, 소식을 하며 몸을 따뜻하게 해주는 것이 좋다. 또한, 골고루 쓴맛과 단맛이 나고 식이섬유가 많이 함유되어 있으며, 변비에 효과 있는 식품을 섭취해주는 것이 좋다.

· 쓰고 식이섬유가 많이 함유된 식품 : 커피, 해바라기씨, 냉이, 쑥, 씀바귀, 더덕, 도라지, 케일, 샐러리, 파슬리 등

· 달고 식이섬유가 많이 함유된 식품 : 고구마줄기(건), 인삼, 호박잎, 시금치, 마, 고구마, 미나리 등

※ 쓰고 달고 식이섬유가 많이 함유된 대표적인 음식으로는 고구마이다.

3. 변의 상태가 약해서 퍼져 나올 때는 비 · 위장의 이상으로 생긴 것이나, 이 상태는 변비보다는 묽은 변 상태로 보는 것이 좋다.

☞ 이때에는 우선 위의 식이요법을 지켜주는 것이 중요하고, 소식을 하며 몸을 따뜻하게 해주는 것이 좋다. 또한, 골고루 단맛과 매운맛이 나고 식이섬유가 많이 함유되어 있는 식품을 섭취해주는 것이 좋다.

· 달고 식이섬유가 많이 함유된 식품 : 고구마줄기(건), 인삼, 호박잎, 시금치, 마, 고구마, 미나리, 연근 등

· 맵고 식이섬유가 많이 함유된 식품 : 현미, 고춧가루, 마늘, 율무차, 고추, 고추잎, 달래, 율무, 생강, 무, 시래기, 파 등

※ 달고 맵고 식이섬유가 많이 함유된 대표적인 음식으로는 연근과 현미가 좋다.

4. 변의 상태가 흩어져 나올 때는 폐 · 대장의 이상으로 생긴 수사변이다.

☞ 이때에는 우선 위의 식이요법을 지켜주는 것이 중요하고, 소식을 하며 몸을 따뜻하게해주는 것이 좋다. 또한, 골고루 매운맛과 짠맛이 나고 식이섬유가 많이 함유되어 있으며, 수사변에 효과 있는 식품을 섭취해 주는 것이 좋다.

· 맵고 식이섬유가 많이 함유된 식품 : 현미, 고춧가루, 마늘, 율무차, 고추, 고추잎, 달래, 율무, 생강, 무, 시래기, 파 등

· 짜고 식이섬유가 많이 함유된 식품 : 비지(건), 김, 대두, 밤, 미역, 파래, 다시마, 톳 등

※ 짠맛 중에는 죽염이 제일 좋다. 죽염은 식이섬유가 없지만 죽염은 세포 내액에는 농도가 낮고 세포 외액에는 농도가 높다. 세균과 바이러스의 경우 삼투압 작용에 의해 세포 내액을 빼내어 세균과 바이러스가 증식할 수 없게 만들어 준다.

5. 변의 상태가 굵은 작대기변의 상태로 나오면 신 · 방광의 이상으로 생긴 변비이다.

☞ 이때에는 우선 위의 식이요법을 지켜주는 것이 중요하고, 소식을 하며 몸을 따뜻하게해주는 것이 좋다. 또한, 골고루 짠맛과 신맛이 나고 식이섬유가 많이 함유되어 있으며, 변비에 효과 있는 식품을 섭취해주는 것이 좋다.

· 짜고 식이섬유가 많이 함유된 식품 : 비지(건), 김, 대두, 밤, 미역, 파래, 다시마, 톳 등

· 시고 식이섬유가 많이 함유된 식품 : 참깨, 강낭콩, 통보리, 밀, 모과, 완두콩, 땅콩, 호

두, 메밀, 깻잎 등

※ 짜고 시고 식이섬유가 많이 함유된 식품 중에 대표적인 것은 자두, 차전자, 보리, 대두 등이 좋다.

6. 후중일 경우에는 우리 몸에 기능이 약해져서 무형의 장부(해부학적으로 형태가 없는 장부 : 심포장, 삼초부) 에 이상으로 생긴 변비이다.

☞ 이때에는 심포, 삼초에 기능이 약해져서 생겼으므로 우선 위의 식이요법을 지켜 주고 골고루 떫은맛이 나고 식이섬유가 많이 함유되어 있으며 변비에 효과 있는 식품을 섭취해 주는 것이 좋고, 따뜻한 물을 섭취해 주는 것이 좋다.

· 떫고 식이섬유가 많이 함유된 식품 : 고사리, 녹두, 목이버섯, 도토리, 효모, 아몬드, 우엉, 표고버섯 등

586

1. 변비에 좋은 성분

성분	권장량	작용
중요한 성분		
식이섬유	변비에 좋은 식이섬유 수용성 식이섬유 · 펙틴 · 글루코만난 · 알긴산 불용성 식이섬유 · 셀룰로스(헤미셀룰로스 포함) · 키토올리고당	곡류, 콩류, 구근류, 야채류에 많은 불용성 식물 섬유는 장내 세균에 의해 잘 분해되지 않는 성질이 있어 수분을 흡수해서 변의 양을 늘려 부드럽게 해준다. 또 장벽을 자극해서 장의 연동 운동을 활발하게 해주므로 배변을 쉽게 한다. 해조류, 과일, 곤약 등 많은 수용성 식물 섬유에도 변비를 개선하는 효과가 있다. 그 밖에도 장에 도움이 되는 세균인 비피더스균을 증식시켜 유당과 초산의 양을 늘려 장의 연동 운동을 촉진시키는 일석 이조의 효과를 발휘한다.
유산균		장내에 정착한 유산균은 병원성 세균이 소화관 상피에 부착하는 것을 방해하여 질병 발생을 막아 주며 유산균에 의해 생성된 항생 물질이 설사를 일으키는 병원성 미생물이나 장내 유해균을 죽이거나 증식을 억제한다. 헬리코박터 파이로리균의 생육 억제, H_2O_2의 살균 작용 등의 기작에 의하여 설사, 장염 등의 예방 치료 효과가 있다. 또한 비타민은 장내에서 비타민B군의 합성에 필요하다.
비피더스균		유산균의 일종인 비피더스균은 정장작용을 한다. 체내에서 생산되는 초산과 유산이 장을 자극하여 연동 운동을 활발하게 함으로써 변비를 예방하고 개선한다. 비피더스균 함유 식품의 형태(요구르트, 함유 우유 등)로 이용하면 좋다.
올리고당		올리고당은 대두, 우엉, 양파, 마늘, 바나나, 감자 등 어떤 식물에나 소량씩 함유되어 있는데 장내 미생물의 먹이가 되고, 장내 환경을 개선시키고 그로인해 장운동을 촉진하여 배변의 기능을 향상시킨다.

성분	권장량	작용
도움되는 성분		
알로에 베라 주스		장내벽의 과도한 점액으로부터 청결히 하며 소화 작용이 천천히 일어나게 한다. 변비를 막고 대장의 문제를 예방한다.
효소 복합체		효소는 환부에서 나온 고름이나 혈관에 이물질, 세포에 쌓인 공해 물질 등 각종 노폐물을 분해하여 땀이나 소변 및 가스를 통해 몸 밖으로 배출시키는 작용을 한다. 질병을 얻게 되는 중요한 원인은 몸 안에 들어간 음식물이 잘못 분해되면서 생긴 독이 몸 속에 남아 있거나 영양소가 완전히 산화되지 못하고 노폐물로 남아 있기 때문에 병균이 서식할 수 있고 또 병균을 이길 힘이 상실되기 때문이다. 그런데 효소의 작용이 충만하면 이러한 현상을 막아주기 때문에 질병에 잘 걸리지도 않게 되고 질병 중에 있다 해도 치유될 수 있는 몸으로 변화되기 때문에 건강을 찾을 수 있다.
비타민 복합체		변비는 흡수 불량을 초래하고 결국 비타민, 미네랄의 결핍을 야기한다.
무기질 복합체		
비타민B군	50mg	비타민B군의 부족은 변비를 유발할 수 있다. 적당한 지방과 탄수화물 단백질의 소화에 필요하다.
비타민B12		비타민B12의 결핍은 변비와 관련이 있다.
칼슘	1,500mg/일	혈액 응고와 장암을 막는 데 도움이 된다. 칼슘이 결핍되면 장 근육의 힘이 약해져 장이 느슨해지고 연동이 나빠져 변비가 되기 쉽다. 변비는 치질의 큰 적이므로 치질의 예방과 치료를 위해 칼슘을 충분히 보충하는 것이 좋다.
비타민D	400mg/일	비타민D는 대장암이나 대장암의 전조가 되는 폴립 위험을 감소시키는 데 상당한 효과가 있는 것으로 밝혀졌다.
마그네슘	750mg/일	마그네슘은 근육의 경련을 방지하는 영양소로 특히 장의 운동을 정상화하는데 도움이 된다. 또한 마그네슘은 변에 물기를 증가시켜 하제의 기능을 하여 변비를 막아준다.
비타민E	400IU	치료와 정상적인 혈액 응고에 도움을 준다. 비타민E

성분	권장량	작용
		는 혈관과 점막을 정상으로 유지하고, 상처가 생기지 않게 하며, 혈액의 흐름을 원활하게 하여 산소를 공급하는 역할을 한다.
변비에 도움되는 약용 식물		차전자씨, 아마인, 컴프리, 서양자두(욱이인 : 가장 우수한 천연 완화제) 등

변비에 도움되는 사항

운동은 반드시 해주어야 하며 변에서 고약한 냄새가 나거나 항문에서 타는 듯한 느낌이 들면 산혈증의 징후이고, 천연 섬유질이나 생약성 설사제를 증가했는데도 변비가 개선되지 않는다면 근육 운동 실조증일 수 있어 증후를 치유한 후, 변비를 해소해 주어야 한다.

2. 장염에 좋은 성분

589

성분	권장량	작용
필수적인 성분		
단백질 분해 효소		단백질(동물성 단백질)은 분해될 때 맹독성 아민인 인돌, 스카톨과 히스타민 등을 생성시켜 장내 환경에 치명적이 된다. 즉 동물성 단백질을 과잉 섭취했을 때에는 분해하는 세균 중에 단백질(동물성 단백질)을 분해하는 유해 세균이 유익균보다 많이 증식하게 되어 장내 환경에 치명적이 되므로 단백질 분해 효소의 섭취가 필요하다.
식이섬유		펙틴이나 구아(GUAR) 같은 수용성 섬유질은 장에서 음식물이 지나는 속도를 늦추어주는 대신 불용성 섬유질은 약간 빠르게 하여주는 특징이 있다. 섬유질이 변비에만 이용되는 것이 아니라 장의 기능이 약해 정상 대변이 아닌 연변 상태를 치료하는 데도 좋은 효과가 있다. 또한 장내 유익세균(유산균이나 비피더스균)을 증강시키는 반면, 병원성 장내 세균의 번식을 억제하고 발암 물질의 발생도 억제하는 효과가 있다.
단백질		장막 손상에 따른 단백질의 손실을 보충하기 위해 충분한 단백질의 공급이 필요하다.

성분	권장량	작용
불포화 지방산		불포화 지방산은 각 장기에 활력을 주고 혈액을 통해 세포, 조직, 기관의 산소 공급을 도와주므로 인체 호흡에 대단히 중요하고 세포막의 구성 성분으로 설사와 비만을 막아준다. 또한 자율 신경계를 정상화화여 소장 및 대장의 기능을 좋게 하여 준다.
유산균		장내에 정착한 유산균은 병원성 세균이 소화관 상피에 부착하는 것을 방해하여 질병 발생을 막아 주며 유산균에 의해 생성된 항생 물질이 설사를 일으키는 병원성 미생물이나 장내 유해균을 죽이거나 증식을 억제한다. 헬리코박터 파이로리균의 생육 억제, H_2O_2의 살균 작용 등의 기작에 의하여 설사, 장염 등의 예방 치료 효과가 있다. 또한 유산균은 장내에서 비타민B군의 합성에 필요하다.
비타민C	3,000~5,000mg/ 하루에 나누어서	비타민C는 콜라겐 합성에 필요한데, 콜라겐은 피부, 연골, 치질, 골질, 세포간질, 모세혈관, 근육 등의 구성 요소로서 비타민C가 부족하게 되면 콜라겐의 형성이 저하되어 세포벽의 신축성이 약화되고 이로 인해 연결 조직이 파괴되고 출혈을 일으키게 된다. 특히, 창자벽과 같이 단세포로 되어 있고 미량의 연결 조직으로 연결된 모세혈관이 가장 심한 영향을 받아 쉽게 파열된다. 또한 비타민C는 염증 치료에 효과가 있다.
비타민P(바이오 플라보노이드)		비타민P는 비타민C가 콜라겐을 합성하도록 도와준다.
비타민A	25,000IU/일	비타민A는 상피 세포와 점액을 합성, 분비하는 배상 세포의 분화를 증진한다. 점액은 미생물이나 해로운 물질의 침입으로부터 상피 세포를 보호한다. 비타민A가 결핍되면 위, 장의 배상 세포의 점액 분비가 감소되고 영양소의 정상적인 소화 흡수가 방해되어 소화 능력이 저하되고 설사 등의 증세를 보인다. 이는 식사 중 비타민A의 흡수를 손상함으로써 결핍증을 더욱 악화시킨다. 비타민A는 장점막의 건강에 중요한 비타민이다.
마그네슘		마그네슘은 근육의 경련을 방지하는 영양소로 특히 장의 운동을 정상화하는데 도움이 된다.
비타민B6		근육의 경련, 특히 장의 운동을 정상화하는데 필요한 영양소이다.

성분	권장량	작용
비타민E	800IU/일	비타민E는 강력한 항산화제로 점막을 보호하며 이것의 결핍은 대장암과 연관이 있다.
아연		아연은 DNA나 RNA와 같은 핵산의 합성과 분해 및 안정화에 관여하고, 단백질의 대사와 합성을 조절한다. 이러한 단백질 합성 작용으로 새로운 세포 형성이 필요한 조직의 보수나 상처 치유에도 작용한다.
비타민K		비타민K의 부족으로 궤양성 대장염이 생길 수 있다.
무기질 복합체		장염의 특징은 출혈성 설사가 주증상인데, 설사로 인한 탈수를 막기 위해 무기질 복합체의 보충이 필요하다.
효소 복합체		세균이 세포 조직의 일부에 침입하면 염증을 일으키는 데 효소는 세포를 활성화시켜 염증을 소염시키고 백혈구를 끌어들여 식균 작용을 돕고 저항력을 강화시키는 작용을 한다.

매우 중요한 성분

성분	권장량	작용
비타민B군	50~100mg/ 하루에 나누어서	지방, 단백질, 탄수화물의 분해에 필수적이며 적당한 소화를 돕는다.

도움되는 성분

성분	권장량	작용
알팔파		쌍떡잎식물 장미목 콩과의 여러해살이풀로 가스로 인한 동통과 출혈에 도움이 된다. 또한 비타민K와 엽록소를 제공한다.
알로에 베라		궤양성 장염의 치료를 도와준다.
마늘 캡슐		효모가 없는 kyolic을 사용하라. 대장의 치료에 효과가 있으며 자연적 항생제이다.
칼슘		칼슘은 장내에서 담즙산과 결합하여 체외로 배출시키는 작용을 한다. 담즙산은 대장암의 원인이 되기도 한다.
대장염에 도움되는 약용 식물		마늘, 민들레, 카모밀, 파파야, 컴프리, 알로에베라 등

3. 궤양성 대장염에 좋은 성분

성분	권장량	작용
중요한 성분		
비타민K		비타민K의 부족으로 궤양성 대장염이 생길 수 있다.
엽산		단백질과 핵산의 합성에 작용하는 엽산은 상처 입은 장관점막의 세포가 재생되는 데 필요한 필수 성분이다. 만성적인 결핍 상태는 궤양성 대장염을 악화시키는 원인 가운데 하나이다. 엽산은 설사에 의해 손실될 뿐만 아니라 염증을 억제하기 위해 사용되는 치료약인 사라조스루파피리존에 의해서도 흡수에 방해를 받는다. 회복을 위해서는 많이 섭취해야 할 비타민이다.
효소 복합체		세균이 세포 조직의 일부에 침입하면 염증을 일으키는데 효소는 세포를 활성화시켜 염증을 소염시키고 백혈구를 끌어들여 식균 작용을 돕고 저항력을 강화시키는 작용을 한다.
단백질 분해 효소		염증의 억제와 정상적인 단백질의 소화에 필요한 성분이다. 단백질(동물성 단백질)은 분해될 때 맹독성 아민인 인돌, 스카톨과 히스타민 등을 생성시켜 장내 환경에 치명적이 된다. 즉 동물성 단백질을 과잉 섭취했을 때에는 분해하는 세균 중에 단백질(동물성 단백질)을 분해하는 유해 세균이 유익균보다 많이 증식하게 되어 장내 환경에 치명적이 되므로 단백질 분해 효소의 섭취가 필요하다.
단백질(식물성)		장막 손상에 따른 단백질의 손실을 보충하기 위해 충분한 식물성 단백질의 공급이 필요하다.
매우 중요한 성분		
유산균		장내에 정착한 유산균은 병원성 세균이 소화관 상피에 부착하는 것을 방해하여 질병 발생을 막아 주며 유산균에 의해 생성된 항생 물질이 설사를 일으키는 병원성 미생물이나 장내 유해균을 죽이거나 증식을 억제한다. 헬리코박터 파이로리균의 생육 억제, H_2O_2의 살균 작용 등의 기작에 의하여 설사, 장염 등의 예방 치료 효과가 있다. 또한 비타민은 장내에서 비타민B군의 합성에 필요하다.

성분	권장량	작용
알팔파		쌍떡잎식물 장미목 콩과의 여러해살이풀로 가스로 인한 동통과 출혈에 도움이 된다. 또한 비타민K와 엽록소를 제공한다.
글루타민	500mg/하루 2번	장내 세포의 중요한 신진 대사 연료이며 장내의 흡수 표면에 일부인 융모들을 부양한다.
비타민A	25,000IU/일, 임산부는 10,000 IU초과금지.	비타민A는 상피 세포와 점액을 합성, 분비하는 배상 세포의 분화를 증진한다. 점액은 미생물이나 해로운 물질의 침입으로부터 상피 세포를 보호한다. 비타민A가 결핍되면 위, 장의 배상 세포의 점액 분비가 감소되고 영양소의 정상적인 소화 흡수가 방해되어 소화 능력이 저하되고 설사 등의 증세를 보인다. 이는 식사 중 비타민A의 흡수를 손상함으로써 결핍증을 더욱 악화시킨다. 비타민A는 장점막의 건강에 중요한 비타민이다.
비타민E	800IU/일	비타민E는 강력한 항산화제로 점막을 보호하며 이것의 결핍은 대장암과 연관이 있다.
비타민B군	50~100mg/ 하루에 나눠서	지방, 단백질, 탄수화물의 분해에 꼭 필요한 요소이며 정상적인 소화에 기여한다.
EPA		체내에서 EPA로부터 합성되는 프로스타글란딘이나 류코트리엔(지질을 골격으로 하는 생리 활성 물질)의 염증 억제 작용은 궤양성 대장이 원인인 설사에 효과가 있다는 사실이 임상 실험 결과 밝혀졌다. 항염증 작용은 EPA뿐만 아니라 같은 오메가 3계열의 지방산에도 있다.

도움되는 성분

성분	권장량	작용
필수지방산	오메가3 : 리놀렌산, EPA, DHA 오메가6 : 리놀레산, 감마 리놀렌산, 아라키돈산	세포막 구성에 중요하다.
마늘 캡슐		내장의 치료에 영향을 미치는 자연 항생 물질이다.

성분	권장량	작용
글루코사민		글루코사민은 게에서 추출한 키토산을 분해해 얻어 낸 아미노당의 일종으로 소화관 점액의 분비액을 보호하는 중요한 성분이다. 글루코사민은 대장관 내벽의 점액소인 글리코프로테인의 생성에 필요하다.
무기질 복합체		장염의 특징은 출혈성 설사가 주 증상인데, 설사로 인한 탈수를 막기 위해 무기질 복합체의 보충이 필요하다. 필수 미네랄의 흡수 장애는 대장염의 문제이다.
칼슘		칼슘은 장내에서 담즙산과 결합하여 체외로 배출시키는 작용을 한다. 담즙산은 대장암의 원인이 되기도 한다.
마그네슘		마그네슘은 근육의 경련을 방지하는 영양소로 특히 장의 운동을 정상화하는데 도움이 된다.
아연		아연은 DNA나 RNA와 같은 핵산의 합성과 분해 및 안정화에 관여하고, 단백질의 대사와 합성을 조절한다. 이러한 단백질 합성 작용으로 새로운 세포 형성이 필요한 조직의 보수나 상처 치유에도 작용한다.
비타민C	3,000~5,000mg/하루에 나눠서	비타민C는 콜라겐 합성에 필요한데, 콜라겐은 피부, 연골, 치질, 골질, 세포 간질, 모세혈관, 근육 등의 구성 요소로서 비타민C가 부족하게 되면 콜라겐의 형성이 저하되어 세포벽의 신축성이 약화되고 이로 인해 연결 조직이 파괴되고 출혈을 일으키게 된다. 특히, 창자벽과 같이 단세포로 되어 있고 미량의 연결 조직으로 연결된 모세혈관이 가장 심한 영향을 받아 쉽게 파열된다. 또한 비타민C는 염증 치료에 효과가 있다.
비타민P (바이오 플라보노이드)		비타민P는 비타민C가 콜라겐을 합성하도록 도와준다.
콜로이드형 은(silver)		99.9% 이상의 순수한 은으로 된 금색 액체로 광범위한 방부 효과로 감염에 저항하고 염증을 가라앉히는 데 도움을 준다.
궤양성 대장염에 도움 되는 약용 식물		알로에 베라, 민들레, 카모밀, 파파야 등

궤양성 대장염에 도움되는 사항

통증이 느껴지면 많은 양의 물을 마시는 것이 대장의 균열 부분을 안정시켜 통증을 줄여 주고, 5년 이상 궤양성 대장염을 겪는 사람은 직장 내시경을 주기적으로 수행하는 것이 암의 위험을 막는 길이다.

4. 과민성 대장 증후군에 좋은 성분

성분	권장량	작용
매우 중요한 성분		
칼슘	2,000mg	민감해진 위와 중추 신경계를 치료하며 장내에서 담즙산과 결합하여 체외로 배출시키는 작용을 한다. 담즙산은 대장암의 원인이 되기도 한다.
마그네슘 (변비의 경우)	1,000mg	마그네슘은 근육의 경련을 방지하는 영양소로 특히 장의 운동을 정상화하는데 도움이 된다. 또한 마그네슘은 변비성일 경우 변에 물기를 증가시켜 하제의 기능을 하기도 한다.
비타민B3 (나이아신)		나이아신의 결핍은 소화기의 이상을 초래하고, 심한 결핍일 때는 소화 불량이 자주 발생하는데, 소화 불량이 되면 섭취한 음식물에 함유된 영양분이 잘 흡수될 수 없고 소화되지 않은 음식물에 부패성 박테리아가 번성하여 창자 내 염증이 생기고(직장과 질과 항문 주위에 염증이 가장 많이 생긴다), 가스가 차고 헛배가 부르며 변비 또는 설사가 생긴다.
항산화제 (비타민A, C, E 등)		항산화제는 장내 가스를 제거하여 복부 팽만감을 완화하여 준다.
비타민C		비타민C는 항스트레스 호르몬 합성에 필요하다. 정신적 스트레스가 한 원인인 과민성 대장 증후군에 충분히 섭취해야 할 영양 성분이다.
단백질(트립토판)		단백질 섭취가 부족되면 위와 창자는 정상적인 수축 작용을 할 수 없어 음식물은 소화되지 않은 채로 대장으로 보내진다. 대장으로 밀려온 소화되지 않은 음식물에는 무수한 부패성 세균이 발생하여 가스가 발생하고 헛배가 부르는 증상이 나타난다. 또한 단백질

성분	권장량	작용
		결핍으로 소화 장애가 있을 때 처음에는 설사와 변비가 번갈아 있다가, 단백질 결핍이 심하면 변비 증세는 없어지고 설사만 하게 된다.
무기질 복합체		장염의 특징은 출혈성 설사가 주 증상인데, 설사로 인한 탈수를 막기 위해 무기질 복합체의 보충이 필요하다. 필수 미네랄의 흡수 장애는 대장염의 문제이다.
비타민B군(스트레스)		소화 작용에 효과가 있고, 신경 안정 비타민이다.
유산균		장내에 정착한 유산균은 병원성 세균이 소화관 상피에 부착하는 것을 방해하여 질병 발생을 막아 주며 유산균에 의해 생성된 항생 물질이 설사를 일으키는 병원성 미생물이나 장내 유해균을 죽이거나 증식을 억제한다. 헬리코박터 파이로리균의 생육 억제, H_2O_2의 살균 작용 등의 기작에 의하여 설사, 장염 등의 예방 치료 효과가 있다. 또한 비타민은 장내에서 비타민B군의 합성에 필요하다.
식이섬유 (변비의 경우)		콩, 구근류, 야채류에 많은 불용성 식물 섬유는 장내 세균에 의해 잘 분해되지 않고 수분을 흡수한다. 이 때문에 변의 횟수가 증가하고, 변이 부드러워져 배설이 쉬워진다. 또 장관을 자극해서 배변을 촉진해 주므로 과민성 대장 증후군 변비에 효과가 있다. * **주의 사항** : 밀겨는 증상을 악화시키는 경향이 있으므로 피한다.
필수지방산, 달맞이꽃 종자유 (감마 리놀렌산)		이러한 불포화 지방산은 각 장기에 활력을 주고 혈액을 통해 세포, 조직, 기관의 산소 공급을 도와주므로 인체호흡에 대단히 중요하고 세포막의 구성 성분으로 설사와 비만을 막아준다. 또한 자율 신경계를 정상화하여 소장 및 대장의 기능을 좋게 하여 준다.

중요한 성분

성분	권장량	작용
알팔파		쌍떡잎식물 장미목 콩과의 여러해살이풀로 적절한 소화를 위한 장의 건강을 위한 비타민K, 그리고 치료와 혈류를 깨끗이 하는데 유용한 엽록소를 함유하고 있다.
비타민A	25,000IU/일,	비타민A는 상피 세포와 점액을 합성, 분비하는 배상 세포의 분화를 증진한다. 점액은 미생물이나 해로운

성분	권장량	작용
	임산부는 10,000IU 초과 금지	물질의 침입으로부터 상피 세포를 보호한다. 비타민A가 결핍되면 위, 장의 배상 세포의 점액 분비가 감소되고 영양소의 정상적인 소화 흡수가 방해되어 소화 능력이 저하되고 설사 등의 증세를 보인다. 이는 식사 중 비타민A의 흡수를 손상함으로써 결핍증을 더욱 악화시킨다. 비타민A는 장 점막의 건강에 중요한 비타민이다.
알로에베라 쥬스		장내벽이 과도한 점액으로부터 청결하게 하며 소화 작용이 천천히 일어나게 한다. 변비를 막고 대장의 문제를 예방한다.
마늘 캡슐		소화와 장의 독소 제거에 좋다.
단백질 분해효소		염증의 억제와 정상적인 단백질의 소화에 필요한 성분이다. 단백질(동물성 단백질)은 분해될 때 맹독성 아민인 인돌, 스카톨과 히스타민 등을 생성시켜 장내 환경에 치명적이 된다. 즉 동물성 단백질을 과잉 섭취했을 때에는 분해하는 세균 중에 단백질(동물성 단백질)을 분해하는 유해 세균이 유익균보다 많이 증식하게 되어 장내환경에 치명적이 되므로 단백질 분해 효소의 섭취가 필요하다.
과민성 대장 증후군에 도움되는 약용 식물		카모밀, 페퍼민트, 차콜(숯 : 더부룩하고 가스가 찰 때), 로즈힙 등

과민성 대장염에 도움되는 사항

동물성 지방(버터, 마가린, 모든 유지방 식품), 튀긴 음식, 인스턴트 식품, 정백 식품, 밀가루 음식, 씨앗류, 향료, 넛트, 청량 음료, 설탕 제품, 알코올, 흡연 등은 막에 의한 점액 분비를 자극하여 영양소 흡수를 방해하고 장의 점막을 과민하게 하므로 적게 섭취하는 것이 좋고, 섬유질과 식물성 단백질이 들어있는 부드러운 음식을 섭취하는 것이 좋다. 산혈증으로 인해서 과민성 대장 증후군이 유발될 수 있으므로 산혈증 검사를 해보는 것이 좋다.

5. 다발성 게실증에 좋은 성분

성분	권장량	작용
필수적인 성분		
식이섬유, 키토산		섬유소를 너무 적게 섭취하면 분변의 양은 적고 단단하다. 이러한 경우 분변의 배설을 위해 압력을 가하게 되고, 이에 따라 대장벽의 일부가 근육 층 사이에 작은 주머니를 만들게 되는데, 이를 게실이라고 한다. 만일 게실에 음식 종자나 껍질이 들어가게 되면 박테리아가 이것들을 대사시켜 산과 가스를 형성하게 되고, 게실을 자극하여 염증이 생겨 게실염이 된다. 이때에는 항생제를 복용해 박테리아의 작용을 감소시키고, 식이섬유소 섭취를 낮추어 더 이상 박테리아가 작용하지 못하도록 한다. 일단 염증이 가라앉으면 고 섬유소 식사(종자와 껍질은 제거)를 통해 분변의 배설을 높이고 재발을 막는다. 키토산 또한 동물성 식이섬유로 흡착, 배설의 효과가 있다.
비타민B군	100mg씩 /하루 3번	지방, 단백질, 탄수화물의 분해에 꼭 필요한 요소이며 정상적인 소화에 기여한다.
매우 중요한 성분		
효소 복합체		효소는 환부에서 나온 고름이나 혈관에 이물질, 세포에 쌓인 공해 물질 등 각종 노폐물을 분해하여 땀이나 소변 및 가스를 통해 몸 밖으로 배출시키는 작용을 한다. 질병을 얻게 되는 중요한 원인은 몸 안에 들어간 음식물이 잘못 분해되면서 생긴 독이 몸 속에 남아 있거나 영양소가 완전히 산화되지 못하고 노폐물로 남아 있기 때문에 병균이 서식할 수 있고 또 병균을 이길 힘이 상실되기 때문이다. 그런데 효소의 작용이 충만하면 이러한 현상을 막아주기 때문에 질병에 잘 걸리지도 않게 되고 질병 중이라 해도 치유될 수 있는 몸으로 변화되기 때문에 건강을 찾을 수 있다.
단백질 분해 효소		대장 게실에 음식 종자나 껍질, 단백질(동물성 단백질은 분해될 때 맹독성 아민인 인돌, 스카톨과 히스타민 등의 가스를 생성) 등이 들어가게 되면 박테리아가 이것들을 대사시켜 산과, 가스를 형성하게 되고 게실을 자극하여 염증이 생겨 게실염이

598

성분	권장량	작용
		될 수 있다.

중요한 성분

성분	권장량	작용
유산균		장내 유익한 균을 증식시켜 장내 유해 미생물을 억제하고, 그로 인해 장내 장운동을 활성화시켜 정장 작용을 한다.
비타민A	25,000IU/일	비타민A의 섭취가 낮으면 정상적인 상피 조직 대신 케라틴이라는 거친 단백 물질이 생성된다. 케라틴의 축적은 피부와 점막을 건조하게 하고, 각질화된다. 그 결과 박테리아와 바이러스가 상피 조직으로 쉽게 들어가 감염 질환을 일으킬 수 있으며 위장의 배상 세포의 점액 분비가 감소되고 영양소의 정상적인 소화 흡수가 방해되어 소화 능력이 저하된다.
마늘캡슐		내장의 치료에 영향을 미치는 자연 항생 물질이다.
비타민K	100mcg/일	비타민K의 결핍은 소화기 내의 질병과 밀접한 관계가 있다. 알팔파가 좋은 공급원이다.

도움되는 성분

성분	권장량	작용
알로에 베라 쥬스		장내벽이 과도한 점액으로부터 청결하게 하며 소화 작용이 천천히 일어나게 한다. 변비를 막고 대장의 문제를 예방한다.
필수지방산, 달맞이꽃 종자유(감마 리놀렌산)		이러한 불포화 지방산은 각 장기에 활력을 주고 혈액을 통해 세포, 조직, 기관의 산소 공급을 도와주므로 인체 호흡에 대단히 중요하고 세포막의 구성 성분으로 설사와 비만을 막아준다. 또한 자율 신경계를 정상화화여 소장 및 대장의 기능을 좋게 하여 준다.
단백질(식물성)		장막 손상에 따른 단백질의 손실을 보충하기 위해 충분한 식물성 단백질의 공급이 필요하다.
비타민C	3,000~8,000mg/ 하루에 나눠서	비타민C는 콜라겐 합성에 필요한데, 콜라겐은 피부, 연골, 치질, 골질, 세포간질, 모세혈관, 근육 등의 구성 요소로서 비타민C가 부족하게 되면 콜라겐의 형성이 저하되어 세포벽의 신축성이 약화되고 이로 인해 연결 조직이 파괴되고 출혈을 일으키게 된다. 특히, 창자벽과 같이 단세포로 되어 있고 미량의 연결

성분	권장량	작용
		조직으로 연결된 모세혈관이 가장 심한 영향을 받아 쉽게 파열된다. 또한 비타민C는 염증 치료에 효과가 있다.
비타민E	800IU/일	비타민E는 강력한 항산화제로 점막을 보호하며 이것의 결핍은 대장암과 연관이 있다.
다발성 게실증에 도움되는 약용 식물		생강, 차전자피, 파파야, 고추, 카모밀, 차콜(숯 : 대장의 가스가 찼을 때) 등

다발성 게실증에 도움되는 사항

장맛사지와 단식도 도움이 된다.

600

6. 대장 폴립에 좋은 성분

성분	권장량	작용
베타 1.3글루칸		글루칸은 버섯에 함유되어 있는 식물 섬유의 일종으로 특히 표고버섯에 함유되어 있는 베타 1.3글루칸에는 식물 섬유의 작용과 항종양 활성 작용이 있다. 대장 폴립 중에서도 대장 선종은 암으로 진행될 위험이 있으므로 대장암 예방을 위해 섭취하면 좋다. 또한 빵의 효모에 함유되어 있는 이스트글루칸에도 같은 효과가 있다.
식이섬유		대장폴립 환자를 살펴보면 지방과 설탕의 지나친 섭취로 식물 섬유가 결핍된 사람이 많다. 실제로 소맥 밀기울을 먹고 폴립이 소멸되었다고 하는 연구 결과도 나와 있다. 식이 섬유는 대장암 예방에도 효과가 있다. 배변 횟수를 늘려 발암 물질이 빠르게 장내에서 배설되게 해준다.
비타민D	600IU/일	비타민D는 대장암이나 대장암의 전조가 되는 폴립 위험을 감소시키는 데 상당한 효과가 있는 것으로 밝혀졌다. 점막과 조직 치료를 돕고 또한 칼슘 흡수에 필요하다.

7. 치질에 좋은 성분

성분	권장량	작용
중요한 성분		
칼슘	1,500mg/일	혈액 응고와 장암을 막는 데 도움이 된다. 칼슘이 결핍되면 장 근육의 힘이 약해져 장이 느슨해지고 연동이 나빠져 변비가 되기 쉽다. 변비는 치질의 큰 적이므로 치질의 예방과 치료를 위해 칼슘을 충분히 보충하는 것이 좋다.
마그네슘	750mg/일	마그네슘은 근육의 경련을 방지하는 영양소로 특히 장의 운동을 정상화하는데 도움이 된다. 또한 마그네슘은 변비성일 경우 변에 물기를 증가시켜 하제의 기능을 하여 치질에 안 좋은 변비를 막아준다.
비타민C	3,000~5,000mg/d일	치료와 정상적인 혈액 응고에 도움을 준다. 혈관이 파괴되지 않고 탄력성을 유지하는 이유는 콜라겐이라고 하는 섬유상의 단백질이 혈관의 세포와 세포를 연결하고 있기 때문이다. 비타민C는 콜라겐의 생성에 작용하며, 장벽과 혈관을 강화하고, 재생력을 높여 치질의 예방과 개선에 도움을 준다.
비타민P(바이오 플라보노이드)		비타민P는 수용성 비타민 물질로 모세 혈관의 투과성 증대를 억제하는 작용이 있다. 결핍되면 쉽게 출혈이 된다. 치핵은 정맥이 울혈되어 부푼 것으로 배변 시에 자주 출혈을 일으킨다. 비타민P를 확실히 섭취하여 모세혈관을 튼튼하게 해야 한다.
비타민E	600IU/일	치료와 정상적인 혈액 응고에 도움을 준다. 비타민E는 혈관과 점막을 정상으로 유지하고, 상처가 생기지 않게 하며, 혈액의 흐름을 원활하게 하여 산소를 공급하는 역할을 한다. 항문 주위의 정맥이 울혈되어 있는 치질에는 이런 비타민E의 작용이 예방과 개선에 효과가 있다. 치질의 환부에 비타민E 오일을 바르는 방법도 있다.
식이섬유		식이섬유는 수분을 빨아들여 변을 부풀리고 부드럽게 하여 배변을 원활하게 해 준다. 치열의 대부분은 변비에 의한 것이다. 변비가 있는 사람이 배변 시에 배에 힘을 주면 복강의 압력이 높아지고 정맥의 울혈이 반복되어 치핵이 형성된다. 치질의 치료와 예방을 위해 변비를 막는 식이섬유를 섭취하면 효과

성분	권장량	작용
		가 있다.

중요한 성분

성분	권장량	작용
비타민B군		소화를 돕고 직장에 압력을 경감시킨다.
비타민B6	50mg/하루 3번	동맥경화를 유발하는 원인 물질을 제거하는 조효소로 작용하고 중추 신경 조절 및 뇌 활동에 관여하는 세로토닌과 GABA(감마 아미노 뷰트릭산)의 형성에 직접 관여해 신경계의 시냅스 이동을 조절, 신경을 안정시킨다.
비타민B12		비타민B12의 결핍은 변비와 관련이 있다.
레시틴		레시틴에는 장의 세포를 활성화시키는 작용이 있기 때문에 변을 배출하는 연동 운동을 활발히 하거나 장벽에 수분을 보내게 되며, 모세혈관의 혈행의 흐름을 좋게 해 주어 치질의 큰 적인 변비를 해소해 준다.
콜린		콜린과 이노시톨은 체내에서 레시틴의 생성에 관여한다.
이노시톨		

도움되는 성분

성분	권장량	작용
코엔자임 큐10	100mg/일	세포의 산화를 막는 항산화제로 치료를 돕는다.
비타민A 베타카로틴	15,000IU/일	비타민A의 섭취가 낮으면 정상적인 상피 조직 대신 케라틴이라는 거친 단백 물질이 생성된다. 케라틴의 축적은 피부와 점막을 건조하게 하고, 각질화 한다. 그 결과 박테리아와 바이러스가 상피조직으로 쉽게 들어가 감염질환을 일으킬 수 있으며 위장의 배상 세포의 점액 분비가 감소되고 영양소의 정상적인 소화 흡수가 방해되어 소화 능력이 저하된다.
비타민D	600IU/일	비타민D는 대장암이나 대장암의 전조가 되는 폴립 위험을 감소시키는 데 상당한 효과가 있는 것으로 밝혀졌다. 점막과 조직 치료를 돕고 또한 칼슘 흡수에 필요하다.
치질에 도움되는 약용 식물		파슬리, 차전자, 유근피, 마늘 등

Ⅲ 알레르기

1. 알레르기의 정의

  우리가 살고 있는 환경에는 질병을 일으킬 수 있는 많은 종류의 감염성 미생물 및 유해한 물질들이 존재한다. 세균, 바이러스, 기생충 등 온갖 외부 이물질이 끊임없이 우리 몸을 침입해온다. 정상인의 경우 대부분의 감염은 짧은 기간으로 끝나고 우리 몸에 영속적인 장애를 남기는 경우는 드물다. 이것은 우리 몸을 방어하는 면역 계통 때문이다. 그러나 때때로 면역 반응이 병원체에 의해 발생되는 손상에 대해서 균형을 잃을 때가 있다. 그러면 우리 몸의 면역 계통은 꽃가루나 식품 분자와 같이 인체에 해롭지 않은 외부 이물질에 대해서도 과민하게 면역 반응을 일으키게 된다. 이러한 면역 반응은 그 자체가 과도하게 일어나서 병원체 또는 외부 이물질들보다도 더 심한 손상을 일으키게 되며 이러한 경우를 알레르기라고 한다.

2. 알레르기의 원인

  알레르기의 원인은 물질에 의한 원인과 면역 기능 저하로 인한 것으로 분류할 수 있다. 물질에 의한 알레르기는 흡인성 알레르기(집 먼지 진드기, 꽃가루, 애완동물의 털이나 비듬, 곰팡이), 약물 알레르기, 접촉성 알레르기 등으로 볼 수 있고, 면역 기능 저하로 인한 알레르기는 단백질 대사의 이상, 식품 알레르기, 물리적 알레르기(찬 온도,

햇빛, 압박, 더위 등) 등으로 볼 수 있다. 그밖에 유전적 요인 등을 들 수 있다.

(1) 물질에 의한 알레르기

전 인구의 10~20%에서 관찰될 정도로 흔한 질환으로 지금도 증가 추세에 있다. 이는 중앙 난방으로 인해 적당한 습도와 온도가 항상 유지됨으로써 호흡기 알레르기를 유발하는 집 먼지, 진드기, 곰팡이 등의 번식이 쉬워졌고 나일론과 같은 합성 섬유와 폴리에스테르 등 합성수지 제품이 많아져 이들의 제조 과정에서 각종 화학 제품이 피부나 점막에 알레르기 반응을 일으키기도 한다. 물질에 의한 알레르기의 원인 물질은 흡인성 알레르기(집 먼지 진드기, 꽃가루, 애완동물의 털이나 비듬, 곰팡이), 약물 알레르기, 접촉성 알레르기 등으로 볼 수 있다.

1) 흡인성 알레르기

① 집 먼지 진드기

집 먼지 진드기는 전 세계 어느 지역에나 널리 퍼져 있는 해충으로, 성인이나 어린이 구별 없이 천식 및 알레르기성 비염과 같은 알레르기성 질환을 유발하는 큰 원인이 된다. 집 먼지 진드기는 현재 소아 천식 환자의 약 90% 이상, 성인 천식의 약 70~80%, 알레르기성 비염 환자의 약 50% 정도가 집 먼지 진드기에 의한 알레르기 원인이 되고 있다. 그러나 진드기는 사람이 살기 좋은 환경에서 서식하기 때문에 완전히 박멸하기가 쉽지 않다. 이러한 이유 때문에, 호흡기 알레르기를 가진 환자들에게 진드기와의 접촉을 어떻게 피할 것인가를 가르치는 것이 치료하는 시발점이 되고 있다.

☞ 집 먼지 진드기의 생태

· 집 먼지 진드기의 형태

집 먼지 진드기는 길이가 0.2~0.4mm 정도로 작아 육안으로는 볼 수 없으며, 먼지 속에서 사람이나 동물의 피부에서 떨어지는 때, 비듬 등을 먹고사는 8개의 다리를 가진 거미과의 곤충이다.

· 진드기의 성장 조건과 서식지

체내의 수분을 어떻게 유지하느냐에 달려 있는데, 온도 25~28℃ 및 습도 70~80%가 성장에 가장 적합한 환경이라고 한다. 따라서 진드기의 숫자는 습도가 높은 해안 지대에서 가장 많고, 기후가 건조한 지역에서는 일반적으로 매우 적다. 집안에서는 침구나 카펫 등 주로 직물류(특히 매트리스) 속에서 살고 있다.

· 진드기 알레르기의 원인 물질

최근 연구 결과 알레르기를 유발하는 직접적인 원인 물질은 집 먼지 진드기의 소화관에서 분비되는 단백 분해 효소인데 주로 진드기의 배설물에서 많이 검출된다. 집 먼지 진드기가 분비한 수용성 항원 물질(단백 분해 효소)이 코 점막이나 기관지 점막 표면의 면역 글로불린 항체와 결합하게 되면, 점막 표면에서 히스타민을 비롯한 여러 화학 물질이 분비되어 기관지 과민성 및 지속적인 호흡기 알레르기 증세를 일으키게 된다. 따라서 알레르기를 일으키는 물질은 진드기의 배설물과 진드기가 죽어 부서진 가루이다.

※ 먼지 1g당 진드기 약 100 마리가 있으면 아토피성 환자가 천식을 나타낼 가능성이 있으며, 이 농도가 먼지 1g당 약 500 마리로 높아지면 급성 천식을 유발할 수 있다고 한다.

② 꽃가루

· 우리나라에 흔한 알레르기성 꽃가루

우리나라의 대기 중에는 철마다 여러 가지 꽃가루가 검출되는데 비교적 오랜 기간 대량으로 날아다니는 것은 5~6월의 소나무 꽃가루이다. 그러나 이 송화 가루는 알레르기성이 매우 낮아서 알레르기를 잘 일으키지 않는 것으로 밝혀져 있다. 우리나라에서 알레르기의 원인으로 주목해야할 봄철의 꽃가루는 참나무와 도토리나무 꽃가루이고, 가을철에는 쑥과 두드러기 쑥 꽃가루이다.

☞ 꽃가루의 특성

· 봄, 여름, 가을에 나무, 잡초, 잔디 등에서 발생한다.

· 400 마일 떨어진 곳이나 2 마일 높은 곳까지 퍼진다.

· 따뜻하고 건조하며 미풍이 있는 아침에 꽃가루가 많다.

· 계절성 알레르기 비염을 유발할 수 있다.

③ 애완 동물의 털이나 비듬

· 개나 고양이등에서 발생한다.

· 동물과 접촉한 뒤 6개월 이상 알레르기를 일으키는 물질이 남아 있을 수 있다.

· 알레르기는 2년 이상 되어야 발생한다고 한다.

· 카펫이나 가구가 저장 장소이다.

④ 곰팡이

· 계절성 알레르기성 비염을 유발한다.

2) 약물 알레르기

어떠한 약제도 알레르기 반응을 일으킬 수 있지만, 항생제는 가장 흔한 약물과 관련된 알레르기의 원인이 된다.

· 항생제 : 페니실린 계열, 세파로스포린, 설파계 등이다.

· 항경련제

· 인슐린

· 혈관 조영제 등

약 구입이 쉬운 우리나라에서는 아스피린을 비롯한 해열, 진통, 소염제 등으로 인한 알레르기도 심각하다. 천식 환자의 15~20%는 아스피린 때문에 생명을 위협하는 천식, 대발작을 일으키는 일도 종종 있다.

3) 접촉성 알레르기

옻나무, 오크나무의 접촉이나 니켈, 크롬, 금속, 고무, 가죽, 화장품, 세제, 액세서리 등 이물질 접촉 후 생기는 알레르기 등이 있다.

(2) 면역 기능 저하로 인한 알레르기

면역 기능 저하로 인한 알레르기는 단백질 대사의 이상, 식품 알레르기, 물리적 알레르기(찬 온도, 햇빛, 압박, 더위 등), 장내의 숙변, 활성산소 등으로 볼 수 있다.

1) 단백질 대사의 이상

단백질은 면역 체계를 형성하는 주요 부분을 담당하고 있다. 면역 세포, 항체는 단백질에 의해 구성된다. 글로불린에는 알파(α-), 베타(β-), 감마(γ-)의 세 종류가 있다. 이 단백질은 조직에서 필요한 아미노산을 알부민이 부족하여 공급하지 못할 때 공급해 주는 제2의 단백질 급원이다. 그 외에 각 글로불린은 제각기 독특한 작용을 한다. β-글로불린은 혈액 내에서 철분을 운반하고, α-글로불린은 구리를 운반한다. γ-글로불린은 항생체로서 병원균에 대한 방어 작용을 한다. 이러한 단백질은 완전히 아미노산으로 분해되어 흡수되나, 때로는 장내의 유해 세균에 의하여 아미노산이 아민류로 만들어지고, 장벽의 조직은 이러한 이종의 단백질에 대해 대응 반응하는 것으로 인해 알레르기 증세를 나타낸다. 또한 단백질을 충분히 섭취하지 못하면 신체의 면역성 부족으로 인해 알레르기 질환이나 감염성 질환에 쉽게 감염되기 쉽다.

2) 식품 알레르기

어떤 식품에 대해 면역학적으로 일어나는 과민 반응을 말하며, 위장관이 미숙한 영유아 또는 어린이에게서 더욱 자주 나타난다. 모든 식품은 알레르겐으로서 작용할 가능성을 가지고 있으며, 특히 동물성 · 식물성 단백질에는 알레르겐이 강한 식품이 많다. 알레르겐이 되는 물질은 단백질인 경우가 많으며 이 단백질이 분해되어 중독 현상으로서 과민증이 일어난다.

① 히스타민 및 콜린 함유 식품

가지, 시금치, 죽순, 토란, 마, 우엉, 송이, 밤, 메밀 등도 알레르기를 잘 일으킨다.

② 곰팡이

된장, 간장, 오트밀에 곰팡이가 생긴 것을 먹으면 알레르기가 일어나기 쉽다.

③ 자율 신경을 흥분시켜서 알레르기를 일으키는 식품

고추, 겨자, 와사비 등의 향신료, 알코올 음료, 커피, 차 등이 신경성 알레르기를 일
으키는 식품이다.

☞ 소화 불량의 식품을 먹을 때, 단백질 식품을 과식하면 소화 분해가 불충분하게

알레르기를 일으키기 쉬운 식품에서 항원성 정도에 따른 식품의 분류

항원성 강함	종류
동물성	우유, 날계란, 고등어, 연어, 오징어, 꽁치, 가다랭이, 정갱이, 새우, 패류, 돼지고기, 게, 바다가재 등
식물성	메밀, 밀, 옥수수, 호콩, 넙적콩, 완두, 대두, 강낭콩, 콩 제품, 겨자, 와사비, 피만, 카레가루, 귤, 복숭아, 호두나 밤 등의 견과류
기 타	초콜릿, 인공 착색료
항원성 있음	**종류**
동물성	다랑어, 정어리, 낙지, 대구, 청어, 생선묵, 송어, 쇠고기, 말고기, 고래고기, 소시지 등
식물성	토란, 밤, 은행, 근대, 두릅, 머위, 가지, 버섯, 우엉, 생강, 강판에 간 무, 고춧가루, 쑥갓, 시금치, 딸기, 감, 바나나, 죽순 등
기 타	인공 과즙, 껌 등
항원성 적음	**종류**
동물성	옥돔, 바닷장어, 은어, 공미리, 잉어, 도미, 뱀장어, 붕어, 닭고기, 야생 조류의 고기
식물성	쌀, 보리, 밀기울, 면류, 빵류, 고구마, 감자, 사탕류, 식물성 기름, 샐러드유, 마아가린, 호박, 솔잎, 브로컬리, 당근, 호두, 배추, 무, 양파, 파, 배추, 콩나물, 연뿌리, 토마토 등

되는데 이때 이상 발효를 일으키는 경우, 떡, 빵, 밥 등을 과식했을 때나 지방을 과식했을 때도 알레르기가 일어난다.

3) 물리적 알레르기

찬 온도, 햇볕, 압박, 더위, 문지름, 방사선에 의한 알레르기가 생길 수 있다.

작업장에서는 화학 물질, 증기, 연무, 먼지 등 300여 종의 알레르기를 일으키는 물질 등이 있다. 한국에서는 이소사이아네이트를 이용한 폴리우레탄으로 가구, 악기, 자동차 공장, 도장공, 냉동기 제작공, 접착제 사용 공정, 합판 공정에서 일하는 사람에게 직업성 천식이나 폐장염을 일으키고 공장 주변에 사는 사람들도 고생하는 경우가 있다. 일상 생활에 사용되는 수은 등 중금속도 알레르기의 원인이 될 수 있다.

4) 장내의 숙변

장관 내에 정체해 있는 숙변의 이상 발효나 부패에 의해서 생산되는 항원 물질이 원인이 될 수 있다. 우선 장 점막으로부터의 알레르겐*의 침입을 막는 것이 무엇보다도 중요하다. 숙변이 대량 장 관내에 정체해 있으면, 그것이 부패 발효할 때에, 여러 가지로 유해 물질이나 가스가 생산된다. 이들 유해 물질이나 가스가 장 점막을 자극하여 염증을 일으키거나 점막의 투과성을 어긋나게 하여, 알레르겐의 체내 침입을 쉽게 만들 수 있기 때문이다.

5) 활성산소

활성산소는 몸을 산성화로 만들어 면역력을 저하시키고 각종 피부 질환을 유발시

*** 알레르겐**

일단 항체가 생긴 후 다시 한 번 항원체가 들어오면 항체 사이에서 항원 · 항체반응이 일어난다. 항원 · 항체 때문에 생물에 강한 반응이 일어나는 것을 알레르기 반응이라고 부르며, 알레르기 반응의 원인이 되는 항원을 알레르겐이라고 부른다.

킬 수 있다. 알레르기 질환(아토피 등)으로 인해 일단 가렵기 때문에 긁기 시작하게 되면 피부 표면에 상처가 생겨나고 그 위에 먼지나 진드기 사체 등이 붙어 다시 염증과 감염을 일으켜 증상을 악화시키게 된다. 이러한 2차 감염이 일어나게 되면 백혈구(마크로퍼-지와 호산구)가 알레르기원에 활성산소를 분사시키는 과정에서 활성산소가 과잉 방출된다. 그러면 활성산소가 정상적인 세포에까지 공격을 하게 되어 염증과 몸의 산성화를 초래하여 면역력을 떨어뜨리고 피부 질환을 유발하기 쉽다.

(3) 유전적 요인

면역 반응의 양상은 비만 세포인데 이 세포는 모든 조직에서 볼 수 있지만 특히 알레르기 증상이 주로 일어나는 코, 인후, 폐, 피부 그리고 위 장관에 가장 흔히 볼 수 있다. 어떤 음식에 대한 면역 글로블린E를 만들어 내는 능력은 유전적으로 결정되어 있다. 일반적으로 이러한 환자들은 식품 알레르기 보다는 알레르기성 비염, 천식, 두드러기와 같은 알레르기들을 흔히 가지고 있는 가족에서 잘 나타난다. 두 부모 중 모두 알레르기인 사람은 한 부모가 알레르기인 사람보다 더 자주 식품 알레르기가 보인다. 알레르기 반응이 일어나기 전에, 이미 특정 음식에 노출된 적이 있어 그 음식에 대한 면역 글로블린E를 만들 수 있는 잠재력이 있는 상태에서 재차 다시 환자가 그 특정 음식을 먹게 되면 많은 양의 면역 글로블린E가 형성되어 나온다. 이때 분비된 면역 글로블린 E는 비만 세포의 표면에 달라붙는다. 다음에 그 사람이 동일한 음식을 먹게 되면 비만 세포에 붙어있는 면역 글로블린E에 달라붙어 히스타민과 같은 화학 물질을 비만 세포로부터 분비시킨다. 이러한 화학 물질이 분비되는 조직에 따라 음식 알레르기의 다양한 증상이 나타난다. 만약 코 안에 귀속, 인후에 있는 비만 세포로부터

611

＊ 항원과 항체
생물은 큰 분자의 화합물, 특히 단백질과 같은 물질이 체내로 들어오면 이것에 대하여 항체를 만든다. 이때 자극을 주는 원인의 화합물 쪽을 항원이라고 말한다.

화학 물질이 분비된다면 인후에 가려움증이 나타나고 호흡 곤란, 연하 곤란 등이 나타날 수 있다. 만약에 위장관에 있는 비만 세포로부터 화학 물질이 분비된다면 복통 혹은 설사가 유발된다. 반면 피부에 있는 비만 세포로부터 화학 물질이 분비되면 두드러기가 발생될 수 있다.

※ 면역과 알레르기

생체는 단백질과 같은 거대 분자량 물질이 체내로 들어오면 이것에 대하여 항체를 형성한다. 일단 항체가 생긴 후에 다시 항원체가 들어오면 항체 사이에서 항원·항체 반응이 일어난다. 항원·항체 때문에 생체에 강한 반응이 일어나는 것을 알레르기 반응이라고 부른다. 일반적으로 여러 가지 면역 현상인 항원·항체 반응 중에서 사람에게 유리한 현상을 면역이라고 하고, 불리한 현상을 알레르기라고 한다.

3. 알레르기의 종류

알레르기 질환을 증상별로 분류해보면 알레르기성 비염, 알레르기성 천식, 알레르기성 결막염, 아토피성 피부염 등이 있는데, 해가 거듭할수록 심해지고 있다. 특히, 소아와 초등학생의 경우 아토피성 피부염이 가장 흔하게 발생하고, 나이가 들면서 증상이 조금 호전되기도 한다. 그렇지만, 비염의 경우는 나이가 들어 증세가 더욱 심해지는 경향이 있다.

i 알레르기성 비염

1. 알레르기 비염의 정의

외부의 항원 물질(알레르겐)인 집 먼지, 집 먼지 진드기, 꽃가루, 애완동물의 털이나 비듬 등이 코를 통해 흡입되어 코 안의 점막이 면역학적 반응을 일으켜 발작적인 재채기, 맑은 콧물, 그리고 코 막힘 등을 특징적으로 보이는 코 점막의 질환이다. 이러한 알레르기를 일으키는 물질이 우리 몸에 침입하게 되면 보통 사람들에게는 반응이 일어나지 않지만, 알레르기 환자에게는 면역 반응이 일어나 증상이 나타난다. 소아에서부터 발생하는 경우가 흔하며, 가려움증으로 코와 눈 주위를 자주 비비게 되고, 심한 경우에는 눈부심, 과도한 눈물, 두통 등의 증상이 나타나기도 한다. 이러한 염증을 일으키는 경우는 무척 다양하지만 대표적인 것이 바로 알레르기에 의한 경우와 바이러스에 의한 감기이다.

2. 알레르기 비염의 원인

알레르기 비염의 원인은 크게 네 가지로 나눌 수 있다.

(1) 유발 물질

알레르기 비염은 어느 일정한 계절에만 발생하거나 일년 내내 증상이 나타나는 경우가 있다. 하지만 대부분의 비염은 계절에 무관하게 일년 내내 어느 때고 발생하는 통년성 알레르기 비염이다. 가장 흔한 원인은 집 먼지 진드기로서 눈에 보이지 않을 정도의 작은 크기($0.2\sim0.4mm$)로 사람의 피부 각질을 먹고 산다. 습기가 많은 장마철은 물론 난방이 잘되는 주거 환경과 가습기 사용으로 인해 겨울에도 집 먼지 진드기는 잘 번식하여 이로 인해 일년 내내 알레르기성 비염 발작을 일으키는 가장 큰 원인이 된다.

그 외 곰팡이, 바퀴벌레의 허물이나 배설물, 개나 고양이 같은 애완동물의 털이나 비듬, 직물류, 식품 등 일상 생활에서 우리 주변에 여러 가지 물질이 원인이 될 수 있다. 이러한 알레르기를 일으키는 물질이 항원이 되어 우리 몸에 침입하면 보통 사람에게는 반응이 일어나지 않는다. 알레르기 비염에 유전적 소인이 있거나 면역 기능에 과민 반응으로 혈액 내 면역 글로불린의 면역 반응이 일어나 조직 내의 비만 세포로부터 히스타민이 분비되어 염증이 일어나게 된다.

(2) 바이러스성

비염은 크게 급성과 만성으로 나눠진다. 이중에서 급성 비염은 바이러스 감염이 주요 원인인데 주로 비염 증상이 몇 주 계속되다가 없어지는 것으로 감기나 백일해 등 감염증에 의해 흔히 앓게 된다. 감기는 바이러스 감염이 주요 원인인데, 바이러스 감염은 주로 목 부위(인두)에 일어나고 코, 부비동, 고막이 있는 부분(중이)까지 염증이 퍼지는 경우가 많다. 특히 아직 어린 아이들은 이렇게 염증이 퍼지는 수가 많으므로 아이가 감기에 걸리면 비염, 축농증, 중이염 등에 대해서도 관심을 갖고 세심한 주의를 기울여야 한다. 아이들이 감기에 걸리면 흔히 따르는 비염이 바로 급성 비염이다.

감기에 걸리면 으레 따라오는 것이 '급성 비염'이기 때문에 '급성 비염'을 감기의 한 증상이라고 해도 틀린 말은 아니다.

(3) 면역력

알레르기 환자는 겉보기에는 건강해 보이지만, 알레르겐에 민감한 이유는 정상인보다 현저하게 떨어진 면역력 때문이다. 똑같은 환경에서 유독 비염 환자만 알레르겐에 민감한 이유는 정상인보다 현저하게 면역이 떨어졌기 때문이다. 즉, 알레르기 체질이 되었다는 것은 특정 알레르겐에 대한 면역이 떨어졌다는 것이다.

(4) 유전적인 인자

또한 알레르기 비염은 유전적인 경향이 있어 가족 중에 알레르기성 비염 환자가 있는 경우 다른 가족에게 증상이 생길 가능성이 높다. 부모 중 어느 한쪽에 알레르기성 비염, 천식이나 아토피 피부염 등 알레르기성 질환이 있으면 자식들이 알레르기에 걸릴 가능성은 50%, 부모 양쪽에 알레르기성 질환이 있을 경우 그 가능성은 75%로 증가하게 된다.

3. 알레르기 비염의 종류

알레르기 비염은 통년성 알레르기 비염과 계절성 알레르기 비염으로 나눌 수 있다.

(1) 통년성 알레르기성 비염

계절과 관계없이 증상이 지속되는 것으로 집 먼지 진드기, 동물의 털이나 비듬, 깃 털, 곰팡이 등이 문제가 된다. 어린 아이들의 경우 영유아기에는 우유 등 음식이 아주 흔한 원인이 되며, 소아 후기부터는 집 먼지나 꽃가루 등의 흡입성 항원이 문제가 된다. 통년성 알레르기성 비염이 꽃가루에 의한 계절성 알레르기성 비염보다 많으며, 우리나라에서는 현재까지 알려진 가장 흔한 원인으로 집 먼지 진드기를 꼽고 있다. 한편, 알레르기성 비염은 대개 부모로부터 유전되는 경향이 있다. 온도 변화나 흡연, 오염된 공기, 바이러스 감염 등에 의해 증상이 유발되기 때문에 평소에 이런 부분도 잘 관리해야 한다.

(2) 계절성 알레르기성 비염

다른 말로 고초열이라고 하는데, 매년 일정한 계절에 재발하는 경향이 있다. 봄에는 흔히 꽃가루가 원인이 되고, 여름에는 꽃가루나 잡초, 장마철 곰팡이가 원인이 된다. 가을에는 잡초, 그리고 겨울에는 차가운 공기와 바람으로 인해 알레르기성 비염 증상이 일어나는 경우가 많다.

특히 환절기 때 기온 차이에 대한 적응력이 떨어질 때 더욱 심하게 나타나고 있다.

급성 증상을 보이는 초기 반응은 항원이 들어오고 난 후 1~2분만에 시작하여 대체로 1시간 내에 증상이 소실되는 것이 보통이다. 재채기와 수양성 비루는 보통 아침 기상 시에 심했다가 오후가 되면서 감소하고 오히려 코 막힘 증상이 지속된다. 가려움증은 코뿐 아니라 눈, 목, 귀 등이 모두 가려울 수 있으며, 약 80%의 환자에게 알레르기 결막염을 동반할 수 있다.

항원에 자극된 뒤 4~11시간 후 알레르겐의 자극 부위로 여러 염증 세포가 몰려들면서 염증 반응이 일어나고 만성적인 증상을 일으키는 후기 반응이 생긴다. 후기 반응은 알레르기비염 환자들이 만성적으로 호소하는 코 막힘이 주된 기전이다. 그밖에 눈물, 두통, 후각감퇴, 폐쇄성 비음 등의 증상이 있다.

4. 알레르기 비염의 증상

· 아침마다 연속성 재채기가 난다.

· 콧물이 쉴새없이 흐른다.

· 코가 막히거나 찡찡하다.

· 눈물이 나기도 한다.

· 여름에 선풍기, 에어컨이 싫다.

· 가을에 재채기, 콧물이 심하다.

· 코나 눈 주위가 가렵다(눈이 충혈되기도 한다).

· 꽃가루나 특정 계절에 알레르기가 있다.

5. 감기와 비염의 차이

비염은 감기 끝에 오는 경우도 많고, 감기와 혼동되는 경우도 많다. 알레르기성 비염을 흔히 여름 감기라고 혼동하기 쉬운 것은 감기와 증상이 비슷하기 때문이다. 따라서 알레르기성 비염과 감기가 어떻게 다른지 잘 알아둘 필요가 있다. 먼저, 감기와 비염은 둘 다 재채기, 콧물, 코 막힘 등의 증상이 있다.

(1) 알레르기성 비염

알레르기성 비염은 증상이 갑작스럽게 나타나고 자주 반복되며 일반적인 감기에서 볼 수 있는 전신 증상이 없다는 것이 특징이다. 알레르기성 비염에 걸리면 피로한 증상은 있지만 열이나 몸살 등의 다른 증상은 별로 없다. 아이들이 비염일 경우는 감기에 걸렸을 때와 달리 잘 노는 편이다. 또, 비염에 걸리면 감기에 걸렸을 때보다 재채기가 더 심하고, 콧물은 묽다가 진해지지만 투명한 경우가 많다. 그리고 알레르기성 비염 있을 때는 눈의 가려움이나 다른 알레르기 질환이 동반되는 경우가 많다. 또한, 비염의 경우는 수 시간에서 2~3일, 혹은 수주일 안에 재발하는 식으로 증상이 자주 반복된다. 따라서 콧물, 재채기, 코 막힘 등의 증상이 있고 감기인 것 같아서 치료를 했는데 증상이 좀 좋아지다가 다시 감기 비슷한 증상이 있다면 비염일 가능성이 높다.

(2) 감기

감기는 걸리면 열이나 두통, 몸이 쑤시거나 잠이 많아지는 등의 증상이 따라온다. 감기의 경우는 콧물이 투명하다가 누렇게 변하는 것이 보통이다. 또한 감기는 증상이 차츰 진행되면서 1주일 정도 앓는 것이 보통이고 적어도 3주 이내에는 재발되지 않는다.

ii 알레르기성 천식

1. 알레르기성 천식의 정의

나날이 복잡해져 가는 현대 생활, 서구화된 주거 환경, 질식할 듯한 각종 공해가 증가하고 과다한 스트레스, 하루가 멀다 하고 쏟아져 나오는 수많은 인스턴트 식품과 첨가물, 화학제 등에 무방비 상태로 노출되게 되어 알레르기가 유발되는 경우가 많다. 그래서 요즘 발생이 증가하는 질환 중에 알레르기가 선두를 차지하고 있다. 이러한 알레르기 질환 중에 대표적인 질환이 바로 천식이다. 기관지 천식이란, 폐 속에 있는 숨구멍인 기관지에 알레르기 반응이 일어나 염증이 생김으로써 붓게 되고, 가래 등이 나와 좁아들게 되어 숨쉬기가 곤란하게 되고 발작적인 기침, 가래가 발생되며 쌕쌕거리는 숨소리를 내게 되는 것을 말한다. 그러다가 염증이 가라앉게 되면 다시 멀쩡해지든지 염증이 사라지지 않으면, 증상이 오랫동안 지속된다.

(1) 기도가 좁아지는 이유

호흡 기도는 크게 점막과 기관지 평활근이라는 근육으로 이루어져 있다. 점막에서는 많은 분비샘들이 있어서 끊임없이 필요한 분비물들을 만들어 내고 있으며, 기관지 평활근이 수축하게 되면 호흡 기도가 좁아지게 된다. 이러한 호흡 기도에 여러 가지 자극으로 인하여 염증 반응이 일어나면, 분비샘에서 나오는 분비물이 더욱 증가하게 되고 이러한 분비물들이 기도를 막아 버리게 된다. 또한 점막이 기도 안쪽으로 부어오르게 되어서 기도를 더욱 좁게 만든다. 여기에 기관지 평활근이 수축을 하게 되어 기도는 한층 좁아지게 된다. 이런 문제들이 오래 지속되거나 자주 일어나면 기도의 구조도 어느 정도 변화하여 영구적으로 문제를 남기기도 한다. 그러나 천식의 경우와는 달리 이물질이 기도에 들어가거나 종양 같은 것이 근처에 있어서 기도를 누르거나 막아서 좁게 만드는 경우처럼 염증 반응에 의하지 않고도 기도가 좁아지는 경우가 있으므로 구별이 필요하다.

※ 최근에는 천식을 다음과 같이 정의

A. 여러 가지 자극에 대한 기도의 과민 반응이 있어야 한다.

B. 광범위한 기도 폐색 증상이 나타나면서 이 치료 폐색은 치료에 의해, 혹은 자연히 소실되는 특징이 있다. 이것을 가역적인 기도 폐색이라고 한다.

C. A와 B의 조건을 충족시키면서 기도의 염증성 반응을 보이는 질환을 천식이라고 한다.

2. 알레르기 천식의 원인

천식의 원인은 만성 기관지 질환, 폐 질환, 운동, 공해와 스트레스 등 여러 가지가 원인이 되지만 알레르기로 인한 환자가 전체의 2/3에 달할 정도로 가장 많다. 그 중에서도 일반 가정의 침대, 카펫 등에 살고 있는 집 진드기, 애완 동물의 털, 꽃가루 먼지·곰팡이로 인한 알레르기 환자가 반 이상을 웃도는 등 큰 비중을 차지한다. 기관지염, 운동이나 스트레스 등의 원인으로 발병되는 증세는 공기가 폐로 들어가는 통로인 기관지나 세 기관지가 부어오르고 폐의 분비물(담)이 늘어나 기관지나 세 기관지가 경련을 일으키기 때문에 나타나는 병들에 있다고 알려져 있다. 알레르기성이 아닌 기관지 천식일 경우에는 감기, 운동, 찬 공기(기후의 변화) 오염된 공기, 담배 연기나 페인트, 향수와 같은 진한 냄새, 스트레스, 흥분, 고함지르기, 식도 역류, 약물, 임신, 술 등이 원인으로 작용하는데 이런 것들은 알레르겐과 구별하여 유발 요인이라 한다. 우리나라에서 4가지 대표적인 알레르겐은 집 먼지 진드기, 쑥 꽃가루, 고양이 털, 곰팡이 등이다. 그 중 집 먼지 진드기가 가장 중요한 원인이 되는데 소아 천식의 70~80%, 성인 천식의 40~50%가 집 먼지 진드기에 대한 알레르기 반응으로 생기는 것이다.

(1) 알레르기성 천식

알레르기성 천식이 있는 경우는 먼저 원인이 되는 물질을 피해야 한다. 우리나라의 경우 집 먼지 진드기에 의한 알레르기성 천식이 가장 많으며 이러한 경우 실내의 양탄자나 카페트는 치우고 실내 습도를 40~50%, 온도를 15도 정도로 유지하는 것이 도움이 된다. 적어도 1주일에 한번은 진공 청소기로 먼지를 제거하고 가능하면 공기 청정기를 사용하는 것이 많은 도움이 된다. 집 먼지 진드기와 함께 바퀴벌레도 그 잔해에 의하여 천식을 유발시키기 때문에 아파트의 경우 전 세대가 충분한 양의 살충제를 살포하여 박멸하여주는 것이 좋다. 호흡곤란이나 기침 등의 증상이 특정 계절에만 일어나는 경우는 꽃가루 등에 의한 증상일 가능성이 많다. 우리나라에서는 주로 수목 꽃가루와 잡초 꽃가루가 문제가 되며 봄철과 초가을에 증세가 심해지게 된다. 이러한 경우는 환기를 자제하여야 하며 곰팡이의 경우 일반적으로 습한 곳에서 많이 번식하기 때문에 여름철 장마기에는 특히 습도 조절에 주의를 기울여야 한다. 이외에 애완

동물은 기르지 않는 것이 바람직하다.

(2) 기관지 천식의 유발 요인(비항원성 천식 유발 자극)

알레르기성이 아닌 기관지 천식일 경우에는 감기, 운동, 찬 공기(기후의 변화), 오염된 공기, 담배 연기나 페인트, 향수와 같은 진한 냄새, 스트레스, 흥분, 고함지르기, 식도 역류, 약물, 임신, 술 등이 원인으로 작용하는데 이런 것들은 알레르겐과 구별하여 유발 요인이라 한다.

1) 기후 변화

천식 환자들은 기온, 기압, 습도 등 기후 변화에 매우 민감하다.

2) 대기 오염 물질

아황산가스, 일산화탄소, 오존, 이산화질소, 먼지와 매연, 분진 등의 대기 오염 물질, 스모그에 노출되면 증상이 악화되고 사망률이 증가한다.

3) 진한 냄새

각종 스프레이나 페인트, 담배 연기나 연탄 가스, 니스, 아세톤, 향수, 심지어 생선 굽는 냄새나 요리 냄새에도 증세가 악화될 수 있다.

4) 감기와 같은 호흡기 감염

감기에 걸리면 기도의 과민도가 높아져 기관지 염증이 심해지면서 천식 발작을 일으킨다.

5) 약물

성인 천식 환자의 5~10%는 아스피린이나 소염 진통제를 먹으면 발작한다. 특히 축농증과 코 안에 물 혹이 있는 환자가 아스피린을 먹으면 40% 이상 발작 위험이 있다.

6) 식품 또는 식품 첨가물

산화 방지제로 쓰이는 아황산염에 민감한 환자는 말린 과일이나 채소류, 과일 농축액, 포도주, 맥주, 과즙, 아카보드, 소스, 감자, 새우 등의 음식을 가려먹어야 한다.

7) 감정, 정서적 요인

시험이나 집안 일로 신경을 쓴다든지, 야단을 맞거나 부모의 이혼 등 정신적 스트레스도 증세를 악화시킨다. 즉, 천식은 알레르겐과 유발 요인에 의해서 생길 수 있는데, 어떤 사람은 2가지나 3가지가 합쳐져야만 증세를 보이기도 한다.

8) 유전

기관지 천식의 가장 중요한 원인은 알레르기인데 이 알레르기가 유전되는지 여부는 확실치 않다. 그러나 부모 모두가 알레르기 질환을 가지고 있다면 태어나는 아이들의 약50~70%, 한쪽 부모만 알레르기인 경우의 아이들은 약 35~50%, 그리고 알레르기 질환이 없는 부모의 아이들에서 약 15% 정도가 알레르기 질환을 앓을 수 있다. 따라서 천식도 유전적인 소인을 가지고 있다고 말할 수 있다.

3. 알레르기 천식의 증상

천식의 증상 중에서 가장 특징적인 것은 천명을 동반한 발작적인 기침과 호흡 곤란이 심하게 나타나는 것이며, 발작 시 환자들은 마른기침과 흉부 압박감을 느낀다. 심할 때는 호흡곤란으로 인하여 입술이나 손톱이 새파랗게 되는 청색증이 나타나기도 한다. 또한 말도 못할 정도로 심한 피로 증세가 나타날 때는 불안, 혼란 등의 정신적인 변화까지 일으킬 수 있다. 그러나 천명이 없이 만성적인 기침, 흉부 압박감, 원인을 알 수 없는 호흡 곤란의 증상만 있는 천식도 적지 않다. 이러한 증상들은 멀쩡하다가 갑자기 발작적으로 나타나는 경향이 있다. 찬바람, 감기, 몸을 움직이거나 불안감으로 인하여 심해지고 발작은 특히 새벽에 많이 일어나는데 대부분의 사람은 발작을 일으키는 시간이 일정한 경우가 많다. 이런 증상들은 치료를 하거나 혹은 자연히 소실되기 때문에 천식 발작이 끝나면 환자는 언제 그랬냐는 듯이 아주 편안해진다.

624

(1) 발작 정도에 따른 증상의 차이

천식의 증상이 매우 빠르게 진행되는 특징이 있기 때문에 기관지 천식 증상이 갑자기 나타나는 현상을 '천식 발작'이라고 부르기도 한다. 천식의 발작은 그 정도에 따라 크게 소 발작, 중 발작, 대 발작의 3가지로 구분할 수 있다.

1) 소 발작은 쌕쌕거리기도 하지만 일상 생활에 전혀 불편이 없고, 청진기를 대고 들어보았을 때 가벼운 천명이 들리는 정도이다.

2) 중 발작은 소 발작과 대 발작의 중간이다. 하지만, 감기 기침과 천식 기침이 겉으로는 잘 구분되지 않는 경우도 있다.

3) 대 발작은 쌕쌕거리는 거친 숨소리와 함께 호흡 곤란이 뚜렷하여 입술이 창백해

지고 청색증을 보이기도 하는 경우이다.

(2) 천명

천명이란 기도가 좁아져서 숨을 내쉴 때 쌕쌕거리거나, 가랑가랑하는 호흡음이 나타나는 것을 말한다. 천명은 천식 외에도 기도 내의 이물, 울혈성 심부전증, 세 기관지염, 천식성 기관지염, 만성 기관지염, 과민성 폐장염, 폐암과 같은 종격 동양 등에서도 비교적 흔하게 나타나기 때문에 주의해서 감별해야 한다.

(3) 기침과 객담

기도의 자극과 분비물의 증가로 인하여 기침이 나오게 되고, 잦은 기침 때문에 복통이 동반되는 경우가 적지 않다. 기침은 천식 발작이 가라앉을 시기에 더욱 심해지는데, 이것은 이 시기에 객담의 점조성이 감소하고 분비량이 증대되기 때문이다. 객담은 백색이나 점액성으로 좀처럼 쉽게 뱉어지지 않는 경우가 많다.

(4) 호흡 곤란

호흡 곤란은 숨을 들이쉬는 것보다 내쉬는 것이 먼저 힘들어지고 심해질수록 숨을 들이쉬는 것도 힘들어지게 된다. 대부분 호흡 곤란의 증상이 가벼울 때는 단지 가슴이 답답한 증상을 느낀다. 그러나 증상이 심해지면 누울 수가 없어 앉아서 상반신을 앞으로 구부린 자세를 취하는 기좌 호흡을 하게 된다.

※ 천식을 오랫동안 방치하면 기관지 점막에 흉터가 생기게 되는데 이것은 회복이 불가능하며, 이로 인하여 천식이 더 악화되는 경우가 많다. 그러므로 초기에 적절한

치료와 예방을 하는 것이 중요하다.

4. 알레르기 천식의 종류

천식은 원인에 따라 크게 알레르기성 천식과 알레르기성이 아닌 내인성 천식(비아토피성 천식)으로 나눌 수 있다. 그 외에 유발성 천식, 아스피린 유발성 천식, 직업성 천식 등으로 나눌 수 있다.

(1) 내인성 천식

내인성 천식은 서양인들 보다 동양인 어른들이 더 잘 걸린다고 한다. 이것은 유전적인 원인이 많다고 한다. 내인성 천식은 진단이 늦어질수록 증상이 심해져 장기적으로 약물 치료를 해야 하고 합병증으로 고생할 수 있다.

(2) 외인성 천식

외인성 천식은 애완 동물의 털이나 집 안의 진드기, 바퀴벌레 등으로 걸리는 천식이다. 이 천식은 꾸준히 약을 먹고 치료하면 나을 수 있다고 한다.

(3) 유발성 천식

이 천식은 운동을 하면 나타나는 천식이다.

(4) 아스피린 유발성 천식

아스피린이나 진통제를 먹고 나서 악화되는 천식이다.

(5) 직업성 천식

어린이들과 어른들이 걸린다는 천식이다. 이 천식은 의학적으로는 기침과 함께 호흡 곤란 증세가 간헐적으로 생기고 특히 한밤중과 새벽에 증상이 심하게 나타난다고 한다.

천식은 심해지면 피부가 푸르스름하게 변하고 말을 잘 못할 정도가 된다. 심한 피로 증세와 함께 불안, 혼란 등의 정신적인 변화까지 일으키곤 한다. 천식은 똑같은 환경이나 상황에서도 일부 사람에게만 발병하는 것으로 보아 알레르기 및 과민 반응과 관련이 있는 것으로 추정하고 있지만 확실하게 규명되지 않고 있다.

5. 알레르기 천식의 합병증

호흡기 질환, 기흉(흉강에 기체가 고이는 병), 폐의 감염, 재발이 계속되면 만성 폐색성 폐 질환으로 악화될 수 있다.

iii 아토피 피부염

1. 아토피 피부염 정의

아토피란 용어는 '이상한' 또는 '부적절한' 이란 뜻을 가지고 있으며 아토피 피부염의 원인은 아직까지 확실하게 규명되지 못하고 있으므로 증상도 피부 건조, 습진 등으로 다양하게 표현되는 대표적인 알레르기성 피부 질환이라고 할 수 있다. 아토피 피부염은 심한 가려움증을 가지는 재발성 만성 피부염이며 유전적 소인이 있어서 아토피 피부염, 알레르기 천식, 알레르기 비염, 알레르기 결막염, 음식 알레르기와 같은 알레르기 환자 자신이나 가족에 동반되는 경우가 많다. 이들 질환은 환자 개개인의 유전적 소인, 환경, 연령 등에 따라 단독으로 또는 여러 질환이 동시에 나타나는 수가 있다. 이는 매우 흔한 피부병으로 어린이 약 10~15%가 아토피 피부염을 가지고 있으며, 75%의 환자가 1세 이전에 발생된다. 그러나 약 90%의 어린이 환자가 5년 내 저절로 호전되며 약 5% 환자가 어른이 되어도 지속된다.

2. 아토피 피부염의 원인

아토피가 생기는 정확한 원인은 밝혀져 있지 않지만, 지금까지 알려진 것을 참조해 볼 때에 크게 유전적인 요인, 환경적인 요인, 내적인 요인으로 나눌 수 있다. 유전적 요인에 의한 비율이 가장 높지만, 최근에는 문명의 발달과 함께 환경적인 요인이나 내적 요인에 의해 후천적 아토피가 생기는 비율이 높아지고 있다. 또한 주로 유아기에 나타나는 것으로 알려져 있으나 환경적인 요인에 의한 성인 아토피의 발병 비율이 증가하고 있다.

(1) 유전적인 요인

아토피 피부염, 천식, 알레르기성 비염, 알레르기 등의 가족력이 있는 경우를 말한다. 주로 아토피 체질이라고 하며, 체질적인 것을 부모로(부모 중 한쪽이 아토피면 50%, 양 부모 모두 아토피면 70%)부터 받게 된다. 이러한 유전적인 요인은 대부분 부모님으로부터 받지만, 가까운 친척이 원인이 될 수도 있다.

(2) 환경적인 요인

환경적인 요인에는 매우 다양한 원인이 있다. 대표적으로 건조한 공기, 집 먼지 진드기, 세균 등의 미생물 등이 있고, 집을 지을 때 사용한 재료나 페인트에서 포르마린, 메칠벤젠 등이 공기 중에 노출될 수도 있다. 또한 식품이나 식품에 첨가한 화학물질에 대한 과민 반응으로도 유발될 수도 있다. 그 외에 먼지, 식물의 꽃가루, 공해물질 등에서 원인이 될 수 있다. 이러한 환경적인 요인들은 주로 악화 요인으로 작용하므로 평소 주위를 청결하게 유지하고 이러한 악화 요인들을 적절히 제거해 주는 것이 필요하다.

☞ 2년 이내의 신축 건축물 : 아토피 원인에 큰 영향을 미치는 것이며 주택의 건축 자재와 가구에서 발산되는 포름알데히드 등 미량의 화학물질이 발산되어 호흡을 통해 장내로 들어가 장의 세균총 균형을 깨뜨린다.

(3) 내적인 요인

활성산소, 스트레스, 면역력 기능 이상 , 장내 환경 등이 대표적이다.

1) 활성산소

활성산소는 몸을 산성화로 만들어 면역력을 저하시키고 각종 피부 질환을 유발시킬 수 있다. 알레르기 질환(아토피 등)으로 인해 일단 가렵기 때문에 긁기 시작하게 되면 피부 표면에 상처가 생겨나고 그 위에 먼지나 진드기 사체 등이 붙어 다시 염증과 감염을 일으켜 증상을 악화시키게 된다. 이러한 2차 감염이 일어나게 되면 백혈구(마크로퍼-지와 호산구)가 알레르기원에 활성산소를 분사시키는 과정에서 활성산소가 과잉 방출되게 되면 활성산소가 정상적인 세포에까지 공격을 하게 되어 염증과 몸의 산성화를 초래하여 면역력을 떨어뜨리고 아토피 피부 질환을 유발시키기 쉽다.

2) 스트레스

심한 스트레스(임신 중의 스트레스가 크게 아토피 원인으로 작용한다)는 영양 소모가 많고 장에 주름을 생성시키므로 숙변을 만든다. 여기서 장내 가스가 발생되어 이것이 혈액을 타고 가면 활성산소를 유발시키고 이로 인해 과산화지질이 증가하여 아토피 증상을 악화시키게 된다.

3) 면역력 기능 이상

아토피 피부염에서 면역 이상은 면역글로부린(IgE)이 인체 내의 혈관 주위나 피부에 있는 비만 세포의 표면에 붙어 있다가 재차 항원이 인체에 침투하면 면역 글로부린과 결합하여 비만세포를 활성화시켜 히스타민 등 화학물질을 분비시킨다. 이러한 화학 물질이 혈관과 피부를 자극하여 피부에 붉은 반점과 부종, 가려움증을 일으키고 아토피 피부염을 유발, 악화시킬 수 있다.

4) 장내 환경

장 내부에 발생한 독소나 가스가 혈관을 통해 간이나 신장 등으로 전달되어 내부 장기 기능을 저하시켜 피부 관리 능력, 피부 수분 공급 저하로 피부 건조, 천식, 비염 등의 알레르기 증상을 유발시킬 수 있다.

3. 아토피 피부염의 증상

아토피 피부염의 가장 중요하고 힘든 증상은 가려움증이다. 가려워서 긁게 되면 습진성으로 변하고 이러한 변화가 피부의 가려움증을 악화시켜 합병증을 유발시킬 수 있다. 이 때문에 차분히 공부할 수 없는 어린이도 있다. 긁으면 그 자리에 코끼리 피부처럼 되어(태선화) 더욱 더 가려워 지는 악순환이 일어난다. 아토피 피부염은 나이에 따라 특징적인 형태와 분포양상을 보이는데 영아기, 소아기, 사춘기 및 성인기 등으로 나눈다. 영아기는 생후 2개월부터 2세까지 주로 머리, 얼굴, 몸통 부위에 붉고, 습하고 기름지고 딱지를 형성하는 병변으로 나타난다.

(1) 유아기

생후 2개월에서 2년 사이에 양볼에 가려움을 동반하고 붉은 홍조와 함께 좁쌀 같은 것이 돋아난다. 몸의 다른 부위로 번져서 머리, 목, 이마, 손목, 그리고 팔과 다리에 발생하며 경우에 따라서 엉덩이에도 발생한다. 증상에 따라 진물이 심하게 날 수도 있고, 긁거나 문지르고 하여 2차 감염이 있는 경우에는 심한 염증을 겪을 수 있다.

(2) 소아기

3세 이후 사춘기 이전까지로 팔, 다리, 손목, 발목 등 구부러지는 부위의 피부가 두꺼워지거나 구진*이나 발진, 색소 침착, 건조한 피부 병변이 나타나며 이마의 태선화*, 눈 주위의 발적 및 인설, 귀 주위의 피부 균열 및 딱지 등 증상이 생긴다.

(3) 사춘기 및 성인기

대체로 호전되어 약 30~40% 정도가 외관상으로는 피부염이 나타나지 않는다. 나머지에서는 피부 건조, 자극성 물질에 의한 피부 자극이 있으면 주부 습진이나 가려움증 등 중증의 피부염을 일으킬 수 있으며, 많은 약제를 사용하면 생활에 지장을 초래할 정도로 고생하는 경우도 있다.

4. 아토피 피부염의 합병증

(1) 눈 증상

아토피 결막염, 춘계결막염, 백내장 등이 있으며 백내장은 전신 또는 국소 스테로이드제의 사용으로 인한 부작용일 가능성도 있다.

(2) 주부 습진

비 특이적 자극성 주부 습진이 동반되는데 손을 자주 씻거나 비누, 세제, 소독제 등

---

* 구진 : 피부 위로 작은 좁쌀처럼 약간 솟아 있는 발진을 말한다.
* 태선화 : 피부가 겹치는 부위에 각질이 일어나고 피부가 두꺼워지는 병변을 말한다.

의 사용으로 악화될 수 있고 자주 물에 손을 대는 직업을 가진 경우에는 난치성의 주부 습진을 보이기도 한다.

iv 알레르기 결막염

1. 알레르기 결막염의 정의

알레르기 결막염은 알레르기를 유발하는 항원이 특정 항체와 반응해 생기는 일종의 과민 반응이다. 알레르기 결막염은 여러 형태로 나타난다. 대부분 증상이 경미한 계절성 알레르기 결막염, 아토피 피부염과 동반된 아토피 각결막염, 아이들에게 많은 봄철 각 결막염 등이 있다. 알레르기 결막염은 비록 일부 질환을 제외하고는 시력에 지장을 주는 경우는 적지만 자주 발생하고 만성적이어서 환자에게 많은 부담을 준다.

2. 알레르기 결막염의 종류와 증상

(1) 계절성 알레르기 결막염 혹은 고초열 결막염

겨우내 많아진 집안의 먼지나 애완 동물의 털, 이것들을 먹고사는 집 먼지 진드기, 봄철부터 날리기 시작하는 꽃가루 등이 공중에 날아다니면서 눈을 자극할 때 나타난다.

1) 원인

공기 중의 꽃가루, 먼지, 동물의 비듬 등에 의해 결막이 자극을 받아 나타나는 즉시형 알레르기 결막염이다.

2) 증상

눈과 그 주변 부에 소양감, 눈부심, 눈물 흘림이 나타나며, 이 중에서도 눈이 붉어지고 간지러운 것이 가장 많이 나타난다.

(2) 아토피 각 결막염

아토피성 결막염은 과민성 피부염 등의 질환이 있는 30~40대의 성인 남자에게 주로 발생한다. 알레르기성 결막염보다 증상이 심하며 1년 내내 지속된다. 많은 환자에게 여름이나 겨울에 증상이 더욱 악화되는 경향이 있다. 환자의 연령이 40대가 넘으면 호전되지만 이 결막염이 반복해서 악화되면 각막에는 표층부 각막염이 생기며 후에는 각막 내로 혈관이 자라 들어가(각막 신생혈관) 혼탁하게 되어 결국 실명할 수도 있다.

1) 원인

아토피 피부염은 인구의 3~19%에서 발견되며 그 중 15~40%에서 결막염이 동반된다.

2) 증상

· 눈꺼풀 테가 두꺼워져 있고 소양증, 작열감, 눈물 흘림, 안지, 눈부심 등이 심하다.

· 눈꺼풀이 나무처럼 두꺼워지고 편평해지며 눈꺼풀 염증을 동반한다.

· 각막에 표층각막염, 혈관증식, 지속적인 상피결손, 각막궤양 등이 발생할 경우 시력 저하의 원인이 될 수 있다.

(3) 봄철 각 결막염

　우리나라에서 자주 발견되는 결막염으로 보통 봄이나 여름에 양쪽 눈에서 발생하며, 사춘기 전후에 나타나서 성인이 될 때까지 지속된다. 보통 사춘기 전에 발병하기 시작하여 5~10년 간 지속되며 소녀보다는 소년에게 더 많이 발생한다. 시간이 경과하면 자연히 낫는 질환이다.

1) 원인
아토피나 천식, 습진 등의 알레르기 병을 동반하며 약 2/3가 가족력이 있다.

2) 증상
　· 심한 소양감과 이물감, 끈적끈적한 점액성 분비물, 눈부심, 결막 충혈을 호소한다.
　· 각막에 표층 각막염, 혈관 증식, 지속적인 상피 결손, 각막 궤양 등을 유발하여 시력 장애를 초래할 수 있다.

※ 황사에 의한 결막염
　황사 속 미세 먼지에는 석영, 알루미늄, 구리, 카드뮴이나 납 등의 유해 성분이 들어 있어 결막에 염증을 일으킨다. 알레르기 결막염이 있는 사람에게는 더욱 감염의 가능성이 높으며 특히 콘택트렌즈를 착용한 사람들은 먼지가 콘택트렌즈에 부착되어 렌즈가 망가지든가 각막에 상처를 주어 각막염을 일으키기도 한다. 황사 먼지가 각막을 자극하여 눈이 충혈되고 이물감이 느껴지며 분비물이 나오기도 한다. 심하면 각막 상피가 벗겨져 눈물 흘림이나 눈부심, 통증이나 출혈을 일으킬 수 있다.

Ⅴ 알레르기 질환의 식이 요법 핵심 포인트

알레르기성 질환은 세균이나 바이러스가 증식하지 않도록 해주는 것이 중요하다. 세균이나 바이러스가 증식에 가장 크게 영향을 주는 것은 냉기와 건조함이다.

몸을 따뜻하게

몸이 차게 되면 세균이나 바이러스가 급증하는 요인이 되므로 몸은 항상 따뜻하게 해주는 것이 중요하다. 그러므로 몸을 차게 하는 찬물, 찬 음료수, 찬술, 빙과류 등은 피하는 것이 좋다.

(세균, 바이러스의 활성 억제 온도 : 39~40℃)

(효소의 최적 활성 온도 : 35~40℃)

637

습온 상태 유지

코는 항상 외부의 공기와 접촉하고 있기 때문에 많은 균들이나 먼지 등 이물질이 콧속으로 들어가게 된다. 하지만 콧구멍 입구에 난 털에 도달하면 공기 속의 이물질이 일차적으로 걸러진다. 여기서 다 못 걸러진 이물질은 비강 안에서 걸러지게 된다. 앞에서 잠깐 살펴본 것처럼 비강은 혈관이 풍부한 점막으로 덮여 있고 이 점막은 가습 작용을 하기 위해 끈끈한 점액을 분비한다. 이 점액은 마치 파리 잡는 끈끈이처럼 콧속의 털이 걸러내지 못한 세균이나 이물질들을 잡아내는 역할을 한다. 세균이나 이물질을 잡아내는 역할을 하는 묵은 점액은 콧속에 있는 섬모에 의해 처리된다. 섬모는 눈에 보이지 않을 정도로 아주 미세한 털로 마치 청소하는 빗자루와 같은 역할을 한다. 그런데 냉기, 건조 등으로 인해 콧속의 점막이 자극되면 섬모의 작용이 일부 마비되게 되어 기능이 저하된다. 또한 폐의 건조한 상태는 호흡기계의 섬모 운동과 점액질의 분비를 저하시킨다. 이때에는 주위 환경 조건을 습온 상태로 유지시켜 주는 것이 중요하고, 죽염 물로 코 세안을 해주는 것도 좋다. 방이 따뜻한 상태에서 가습기를 틀어 놓는다거나 마스크를 착용해주는 것이 좋다.

쾌적한 실내 공기

알레르기 유발 물질은 유발 요인을 피하는 것이 중요하고, 그에 따른 적절한 환경을 조성해주는 것이 좋다. 우선, 적절한 온도와 습도를 유지하고 통풍과 환기를 잘 시켜 늘 쾌적한 실내 공기를 유지해야 한다. 요즘은 냉난방이 너무 잘 되어서인지 실내가 건조해지기 쉽다. 건조하면 먼지가 많아지고 호흡기가 말라서 피곤해진다. 실내가 너무 따뜻하고 습도가 높으면 고약한 '집 먼지 진드기' 번식이 왕성해진다. 너무 건조하면 가습기를 사용하여 적당한 습도를 조절한다. 맑은 날 창을 열고 옷장, 욕실, 신발장 등도 통풍시키고 일광욕을 시키는 것이 좋다. 장마철에는 진드기와 곰팡이가 잘 번식하니 날이 좋을 때 통풍과 환기가 필요하다.

☞ 피해야할 원인 물질

개인마다 꽃가루, 곰팡이, 집 먼지 진드기, 애완견 동물 털, 알레르기를 일으키기 쉬운 음식 등 원인이 되는 물질은 스스로 피하도록 한다.

집 먼지 진드기

집 먼지 1g 중에 집 먼지 진드기가 1,000 마리 정도 되는데 청소를 자주해서 제거해준다. 집 먼지 진드기는 온도 25~28도, 습도가 75~80%인 환경을 가장 좋아하므로 실내 습도를 50% 이하로 유지하면 집 먼지 진드기의 증식을 저하시킬 수 있다. 진공청소기를 사용해서 먼지를 잘 빨아내 버리는 것이 좋다. 방바닥이나 가구는 물걸레질을 해서 먼지를 없애준다. 서구식 침대가 있는 방보다 온돌방이 집 먼지 진드기가 번식하기 어렵다. 그러므로 침구의 먼지를 잘 털어 내고 세탁하며 햇볕에 잘 건조시켜서 집 먼지 진드기를 없애주는 것이 중요하다. 침실은 먼지 청소를 잘 해준다.

꽃가루 알레르기

이슬이 증발하면서 가루가 공기로 퍼져나가기 시작하는 오전 9시경에 증상이 가장 심해지므로 그때 외출을 피하는 것이 좋다.

알레르기를 일으키기 쉬운 식품을 피하는 것이 중요하다

수조육류, 어류, 유류, 난류, 어류의 자반, 곰팡이 난 식품, 삶아서 물에 담가야 하는 채소 등은 알레르기를 일으키기 쉬운 식품이다. 알레르기 반응은 자율 신경과 밀접한 관계가 있으며, 특히 부교감 신경의 긴장이 쉽게 항진하는 사람, 또는 자율 신경이 불안정한 사람에게 식사성 알레르기가 잘 일어난다. 그러므로 식생활을 천연 자연식으로 개선해 주는 것이 좋다.

곰팡이는 알레르기 요주의 대상이다

부엌이나 욕실 구석 습기가 많은 곳, 때가 잘 끼는 곳은 잘 관리해 곰팡이가 생기지 않도록 한다. 장마철에는 창문을 자주 열어 환기시키고 가끔 방안에 불을 피워 건조시키며 주변을 청결히 해야 한다. 곰팡이가 서식할 물건을 두는 것도 피해야 한다.

기타 주의 사항

① 공해가 심한 오염 지역에서 오래 생활하는 것도 알레르기를 유발하는 원인이 된다. 아황산가스, 오존은 기관지 수축을 일으키고, 광 스모그도 기관지 수축을 유발한다. 공기가 나쁜 도시에 알레르기 환자가 많다. 오존 주의보가 내린 날은 외출을 삼가고 외출 후에는 항상 깨끗이 먼지를 털고 씻는 습관을 들이는 것도 좋다.

② LNG나 LPG 부탄 등 가스가 탈 때 질소 산화물이 나오는데 냄새는 나지 않지만 호흡기에 상당히 해롭다. 환기를 잘 시켜준다.

③ 가구의 나무 재질이나 칠, 페인트에 민감한 사람은 이것을 피해야 한다. 카페트나 소파의 천, 커튼도 문제가 될 수 있다. 어린이 인형 중 천으로 된 것에 예민한 사람도 있다.

④ 담배 연기, 향수, 화장품, 페인트 냄새, 화공 약품의 냄새 등도 요주의 사항이다. 담배 연기는 천식, 비염을 악화시킨다. 흡연보다 간접 흡연이 더 해롭다고 한다.

면역력 증강

알레르기 환자는 겉보기에는 건강해 보이지만, 알레르겐에 민감한 이유는 정상인보다 현저하게 떨어진 면역력 때문이다. 똑같은 환경에서 유독 알레르기 환자만 알레르겐에 민감한 이유는 정상인보다 현저하게 면역이 떨어졌기 때문이다. 즉, 알레르기 체질이 되었다는 것은 특정 알레르겐에 대한 면역이 떨어졌다는 것이다. 그러므로 알레르기 환자는 면역력을 증강시켜주는 것이 중요하다.

단백질 대사

단백질은 면역 체계를 형성하는 주요 부분을 담당하고 있는데 단백질 대사의 이상으로 알레르기를 유발시키는 요인이 될 수 있다. 보통 단백질은 완전히 아미노산으로 분해되어 흡수되나, 때로는 장내의 유해세균에 의하여 아미노산이 아민류로 만들어진다. 장벽의 조직은 이러한 이종의 단백질에 대해서 대응 반응하여 알레르기 증세를 나타낸다. 그러므로 원활한 단백질 대사에 효과가 있는 효소가 많이 함유된 식품을 섭취함으로써 세포 활성화를 시켜 면역력을 증강시켜주는 것이 좋다.

항산화제 함유된 식품 섭취

활성산소는 몸을 산성화로 만들어 면역력을 저하시키고 각종 피부 질환을 유발시킬 수 있다. 알레르기 질환(아토피 등)으로 인해 가렵기 때문에 긁기 시작하게 되면 피부 표면에 상처가 생겨나고 그 위에 먼지나 진드기 사체 등이 붙어 다시 염증과 감염을 일으켜 증상을 악화시키게 된다. 이러한 2차 감염이 일어나게 되면 백혈구(마크로퍼-지와 호산구)가 알레르기원에 활성산소를 분사시키는 과정에서 활성산소가 과잉 방출된다. 그러면 활성산소가 정상적인 세포에까지 공격을 하게 되어 염증과 몸의 산성화를 초래하게 되며 면역력을 떨어뜨리고 피부 질환을 유발하기 쉽다. 이로 인해 피부의 각질층이 푸석푸석해지면서 피부가 꺼칠꺼칠해질 뿐 아니라 각질층에 필요한 세라미드를 합성하는 피지선 그 자체까지 파괴시켜 각종피부 질환이 발생할 수 있다. 그러므로 우선 몸을 차지 않도록 해주고 활성산소를 제거해주는 항산화제가 많이 함유된 식품을 섭취해 주는 것이 중요하다.

저항력 강화

인스턴트 음식, 튀김, 훈제, 방부 처리된 가공 식품, 화학 조미료 등, 단 음식이나 육류를 지나치게 먹거나 편식하는 등의 나쁜 식생활로 몸의 저항력을 떨어뜨리지 않도록 해야 한다.

☞ 동물성 단백질이나 지방식을 많이 해서 혈중지질이 높거나, 단백질이 완전히 소화되지 못해서 혈액이 탁해지면 면역 세포는 혼란을 일으키게 된다. 그러므로 동물성 단백질과 지방식은 적게 섭취해주는 것이 좋다.

장내의 환경과 변비에 걸리지 않게 하는 것이 중요하다.

장 관내에 정체해 있는 숙변의 이상 발효나 부패에 의해서 생산되는 항원 물질이 원인이 될 수 있다. 우선 장 점막으로부터의 알레르겐의 침입을 막는 것이 무엇보다도 중요하다. 숙변이 대량 장 관내에 정체해 있으면, 그것이 부패 발효할 때에, 여러 가지 유해 물질이나 가스가 생산된다. 이들 유해 물질이나 가스가 장 점막을 자극하여 염증을 일으키거나 점막의 투과성을 어긋나게 하여, 알레르겐의 체내 침입을 쉽게 만들 수 있기 때문이다.

장내 환경이 좋아지려면

① 동물성 단백질은 독소를 만들므로 피하는 것이 좋다.

② 장내 온도인데 몸이 차져서 체온이 37도 이하가 되면 세균이나 바이러스가 급증할 수 있는 조건이 형성된다. 그러므로 찬 음식은 피하는 것이 좋다.

③ 과식을 하게 되면 흡수되지 않은 과잉의 영양분이 혈액을 탁하게 만들고 몸을 차게 하는 주원인이 되므로 과식은 피하는 것이 좋다.

스트레스

스트레스 자극이 알레르기성 질환을 유발하는데 관여된다고 할 수 있다. 즉 많은 스트레스 자극이 뇌의 중추 신경으로 면역, 내분비, 자율 신경계를 조절하는 시상 하부에 영향을 주어 항상성 유지를 혼란스럽게 만든다. 특히 면역계에서는 면역의 과잉반응과 같은 현상이 일어나 만들어지지 않아도 좋을 항체, 즉 원하지 않는 항체를 생산하게 하고 이것이 항원-항체 반응을 일으켜 혈관, 신경, 선, 조직 등에 반응하여 다채로운 증상을 일으킬 수 있다. 그러므로 스트레스를 받지 않도록 하는 것이 중요하다.

vi 알레르기 질환의 증상별 식이 요법

기침, 객담

기관지 점막의 기침을 일으키는 수용체가 괴어 있는 가래에 의해 기관지 내막이 자극을 받아 기침이 나면서 가래(피가 섞이기도 함)가 나온다. 기침은 폐 안에 있는 세균을 배출하기 위한 하나의 방어 기전이기 때문에 기침을 완전히 억제하는 것은 좋지 않다. 또한 기침은 폐암의 가장 흔한 증상으로 종양이 기관지 내막을 자극하거나 기관지를 폐쇄시킬 때 일어나는 것으로 본다.

☞ 이때에는 세균이나 바이러스의 활성이 안 되도록 몸을 따뜻하게 해주는 것이 중요하고, 기침 객담은 일종의 인체의 면역 작용이므로 면역 기능을 향상시켜주는 비타민 A, B, C, P, E, 아연, 크롬, 셀레늄, 잘 배합된 아미노산 등이 함유된 식품을 섭취해주는 것이 좋다.

643

청색증

폐 기능이 저하되면 폐에서 원활한 산소 공급이 이루어지지 않아 몽롱해지며 입술이 보랏빛으로 변하는 경우도 있다. 만성 기관지염의 경우 폐로 들어오는 혈액 공급이 원활하지 않아 심장에 무리가 올 수 있으며, 폐로 산소 공급이 잘 안 되면 청색증, 하지 부종이 생길 수 있다.

☞ 이때에는 폐의 전체 식이요법을 잘 해줘야 하고, 혈액량을 증가시켜서 혈액 순환을 원활히 해주는 것이 중요하다. 이 혈액량을 증가시켜주는데 가장 좋은 것이 호흡이다. 호흡을 길게 해주면 폐활량이 커지고 폐활량이 커지면 커진 만큼 심장 박출량이 커져서 혈액 순환이 잘된다.

* 호흡하는 방법 : 인영이 큰 사람은 들숨을 길게 해주고 촌구가 큰 사람은 날숨을 길게 해준다.

호흡 곤란, 연하 곤란, 복통, 설사, 두드러기

알레르기 반응이 일어나기 전에, 이미 특정 음식에 노출된 적이 있어 그 음식에 대한 면역 글로블린E를 만들 수 있는 잠재력이 있는 상태에서 재차 다시 환자가 그 특정 음식을 먹게 되면 많은 양의 면역 글로블린E가 형성되어 나온다. 이때 분비된 면역 글로블린E는 비만 세포의 표면에 달라붙는다. 다음에 그 사람이 동일한 음식을 먹게 되면 비만 세포에 붙어있는 면역 글로블린E에 달라붙어 히스타민과 같은 화학 물질을 비만세포로부터 분비시킨다. 이러한 화학 물질이 분비되는 조직에 따라 음식 알레르기의 다양한 증상이 나타난다. 만약 코 안이나 귀속, 인후에 있는 비만 세포로부터 화학 물질이 분비된다면 인후에 가려움증이 나타나고 호흡 곤란, 연하 곤란 등이 나타날 것이다. 만약에 위장관에 있는 비만 세포로부터 화학 물질이 분비된다면 복통 혹은 설사가 유발된다. 반면 피부에 있는 비만 세포로부터 화학 물질이 분비되면 두드러기가 발생될 것이다. 또한, 천식이란 숨 쉴 때 들어오는 여러 가지 자극 물질에 대한 기관지의 과민 반응으로, 기관지를 비롯한 기도 점막에 염증이 생겨 부어오르며 기관지가 좁아져서 천명(쌕쌕거리는 호흡음)을 동반한 기침과 호흡 곤란이 발작적으로 나타난다.

☞ 이때에는 폐의 전체 식이요법을 잘 해줘야 하고, 면역력을 향상시켜주는 것이 중요하므로 면역 기능을 향상시켜주는 비타민A, B, C, P, E, 아연, 크롬, 셀레늄, 잘 배합된 아미노산 등이 함유된 식품을 섭취해주는 것이 좋다.

재채기, 콧물, 코 막힘

코는 항상 외부의 공기와 접촉하고 있기 때문에 많은 균들이나 먼지 등 이물질이 콧속으로 들어가게 된다. 하지만 콧구멍 입구에 난 털에 도달하면 공기 속의 이물질이 일차적으로 걸러진다. 여기서 다 못 걸러진 이물질은 비강 안에서 걸러지게 되는데, 비강은 혈관이 풍부한 점막으로 덮여 있고 이 점막은 가습 작용을 하기 위해 끈끈한 점액을 분비한다. 이 점액은 콧속의 털이 걸러내지 못한 세균이나 이물질들을 잡아내는 역할을 한다. 그리고 이 점액은 20분마다 새롭게 만들어지고, 세균이나 이물질을 잡아내는 역할을 한 묵은 점액은 콧속에 있는 섬모에 의해 처리된다. 섬모는 눈에 보이지 않을 정도로 아주 미세한 털로 마치 청소하는 빗자루와 같은 역할을 한다. 균이나 이물질을 걸러내고 제 할 일을 다 한 점액들을 재빨리 콧속 깊이 쓸어 넣어 목구멍으로 다시 삼키게 만든다. 이렇게 삼켜진 점액은 위로 들어가고 강력한 위산이 삼켜진 병균의 대부분을 파괴한다. 그런데 추위, 알레르기 항원, 담배 연기, 먼지 등으로 인해 콧속의 점막이 자극되고, 섬모의 작용이 일부 마비되면 점액이 너무 과잉 생산되게 된다. 그러면 묵은 점액들이 착착 목구멍 뒤로 넘어가기도 전에 콧속은 많은 점액으로 들어차게 되고 급기야 밖으로 뚝뚝 떨어지게 되는데, 이것이 바로 콧물이다. 재채기는 콧속의 점막에 유해한 이물질이 들어왔을 때, 이것이 폐로 침입해 들어가는 것을 막기 위해 나타나는 인체의 방어 작용이라고 할 수 있다.

☞ 이때에는 몸이 차져서 인체의 면역 작용으로 생기는 현상이므로 먼저 세균이나 바이러스의 활성이 안 되도록 몸을 따뜻하게 해주는 것이 중요하다.

vii 알레르기 질환에 좋은 성분

1. 알레르기 질환에 좋은 성분 (알레르기 천식, 알레르기 비염, 알레르기 결막염)

성분	권장량	작용
중요한 성분		
효소 복합체		원활한 단백질 대사에 효과가 있고, 세포를 활성화시켜 면역력을 증강시켜 준다.
비타민C	2,000mg/ 하루 3번	알레르기 질환에도 대단히 유효하다. 비타민 C는 히스타민에 작용하는 화학 구조를 가지고 있어, 히스타민의 방출을 억제하는 작용을 한다. 인체가 알레르기 반응을 일으키는 것은 히스타민이 방출되기 때문인데, 비타민C는 항히스타민 작용이 우수하다. 또한 비타민C는 면역력 증강 기능이 있어 치료에 효과적이다.
비타민P(바이오 플라보노이드)	2,000mg/ 하루 3번	비타민 C 가 기능을 충실히 수행하는데 아주 중요한 역할을 한다. 이것은 산화되기 쉬운 비타민 C 의 파괴를 막아 주며, 감염에 대한 저항력을 기르는 작용을 한다.
비타민A	10,000IU/일	비타민A는 상피 조직을 튼튼히 하여 세균이나 바이러스로부터 감염되는 것을 막아주고 면역력을 증강시킨다. 또한 항산화제로 치료를 돕는다.
베타카로틴	1,500mgIU/일	베타카로틴은 비타민A의 전구 물질이다.
비타민E	600IU/일	비타민E는 흉선샘의 손상을 막아주며, 백혈구와 적혈구의 세포 지질의 과산화 반응에 대한 보호 작용을 함으로써 신체의 면역력을 증강시킨다.
감마 리놀렌산		항염증 작용이 있어 치료에 도움이 된다.
비타민B군	100mg/일	비타민B군은 스트레스에 대한 방어력과 정상적인 면역체계의 유지를 위해서 중요한 영양소이다. 또한 항염증 작용이 있어서 치료에 도움이 된다.

성분	권장량	작용
비타민B5 (판토텐산)	100mg/하루 3번	판토텐산은 부신을 자극하여 부신피질 호르몬 생성량을 증가시키는데, 이는 피부 및 신경의 건강을 위해 대단히 중요한 일이다. 이는 스트레스에 저항할 수 있는 힘과 인내력을 증가시킨다. 비타민B5는 항 스트레스 비타민으로 불리며 신체가 스트레스를 받을 때 부신 호르몬에 의해 필요하다. 또한 판토텐산은 코 내부의 울혈과 지나친 점액 생성을 개선시켜 알레르기 증상을 완화시킨다.
비타민B6	50mg/일	천연의 항히스타민으로서 외부 물질을 해독하는 과정을 돕는다. 알레르기 항원 항체 형성 과정에서 형성되는 이상 단백질에 대한 작용을 억제한다.
비타민B3		히스타민 분비를 늦춰 계절성 알레르기 증상을 억제하는 데 효과적이다. 지나친 섭취는 심한 비강 건조증을 일으킨다.
칼슘	1,500~ 2,000mg/일	골격과 치아 이외의 체액에 존재하는 칼슘은 세포막에서 레시틴과 결합한 상태로 다른 무기 이온과 대립하여 각종 영양소가 세포막을 통과하는 것을 조절한다. 세포막은 지방과 단백질의 복합 물질로 구성되어 있어서 지용성 물질을 자유롭게 투과한다. 세포 외액에 칼슘 농도가 높으면 세포막의 투과성이 저하되고, 칼슘 농도가 낮아지면 투과성이 증가된다. 칼슘은 세포막 투과성을 감소시키므로 해로운 물질이 세포에 들어오는 것을 막는다. 칼슘의 결핍으로 세포막 투과성이 증가하게 되면 해로운 물질 등이 세포에 침투하게 되어 세포의 기능이 약해질 수 있다. 칼슘은 알레르기의 원인이 되는 물질의 세포막 투과성을 낮추는 작용을 한다.
마그네슘	750mg/일	마그네슘이 결핍되면 알레르기가 발생할 수 있다. 알레르기 치료를 위해 스테로이드 제제 약을 복용할 경우에는 골밀도를 감소시킬 수 있으므로 칼슘과 마그네슘의 보조적 섭취가 중요하다.
아연	50mg/일	아연이 부족하면 면역 세포인 T세포의 형성과 흉선, 비장, 임파구의 기능이 저하되어 버린다. 즉, 면역력을 강화시키는 성분으로 치료에 도움을 준다.
크롬		면역 체계도 강화시키는데, 이는 크롬이 인슐린의 작

성분	권장량	작용
		용을 강화시키기 때문인데, 인슐린이 면역 물질인 인터페론과 T세포에 직접적인 영향을 미치기 때문이다.
쿼르세틴(양파의 색소성분)		세포벽을 튼튼히 해주어 히스타민이 유리되는 것을 방지한다.
비타민D	600IU/일	칼슘 대사에 필수적이다.

도움되는 성분

성분	권장량	작용
코엔자임 큐10	100mg/일	체내 모든 세포 안의 미토콘드리아에서 전자를 옮겨주는 기능을 갖고 있는 물질로, 에너지의 생산 과정에 대단히 중요한 역할을 담당한다. 또한 항산화 작용이 있어서 세포를 보호한다.
게르마늄	60mg/일	인터페론의 생성을 증가시켜 바이러스의 감염을 막아 면역력을 증강시킨다.
티로신	500mg/일	아드레날린(adrenaline) 및 노르아드레날린(noradrenaline), 도파민과 같은 스트레스의 방어에 작용하는 신경 전달 물질의 전구체이다. 티로신은 감정을 조절한다. 티로신이 결핍되면 노르에피네프린이 결핍되어 우울증에 빠지게 되고, L-도파(L-dopa)의 부족으로 파킨슨을 유발한다. 티로신은 대부분의 항우울제 보다도 효과적이고 비용도 저렴하며 스트레스를 받을 때, 사고의 능력을 배가한다.
시스테인	500mg/일	알레르기, 염증을 일으키는 화학 물질(아세틸콜린, 히스타민 등)을 분해하는 효소를 활성화하여 습진, 두드러기, 피부 발진, 약물에 의한 피부염과 같은 알레르기 증상을 개선시킨다.
망간		망간은 면역 기능에 관여한다. 체내에서 박테리아와 같은 외부의 침입자들을 없애기 위해서는 대식 세포, 식세포, 과립 세포 등의 기능이 정상화되어야 한다. 이때 이들 세포의 기능을 위해서도 망간이 필요하다. 또한 망간은 신체의 효소 기능에 중요한 복합물이다.
유산균		유산균은 자체적으로 항알레르기 효과를 나타낸다.
비타민 복합체		비타민과 무기질의 충분한 공급은 치료에 기본적으로 필요하다.
무기질 복합체		

성분	권장량	작용
단백질		외부에서 침투한 세균으로부터 신체를 보호하는 항체는 단백질로 구성되어 있으며, 항원과 결합하여 이를 제거하는 역할을 한다. 특정 항원에 특정한 항체가 결합되므로 항체의 종류는 매우 많고, 항체 합성에는 상당량의 단백질이 요구된다. 또한 백혈구 역시 단백질로 구성되어 있다. 단백질이 결핍되면 항체 및 백혈구의 생산이 적어져 몸의 면역 기능이 약해진다.
단백질 분해 효소		소화를 도와주고 활성산소를 제거하여 치료를 도와준다.
칼륨	99mg/일	칼륨은 체액조절에 관여하여 알레르기 체질을 바꿔 균형 있게 잡아주는 작용을 한다.
알레르기 질환에 도움되는 약용 식물		우엉, 민들레 등

알레르기에 도움되는 사항

· 알레르기가 있는 사람은 갑상선 기능의 이상 유무를 체크해 보아야 한다.

· 알레르기 반응을 일으키는 음식은 단식 후에 조금씩 음식을 먹어보고, 반응(피부가 부풀어오르고 가벼운 두통, 위장 경련, 가스 참, 설사, 빈맥, 심계항진 등)을 살핀 후 소량씩 다시 섭취한다.

2. 아토피 피부염에 좋은 성분

성분	권장량	작용
매우 중요한 성분		
알파 리놀렌산		리놀산처럼 인간의 체내에서 합성되지 않으므로 식품을 통해 섭취해야만 하는 필수 지방산이다. 그러나 리놀산은 과잉 섭취하면 알레르기의 원인이 되는 류코트리엔의 방출을 촉진하고 아토피성 피부염을 악화시키므로 주의해야 한다. 한편 알파 리놀렌산은 체내에 흡수되면 EPA와 DHA로 대사되어 알레르기 증상을 완화시킨다. 그래서 리놀산이 많은 기름 대신 알파 리놀렌산이 많은 기름을 섭취하면 아토피 체질을 개선하는 데 도움이 된다.
감마 리놀렌산		체내에서 대사되어 몸의 각 조직을 조절하는 프로스타글란딘이라는 생체 조절 호르몬으로 변환되는데

성분	권장량	작용
		매우 적은 양으로도 강한 생리 활성 작용을 한다. 프로스타글란딘으로 변하지 않는 경우라도 세포막을 구성하는 지방산으로 흡수되어 세포를 활성하는 작용을 한다. 감마 리놀렌산이 아토피성 피부염 증상을 개선해 준다는 보고도 있는데 EPA와 균형을 맞춰 섭취하는 것이 중요하다.
EPA		EPA는 아토피성 피부염의 가려움증이나 발진의 개선에 효과를 발휘한다. 알파 리놀렌산을 함유한 식물유는 체내에서 EPA로 변환되는데 이것은 과잉된 아라키돈산을 억제하여 알레르기 발증을 억제한다.
DHA		EPA와 같이 다가 불포화 지방산으로 체질을 개선시켜 알레르기를 막는 면역 조정 작용을 한다. EPA와 마찬가지로 과잉된 아라키돈산의 작용을 억제한다. 생선의 지방을 포함한 알파 리놀렌산 함유 식품을 섭취하면 체내에서 EPA를 거쳐 합성된다.
비타민B6		비타민B6는 원래 피부염 예방과 관련된 연구를 하던 중 발견된 수용성 비타민으로 B6가 결핍되면 습진, 두드러기, 구내염 등의 알레르기 증상을 일으킨다. 단지 비타민B6를 섭취하는 것으로 증상이 가벼워진 예도 있다.
키틴, 키토산		키틴, 키토산은 체내 유해물을 배설하고 면역 기능과 자연 치유력을 높이는 효과가 인정되어 최근 들어 큰 각광을 받고 있다. 게의 껍질이 피부의 알레르기 질환을 개선해 준다는 사실을 중국 명나라 시대의 한방 서적인 '본초강목'에도 기록되어 있으며, 일본에서도 오래 전부터 민간 치료제로 사용되어 왔다.
비타민A		비타민A는 상피 조직을 튼튼히 하여 세균이나 바이러스로부터 감염되는 것을 막아주고 면역력을 증강시킨다. 또한 항산화제로 치료를 돕는다.
비타민B군		비타민B군은 스트레스에 대한 방어력과 정상적인 면역체계의 유지를 위해서 중요한 영양소이다. 또한 항염증 작용이 있어서 치료에 도움이 된다.
비타민B3		비타민B3는 피부 조직을 이루는 단백질 생성을 촉진시켜 주름을 감소시키고 피부를 탄력 있게 만들어 피부 노화에 효과적이다. 또한 말초 혈관을 확장시키는

성분	권장량	작용
		작용을 하여 피부 조직에 혈액 순환을 증진시킨다.
비타민C		알레르기 질환에도 대단히 유효하다. 비타민 C는 히스타민에 작용하는 화학 구조를 가지고 있어, 히스타민의 방출을 억제하는 작용을 한다. 인체가 알레르기 반응을 일으키는 것은 히스타민이 방출되기 때문인데, 비타민C는 항히스타민 작용이 우수하다. 또한 비타민C는 면역력 증강 기능이 있어 치료에 효과적이다.
비타민E		피부 노화의 원인으로 호르몬 작용의 불균형, 원활하지 않은 혈액 순환 등을 꼽을 수 있다. 비타민E는 뇌하수체와 부신 피질 호르몬의 분비를 촉진하고, 피부 대사를 촉진하는 작용을 한다. 또 모세혈관을 확장하여 혈액의 흐름을 좋게 하고, 기미와 잔주름 등의 피부 노화도 막아 준다. 햇볕에 타는 것을 방지하는 데도 효과가 있다. 또한 비타민E는 항산화 작용으로 피부에 손상을 주는 활성산소를 중화시켜 피부 세포를 보호한다. 또한 비타민E는 흉선샘의 손상을 막아주며, 백혈구와 적혈구의 세포지질의 과산화반응에 대한 보호 작용을 함으로써 신체의 면역력을 증강시킨다.
크롬		면역 체계도 강화시키는데, 이는 크롬이 인슐린의 작용을 강화시키기 때문이다. 인슐린이 면역 물질인 인터페론과 T세포에 직접적인 영향을 주는 이유이다.
셀레늄		강력한 항산화제로 아토피 피부염의 치료에 효과가 있다.
아연		DNA나 RNA와 같은 핵산의 합성과 분해 및 안정화에 관여하고, 단백질의 대사와 합성을 조절한다. 이러한 작용으로 손상된 표피 세포를 치유하는데 필요하다. 또한 피부의 정상적인 유화선 기능에 관여한다.
시스테인		알레르기, 염증을 일으키는 화학물질(아세틸콜린, 히스타민 등)을 분해하는 효소를 활성화하여 습진, 두드러기, 피부 발진, 약물에 의한 피부염과 같은 알레르기 증상을 개선시킨다.

IV 피부

1. 피부의 구조

피부는 약1.6㎡이며, 일반적으로 전신을 둘러싸고 있는 신체의 한 기관으로 총 면적은 성인의 경우 중량이 약9kg이다. 피부 두께는 나이, 성별, 부위에 따라 다르며 남성 피부가 여성피부 보다 두꺼운 편이고, 신체에서 가장 얇은 피부는 눈꺼풀 피부로 이 부분은 눈을 깜박거릴 때마다 피부가 번번히 움직이는 곳이다.

피부는 표피와 진피 그리고 피하 지방이라는 서로 다른 성격의 세 가지 층이 결합하여 만들어진 구조물이다. 피부의 가장 바깥에 있는 층인 표피층, 흔히 진짜 피부라고 부르는 중간층인 진피층, 그리고 피부의 가장 밑 부분인 피하 지방으로 구성되어 있으며, 서로 유기적인 관계를 유지하며 피부의 기능을 수행한다. 그 외 피부의 부속 기관으로 털, 피지 샘, 땀샘, 손톱, 발톱, 치아, 젖샘이 있다.

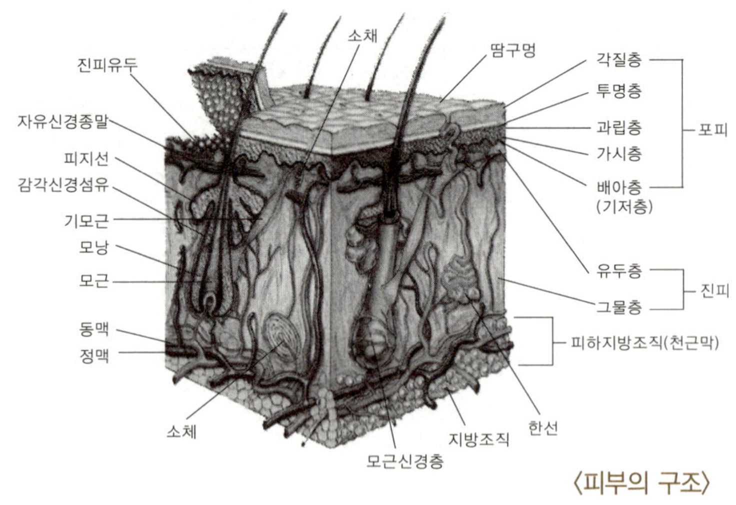

〈피부의 구조〉

(1) 표피

<table>
<tr><th colspan="2">부위별 피부 두께</th></tr>
<tr><th>부위</th><th>표피와 진피(mm)</th></tr>
<tr><td>머리(두정부)</td><td>2.35</td></tr>
<tr><td>볼</td><td>1.53</td></tr>
<tr><td>눈꺼풀</td><td>0.04</td></tr>
<tr><td>가슴</td><td>1.30</td></tr>
<tr><td>등</td><td>2.30</td></tr>
<tr><td>위쪽 팔 내측</td><td>1.45</td></tr>
<tr><td>손등</td><td>1.10</td></tr>
<tr><td>둔부</td><td>1.40</td></tr>
<tr><td>대퇴부 내측</td><td>1.10</td></tr>
<tr><td>하퇴부 외측</td><td>1.00</td></tr>
<tr><td>손 · 발바닥</td><td>1.4~1.6</td></tr>
<tr><td>발바닥 접지부</td><td>1.55</td></tr>
</table>

피부의 구성성분	
수분	약 70.5%
무기질(미네랄)	약 0.5%
단백질	약 27%
지방	약 2%

피부의 맨 바깥에 위치하는 표피는 신체의 부위에 따라 두께 정도가 다르게 나타난다. 전체적인 표피 평균 두께는 0.1mm로 아주 얇은 조직이다(그림 참조). 거의 95%가 각질 세포로 이루어져 있으며 표피의 주요 역할은 신체 내부의 장기를 지켜주는 보호막 기능이다. 즉 우리 몸 안에 있는 물질이 몸 밖으로 빠져나갈 수 없도록 막아주고 또한 외부로부터 침입해 들어오는 자외선, 바이러스, 세균 등 유해 물질의 침입을 막아준다. 또한 피지 샘의 기름과 땀샘의 물을 자연적으로 유화시켜 약산성의 피지막을 만들어 유해 물질의 침입으로부터 보호하고, 세균 등을 살균시켜 준다.

1) 표피의 세포

표피는 여러 종류의 세포로 구성되어 있으며 이 중 가장 많은 비율을 차지하는 것이 케라티노사이트(각질 형성 세포)라는 각질 형성 세포이다. 이 세포는 기저층에서 세포 분열을 통해 위로 밀려 올라오면서 각질층에 머무르다 일정 주기가 되면 죽은 세포로 떨어져 나간다.

유극층에는 면역에 있어 중요한 역할을 하는 랑게르한스 세포가 있고, 기저층에는 지각에 관여하는 머켈 세포, 색소를 형성하는 멜라닌 세포가 있다.

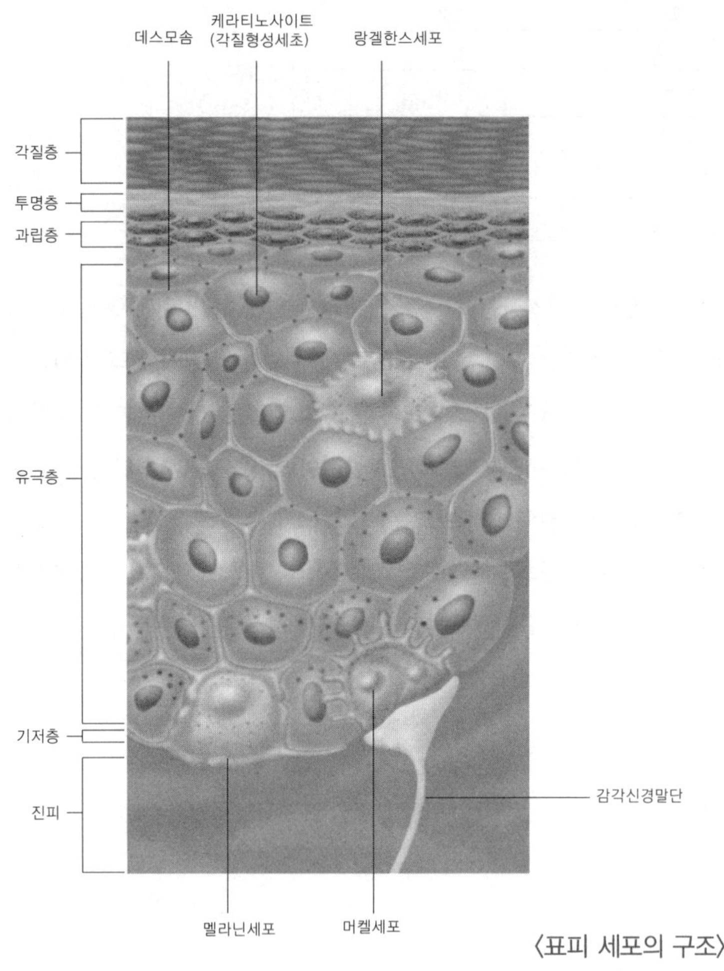

〈표피 세포의 구조〉

2) 표피층의 분류

기저 세포층에서부터 세포가 점차적으로 이동하여 피부 표면으로 올라오면서 각질화가 진행되고 각화 세포의 모양도 비석모양 → 주사위모양 → 널판지 모양으로 넓어지면서 편평해진다. 각질 형성 세포의 모양에 따라 기저층, 유극층, 과립층, 투명층, 각질층의 다섯 가지 세포층으로 나눌 수 있다.

① 기저층

표피의 융기와 진피의 돌기가 서로 접하여 탄력을 유지해주며 진피에 접한 부분은 물결 모양을 이루고 있다. 기저 세포층은 비석 모양의 단층의 원주상 입방형 세포가 한 줄로 늘어서 있으며 진피의 림프관과 혈관에서 O_2와 영양분을 받아 다시 CO_2와 노폐물을 배설하여 새 세포로 만들어 유극층으로 이동시킨다.

피부가 외부로부터 손상을 입었을 때 어느 정도 시간이 지나면 손상이 치유되는데 다시 새살이 나오는 층이 기저층이므로 이를 재생층이라고 한다. 기저 세포가 너무 많이 손상되었을 경우에는 표피가 재생되지 않으므로 흉터가 생기는 것이다. 기저층에는 기저 세포와 멜라닌 형성 세포가 4~10 : 1의 비율로 존재한다.

② 유극층

5~20층의 돌기가 난 다각형의 세포로 이루어져 있고, 표피 중 가장 두터운 층으로 각화 과정이 진행되는 층이다. 표피 아래에 있을 때 유극 세포층은 다각형이지만 피부 표면 위로 이동하면서 점점 편평해진다. 유극층 사이에는 림프액이 순환하고 있으며 림프액은 각 세포에 영양을 전달하는 작용을 하기 때문에 이 작용이 저하되면 피

부 노화가 촉진된다. 따라서 피부 마사지 등의 피부 관리의 목표는 림프액의 흐름을 원활히 유지시켜 피부 노화를 방지하는데 있다.

③ 과립층

과립 세포로 구성되어 있는 편평형, 또는 방추형의 세포층으로 1~3층으로 구성되어 있으며, 손발바닥은 10개의 층으로 구성되어 있으며 이 세포층에 들어있는 과립을 각질 유리 과립이라고 하며 이 과립이 터지면 나오는 물질이 세포를 둘러싸면서 단단한 각질 세포를 만든다. 각화 세포의 퇴화 과정이 시작되는 층이며 과립층의 방벽대는 외부로부터 이물질 침입 방어 및 피부 내에서 외부로 수분이 증발하는 것을 막아 피부 건조를 방지해주는 기능을 한다. 또한 빛을 산란시켜 자외선의 80%가 흡수된다.

④ 투명층

투명층은 편평한 형태의 세포가 2~3층으로 구성되어 있고, 피부의 두꺼운 층인 손·발바닥과 모발에서만 관찰되는 생명력 없는 투명한 세포층이다. 이 세포층은 빛을 강하게 굴절시키는 작용을 한다. 투명한 세포가 투명하게 보이는 이유는 엘라이딘이라는 반유동성물질이 함유되어 있기 때문이다. 투명층은 수분을 흡수하지 않는다.

⑤ 각질층

각질층은 피부의 맨 위층으로 얇은 널빤지 모양의 호산성 각화 세포가 16~24층으로 겹겹이 쌓여있는 형태이다. 이 세포는 기저층에서 생성된 각질 형성 세포가 분열하여 핵과 여러 가지 세포 내 작은 기관들이 소실된 최종 산물로서 각질층에 도달했을 때에는 단단하고 얇고 건조한 형태의 케라틴이라는 단백질로 구성된다.

각질층 하부는 각질 세포끼리 밀착되어 있으나 표면에 이르면 틈이 생겨 마지막에는 얇은 막으로 떨어져나간다. 이 떨어져 나가는 각질은 피부 각화 과정에서 생기는 것으로 피부 신진 대사의 결과이다. 각질층 하부에 밀착된 각질 세포 사이에는 지질, 수분, 천연 보습 인자(NMF) 등이 존재하여 피부를 건강하게 유지시킨다. 각질층의 적당한 수분 함량은 15~20%이며, 각질층이 수분을 잃게 되면 피부가 건조해진다.

표피 구성 세포

1. 케라티노사이트(각질 형성 세포)

각질 형성 세포 또는 기저 세포라 한다. 이 세포는 표피 기저층에 존재하고, 표피 재생에 관여하는 세포이다. 각질 형성 세포가 정상적인 생리 기능을 수행할 때 건강하고 아름다운 피부를 유지할 수 있으며 각질 형성 세포가 기저층에서 각질을 만들어 유극층 → 과립층 → 투명층 → 각질층으로 이동하여 각질 세포로 탈락되는 과정을 각질 과정이라고 한다.

각질 형성 세포가 정상적인 기저 세포에서 세포 분열을 준비하는데 19일, 유극 세포와 과립 세포로 성숙해 가는데 26~42일, 각질층에서 머무르는데 14일이 소요되므로 완전하게 새롭게 만들어지기까지는 59~75일이 걸린다. 이 기간을 바로 피부가 재생되는 주기라고 한다.

2. 멜라노사이트(색소 형성 세포)

기저층에 존재하며 문어 모양으로 머리 부분은 기저 세포층에 자리하고 있고, 다리 부분은 유극 세포층에 놓여 있다. 이 세포의 주요 기능은 태양광선의 자외선을 흡수하거나 산란시켜 체내에 자외선이 들어가지 못하도록 피부를 보호한다. 색소 형성 세

---

* 각질층의 기능
· 이 물질이 피부를 통해 침투되는 것을 방어한다.
· 외부 환경으로부터 피부를 방어해 주는 보호막의 역할을 한다.
· 유해한 자외선을 차단해준다.
· 내부의 물질이 피부 밖으로 투과하지 못하게 방어한다.

포는 피부색 결정에 관여하며 이 세포 내에서 형성된 멜라닌 색소는 골지 영역에서 합성되는 티로신이라는 단백질의 일종으로 자외선에 피부가 노출되면 이 티로시나아제 효소에 의하여 산화되어 3, 4 다이하드록시페닐알라닌이 된다. 다음 단계에서 도파퀴논으로 전환된 후 일련의 과정을 거쳐 최종적으로 멜라닌 색소가 생성되는 것이다. 즉 티로시나아제 효소의 복잡한 과정을 거쳐 멜라닌 색소가 생산되어 피부가 검게 되는 것이다. 색소 형성 세포에서 만들어진 멜라닌 색소는 신진 대사를 거치는 과정 중 수상 돌기를 뻗어 이동하여 점차 표면으로 올라와 각질과 함께 탈락된다. 멜라닌 색소의 양, 분포 상태와 생성 속도에 따라 황인종, 백인종, 흑인종의 피부색이 결정된다. 이는 피부가 검은 사람은 흰 사람보다 그만큼 멜라닌 색소의 양, 분포 상태와 생성 속도가 많고 빠르다는 것이다. 검은 색소(멜라닌)를 만드는 세포이다. 이 세포는 스스로 만든 작은 멜라닌 과립을 끊임없이 표피 세포에 보내는 일을 하고 있다. 멜라닌 과립은 표피 세포에 들어가면 그 핵 위에 모여서 자외선 등 유해한 광선으로부터 세포핵을 지키는 작용을 한다.

3. 랑게르한스 세포

이 세포는 유극층에 대부분 존재하며, 표피층의 세포중2~3%를 차지한다. 이 세포는 순환계와 연관성이 있는 세포로 피부의 면역학적 반응과 알레르기 반응(알레르기성 피부염, 바이러스 감염 감지, 면역 내성)에 중요한 역할을 한다. 즉 이물질이 피부에 침투하면 즉시 반응하여 제거한다. 예를 들어 금속 성분 등이 피부에 닿아 표피 내로 흡수되면 랑게르한스 세포가 관여하여 알레르기 반응을 일으킨다.

4. 머켈 세포

머켈 세포는 표피층에 분포하는 촉각 수용체로서 주로, 입술, 손바닥과 발바닥의 두꺼운 피부에 존재한다. 촉각 세포 기저 부분에는 자유 신경 종말의 종말판 팽대부가 있다. 각질 형성 세포와 비슷한 모양이며 각질 세포간의 운동을 탐지하고 진피층의 결합 조직에 대한 표피 운동을 감지하는 감각의 기계적 수용 기능을 하며, 신경 내분비 계통과 연관된 세포로 추측되기도 한다.

※ 피부의 각화 작용이란

표피 생리 중 가장 중요한 것은 각질층을 형성하여 외부 물리적, 화학적 위해 요소로부터 피부를 보호하는 것이다. 표피는 기저층에 존재하는 케라티노 사이트(기저세포)가 분열을 하여 새로운 세포를 만든 후 기저 세포, 유극 세포, 과립 세포로 형태적 변화를 거쳐 각질층에 도달하면 각질 세포로 된다. 이 표피 세포의 과정을 각화라 한다.

각질 형성 세포가 정상적인 기저 세포에서 세포 분열을 준비하는데 19일, 유극 세포와 과립세포로 성숙해 가는데 26~42일, 각질층에서 머무르는데 14일이 소요되므로 완전하게 새롭게 만들어지는데 59~75일이 걸린다.

659

(2) 진피

진피는 우리의 눈으로 직접 볼 수는 없지만 표피의 바로 밑에 진짜 피부를 뜻하며 표피의 약 15~40배 두꺼운 층으로 두께는 0.5~4mm 정도이지만 조직 내에 세포 수가 적어 세포 분열이 왕성하지 않으므로 에너지 소모량도 표피보다 덜 소모된다. 피부의 유연성, 탄력성, 강인성 등의 성질을 나타낸다.

진피 조직은 표피에 비해서 세포의 종류가 적고 교원질 70%, 탄력섬유 2% 정도의 단백질 섬유로 구성된 결체 조직과 그사이를 채우고 있는 히아루론산, 프로테오글라이칸과 같은 다당류로 구성된 기질로 이루어져 있다. 그 속에는 신경, 혈관, 림프관, 근육, 모낭, 피지선 등을 내포하고 있다.

진피를 구성하는 세포를 많은 순서로 열거하면 섬유아 세포, 비만 세포, 조직구, 랑게르한스세포, 림프구 순이며, 매우 드물게는 혈관 속을 흐르던 호산구가 진피 내로 나오는 경우도 볼 수 있다.

진피에 함유된 수분은 대부분이 기질에 내포되어 있다. 세포 성분으로는 교원질, 탄력 섬유, 섬유아 세포, 혈관이나 림프관을 만들고 있는 세포 그리고 신경 섬유를 구성하는 세포 등이 있다.

※ 진피층의 기능

· 외부로부터 인체를 보호하고 수분을 흡수, 저장하여 피부의 탄력성을 부여한다.

· 피부의 두께와 주름을 결정한다.

· 표피의 각질화 과정 변화와는 달리 진피는 절대로 변하지 않는다. 진피층 손상의 흉터가 있을 경우 진피층은 다시 생성될 수 없는 것이므로 흉터는 절대로 없어지지 않는다. 표피층은 많은 세포가 합쳐져서 만들어진 반면 진피는 세포수가 비교적 적은 결합 조직으로 이루어져 있다.

1) 진피층의 분류

① 유두층

진피가 접하고 있는 부분의 돌기를 유두체라 하여 유두층이라 하며 유두를 만들고 신경과 혈관 등이 분포하고 신경 말단 일부는 감각 소포체를 형성하여 촉감이나 압통감을 느낀다. 손·발바닥 등의 표피 지문은 이 유두와 일치한다. 유두층 모세혈관을 통해 표피 기저 세포에 산소와 영양을 공급하여 케라티노사이트의 분열을 촉진한다.

② 망상층

　치밀한 그물 모양의 불규칙한 결합 조직으로 구성되어 있는 망상층에는 모낭, 혈관, 림프관, 신경, 땀샘, 털세움근, 기름샘 등이 분포하다. 콜라겐 섬유와 엘라스틴 섬유가 서로 치밀하게 그물망을 이루고 있고 두 섬유 사이의 공간을 채우는 점다당질인 기질이 젤 상태로 분포되어 있다.

진피층을 이루는 구성 물질

1. 엘라스틴

엘라스틴은 섬유 형태 단백질로 진피 조직에 콜라겐과 함께 존재한다. 엘라스틴은 이름과 같이 탄력성이 있어서 고무처럼 신축한다. 따라서 우리 몸에서 신축을 필요로 하는 조직, 즉 혈관, 피부 등에 존재한다. 진피에서 엘라스틴은 그물 구조를 유지하고, 콜라겐 섬유 사이를 메꾸면서 직선으로 확장해 나간다. 그런데 신체의 성장이 정지되면서 피부 성장도 정지된다. 피부는 이미 콜라겐 섬유로 충만해 있기 때문에 새로 합성되는 엘라스틴 섬유는 콜라겐 섬유 다발을 기우는 것처럼 합성하게 된다. 그 결과 엘라스틴섬유는 직선성을 상실하게 되고 굴곡된 형상을 갖게 된다. 이 경향은 노화와 더불어 현저히 나타나고 새로이 합성되는 엘라스틴 섬유는 불규칙적으로 가는 그물을 만들거나 덩어리상으로 침착하게 된다. 이와 같은 피부에서는 탄력성이 저하되고 주름이 나타난다.

2. 히아루론산

히아루론산은 콘드로이친 황산, 글리코사미노글리칸 등과 같이 진피 콜라겐과 엘라스틴 사이를 메우는 물질로 기질이라 한다. 히아루론산은 뮤코 다당류로 진피 내에서 자기 무게의 수십 배에서 수백 배에 달하는 물을 결합하는 특성이 있어 진피 조직 수분 유지에 중요한 역할을 하는 물질이다

프로테오글리칸은 콜라겐이나 엘라스틴과는 달리 섬유를 만들지 않는다. 즉 단백질과 다당류 복합체로 이들 섬유 사이를 메우는 역할을 한다. 진피에서 프로테오글리칸은 여러 가지 기능이 있는데 그 중 중요한 것은 진피 수분을 유지하는 것과 영양분이나 노폐물 등이 세포로 출입하는 통로 역할을 한다.

(3) 피하 조직

피하 조직은 진피 아래에 있는 조직이다. 여기에는 많은 양의 피하 조직이 축적되어 있다. 피하조직의 두께는 피하 지방 두께에 의해서 좌우되기 때문에 신체 부위, 나이, 영양 상태에 의해서 달라진다. 유아기에는 피하 지방량이 신체 모든 부위에서 비슷하다. 그러나 성장하면서 복부나 대퇴부의 피하 지방량은 점점 증가된다.

여성의 피하 조직은 사춘기 이후에 여성 호르몬의 영향으로 피하 지방량이 증가되면서 곡선미를 나타내는 체형을 형성하기도 한다. 피하 조직 평균 두께는 4~9mm 정도이고, 이마, 코, 머리 부분은 약 2~7mm 정도이다. 비만에 의하여 피하 지방 조직이 두껍게 되기 쉬운 부위는 어깨, 가슴, 하복부, 허리와 둔부, 대퇴부 등이다. 비만인 사람은 피하조직 두께가 30mm 이상 되는 경우도 있다. 피하 지방 조직은 에너지원인 지방의 형태로 축적되어 있으며, 외부 압력으로부터 신체 내부를 보호하는 쿠션과 같은 역할을 하고, 지방은 열전도가 어렵기 때문에 체온 발산을 막아 일정한 체온을 유지한다. 보편적으로 비만인 사람들의 피부색이 흰 것은 다량의 피하 조직의 광택과 색조가 표피를 통해 보이는 것도 하나의 원인이다.

〈피하 지방층의 기능〉

· 체온의 손실을 막는 보온 기능을 한다.

· 외부의 압력이나 충격을 흡수하여 뼈, 근육의 손상을 막는 쿠션의 역할을 한다.

· 인체에서 소모되고 남은 영양분이나 에너지를 저장한다.

· 여성 호르몬과 관계가 있다.(갱년기 증후군 참조)

2. 피부의 부속 기관

인체의 피부에는 부속적으로 손, 발톱, 털, 땀샘, 피지샘(선) 및 젖샘 등이 피부에 붙어서 함께 피부를 이루고 있는데 이것들을 총칭하여 피부에 부속되어 있는 기관이란 의미로 '피부 부속기'라고 한다.

(1) 피지선과 여드름

피부 부속 기관인 피지선은 피지를 분비하는 선으로서 진피층에 위치하고 있으며 모낭선에 개구하고 있으므로 모낭선이라고도 하며 모양은 장미꽃처럼 생긴 주머니 모양이며 헤어를 중심으로 35개 정도 그룹을 지어 형성하고 있다.

1) 피지선의 종류

① 큰 피지선 : 얼굴의 T 영역, 목, 가슴, 등

② 작은 피지선 : 손 · 발바닥을 제외한 전 신체

③ 독립 피지선 : 털과 연결되지 않은 부위, 입술, 성기, 유두, 눈, 점막

④ 무 피지선 : 손 · 발바닥

2) 피지선의 발육

　피지선은 임신 4개월부터 모낭과 함께 만들어지며 출생 시엔 거의 완전하게 발달된 상태이다. 출생 직후 크게 발달해 있다가 점점 줄어들게 된다. 출생 후 신생아의 얼굴이나 머리에 생기는 '태지' 는 출생 직후 발달된 피지선에서 분비된 피지가 뭉친 현상이다.

　사춘기가 시작되면서 분비되는 성호르몬의 영향을 받아 피지선은 다시 커져 집중적으로 분비되고, 성인기에 가장 커지고 40세 이후 점차 감소된다. 성호르몬 중 안드로겐은 사춘기 이후 주로 남성의 고환에서 만들어지는 호르몬이며, 여성의 콩팥 위에 붙은 부신에서도 많이 만들어진다. 이 안드로겐 호르몬은 피지 분비 작용에 밀접하게 관여하며 흔히 사춘기 이 후부터는 여성보다 남성의 모공이 커지게 된다. 이것은 남성의 경우 안드로겐의 분비가 더 왕성하게 분비되기 때문이다. 따라서 피지선 크기가 큰 부위에 피지가 많이 분비되고 결국 모공도 넓어지게 되는 것이다.

피지의 성분

유리 지방산	30~38%
트리글리세라이드	30~35%
스쿠알렌	5~10%
납, 알코올	5~10%
콜레스테롤에스텔	5~10%
파라핀	5~8%
불검환물	20%~

3) 피지 성분과 분비

피지선은 손바닥이나 발바닥 외에 거의 전신에 분포하고, 모공의 조금 위쪽에 개구하고 있다. 모공이 없는 입술, 유방주위, 음부 등에는 모낭과는 관계가 없는 단독의 피지선인 독립 피지선이 있다.

① 피부의 피지 분비량

피지 분비량은 평균 하루에 1~2g이며, 피지 분비량은 성별, 연령, 민족에 따라 상당한 차이를 나타내는데 주로 여성보다 남성, 연령적으로 사춘기 시절동안, 황인종보다 백인종의 경우 더 많이 분비된다. 또한 부위에 따라서도 차이가 있는데 얼굴 특히 이마와 코 부위에 피지샘이 집중적으로 분포되어 다량 분비된다.

② 피지선에서 분비된 직후의 지질

피지선에서 분비된 직후의 지질에는 트리글라이드, 왁스, 에스텔, 스쿠알렌 등의 중성지질이 거의 대부분이며, 콜레스테롤 등의 극성 지질과 모노글리세라이드는 포함되지 않는다. 이중 트리글라이드라는 지방이 가장 큰 비중을 차지하고 있다.

트리글리세라이드는 모낭의 여드름균(리파제) 등 미생물의 지방 분해 효소에 의해 유리 지방산, 모노글리세라이드, 디글리세라이드로 분해되며, 이들은 여드름 등의 염증성 피부 병변을 발생시킨다.

이 지방산은 자극이 심한 물질이어서 모공 둘레의 피부에 작용하여 각질을 두텁게 하여 결과적으로 모공이 막힌다. 결국 모공이 막히면 피지가 모낭을 통해 피부 표면으로 배출되지 못하여 모낭 안에 갇히게 된다. 이와 함께 세균이 번식 작용을 하여 염증성의 여드름이 발생한다. 그러나 피지가 많이 분비되어도 모공을 통하여 잘 배출되면 결코 여드름은 발생하지 않는다.

③ 피지 분비에 영향을 미치는 요인

a. 호르몬

피지선은 성호르몬(남성호르몬)의 영향을 강하게 받고 있는데, 이것은 피지 분비 자극 호르몬 중 안드로겐에 의해 피지선이 자극되기 때문이다. 또한, 피지의 분비가 남성호르몬에 의해 촉진되고 여성호르몬에 의해 억제되기 때문이다. 호르몬의 변화에 따라서 피지량도 변하게 된다.

b. 온도

피지의 분비량은 온도에 의해서도 변화한다. 기온이 낮으면 피지가 단단해져 분비되지 않고 모낭 속에 쌓이게 되므로 피지의 합성을 저하하게 된다고 생각할 수 있다. 또한 냉기에 닿는 피부의 혈관이 수축되어 혈류의 흐름이 느려짐에 따라 피지선의 온도도 떨어지기 때문에 피지를 합성하는 능력도 저하된다고 생각된다. 그러나 더운 계절(몸이 따뜻하면)에는 피지도 연화되고 모낭으로부터 쉽게 피부 표면에 흘러나온다. 피지선은 출구가 막혀 있지 않기 때문에 활발하게 피지를 합성하게 된다.

④ 피지에 의한 피부 이상(여드름)

분비된 피지는 모간을 따라서 위로 올라가 피부의 표면에 분포되어 피지막을 형성한다. 피지막은 소량의 땀과 피지선으로부터 분비된 피지가 피부 위에서 균일하게 혼합된 것이다.

피지의 분해산물 중에는 자극성이 강한 지방산이나 과산화 지질 등이 포함되어 있기 때문에 피부 트러블의 원인이 된다. 또 피지 그 자체가 미생물의 비정상적인 번식원이 되어 면포나 여드름성 피부가 되기도 한다. 본래의 피지는 피부의 온도에서는 투명한 색상을 하고 있다. 그러나 모낭 속을 통과할 때 박테리아에 의해서 분해되고 또 모낭 속의 각질 세포와 섞여서 모낭의 피지 덩어리가 된다. 즉, 적당량의 피지는 피부를 보호하지만 피지가 많으면 모공을 막고 모낭에 존재하는 여드름 균에 의해 피지가 분해되어 유리 지방산으로 되어 여드름을 유발한다.

그러나 여드름의 발생 원인에 대해서는 피지의 분비량만 가지고 설명할 수 없는 일이다. 피지 분비가 많은 것 이외에도 모공의 크기에 따른 경우도 생각할 수 있다. 사춘기에 성호르몬의 영향을 급격히 받은 피지선은 활발하게 활동하게 되므로 피지의 분비가 급격히 증가하게 된다. 그러나 모공의 발달은 피지선의 발달보다 늦기 때문에 피지선으로부터 분비된 피지를 순조롭게 피부 표면상으로 내보낼 수 없다. 그 때문에 피지의 분비량이 그렇게 많지 않아도 피지는 모공 속에 쌓이게 되는 것이다. 그리고 모공에 쌓인 피지는 여드름을 발생시키는 원인이 되는 것이다.

3. 피부의 약 산성 막

피부의 피지막은 약산성의 특성을 가지고 있으며, 피부의 pH가 약산성을 유지하는 것은 피지에 함유되는 지방산과 땀 속의 젖산, 요산, 우로칸산 성분 때문이다.

산 자체는 세균을 살균하는 작용을 가지고 있으므로, 피부의 약 산성막 역시 외부의 세균, 박테리아로부터 피부를 보호해 준다. 그러나 어떤 이유에서 건강한 피부의 약산성인 pH5.2~5.8이 깨지게 되면, 세균이나 박테리아 침입이 용이해져 피부염이 발생한다. 즉, 우리 피부는 산에 강하고 알칼리에 약하다고 할 수 있다.

※ 예를 들면, 다음과 같은 경우가 될 수 있다.

A. 땀이 오랫동안 피부의 표면에 머물게 되는 경우에 피부가 알칼리성으로 기울어 세균이나 곰팡이가 번식하게 된다.

B. 각질층을 구성하는 케라틴이라는 단백질은 알칼리성에 약하므로 오랫동안 알칼리성의 상태가 되면 차차 용해되어 피부의 저항력이 약해지고 작은 자극에도 염증이나 습진을 일으키게 된다.

C. 피부가 노화되었을 경우, 피부가 얇아지는 위축 현상이 나타났을 때, 알칼리성 비누로 세안할 경우, 얇아진 피부는 알칼리를 흡수하여 피부를 더 건조하게 하고, 방어막인 피지막이 손상되어 피부염을 발생시키고 심하면 피부 균열 현상까지 나타나게 된다.

D. 과한 세안으로 지성 피부가 pH로 알칼리화 되는 경우에는 개인의 특성에 따라 15분~2시간이 경과하면 원래 상태의 pH로 회복된다. 지성 피부일 경우 pH가 낮고, 건성 피부일 경우 pH가 높게 나타나지만, 피부는 큰 문제가 없는 한 항상 약산성의 pH를 유지한다. 이처럼 알칼리성을 중화하여 원 상태의 pH로 회복시키는 표피의 능력을 알칼리 중화 능력이라고 한다.

4. 피부에 미치는 호르몬의 영향

우리 몸에는 30종류 이상의 호르몬이 혈액을 통해 표적 기관에 분비되어 대사 속도를 조절한다. 만일 호르몬 분비 저하나 항진이 나타나면, 신체 모든 기관의 작용에 이상이 생긴다.

(1) 피부에 관련된 호르몬

피부에 관련된 호르몬은 남성 호르몬(안드로겐)과 여성 호르몬(에스트로겐, 프로게스테론)이다.

1) 남성 호르몬

남성 호르몬은 남성뿐만 아니라 여성의 체내에서도 소량 만들어져 부신을 통해 분비된다. 남성 호르몬의 주 작용은 피지선 발육을 돕고, 피지 분비를 왕성하게 하며, 체모의 발육을 돕는다.

2) 여성 호르몬

여성 호르몬인 에스트로겐(난포 호르몬)과 프로게스테론(황체 호르몬)은 여성 생식 활동에 필요한 호르몬으로 임신과 월경에 관여한다. 여성 호르몬 두 가지는 상반된 작용을 한다.

에스트로겐은 피부를 부드럽게 유지하고, 피지 분비를 정상적으로 유지하는데 비해 프로게스테론은 기미나 여드름을 유발하는 호르몬이다. 예를 들면 임신 중인 여성이나 피임약을 복용하는 여성은 프로게스테론의 영향으로 피지 분비가 왕성하고 색소 침착을 유발한다.

3) 그밖에 호르몬의 영향

① 갑상선 호르몬 기능 저하는 중추 신경계의 발달 부진과 피부 건조, 부종, 탈모 현상을 동반한다.

② 당류피질호르몬인 코티솔의 분비가 과잉되면 콜라겐 생합성을 억제하여 근 무력증과 피부 또는 피하 조직이 얇아지고, 분비가 저하되면 자가 면역에 의한 염증이나, 피부에 멜라닌 색소가 증가되어 피부가 검어진다.

③ 멜라닌 세포 자극 호르몬(MSH)의 혈중 농도가 높아지면 피부에 색소 침착을 일으키고, 기능이 떨어지면 창백해진다. 멜라닌 세포 자극 호르몬은 검은 색소인 멜라닌을 가지고 있는 세포인 멜라닌 세포에 영향을 준다. 인간에서 멜라닌 세포는 기미, 일광욕에 관여한다. 이 호르몬은 뇌하수체 중엽에서 생산된다.

5. 피부의 역할

피부가 하는 일은 다음과 같다.

(1) 신체 보호 작용

1) 외부의 물리적 자극으로부터 보호

피부는 구조적으로 3층으로 구성되어 있으므로 물리적인 타박이나 압박이 가해졌을 때 각질층의 케라틴, 진피의 교원 섬유와 탄력 섬유, 피하 지방층이 쿠션 작용을 한다.

2) 화학적 자극으로부터 보호

피부의 피지막은 약산성으로 외부의 알칼리 성분과 독극물을 중화하는 능력을 보유하고 있고 케라틴은 산, 약알칼리성 유기 용매, 물 등에 강한 저항력을 가지고 있다.
피부의 중화 능력은 건강한 피부의 경우 30분 소요되며, 피부의 화학적 상해 정도에 따
라 피지막→ 케라틴→ 교원 섬유 3단계 순서로 피부가 상하게 되는 것을 방어한다.

3) 세균으로부터 보호

건강한 피부는 자기 정화 작용 능력을 가지고 있으므로 세균이 자리기 힘들다. 특히
피부 산성막은 pH5.2~6.0 약산성이므로 세균 발육을 억제하고 또한 피지 중의 지방
산도 세균을 살균, 억제하는 작용을 한다.

4) 광선으로부터 보호

피부가 자외선에 노출되면 홍반 현상, 색소 침착 등이 발생한다. 그러나 자외선에
피부가 노출될 경우 멜라닌 세포가 자외선을 흡수하여 피부를 보호한다.

5) 외부의 자극에 대해 특수 물질을 만들어 내어 체내의 여러 장기 기능을 활성화시킨다.

(2) 분비 배설 작용

피부 내에는 한선이 있어 땀을 만들며, 피지선이 있어 피지를 분비하며, 일정하게
피부를 부드럽고 윤택하게 만든다.

인체 표면에는 대략 3백만 개의 땀샘이 분포되어 있는데 이 한선이 전 피부 표면에
분포되어 있다. 우리의 피부는 알게 모르게 땀을 분비하지만 육안으로 보이지 않을 때
는 느끼지 못하고 여름철 더울 경우에는 많이 분비되기 때문에 육안으로 확인할 수 있

다. 전 피부 표면에서 눈으로 볼 수 있는 발한은 환경 온도가 31~32도 혹은 88~90 °F를 상회할 때이다. 땀의 99%는 물이며, 1%의 용해물을 갖는 투명한 수용액이다.

발한에 대한 주 자극은 정신적 자극과 온도 자극이 있는데, 정신적 자극인 감정은 즉각적이고 갑작스러운 발한이 일어나 손바닥과 발바닥에서 발한이 시작되어 전신적으로 퍼져 나간다. 온도 자극은 말초혈관에서 뇌로 운반된 더운 혈액에 의해 자극되는 것으로 전신 발한이 먼저 시작된 후, 마지막에 손바닥과 발바닥의 발한이 나타난다. 발한을 통하여 대량의 수분 및 노폐물을 체외로 배출하기 때문에 소변 배설과 체온 조절에 큰 영향을 주고 있다.

한선에는 에크린선과 아포크린선이 있는데 에크린선은 전신 피부, 특히 이마, 코, 겨드랑이, 손바닥, 발바닥, 가슴 등과 안쪽 허벅지와 다리 등에 많고, 아포크린선은 겨드랑이, 유두, 회음부, 항문 주위 등에서 땀을 분비한다.

피지선은 전신 모낭부에 있으며 피지를 분비하여 피부와 터럭 표면에 얇은 기름 막을 만들어 피부와 모발을 윤택하게 한다. 또 모든 자극으로부터 피부를 보호하고 수분이나 유해 물질이 피부 내에 침입하는 것도 방어한다.

(3) 체온 조절 작용

피부는 모세혈관의 확장 또는 수축에 따라 피부 혈류량이 변화되고 발한에 의해서 체온이 조절된다. 체온 조절 중추는 시상하부에 있는데 온도가 낮을 때에는 피부 혈관을 수축하는 신경 활동이 증가하여 체온이 내려가는 것을 막아주고 온도가 높을 때에는 신경 활동이 감소하여 혈관이 확장되면서 발열이 증가한다. 발한 기능 중추도 시상하부에 있다. 각질층이나 피하 조직도 그 자체가 신체의 열 발산을 막아주며 외부의 온도 변화가 신체 내부에 전달되지 못하도록 하는 작용을 한다. 입모근도 자율 신경의 지배를 받고 수축하여 피부 표면에 공기층을 형성하고 열 발산을 감소시켜 체온을 조절한다.

(4) 호흡 작용

폐호흡에 비하면 극미량이나 피부는 외기로부터 산소를 흡수하고 체내 조직 내의 신진 대사 결과에 의해서 발생한 탄산가스를 배출한다. 폐호흡의 약 1/200 정도이나 수분 증발은 폐의 2배나 된다. 지나치게 유분이 많은 화장품은 피부 호흡을 불가능하게 한다.

(5) 흡수 작용

피부는 원래 땀이나 피지 등의 물질을 배설하는 기관이나 필요에 따라 일부 물질을 피부 내로 흡수하기도 한다. 피부의 흡수력은 물질의 지용성 정도, 나이, 피부의 국소 혈류량, 피부의 온도, 각질층의 수화성, 각질층의 손상 정도, 습도 그리고 물질의 제형(오일, 유액, 젤) 등에 따라 다르다. 표피 각질층은 소수성으로 이와 유사한 성분들이 피부 흡수를 잘하고 있으며, 흡수 경로는 모공이나 한공과 같은 피부 부속기, 세포와 세포 사이를 통해 잘 일어난다.

(6) 감각 작용

외부에서 피부에 자극을 가하면 신경의 말단인 감각소체에 의해 압각(파티니 소체), 촉각(메켈반), 통각(지각신경 종말), 온각(루피니 소체), 냉각(크라우제 소체) 등의 감

＊ 건강한 피부는 모공을 통해 필요에 따라 지방이나 수분에 용해된 물질을 흡수한다. 즉 수용성은 피부에 흡수가 잘 되지 않으나 알코올이나 지방에 녹인 것은 흡수가 잘 된다. 그러나 수용성 물질도 오랜 시간 피부에 접촉하게 되면 흡수가 잘 되며 화장품을 바르는 것도 바로 피부에 흡수시키고자 하는 목적에서이다.

각기들이 반응한다. 피부의 이러한 신호로 뇌는 위험을 인식하고 즉시 몸의 각 기관에 신호를 보내 위험으로부터 멀어지도록 한다. 피부 감각은 외부자극 뿐만 아니라 신체의 내부 관절이나 내장에 일어나는 감각도 포함되는 것이다. 피부의 감각 수용기는 전신에 210~400만개 정도 분포하고 있다.

(7) 비타민D 형성 작용

생체에서 만들어진 7-디하이드로콜레스케롤은 프로비타민D가 자외선을 받게 되면 비타민D가 되게 한다. 비타민D가 부족하면 구루병에 걸린다.

(8) 표정 작용

피부는 인체의 표면을 덮고 있으며, 안면의 피부는 전두근에 밀착되어 있으므로 뼈와 함께 움직여 표정근을 만들어 표정 작용에 관여한다.

(9) 영양소 저장

에너지 급원인 지방은 피하 조직에 보관되어 필요할 때 에너지 급원으로 사용되는 창고 역할을 한다.

(10) 면역 작용

피부는 단순하게 우리 몸을 기계적으로 보호하는 보호막의 개념에서 더 나아가 몸속에 유해한 것이 들어오면 몸은 그것을 대항하는 물질을 만들어 낸다. 즉 이물질이나 세균에 대항하는 면역 작용을 하는 것이다.

---

* **흡수가 용이한 물질** : 지용성 비타민A, D, E, F, 스테로이드계 호르몬, 유기물로는 페놀, 살리실산, 금속으로는 수은, 비소, 납, 유황 등이 속한다.
* **흡수가 어려운 물질** : 수용성 비타민 B, 니코틴산, 염화나트륨 등이 속한다.

1. 건선이란?

피부에 작은 좁쌀 같은 발진이 생기면서 발진 위에 새하얀 비듬 같은 피부 각질이 겹겹이 쌓여 나타나는 만성 피부병이다. 정상인은 26~41일을 주기로 각질층이 떨어지고 새로운 피부로 교체가 된다. 건선 환자들은 어떤 이상적인 원인에 의해 이 세포 교체 기간이 정상인보다 과도하게 빨라 체표 면에 만성적으로 은백색의 비늘 같은 딱지가 앉아 있는 것이 특징이다. 이런 건선 환자는 피부와 외래 환자의 약 3% 정도에서 나타나고 있다.

건선은 진행성이면서 만성인 질환으로 재발이 잘되며, 한번 발병되면 완치가 어렵다. 저절로 좋아지기도 하지만 반대로 전신으로 퍼져나가는 경우도 많다.

2. 건선의 원인

건선의 원인으로는 체질적인 원인, 환경적인 원인, 물리화학적인 원인, 중금속의 체내 흡수로 신진 대사가 방해받는 원인, 면역학적 원인 등 현대 의학적인 분석은 다양하며, 각자의 논리가 완전히 틀리다고 할 수 없는 복합적인 원인으로 정의할 수 있다. 건선은 이러한 요인들로 인하여 피부 세포가 정상 세포보다 6~7배 빠르게 증식하기 때문에 생겨나는 것이다. 이렇게 과다하면서도 불완전하게 증식된 각질 세포가 하얀 인설의 비늘로 겹겹이 쌓여 떨어져 나가게 된다.

(1) 체질적 원인

체질은 부모를 따라 유전된다. 건강한 체질, 약한 체질, 피부가 거친 체질, 피부가 약한 체질 등 유전적인 요인은 매우 다양하다. 체질적으로는 건선이 유전되지 않으나 체질이 약하므로 건선에 걸릴 확률은 매우 높다.

(2) 환경적인 원인

환경적 원인도 전혀 무시할 수 없다. 건선 환자가 제일 많은 곳이 유럽, 즉 공업과 공해가 일찍이 발달되고 문제된 곳이다. 독일, 이탈리아, 프랑스, 스웨덴, 노르웨이 등이다. 또한, 건선의 발병과 악화는 계절, 기후와 민감한 관계가 있다. 건선은 태양 광선량이 풍부한 여름에 자연히 개선되고 겨울이 되면 다시 악화되는 경향이 있다. 차고 축축한 기후는 건선이 생기기 쉬운 기후이다.

(3) 물리화학적 원인

유럽 등은 우리나라보다 50년 이상 앞서는 공업의 발달로 자연 환경이 악화되어 왔다. 우리나라에 공해가 없을 때 그들 나라는 공해로 인하여 대기와 토양이 오염되기 시작하였으며 모든 식생활에 방부제가 첨가된 인스턴트 식품으로 신체적인 조건이 극도로 약해져 있다. 허약해진 신체에 중금속, 항생제, 기타 화학 내복약이 체내에 알게 모르게 흡수됨으로써 골수 및 기관에 침투하여 발병한다. 이로 인하여 생기는 여러 내부적인 암병, 외부적으로는 건선, 태열, 피부암 등이 많이 발생하였다. 이것으로

짐작해 보건데 물리화학적인 환경과 중금속의 체내 오염이 건선과 매우 깊은 관련이 있는 것으로 보고 있다.

(4) 면역학적 원인

피부는 중요한 면역 기관인데 건선 환자에게서는 세포성 면역에 결함이 있다는 보고가 있다. 건선은 표피가 증식을 일으키는 질환이므로 면역학적 요인이 관여한다고 보고 있다.

3. 건선의 분류

건선의 종류는 5, 6가지가 있으며, 모양에 따라 세분화할 수 있는데 크게 3가지로 분류해보면 다음과 같다.

(1) 화폐성 건선

모양이 원형으로 둥글다고 하여 화폐성 타입의 건선이라고 하며, 건선 환자의 70%가 화폐성 건선 환자이다. 이 화폐성 건선의 특징은 다음과 같다.

· 모세혈관이 표피 밑에서 확장되면서 생긴다.

· 대칭 정도가 비교적 정확한 모양을 이룬다.

· 좁쌀알과 녹두알 크기로 생겨 점점 커지며, 표피에 인설이 두껍게 앉고 딱딱하고 견고하다.

· 재발성이 가장 높을 뿐만 아니라 치료 효과가 더디다.

이 타입의 건선은 인설을 강제로 박탈시킬 경우 확장되어 있던 혈관이 터져 피가 많이 흐르고 지혈이 잘 되지 않는다.

(2) 평편선 건선

붉은 병변의 색깔을 띠면서 작게는 동전 크기에서 손바닥만한 크기로 피부에 지도를 그리듯 확장되어 나가는 형태의 건선을 평편선 건선이라고 부른다. 어떤 모양은 도너츠 형태의 모양도 있으며 각질이 넓고 투명하며 큰 각질을 손으로 벗기면 피부에 홍조가 생기지만 화폐성 건선처럼 피가 나지는 않는다.

(3) 농포성 건선

농포성 건선은 표피밑층에 균이 없는 농포가 형성되면서 한번 번지기 시작하면 몸 전체로 번져 손바닥과 발바닥을 제외하고 전신으로 확대되는 특징이 있다. 화폐성 건선이나 평편선 건선은 얼굴이나 손 등에 부분적으로 나타나며, 이 농포성 건선은 얼굴 전체를 감싸듯 번져나간다. 종합 병원이나 피부과에서 장기 입원시키는 경우가 대부분 이 타입이다.

4. 건선의 증상

건선은 임상 병리학 및 현대 의학 분야에서 가장 곤혹스러운 악질적인 피부 질환으로서 주관적으로 별다른 자각 증상을 느낄 수 없으나 재발할 때마다 환부가 증가되는 특징이 있다.

초기에는 좁쌀만한 크기의 홍색 반점이 팔, 다리, 가슴, 엉덩이 등에 발생하여 점차 커지면서 5~6개월 정도 자리를 잡고 있다가 온몸으로 번진다. 대부분의 병변은 주관적 증상을 나타내지는 않지만 20%의 환자에게서 소양증이 나타난다.

전신적인 병변이 있는 환자는 박탈피부염이 생길 수 있으며, 단관절, 다관절통, 압통, 아침에 뻣뻣하거나 하는 등의 증상이 있으며 손·발의 소관절에서의 이러한 징후는 건선성 관절염의 초기 증상이다.

객관적 증상으로 건선의 병변은 홍반성으로 다양한 모양의 인설로 덮인 것이 특징이며 급성병변은 크기가 작고 모양은 물방울처럼 보인다.

건선은 재발하는 특징을 가지고 있으며, 인설이 있으며 신체의 전 부위에 침범하나 호발 부위는 팔꿈치, 무릎, 두피, 성기 등에 주로 대칭성으로 온다.

ii 여드름

1. 여드름이란?

여드름은 젊은 사춘기 남녀에게 많이 생기는 피부병이다. 14~15세에 시작되어 25~26세가 지나면 자연히 없어지기도 한다. 털을 싸고 있는 모낭 속에 생기는 염증성 질환으로 얼굴, 때로는 목이나 가슴 등에도 생기며 그 대부분은 화농을 유발하므로 모낭염이라고도 한다. 여드름은 생명을 위협하는 질환은 아니지만 심한 여드름 혹은 여드름 흉터로 인해 외적인 이미지에 심각한 손상을 초래할 수 있으므로 바른 치료가 중요하다.

2. 여드름의 원인

(1) 남성 호르몬

기름샘 분비에 관여하는 남성 호르몬인 안드로겐으로 인하여 피지 분비가 왕성해지고 세균이 자람으로써 염증이 유발된 것이다. 특히 사춘기 시점에 나타나는 여드름은 성장 과정의 현장인 호르몬 분비 과다 현상에 의한 것이다.

사춘기 이후 분비되는 남성 호르몬인 안드로겐은 피지선의 활동을 증가시켜 피지 분비를 촉진하는 동시에 표피에 작용하면 표피가 각질화를 촉진시켜 각질층을 두텁게 한다. 모공을 만들고 있는 것은 표피 세포이고 모공의 가장 안쪽을 둘러싸고 있는 것은 각질층이다. 이 각질층이 두터워지면 모공이 막힐 수밖에 없다. 안드로겐은 피지의 분비를 증가시키는 동시에 표피의 각질층을 두텁게 하여 모공을 막아버리기 때문에 여드름이 생기는 것이다. 여성의 경우 여드름의 원인은 여러 가지 원인에 의해 호르몬 변동이 일어남으로 발생한다. 예를 들면 다음과 같은 경우이다.

· 월경 주기 : 여드름 피부는 일반적으로 월경이 시작되기 7~10일 전쯤 되면 여드름이 발생한다. 이는 월경 전에 분비되는 황체 호르몬의 증가에 따른 결과이며, 간혹 월경 중에도 발생하지만 60~70%가 월경 전에 발생한다.

· 피임약 : 만약 피임약 복용 후 처음으로 여드름이 생겼다면 이는 피임약 때문인 것이므로 복용 시 전문의와 상담한다.

· 임신 : 임신으로 인한 호르몬 변동은 여드름을 발생시킬 수 있지만, 임신 3개월 후면 자연 소멸되는 경우가 많다. 임신 중에는 많은 여성 호르몬 에스트로겐이 분비되어 갑작스럽게 안드로겐과 에스트로겐의 비율이 변화되어 나타나는 것이다.

(2) 세균

산소가 없는 상태에서도 성장이 가능한 여드름 간균과 표피의 포도상구균이라는 세균들은 건강한 피부에도 상주하면서 우리 몸에 해를 끼치지 않으며 여러 가지 피부 생리를 도와주고 있다. 즉 알맞은 pH를 유지하여 밖으로부터 들어오는 세균을 방어하는 것이다. 이 세균들은 번식하여 여드름을 발생시킨다.

(3) 지방의 과도한 섭취(동물성 지방, 튀김류 등)

모낭 내에 피지가 왕성해지면 지방을 좋아하는 여드름 간균은 수십 배로 증식하고 이로 인해 지방의 가수 분해 역시 증대되며, 결국 유리 지방산도 증가된다. 이 유리 지방산은 모낭을 두텁고, 단단하게 만들어 여드름을 일으키는 작용을 한다.

모낭의 상부가 두터워져 과각화되면 모낭 통로는 좁아지고, 결국 모낭 입구가 막혀 피지가 제대로 배출되지 못하게 되어 모낭의 일부가 점차 안쪽의 압력으로 인해 부풀게 되어 피부표면으로 올라오게 한다. 이것이 바로 여드름 초기 상태인 면포이다.

(4) 스트레스

이성간의 문제, 고부간의 갈등, 학업에 대한 스트레스 등의 정신적 스트레스와 밤샘, 월경, 발열, 알레르기 등과 같은 신체적 스트레스는 자율 신경이나 호르몬 작용을 방해하게 됨으로 황체 호르몬과 안드로겐 호르몬을 과도하게 분비시킨다.

부신 피질 호르몬이 분비될 때 나오는 코티졸이란 호르몬이 나온다. 이것이 스트레스 증상을 생기게 한다. 근육이 강직 되는 느낌이나 긴장감이 그러하다. 그런데 스트레스를 더 받으면 여드름이 생기는 이유는 코티졸은 부신에서 만들어지는데 이때 안드로겐도 함께 만들어져 피지분비가 촉진되는 것이다.

(5) 화장품

기름이 많은 지성 피부 임에도 불구하고 얼굴에 유분 성분이 많이 함유된 화장품을 사용하여 발생하는 것이다. 특히 유리 지방이나 기름 성분, 가루 성분이 많이 함유되어 있는 화장품을 여름철 다량으로 사용하게 되면, 온도의 상승으로 열려 있던 모낭의 입구가 먼지, 기름기, 때, 가루 등의 성분으로 인해 막히게 되어 여드름이 발생하거나 악화된다.

(6) 태양 광선으로 인한 활성산소

피부가 자외선에 노출되면 매우 불안정한 상태의 활성산소가 생기고 이의 화학적 연쇄 반응으로 피부 내에서는 콜라겐, 엘라스틴 등 피부 탄력을 유지시켜주는 섬유질이 파괴돼 광노화 현상이 일어난다. 또한, 지나치게 자외선에 피부를 노출시킨 경우 표피의 각질층이 두꺼워져 모공을 막게 된다. 자외선 노출 후 4~6주가 되면 면포가 쉽게 발생한다.

(7) 약물

코티졸 연고, 부신피질촉진 호르몬은 여드름을 촉진시키는 호르몬이다. 전문의 상의 없이 스테로이드 함유 연고를 장기간 바르면, 여드름이 얼굴, 가슴 등에 생길 수 있다. 요오드가 다량 함유된 비타민제나 약품은 여드름을 유발시키는 것으로 보고되었다.

(8) 유전

피부의 모든 유형은 태어날 때부터 부모로부터 유전되겠지만, 여드름의 경우 부모가 여드름 피부일 때 자녀 역시 여드름이 생기는 확률은 더 높다고 한다. 즉 유전적으로 많은 기름샘의 수를 물려받게 되고, 이 기름샘은 어린아이 때까지는 활동을 하지 않다가 사춘기가 되어 남성 호르몬 분비가 증가되면서 많은 기름을 배출하게 된다.

(9) 변비

변비가 걸려 대변이 나가지 못하고 있으면 그 독소가 장으로 흡수되어 피부에까지 영향을 미치는 것이다.

3. 여드름의 종류

(1) 심상성 여드름

심상성 여드름이란 흔히 보는 보통 일반적인 여드름으로서 10~20대에 볼 수 있는 여드름이며 대부분의 여드름 환자가 여기에 속한다. 가장 대표적인 증상은 면포이며 이는 모공이 막혀서 피지가 제대로 배출되지 않아 생기고 모낭이 흰색인 면포와 검은색 면포 두 가지가 있다. 면포 속에 있던 여드름 균의 작용으로 염증이 진행되면 면포가 붉게 부풀어오르는 구진, 염증이 진행되어 고름이 생기는 농포, 콩알만한 것에서부터 손가락 머리 정도의 크기까지 있는 결질 등 여러 모양의 여드름이 동시에 나타난다.

· 원인으로는 피지선의 활동성, 피지선에서 피부의 표면에 이르는 피지관의 과각화, 호르몬, 여드름 균을 비롯한 여러 세균, 유전적인 영향 등이 있다.

(2) 응괴성 여드름

본 증은 주로 성인 남자의 얼굴, 등, 어깨에 무수한 면포, 구진, 농포, 농양 및 피하에서 상통하는 누공을 형성하여 비후성 혹은 켈로이드성 반흔을 형성하면서 치료되기도 하며 각종 치료에 저항하는 만성 경과를 취하는 질환이다.

(3) 스테로이드성 여드름

스테로이드성 여드름은 부신피질 스테로이드 혹은 부신피질 자극 호르몬의 전신적인 투여나 강력한 국소 스테로이드 제제를 도포하였을 때 발생하는 질환이다.

(4) 화장품 여드름

보통의 여드름보다 발생 연령층이 늦어서 20대에서 50대까지의 성인 여성에게 주로 나타난다. 화장품 여드름을 일으키는 화장품은 대개 얼굴에 바르는 크림 종류이며, 일부 자외선 차단제도 여드름을 생기게 하므로 신중히 선택해야 한다.

(5) 월경 전 여드름

상당수의 여성 여드름 환자에서는 월경 1주일 전에 여드름이 악화되거나 재발되는 사실을 알 수 있다. 월경 전에 프로게스테론 호르몬의 증가로 인해 여성의 피지선의 확장과 기능의 항진으로 나타난다. 그러므로 생리 주기와 관계가 깊고 호전과 재발을 반복하고 신경을 몹시 많이 쓰거나 불면증이 생기면 증상은 더욱 악화되는 경향이 있고 월경 주기가 불규칙하면 더욱 더 증상이 증폭된다.

(6) 사춘기 전 여드름

· 신생아 여드름 : 출생 후 4주 이전의 갓난아이에게 나는 여드름을 말한다. 신생아의 혈 중 내에 아직 존재하고 있는 어머니의 프로게스테론 호르몬이 작용하여 여드름을 일으킨다.

· 유아 여드름 : 유전적인 소인, 호르몬 분비 이상 때문에 생기는 것으로 알려져 있다.

(7) 직업성 여드름

·오일 여드름 : 콜타르를 취급하는 노동자, 자동차 및 항공기 기계공, 고무 취급자, 직물 공장 및 도로 포장 노동자에서 볼 수 있다. 오일에 노출되는 부위에 구진과 농포가 발생한다.

·염소 여드름 : 염소 처리된 탄화수소 물질에 의해 발생하는 여드름으로 오일 여드름보다 심하고 지속적인 것이 특징이다.

·기계적 여드름 : 직업적인 이유로 계속적인 압력, 마찰, 비빔 등에 의해 여드름이 발생하는 것을 말한다. 예를 들어 트럭 운전자의 등에 계속적인 마찰로 인해 여드름이 발생하는 경우 등이다.

4. 여드름의 증상

(1) 면포(초기 여드름)

면포란 모낭관의 일부분이 자루상으로 부풀어 커진 눈으로는 모공에 안치한 정상적인 피부색의 직경 1~2mm 정도의 구진이다. 이는 농종의 하나로서 피지 세균 각화물이 속에 들어 있다. 흔히 여드름이라고 하는 이 면포는 기본적인 여드름의 증상을 나타낸다. 피지, 죽은 각질 세포 박테리아가 모공에서 뒤엉켜 나타나는 증상으로 염증 반응은 일어나지 않는다. 면포 증상은 얼굴이나 가슴 등 어깨 부위에 주로 발생한다. 지성 피부일 경우에 뾰루지가 한, 두개 정도 생긴 것이라면 여드름이라고 할 수는 없으나 면포 증상이 계속해서 나타난다면 심하지 않은 여드름 증상이라고 볼 수 있다. 면포는 상태에 따라 검은색 면포와 흰색 면포로 나뉜다. 여드름이 진단에 가장 중요한 점은 검은색 면포와 흰색 면포가 있어야 한다.

(2) 적색 구진(붉은 여드름)

면포 상태에서 피지선 안에 있던 여드름 균이 피지를 분해하면서 발생되는 유리 지방산이 피부를 자극하여 염증 반응을 일으키면서 붉은 색으로 변하고 통증을 유발시킨다. 염증을 일으킨 면포가 붉게 부어오르는 것을 적색 구진이라 하는데 이를 붉은 여드름이라고도 한다. 이것은 유리 지방산의 자극과 여드름 항균이나 포도상 구균의 효소나 독소에 의한 자극으로 발생하게 된다. 이때부터는 절대로 짜서는 안 된다. 적색 구진은 농포 증상으로 더 크게 발전하거나 2~3주 정도 지난 다음 자연히 없어지기도 한다.

(3) 농포(화농성 여드름)

농포는 2단계 염증반응으로 적색 구진이 화농된 상태를 화농성 여드름이라 한다. 이것은 모낭 일부에 백혈구가 모여 모낭 밑이나 그 주위에 농포가 생겼을 때 볼 수 있는 증상이다. 대부분의 농포는 피부 표면에 나타났다가 며칠 이내로 사라지기 시작한다. 일반적으로 흔적은 남지 않지만, 농포가 심할 때는 2~6주 정도가 지나야만 없어지며 흔적이 남기도 한다. 한편 농포를 손으로 잡아 뜯거나 직접 짜면 여드름의 내용물뿐 아니라 피부도 함께 떨어져 나와 심한 흉터를 남긴다.

(4) 결절(경결형 여드름)

적색 구진이나 화농성 여드름이 더욱 심화되어 모낭관에 염증이 생기고 모낭 일부가 파손되어 이물질에 대한 염증 반응을 발생시키는 것을 경결형 여드름이라 한다. 눈으로 볼 때는 콩알만한 것에서부터 손가락 머리 정도 크기만한 것까지 있다. 빨갛게 부어오르면서 누르면 단단하고 약간의 통증이 따르며 당연히 여드름 흉터로 이어질 수 있다.

(5) 낭종형 여드름

경결형 여드름보다 염증 상태가 더욱 심화된 것으로써 모낭 전체가 파괴된 후에 남은 모낭 벽에서 재생이 일어나 점점 진피 속에 큰 자루 모양의 구조가 생기는 것을 낭종형 여드름이라 한다. 그 속에는 세균, 각화물, 피지 성분이 들어 있고 구조적으로는 면포와 같으나 모낭에 이어져 있지 않아 출구가 없는 것이 다르다. 눈으로 볼 때는 엄지 머리 만하거나 그보다 큰 돔상의 크기로 보인다. 표면은 정상적인 피부색이거나 혹은 약간 붉은 정도이다. 여드름 증상 가운데 화농 상태가 가장 크고 깊은 것으로써 통증 역시 심하다. 피부의 정상 조직이 파괴되어 끝내는 흉터를 남긴다.

iii 기미

1. 기미란?

기미는 다양한 크기의 갈색 색소 침착이 태양 광선의 노출 부위, 특히 얼굴에 대칭적으로 나타나는 질환으로 눈 주위, 뺨, 이마, 관자놀이 등에 자주 발생하며 일광 노출 후 색깔이 더 짙어진다. 기미는 흔한 질환으로 주로 출산기의 여성에서 나타나지만 남자 환자의 비율도 10% 정도에 이르는 것으로 알려져 있다. 대부분 사춘기 이후에 처음 발생하고 폐경기 이후에는 드물게 나타난다. 자각 증상은 없고 피부색이 검은 사람일수록 광범위하고 진하게 발생되며 일광 노출이 심한 봄, 여름에 발생하거나 악화되는 경향을 보이고 겨울에는 호전된다. 기미는 흔한 질환이면서도 비교적 치료가 어려운데 그 이유는 한 가지 원인에 의해 생기는 것이 아니고 여러 가지 원인이 복합되어 생기기 때문이다.

2. 기미의 원인

기미는 외적인 원인만이 아니라, 여러 가지 내적인 원인에 의해서도 생기는데 치료가 매우 어려워 지금까지도 수많은 여성들에게 고통을 주는 질환의 하나이다. 확실한 원인은 밝혀진 바 없지만 활성산소에 의한 노화, 자외선, 내적 원인, 피로와 스트레스, 약제, 내적 건강의 이상, 유전적 요인 등이 주원인으로 추정된다.

(1) 활성산소에 의한 노화

피부가 자외선에 노출되면 매우 불안정한 상태의 활성산소가 생기고 화학적 연쇄 반응으로 피부 내에서는 콜라겐, 엘라스틴 등 피부 탄력을 유지시켜주는 섬유질이 파괴되 광노화 현상이 일어난다. 또 세포 분열이 약해져 약한 자극에도 민감해지고 멜라닌 색소가 많아져 지저분한 피부가 된다. 이런 자극이 지속되면 피부 세포의 DNA 변성이 일어나 피부암이 될 수도 있다.

(2) 자외선

햇볕 속의 자외선이 피부 색소 형성 세포를 자극하면 피부가 방어기전을 작동하여 많은 색소를 만들게 되고 햇볕에 다량 노출되었을 때 생긴 염증 반응이 치유되면서 색소 침착을 남기게 된다. 또한 잘못된 선탠도 기미, 주근깨 등의 색소성 질환을 유발하는 주요한 원인이다.

(3) 내적 원인

1) 경구 피임약 복용 시

피임제 속에 포함된 여성 호르몬인 에스트로겐은 피부 색소 형성 세포를 자극하여 불규칙적인 반점을 형성한다.

피임약을 복용하는 여성 중 1/3 이상이 기미로 고민하고 있다. 이유는 피임약 속에 함유되어 있는 여성호르몬인 에스트로겐이 멜라닌 세포를 자극하여 많은 양의 멜라닌을 생성시키고, 또한 황체 프로게스테론은 이들 멜라닌을 주위로 뿌려 주는 역할을 하기 때문에 갈색의 기미가 형성되는 것이다. 일반적으로 피임약을 복용한 후 1~7년 사이에 기미가 나타나며, 복용을 중단하더라도 5년 이상은 기미가 계속 남아 있게 된다.

2) 임신

임신 시 50~75% 정도의 임산부에서 기미가 발생하며, 이를 임신성 기미라고 한다. 임신을 하였을 경우 여성 호르몬인 에스트로겐과 황체호르몬인 프로게스테론과 함께 멜라닌 자극 호르몬이 증가되고 이로 인해 유두가 검게 되고 하복부 중앙에 임신선이 증가하고, 기미가 발생한다. 보통 임신 3개월에 눈 주위, 이마 , 볼 등에 발생해서 점점 더 색깔이 짙어지지만 출산 후 1년 이내에 서서히 사라진다. 때로는 임신성 기미가 없어지지 않고 그대로 남아 있는 경우도 있다.

(4) 피로와 스트레스

피로와 스트레스는 신체의 리듬을 깨뜨리고 그로 인해 기미가 발생한다. 즉 스트레스를 받게 되면 부신피질에서 아드레날린이 분비되어 스트레스에 대처하는 것이다. 동시에 멜라닌 색소를 자극하는 호르몬 분비 또한 증가하게 된다. 또한 만성적 스트레스에 계속적으로 노출되면, 만성적인 긴장이 누적되어 피부 신진 대사가 잘 이루어지지 않게 되므로 피부에 필요한 영양소 공급이 늦어지게 된다. 이로 인해 피부를 방어해주는 색소형성 세포도 활동이 증가되어 피부를 보호하게 된다. 결국 색소 형성 세포의 증가는 기미를 발생시키게 하는 것이다.

(5) 약제

자신의 피부와 맞지 않는 화장품을 사용하여 화장독이나 접촉성 피부염이 생기게 되면 피부염이 치유되는 과정에서 자외선을 쬐게 되고 기미가 발생할 수도 있다. 또한 피부를 자외선에 민감하게 만드는 약제를 복용하고 있을 때에 자외선을 오래 쬐게 되는 경우에도 같은 결과가 발생할 수 있다.

(6) 내적 건강의 이상

· 난소 활동의 기능 부진

자궁 수술을 받았거나 난소 활동이 부진하여 여성 호르몬을 제대로 생성해내지 못하는 경우이다.

· 신장, 간장, 위장, 갑상선 항진 등 내부 장기에 질환이 있을 경우와 변비가 있을 경우에 색소형성세포 생성을 왕성하게 촉진시킨다.

(7) 유전적 요인

가게 조사를 보면 친척이나 부모 중에 기미가 있을 때 기미의 발생 빈도가 높은 것을 알 수 있다. 따라서 집안 식구 중에 기미를 가진 사람이 있을 때에는 기미의 중요한 유발 요인인 햇빛을 피하는 것이 기미 예방의 필수이다.

3. 기미의 종류

(1) 표피형

기미가 가로 형태로 생기고 치료에 잘 반응하며 좋은 효과를 보인다.

(2) 진피형

회색 또는 푸른빛의 갈색을 띠며 색소 침착이 깊기 때문에 치료 및 관리하기가 어렵다.

(3) 혼합형

표피와 진피에 걸쳐있는 형태로 한국인에게는 만성적으로 진피형과 혼합형이 많다.

4. 기미의 증상

기미는 주로 햇빛 노출 부위인 얼굴에 많이 나타나는데, 이마, 뺨, 관자놀이, 윗입술 등에 자주 생긴다. 기미와 비슷한 주근깨는 불규칙한 황갈색 반점으로 코, 뺨, 손등, 가슴 등의 노출 부위에 생긴다. 황색 머리와 흰 피부, 햇빛 화상이 쉽게 일어나는 피부에 잘 나타나며, 여름에서 가을까지는 색소가 짙어진다.

iv 피부 질환 식이 요법 핵심 포인트

올바른 섭생과 영양

피부 질환에서는 전신의 건강 상태를 좋게 하는 올바른 섭생을 해주고, 피부 건강에 필요한 영양소를 섭취해 주는 것이 중요하다. 또한, 피부는 림프액을 통해 각 세포에 영양을 전달하기 때문에 림프액의 원활한 순환이 중요하다.

그러므로 올바른 섭생을 해주고, 피부 건강에 영양을 주는 영양소로 콜라겐은 세포와 조직을 결합시켜주며, 비타민A는 피부의 신진 대사를 촉진시키고, 비타민B2는 피지 분비를 조절하여 피부를 건강하게 해준다. 또한 비타민C는 세포의 결합 조직인 콜라겐의 합성에 관여하며, 비타민 E는 뇌하수체에서 호르몬 분비를 촉진하고 혈액의 흐름을 원활히 해준다. 그밖에 나이아신과 비오틴은 피부염과 피부가 거칠어진 것을 예방하므로 위의 성분이 함유된 식품을 섭취해준다. 그리고 림프액의 원활한 순환에 좋은 것은 마사지이므로 마사지를 통한 주기적인 관리를 해주는 것이 좋다.

※ 내과적 질환이 있을 경우에는 원인 질환부터 치료하는 것이 중요하다.

피부 질환에서는 활성산소를 제거해주는 것이 중요하다.

정상 피부에서의 활성산소는 체내에서 비타민과 효소에 의해 점점 없어지지만 트러블이 발생한 피부에서는 활성산소가 과잉 상태로 되어 여러 피부 트러블이 발생하게 된다. 특히 활성산소를 유발하는 자외선 노출과 인스턴트 식품의 섭취를 적게 해주는 것이 중요하다. 피부가 자외선에 노출되면 매우 불안정한 상태의 활성산소가 생기고 그로 인해 광 노화 현상이 일어나며, 인스턴트 식품은 화학 조미료, 방부제 처리 등이 되어 있어 때문에 섭취 후 많은 활성산소를 유발시킨다. 그러므로 피부에 활성산소를 발생시키는 자외선을 차단해 주고, 인스턴트 식품의 섭취를 줄여주며, 유해 활성산소의 활동을 억제시키는 항산화 물질이 들어있는 식품을 섭취해 주는 것이 좋다. 또한, 자외선 방어에 효과적인 영양을 해주는 것이 좋은데 비타민C는 색소 세포의 멜라닌 색소 형성 능력을 저하시키고 자외선 방어 기능이 있고, 비타민E는 피부를 부드럽게 가꿔주고 피부에 세포막을 형성해 자외선이나 공해로부터 보호해주며, 비타민B군은 피부의 유·수분의 밸런스를 정상화 시켜주고, 각종 공해나 스트레스, 자외선 등의 외부 자극을 감소시켜 피부를 보호하므로 위의 성분이 함유된 식품을 섭취해 주는 것이 좋다.

※ 오전 10시에서 오후 3시 사이는 햇빛이 가장 강한 시간이므로 이 시간대의 외출은 피하는 것이 좋다. 피부가 자외선에 노출 시 피부에 존재하는 비타민C의 2/3 정도가 즉시 파괴된다.

튼튼한 혈관과 원활한 신경 대사, 혈액 순환이 중요

피부에는 많은 혈관과 신경이 분포되어 있다. 혈관은 신진 대사가 왕성한 조직에 혈액을 통해 영양과 산소를 공급하는 일을 하는 한편 체온을 조절하는데 절대적인 역할을 한다. 신경은 감각의 수용 기관으로서 작용하는 한편 자율 신경의 작용으로 혈관 수축 운동에 관여함으로써 간접적으로 체온 조절 역할을 한다. 그러므로 혈관 강화에 좋은 영양소인 비타민P, K와 신경의 작용을 증강시키는 성분들을 섭취해 주는 것이 중요한데, 칼슘은 뇌와 흥분된 신경을 안정시키는 작용을 하고, 비타민 B군은 신경을 튼튼히 해주는 비타민이다. 특히 비타민B1(티아민), 비타민B6(피리독신), 비타민B12(코발아민)은 신경의 작용을 증강시키는 성분들이다. 또한, 혈액을 깨끗이 해주는 데 좋은 성분은 EPA, DHA, 감마리놀렌산, 비타민C, 항산화제 등이 있으므로 위의 식품들이 함유된 식품을 적당히 섭취해 주는 것이 좋다.

원활한 호르몬 대사

피지선은 성호르몬(남성 호르몬)의 영향을 받고 있는데, 피지의 분지가 남성 호르몬에 의해 촉진되고 여성 호르몬에 의해 억제된다. 건강한 여성의 경우는 여성 호르몬과 남성 호르몬의 비율이 10:1이다. 그러므로 원활한 호르몬 대사를 위한 올바른 섭생과 영양을 해주는 것이 중요하다. 호르몬에 대한 영양에는 우선 성 호르몬의 재료가 되는 콜레스테롤의 적당한 섭취가 중요한데, 동물성은 비만을 유발시킬 수 있으므로 식물성 콜레스테롤이 좋다. 또한, 비타민E는 뇌의 시상하부에 작용해 황체 호르몬과 난포 호르몬의 교체를 원활하게 하는 작용을 한다. 그러므로 위의 성분들이 함유된 식품을 적당히 섭취하는 것이 좋다.

몸이 따뜻해야

피지의 분비량은 온도에 의해서도 변화한다. 기온이 낮으면 피지가 단단해져 분비되지 않고 모낭 속에 쌓이게 되므로 피지의 합성을 저하하게 된다. 또한 냉기에 닿는 피부의 혈관이 수축되어 혈류의 흐름이 느려짐에 따라 피지선의 온도도 떨어지기 때문에 피지를 합성하는 능력도 저하된다. 그러므로 몸을 차게 하는 찬물, 찬술, 찬 음료수, 빙과류 등은 피한다.

과도한 긴장이나 스트레스를 해소

우리 몸은 스트레스를 받으면 이것을 이기기 위해 스트레스 호르몬인 코티졸이 만들어진다. 이 호르몬은 부신에서 만들어지는데 이때 피지선을 자극하는 안드로겐도 함께 만들어져 피지 분비가 촉진된다. 그러므로 충분한 수면을 취해 주고, 스트레스를 받지 않는 환경을 만들어 주는 것이 중요하다.

※ 밤 10~12시는 부교감 신경이 활발해지므로 이 시간에는 충분한 수면을 취해준다.

적당한 운동

적당한 운동으로 건강을 유지해 주어야만 피부도 건강하고 덜 늙게 된다. 운동 후에는 샤워 등으로 몸을 청결하게 유지시켜 주는 것이 중요하다. 땀이 오랫동안 피부의 표면에 머물게 되는 경우에 피부가 알칼리성으로 기울어 세균이나 곰팡이가 번식하게 되기 때문이다. 단, 운동은 땀나지 않게 40분~1시간 정도 해주는 것이 좋다.

금연

담배는 모세혈관을 수축시켜 신진대사를 둔화시키고 체내의 비타민C를 파괴하여 피부의 저항력을 떨어뜨린다. 그러므로 금연을 해준다.

Ⅴ 피부 질환 증상별 식이 요법

1. 건선

(1) 건선 환자는 면역력을 키워주는 것이 중요하다. 건선 환자에게는 세포성 면역에 결함이 있다는 보고가 있기 때문이다. 그러므로 면역력을 강화시켜주는 것이 중요하다. 면역력을 향상시키기 위해서는 면역력을 향상시켜주는 효소, 비타민A, B 등과, 항산화제로서 면역력을 향상시켜주는 비타민C, E 등이 함유된 식품을 섭취해 주는 것이 좋다.

(2) 건선 환자는 건선에 좋은 영양소를 섭취해 주고, 피부 복용 약을 장기복용은 피하는 것이 좋다. 피부 질환 내복약은 대부분 간장과 위장 및 신장을 나쁘게 만드는 경우가 많고, 건선 치료를 위해 투약한 화학 약품은 생리적으로 배출되기도 하지만 일부는 체내 장부 기관에 잔류하여 오랫동안 축적되면 원인 모를 약물 중독증을 유발시키기 때문이다. 그러므로 피부 복용 약의 장기 복용 시는 전문의와 상담 후 복용하고, 지방산의 합성을 억제하고 염증을 억제하는 DHA, EPA, 피부의 점막을 건강하게 유지시켜주는 비타민A 등이 함유된 식품을 섭취해 주는 것이 좋다.

※ 부신피질 호르몬제를 장기 복용할 경우 위벽이 얇아져 위궤양이나 위염이 생길 수 있다. 부득이 장기 복용을 할 경우에는 다른 부위의 건강 상태를 수시로 체크하는 것이 좋다.

(3) 건선에서는 너무 잦은 세안이나 목욕은 피하는 것이 좋다. 건강한 피부의 약산성인 pH5.2~5.8이 깨지게 되면, 세균이나 박테리아 침입이 용이해져 피부염이 발생한다. 알칼리성 비누로 세안을 필요 이상 자주 할 경우, 얇아진 피부는 알칼리를 흡수하여, 피부를 더 건조하게 하고, 방어막인 피지막이 손상되어 피부염을 발생시키고 심하면 피부 균열 현상까지 나타나게 된다.

(4) 건선 질환에서는 활성산소를 제거해주는 것이 중요하다. 정상 피부에서의 활성

산소는 체내에서 비타민과 효소에 의해 점점 없어지지만 트러블이 발생한 피부에서는 활성산소가 과잉 상태로 되어 여러 피부 트러블이 발생하게 된다. 특히 활성산소를 유발하는 자외선 노출과 인스턴트 식품의 섭취를 적게 해주는 것이 중요하다. 그러므로 피부에 활성산소를 발생시키는 자외선을 차단해 주고, 인스턴트 식품의 섭취를 줄여주며, 유해 활성산소의 활동을 억제시키는 항산화 물질이 들어있는 식품을 섭취해 주는 것이 좋다. 또한, 자외선 방어에 효과적인 영양을 해주는 것이 좋은데 비타민C는 색소 세포의 멜라닌 색소 형성 능력을 저하시키고 자외선 방어 기능이 있고, 비타민E는 피부를 부드럽게 가꿔주고 피부에 세포막을 형성해 자외선이나 공해로부터 보호해주며, 비타민B군은 피부의 유·수분의 밸런스를 정상화 시켜주고, 각종 공해나 스트레스, 자외선 등의 외부 자극을 감소시켜 피부를 보호하므로 위의 성분이 함유된 식품을 섭취해 주는 것이 좋다.

698 　　※ 오전 10시에서 오후 3시 사이는 햇빛이 가장 강한 시간이므로 이 시간대의 외출은 피하는 것이 좋다. 피부가 자외선에 노출 시 피부에 존재하는 비타민C의 2/3 정도가 즉시 파괴된다.

2. 여드름

(1) 여드름 환자는 규칙적인 식 습관을 갖고, 마사지 등을 통해 피지 분비를 증가시키며, 여드름 발생을 촉진시키는 지방이나 당분의 섭취는 제한하는 것이 좋고, 여드름 치료에 효과 있는 성분을 섭취해 주는 것이 좋다.

여드름 치료에 좋은 성분으로는 비타민A는 모세혈관이 확장되어 붉어진 피부에 좋으며, 피부 각화 작용을 정상으로 해주고, 세균에 대한 저항력을 향상시키고 피부 장애를 막아준다. 또한 맨톨, 타닌질, 유기산, 고미소, 플라노보이드 성분들은 가려움증을 진정시켜 주고 혈액 순환을 촉진시키며 수렴 작용을 한다. 특히 모공이 큰 피부, 지성 피부, 민감성 피부에 효과적이며, 비타민B, C군은 미백 작용을 한다. 그리고 레시틴은 피부를 맑게 하고 피부 표면의 수분 함량을 높여준다. 비타민E는 피부 노화를 억제해주며, 비타민B2는 피지 분비를 조절하여 피부를 건강하게 해준다.

(2) 여드름 환자는 화장품 사용 시 본인의 피부의 기질에 맞는 것을 사용해주는 것이 좋다. 유리 지방이나 기름 성분, 가루 성분이 많이 함유되어 있는 화장품을 여름철 다량으로 사용하게 되면, 온도의 상승으로 열려 있던 모낭의 입구가 먼지, 기름기, 때, 가루 등의 성분으로 인해 막히게 되어 여드름이 발생하거나 악화된다. 그러므로 화장품 사용 시 본인의 피부의 기질에 맞는 것을 사용해주는 것이 좋다.

(3) 여드름 질환에서는 원활한 호르몬 대사가 중요하다. 피지선은 성호르몬(남성 호르몬)의 영향을 받고 있는데, 피지의 분지가 남성 호르몬에 의해 촉진되고 여성 호르몬에 의해 억제된다. 건강한 여성의 경우는 여성 호르몬과 남성 호르몬의 비율이 10:1이다. 그러므로 원활한 호르몬 대사를 위한 올바른 섭생과 영양을 해주는 것이 중요하다. 호르몬에 대한 영양에는 우선 성호르몬의 재료가 되는 콜레스테롤의 적당한 섭취가 중요한데, 동물성은 비만을 유발시킬 수 있으므로 식물성 콜레스테롤이 좋다. 또한, 비타민E는 뇌의 시상하부에 작용해 황체 호르몬과 난포 호르몬의 교체를 원활하게 하는 작용을 한다. 그러므로 위의 성분들이 함유된 식품을 적당히 섭취하는 것이 좋다.

(4) 여드름 질환에서는 충분한 수면을 취하여 과도한 긴장이나 스트레스를 해소하는 것이 중요하다. 우리 몸은 스트레스를 받으면 이것을 이기기 위해 스트레스 호르몬인 코티졸이 만들어진다. 이 호르몬은 부신에서 만들어지는데 이때 피지선을 자극하는 안드로겐도 함께 만들어져 피지 분비가 촉진된다. 그러므로 충분한 수면을 취해주고, 스트레스를 받지 않는 환경을 만들어 주는 것이 중요하다.

※ 밤 10~12 시는 부교감 신경이 활발해지므로 이 시간에는 충분한 수면을 취해준다.

(5) 여드름 질환에서는 활성산소를 제거해주는 것이 중요하다. 정상 피부에서의 활성산소는 체내에서 비타민과 효소에 의해 점점 없어지지만 트러블이 발생한 피부에서는 활성산소가 과잉상태로 되어 여러 피부 트러블이 발생하게 된다. 특히 활성산소

를 유발하는 자외선 노출과 인스턴트 식품의 섭취를 적게 해주는 것이 중요하다. 그러므로 피부에·활성산소를 발생시키는 자외선을 차단해 주고, 인스턴트 식품의 섭취를 줄여주며, 유해 활성산소의 활동을 억제시키는 항산화 물질이 들어있는 식품을 섭취해 주는 것이 좋다. 또한, 자외선 방어에 효과적인 영양을 해주는 것이 좋은데 비타민C는 색소 세포의 멜라닌 색소 형성 능력을 저하시키고 자외선 방어 기능이 있고, 비타민E는 피부를 부드럽게 가꿔주고 피부에 세포막을 형성해 자외선이나 공해로부터 보호해주며, 비타민B군은 피부의 유·수분의 밸런스를 정상화시켜주고, 각종 공해나 스트레스, 자외선 등의 외부 자극을 감소시켜 피부를 보호하므로 위의 성분이 함유된 식품을 섭취해 주는 것이 좋다.

(6) 여드름은 약물에 의해 발생할 수 있으므로 약물을 사용하거나 복용할 때에는 전문의와 상담 후 사용하는 것이 좋다.

코티졸 연고, 부신피질 촉진 호르몬은 여드름을 촉진시키는 호르몬이다. 전문의 상의 없이 스테로이드 함유 연고를 장기간 바르면 여드름이 얼굴, 가슴 등에 생길 수 있다. 요오드가 다량 함유된 비타민제나 약품을 유발시키는 것으로 보고 되었다.

※ 만약 피임약 복용 후 처음으로 여드름이 생겼다면 이는 피임약 때문인 것이므로 피임약 복용 시 전문의와 상담한다.

(7) 여드름 환자는 변비에 걸리지 않도록 장내 환경을 개선시켜 주는 것이 중요하다. 변비가 걸려 대변이 나가지 못하고 있으면 그 독소가 장으로 흡수되어 피부에까지 영향을 미치기 때문이다.(장내 환경 참조)

3. 기미

(1) 기미 질환에서는 기미에 좋은 영양을 해주고, 활성산소를 제거해주는 것이 중요하다. 정상 피부에서의 활성산소는 체내에서 비타민과 효소에 의해 점점 없어지지만 트러블이 발생한 피부에서는 활성산소가 과잉 상태로 되어 여러 피부 트러블이 발생

하게 된다. 특히 활성산소를 유발하는 자외선 노출과 인스턴트 식품의 섭취를 적게 해주는 것이 중요하다. 그러므로 피부에 활성산소를 발생시키는 자외선을 차단해 주고, 인스턴트 식품의 섭취를 줄여주며, 유해 활성산소의 활동을 억제시키는 항산화 물질이 들어있는 식품을 섭취해 주는 것이 좋다. 또한, 자외선 방어에 효과적인 영양을 해주는 것이 좋은데 비타민C는 색소 세포의 멜라닌 색소 형성 능력을 저하시키고 자외선 방어 기능이 있고, 비타민E는 피부를 부드럽게 가꿔주고 피부에 세포막을 형성해 자외선이나 공해로부터 보호해주며, 비타민B군은 피부의 유·수분의 밸런스를 정상화시켜주고, 각종 공해나 스트레스, 자외선 등의 외부 자극을 감소시켜 피부를 보호하므로 위의 성분이 함유된 식품을 섭취해주는 것이 좋다.

(2) 기미 환자는 경구 피임약의 장기 복용 시는 전문의와 상담 후 복용하는 것이 중요하다. 피임약 속에 함유되어 있는 여성 호르몬인 에스트로겐은 멜라닌 세포를 자극하여 많은 양의 멜라닌을 생성시킨다. 또한 황체 프로게스테론은 이들 멜라닌을 주위로 뿌려 주는 역할을 하기 때문에 갈색의 기미가 형성된다.

일반적으로 피임약을 복용한 후 1~7년 사이에 기미가 나타나며, 복용을 중단하더라도 5년 이상은 기미가 계속 남아 있게 된다. 그러므로 경구 피임약의 장기 복용 시는 전문의와 상담 후 복용하는 것이 좋다.

(3) 기미 환자가 화장품 사용 시 본인의 피부의 기질에 맞는 것을 사용해주는 것이 좋다. 자신의 피부와 맞지 않는 화장품을 사용하여 화장독이나 접촉성 피부염이 생기게 되면 피부염이 치유되는 과정에서 자외선을 쬐게 되고 기미가 발생할 수도 있다. 그러므로 화장품 사용 시 본인의 피부 기질에 맞는 것을 사용해주는 것이 좋다.

(4) 기미 환자는 변비에 걸리지 않도록 장내 환경을 개선시켜 주는 것이 중요하다. 변비가 걸려 대변이 나가지 못하고 있으면 그 독소가 장으로 흡수되어 피부에까지 영향을 미쳐 색소 형성 세포 생성을 왕성하게 촉진시키기 때문이다.(장내 환경 참조)

vi 피부와 관련된 질환에 좋은 성분

1. 피부에 좋은 성분

성분	권장량	작용
필수적인 성분		
비타민A		피부 상피 세포의 건강에 중요한 영양소로 상피 조직을 건강하게 하고 지나친 피지의 생성을 감소시킨다. 체내 비타민A의 부족은 다른 체조직의 건조를 일으킬 수 있다. 상피 조직은 특히 침해받기 쉽다. 상피 조직은 피부의 표피, 점막과 위, 장, 방광, 입, 코, 목, 폐 등의 여러 기관들의 내막을 형성한다. 오랜 기간에 걸쳐 비타민A의 섭취가 낮으면 정상적인 상피 조직 대신 케라틴이라는 거친 단백 물질이 생성된다. 케라틴의 축적은 피부와 점막을 건조하고 각질화하게 한다. 그 결과 박테리아와 바이러스가 상피 조직으로 쉽게 들어가 감염 질환을 일으킬 수 있다. 또한 항산화제로 활성산소로부터 피부 세포막을 보호한다.
비타민C	2,000~10,000mg	콜라겐의 합성과 결합 조직의 형성에 필요한 영양소로 결핍되면 정상적인 콜라겐의 합성이 방해되므로 신체 전체에 분포되어 있는 결합 조직에 변화를 주므로 피부가 무르게 된다. 또한 비타민C는 항산화 작용으로 피부의 노화를 방지하여 주고, 자외선에 의한 기미, 주근깨, 피부암 등을 막아준다. 그 밖에도 강력한 염증 억제제이며 면역 기능을 높여준다.
콜라겐		콜라겐은 세포와 조직을 결합시키는 역할을 하는 단백질로 신체의 형성과 기능의 정상화를 위해 반드시 필요한 성분이다. 수분을 제외한 70%가 콜라겐으로 산소와 영양을 피부에 공급하고, 노폐물을 제거하는 역할을 한다. 콜라겐이 결핍되면 피부의 수분량이 감소하여 피부가 싱싱함을 잃고 노화가 진행된다.
비타민E		피부 노화의 원인으로 호르몬 작용의 불균형, 원활

성분	권장량	작용
		하지 않은 혈액 순환 등을 꼽을 수 있다. 비타민E는 뇌하수체와 부신 피질 호르몬의 분비를 촉진하고, 피부 대사를 촉진하는 작용을 한다. 또 모세혈관을 확장하여 혈액의 흐름을 좋게 하고, 기미와 잔주름 등의 피부 노화도 막아 준다. 햇볕에 타는 것을 방지하는 데도 효과가 있다. 또한 비타민E는 항산화 작용으로 피부에 손상을 주는 활성산소를 중화시켜 피부 세포를 보호한다.
비타민B군	50mg/하루 3번	피부의 유·수분의 밸런스를 정상화시켜주고, 각종 공해나 스트레스, 자외선 등의 외부 자극을 감소시켜 피부를 보호하고 신경을 안정시키고 스트레스를 해소시키는데 도움을 준다.
비타민B1		피지 분비를 조절하여 피부를 보호한다.
비타민B2		피지 분비를 조절하여 피부를 건강하게 해준다.
비타민B3 (나이아신)	100mg/하루 3번	피부 조직을 이루는 단백질 생성을 촉진시켜 주름을 감소시키고 피부를 탄력있게 만들고 피부염, 피부 노화에 효과적이다. 또한 말초혈관을 확장시키는 작용을 하여 피부 조직에 혈액 순환을 증진시킨다.
비타민B5		부신을 자극하여 부신피질 호르몬 생성량을 증가시키는데, 이는 피부 및 신경의 건강을 위해 대단히 중요한 일이다. 비타민B5는 특히 보습과 진정 효과가 있다.
비타민B6		단백질과 지방의 활용에 필요한 효소의 구성 성분으로 피지 분비와 여드름 생성을 조절하는데, 비타민B6가 결핍되면 피부 내에 있는 유선이 정상 기능을 할 수 없어 눈, 눈썹, 입 주위, 코밑 언저리 및 귀 뒷부분의 피부가 갈라지거나 감각이 둔하고 습진 등의 피부염이 발생한다.
비타민B12		피부 및 점막의 상피 세포를 정상으로 유지시키는 작용을 하고, 거친 피부와 모세혈관이 확장된 피부를 건강하게 만들어 주는 작용을 한다.
비오틴		피부가 거칠어지는 것을 막아 준다.

성분	권장량	작용
불포화 지방산 감마 리놀렌산 (달맞이꽃 종자유)		불포화 지방산은 각 장기에 활력을 주고, 혈액을 통해 세포, 조직, 기관에 산소 공급을 도와주므로 인체 호흡에 대단히 중요하다. 이들은 세포가 분열될 때 크로모솜의 분열에서부터 시작하여 말단 조직인 머리카락이나 손톱, 발톱, 피부에까지 영향을 미친다. 세포들의 탄력이나 유동성을 위해 단백질, 콜레스테롤과 같이 뭉쳐서 건강한 생체막을 만들도록 해준다. 불포화 지방산들은 분비선의 구조물로 정상적인 선의 기능을 유지시켜 주고 건강한 피부와 점막을 위해 영양 공급을 하여 건조를 막아 피부를 부드럽게 해주고 세포 손상을 방지하여 준다. black curran, 앵초, 아마인, 연어 기름을 사용한다.
EPA, DHA		체내에서 지방산의 합성과 염증을 억제하고 혈전의 생성을 방지하여 혈액 순환을 증강시킨다.
비타민P 비타민K		말초혈관을 강하게 하여 피부로의 혈액 순환을 증강시킨다.

2. 건선에 좋은 성분

성분	권장량	작용
필수적인 성분		
불포화 지방산 감마 리놀렌산(달맞이꽃 종자유)		불포화 지방산은 각 장기에 활력을 주고, 혈액을 통해 세포, 조직, 기관에 산소 공급을 도와주므로 인체 호흡에 대단히 중요하다. 이들은 세포가 분열될 때 크로모솜의 분열에서부터 시작하여 말단 조직인 머리카락이나 손톱, 발톱, 피부에까지 영향을 미친다. 세포들의 탄력이나 유동성을 위해 단백질, 콜레스테롤과 같이 뭉쳐서 건강한 생체막을 만들도록 해준다. 불포화 지방산들은 분비선의 구조물로 정상적인 선의 기능을 유지시켜주고 건강한 피부와 점막을 위해 영양 공급을 하여 건조를 막아 피부를 부드럽게 해주고 세포 손상을 방지하여 준다.

성분	권장량	작용
매우 중요한 성분		
단백질 분해 효소		단백질의 합성을 도와 피부 조직의 복구를 돕는다.
EPA DHA		EPA, DHA는 체내에서 지방산의 합성과 염증을 억제한다. 실제로도 건선의 치료 효과를 인정받고 있다. 건선은 생활 양식이 서구화됨과 동시에 급증한 증상이므로 육류를 제한하고 어패류 중심의 식생활을 하는 것이 예방에 도움이 된다.
비타민A		비타민A는 피부 상피 세포의 건강에 중요한 영양소로 상피 조직을 건강하게 하고 지나친 피지의 생성을 감소시킨다. 체내 비타민A의 부족은 다른 체조직의 건조를 일으킬 수 있다. 상피 조직은 특히 침해받기 쉽다. 상피 조직은 피부의 표피, 점막과 위, 장, 방광, 입, 코, 목, 폐 등의 여러 기관들의 내막을 형성한다. 오랜 기간에 걸쳐 비타민A의 섭취가 낮으면 정상적인 상피 조직 대신 케라틴이라는 거친 단백 물질이 생성된다. 케라틴의 축적은 피부와 점막을 건조하고 각질화하게 한다. 그 결과 박테리아와 바이러스가 상피 조직으로 쉽게 들어가 감염 질환을 일으킬 수 있다.
비타민B군	50mg/하루 3번	모든 세포의 작용에 도움을 주며 스트레스를 해소시키는데 도움을 준다. 건강한 피부를 유지하는데 도움이 된다. 비타민B군은 특히 스트레스에 의한 건선에 도움이 된다.
비타민B12		피부 및 점막의 상피 세포를 정상으로 유지시키는 작용을 하고, 거친 피부와 모세혈관이 확장된 피부를 건강하게 만들어 주는 작용을 한다.
엽산		엽산은 DNA, RNA 합성에 필요한 퓨린과 피리미딘 염기 합성에 관여함으로써 세포의 증식을 돕는다. 이러한 작용으로 건강한 모발, 피부, 신경, 점막, 혈액에 중요한 요소이다.
비타민B1		피지 분비를 조절하여 피부를 보호한다.
비타민B5		비타민B5는 부신을 자극하여 부신피질 호르몬 생성량을 증가시키는데, 이는 피부 및 신경의 건강을 위해 대단히 중요한 일이다. 비타민B5는 특히 보습과

성분	권장량	작용
		진정 효과가 있다.
비타민B6		비타민B6는 단백질과 지방의 활용에 필요한 효소의 구성 성분으로 피지 분비와 여드름 생성을 조절하는데, 비타민B6가 결핍되면 피부 내에 있는 유선이 정상 기능을 할 수 없어 눈, 눈썹, 입 주위, 코밑 언저리 및 귀 뒷부분의 피부가 갈라지거나 감각이 둔하고 습진 등의 피부염이 발생한다.
비타민C	2,000~10,000mg	비타민C는 콜라겐의 합성과 결합 조직의 형성에 필요한 영양소로 결핍되면 정상적인 콜라겐의 합성이 방해되므로 신체 전체에 분포되어 있는 결합 조직에 변화를 주므로 피부가 무르게 된다. 또한 비타민C는 항산화 작용으로 피부의 노화를 방지하여 주고, 자외선에 의한 기미, 주근깨, 피부암 등을 막아준다. 그 밖에도 강력한 염증 억제제이며 면역 기능을 높여준다.
비타민D	400~1,000IU	건선을 일으키는 원인은 피부 각질 형성 세포의 증식이 빨라지면서 분화가 이상을 일으키는 것이다. 비타민D는 이런 피부 각질 형성 세포의 증식을 억제하며 분화를 촉진한다. 주의 : 그러나 비타민D는 건선 치료 효과를 낼 정도로 복용하면 피 속의 칼슘 농도가 높아지며, 신장 기능의 장애 같은 부작용을 초래할 수 있다.
비타민E		피부 노화의 원인으로 호르몬 작용의 불균형, 원활하지 않은 혈액 순환 등을 꼽을 수 있다. 비타민E는 뇌하수체와 부신 피질 호르몬의 분비를 촉진하고, 피부 대사를 촉진하는 작용을 한다. 또 모세혈관을 확장하여 혈액의 흐름을 좋게 하고, 기미와 잔주름 등의 피부 노화도 막아 준다. 햇볕에 타는 것을 방지하는 데도 효과가 있다. 또한 비타민E는 항산화 작용으로 피부에 손상을 주는 활성산소를 중화시켜 피부 세포를 보호한다.

중요한 성분

성분	권장량	작용
켈프		균형적인 무기질을 공급해주며 요오드의 좋은 공급원이 된다.
아연		아연은 DNA나 RNA와 같은 핵산의 합성과 분해 및

성분	권장량	작용
		안정화에 관여하고, 단백질의 대사와 합성을 조절한다. 이러한 작용으로 손상된 표피 세포를 치유하는데 필요하다. 또한 피부의 정상적인 유화선 기능에 관여한다.

도움되는 성분

성분	권장량	작용
레시틴	50~100mg/일	레시틴은 세포막이나 미토콘드리아 등의 구성 성분으로 영양의 흡수 및 노폐물의 배설 등 생명의 기초 대사에 관여한다. 세포의 수명을 연장시켜 노화방지 효과를 가져오고, 세포를 재생시키고 치유함으로써 질병 세포 및 장기를 치료하고 질병 예방에 도움을 준다. 또한 필수 지방산의 흡수에 필수적 요소이다.
비타민 복합체 무기질 복합체		비타민과 무기질의 충분한 공급은 치료에 기본적으로 필요하다.
마그네슘		마그네슘은 피부 표면에 막을 만들고 체내에 존재하는 수분이 밖으로 나가지 못하도록 하는 동시에 공기 중의 수분을 모아 피부에 전달해준다. 이러한 작용으로 피부의 보습력을 향상시키며 또한 여드름이나 민감한 피부의 염증을 진정시켜주기도 한다.
칼슘		피부를 탄력있게 해준다.
건선에 도움되는 약용 식물		민들레, 아마인유, 라벤더 · 생강(목욕 시 사용)

건선에 도움되는 사항

염증물질인 아라키도닉산을 함유한 육류와 유제품(우유, 크림, 버터 등)과 염증을 유발하는 포화 지방이 많은 음식, 설탕, 가공 식품, 흰 밀가루, 흰 과일의 섭취는 피하고 불포화지방산이 많은 어유나 달맞이꽃 종자유, 아마인유, 호마유, 들깨기름 등의 섭취를 적당히 해준다.

죽염이나 바닷물을 적신 솜으로 환부를 치유해주면 효과적이다.

3. 여드름에 좋은 성분

성분	권장량	작용
매우 중요한 성분		
아연	30~80mg/일	여드름 치료에 매우 중요한 성분으로 호르몬 정상화, 조직 재생, 면역력, 비타민A 작용 지원 등 기능을 한다.
셀레늄		셀레늄은 강력한 항산화제로 염증과 감염이 있는 동안 활성산소 생성을 잘 처리하는 데에 도움을 준다.
비타민A		비타민A는 피부 상피 세포의 건강에 중요한 영양소로 상피 조직을 건강하게 하고 지나친 피지의 생성을 감소시킨다. 체내 비타민A의 부족은 다른 체조직의 건조를 일으킬 수 있다. 상피 조직은 특히 침해받기 쉽다. 상피조직은 피부의 표피, 점막과 위, 장, 방광, 입, 코, 목, 폐 등의 여러 기관들의 내막을 형성한다. 장기간에 걸쳐 비타민A의 섭취가 낮으면 정상적인 상피 조직 대신 케라틴이라는 거친 단백 물질이 생성된다. 케라틴의 축적은 피부와 점막을 건조하고 각질화 하게 한다. 그 결과 박테리아와 바이러스가 상피 조직으로 쉽게 들어가 감염 질환을 일으킬 수 있다.
비타민E		피부 노화의 원인으로 호르몬 작용의 불균형, 원활하지 않은 혈액 순환 등을 꼽을 수 있다. 비타민E는 뇌하수체와 부신 피질 호르몬의 분비를 촉진하고, 피부 대사를 촉진하는 작용을 한다. 또 모세혈관을 확장하여 혈액의 흐름을 좋게 하고, 기미와 잔주름 등의 피부 노화도 막아 준다. 햇볕에 타는 것을 방지하는 데도 효과가 있다. 또한 비타민E는 항산화 작용으로 피부에 손상을 주는 활성산소를 중화시켜 피부 세포를 보호한다.
식이섬유		식이섬유는 변비가 있는 경우 장을 깨끗이 하여 독소가 재 흡수되지 않도록 해준다.
감마 리놀렌산		여드름은 주로 남성 호르몬인 테스토스테론의 과다 분비로 인해 발생하는데, 여자보다는 남자의 경우 분비과다로 각질과 지질의 생성을 촉진시켜 덩어리로 되면서 피지선을 막기 때문에 남자가 더 많

708

성분	권장량	작용
		다. 감마 리놀렌산은 염증의 제거에 도움이 되고 불균형된 호르몬의 균형에 도움이 된다.
불포화 지방산		불포화 지방산은 각 장기에 활력을 주고, 혈액을 통해 세포, 조직, 기관에 산소 공급을 도와주므로 인체 호흡에 대단히 중요하다. 이들은 세포가 분열될 때 크로모솜의 분열에서부터 시작하여 말단 조직인 머리카락이나 손톱, 발톱, 피부에까지 영향을 미친다. 세포들의 탄력이나 유동성을 위해 단백질, 콜레스테롤과 같이 뭉쳐서 건강한 생체막을 만들도록 해준다. 불포화 지방산들은 분비선의 구조물로 정상적인 선의 기능을 유지시켜 주고 건강한 피부와 점막을 위해 영양 공급을 하여 건조를 막아 피부를 부드럽게 해주고 세포 손상을 방지하여 준다.
비타민B군	50mg/하루 3번	피지 분비를 조절해서 피부의 유·수분 밸런스를 정상화시키고 각종 공해나 스트레스, 자외선 등 외부 자극을 감소시켜 피부를 보호하는 기능을 한다.
비타민B3 (나이아신)	100mg/하루 3번	피부 조직을 이루는 단백질 생성을 촉진시켜 주름을 감소시키고 피부를 탄력 있게 만들어 피부 노화에 효과적이다. 또한 말초혈관을 확장시키는 작용을 하여 피부 조직에 혈액 순환을 증진시킨다.
비타민B5		부신을 자극하여 부신피질 호르몬 생성량을 증가시키는데, 이는 피부 및 신경의 건강을 위해 대단히 중요한 일이다. 비타민B5는 특히 보습과 진정 효과가 있다.
비타민B6		단백질과 지방의 활용에 필요한 효소의 구성 성분으로 피지 분비와 여드름 생성을 조절하는데, 비타민B6가 결핍되면 피부 내에 있는 유선이 정상 기능을 할 수 없어 눈, 눈썹, 입 주위, 코밑 언저리 및 귀 뒷부분의 피부가 갈라지거나 감각이 둔하고 습진 등의 피부염이 발생한다. 여성의 경우 월경 전에 프로게스테론의 자극에 의해 생성되는 경우도 있으며, 경구용 피임약의 복용으로 높은 프로게스테론의 유지 때문에 여드름이 생기는 경우도 있다. 비타민B6는 호르몬을 조절하여 호르몬 균형을 잡아준다.

709

성분	권장량	작용
레시틴		세포막이나 미토콘드리아 등의 구성 성분으로 영양의 흡수 및 노폐물의 배설 등 생명의 기초 대사에 관여한다. 세포의 수명을 연장시켜 노화방지 효과를 가져오고, 세포를 재생시키고 치유함으로써 질병 세포 및 장기를 치료하고 질병 예방에 도움을 준다. 또한 필수 지방산의 흡수에 필수적 요소이다.

중요한 성분

성분	권장량	작용
비타민C	3,000~5,000mg/ 하루에 나눠서	콜라겐의 합성과 결합 조직의 형성에 필요한 영양소로 결핍되면 정상적인 콜라겐의 합성이 방해되므로 신체 전체에 분포되어 있는 결합 조직에 변화를 주므로 피부가 무르게 된다. 또한 비타민C는 항산화 작용으로 피부의 노화를 방지하여 주고, 자외선에 의한 기미, 주근깨, 피부암 등을 막아준다. 그 밖에도 강력한 염증 억제제이며 면역 기능을 높여준다.
비타민P (바이오 플라보노이드)	3,000~5,000mg/ 하루에 나눠서	비타민P는 비타민C의 작용을 도와주고 모세 혈관에서 혈액이 부드럽게 흐르도록 해주며, 모세 혈관을 튼튼하게 해주는 작용을 한다. 따라서 피부 세포의 영양 공급, 출혈 방지, 모세혈관 파열 방지, 감염으로부터 보호 장벽 유지 작용이 있다.
크롬		피부에 영양 공급을 원활하게 하여 피부의 감염을 줄여주고 여드름으로 손상되는 피부의 보호 및 재생에 도움이 된다.
유산균		장내 유익균을 유지시키므로 피부와 점막을 건강하게 하여 준다.

도움되는 성분

성분	권장량	작용
엽록소		혈액을 깨끗이 하고 감염을 막는데 도움이 된다.
효소 복합체		효소는 세포의 대사 기능을 활성화시켜 늙은 세포와 새로운 세포의 교체를 촉진시켜 정상적인 세포 작용을 유지시킨다. 또한 효소는 환부에서 나온 고름이나 혈관에 이물질, 세포에 쌓인 공해 물질 등 각종 노폐물을 분해하여 땀이나 소변 및 가스를 통해 몸 밖으로 배출시키는 작용을 한다.
단백질 분해 효소		항산화 작용으로 염증의 제거에 도움이 된다.

성분	권장량	작용
대구 간 유		비타민A와 D의 요소. 피부 조직 치료에 중요.
여드름에 도움되는 약용 식물		알팔파, 우엉, 민들레, 라벤더(세포 성장을 자극시키고 세균을 죽이므로 얼굴의 증기 사우나에 효과적임) 등

여드름에 도움되는 사항

화장품은 기름이 주성분인 제품을 사용하지 말고, 수용성 기재로 사용하여야 좋다.

4. 종기에 좋은 성분

성분	권장량	작용
필수적인 성분		
항산화제		**비타민A, 비타민E, 비타민C, 코엔자임 큐10**
비타민A		피부 상피 세포의 건강에 중요한 영양소로 상피 조직을 건강하게 하고 지나친 피지의 생성을 감소시킨다. 체내 비타민A의 부족은 다른 체조직의 건조를 일으킬 수 있다. 상피 조직은 특히 침해받기 쉽다. 상피 조직은 피부의 표피, 점막과 위, 장, 방광, 입, 코, 목, 폐 등의 여러 기관들의 내막을 형성한다. 장기간에 걸쳐 비타민A의 섭취가 낮으면 정상적인 상피 조직 대신 케라틴이라는 거친 단백 물질이 생성된다. 케라틴의 축적은 피부와 점막을 건조하고 각질화 하게 한다. 그 결과 박테리아와 바이러스가 상피 조직으로 쉽게 들어가 감염질환을 일으킬 수 있다. 비타민A는 또한 면역 기능에도 필요하다.
비타민E		피부 노화의 원인으로 호르몬 작용의 불균형, 원활하지 않은 혈액 순환 등을 꼽을 수 있다. 비타민E는 뇌

성분	권장량	작용
		하수체와 부신 피질 호르몬의 분비를 촉진하고, 피부 대사를 촉진하는 작용을 한다. 또 모세혈관을 확장하여 혈액의 흐름을 좋게 하고, 기미와 잔주름 등의 피부 노화도 막아 준다. 햇볕에 타는 것을 방지하는 데도 효과가 있다. 또한 비타민E는 항산화 작용으로 피부에 손상을 주는 활성산소를 중화시켜 피부 세포를 보호한다. 또한 비타민E는 흉선샘의 손상을 막아주며, 백혈구와 적혈구 세포 지질의 과산화 반응에 대한 보호 작용을 함으로써 신체의 면역력을 증강시킨다.
비타민C	3,000~8,000mg/ 하루에 나눠서	비타민C는 콜라겐의 합성과 결합 조직의 형성에 필요한 영양소로 결핍되면 정상적인 콜라겐의 합성이 방해되므로 신체 전체에 분포되어 있는 결합 조직에 변화를 주므로 피부가 무르게 된다. 또한 비타민C는 항산화 작용으로 피부의 노화를 방지해 주고, 자외선에 의한 기미, 주근깨, 피부암 등을 막아준다. 그 밖에도 강력한 염증 억제제이며 면역 기능을 높여준다.
코엔자임 큐10	60mg/일	코엔자임 큐10은 체내 모든 세포 안의 미토콘드리아에서 전자를 옮겨주는 기능을 갖고 있는 물질로, 에너지의 생산 과정에 대단히 중요한 역할을 담당한다. 또한 항산화 작용이 있어서 세포를 보호한다.
마늘 캡슐		자연적 항생제이며 면역 기능을 증가시킨다.
게르마늄	200mg/일	게르마늄은 산소를 재빨리 각 조직에 공급함으로써 혈관을 깨끗이 하고 신진 대사를 활성화시키며 꿈의 항암제 인터페론 유도체로서 면역 기능을 증강시킨다.

매우 중요한 성분

단백질 분해 효소		항산화 작용으로 염증의 제거에 도움이 된다.

도움되는 성분

켈프		균형적인 무기질의 효율적인 공급원이다.
무기질 복합체		균형있는 무기질의 충분한 공급은 치료에 기본이다.
규소		콜라겐의 교차 결합을 구성하여 피부 조직을 강하게 하고 또한 피부의 수분 투과성 유지 작용을 하고 세포의 재생을 촉진한다.

성분	권장량	작용
엽록소		밀류와 알팔파가 좋으며 혈관을 깨끗이 하는데 사용한다. 엽록소는 녹색 식물의 잎에 풍부하다.
종기에 도움되는 약용식물		우엉(체내의 감염증이나 독소를 제거), 컴프리, 민들레(간을 좋게 함), 포다코(천연 항생 물질) 등

5. 피부염에 좋은 성분

성분	권장량	작용
필수적인 성분		
비타민B군		비타민 B는 피지 분비를 조절해서 피부의 유·수분 밸런스를 정상화시키고 각종 공해나 스트레스, 자외선 등 외부 자극을 감소시켜 피부를 보호하는 기능을 한다.
비타민B3	100mg/하루 3번	비타민 B3는 피부 조직을 이루는 단백질 생성을 촉진시켜 주름을 감소시키고 피부를 탄력 있게 만들어 피부 노화에 효과적이다. 또한 말초혈관을 확장시키는 작용을 하여 피부 조직에 혈액 순환을 증진시킨다.
비타민B6	50mg/하루 3번	비타민B6는 단백질과 지방의 활용에 필요한 효소의 구성 성분으로 피지 분비와 여드름 생성을 조절하는데, 비타민B6가 결핍되면 피부 내에 있는 유선이 정상 기능을 할 수 없어 눈, 눈썹, 입 주위, 코밑 언저리 및 귀 뒷부분의 피부가 갈라지거나 감각이 둔하고 습진 등의 피부염이 발생한다.
중요한 성분		
해초류		미네랄과 요오드는 조직 치료에 필요하다.
불포화 지방산 감마 리놀렌산(달맞이꽃 종자유)		불포화 지방산은 각 장기에 활력을 주고, 혈액을 통해 세포, 조직, 기관에 산소 공급을 도와주므로 인체 호흡에 대단히 중요하다. 이들은 세포가 분열될 때

성분	권장량	작용
		크로모솜의 분열에서부터 시작하여 말단 조직인 머리카락이나 손톱, 발톱, 피부에까지 영향을 미친다. 세포들의 탄력이나 유동성을 위해 단백질, 콜레스테롤과 같이 뭉쳐서 건강한 생체막을 만들도록 해준다. 불포화 지방산들은 분비선의 구조물로 정상적인 선의 기능을 유지시켜 주고 건강한 피부와 점막을 위해 영양 공급을 하여 건조를 막아 피부를 부드럽게 해주고 세포 손상을 방지해 준다. black curran, 앵초, 아마인, 연어 기름을 사용한다.
EPA, DHA		체내에서 지방산의 합성과 염증을 억제한다.
비타민E	400IU/일	피부 노화의 원인으로 호르몬 작용의 불균형, 원활하지 않은 혈액 순환 등을 꼽을 수 있다. 비타민E는 뇌하수체와 부신 피질 호르몬의 분비를 촉진하고, 피부 대사를 촉진하는 작용을 한다. 또 모세혈관을 확장하여 혈액의 흐름을 좋게 하고, 기미와 잔주름 등의 피부 노화도 막아 준다. 햇볕에 타는 것을 방지하는데 효과가 있다. 또한 비타민E는 항산화 작용으로 피부에 손상을 주는 활성산소를 중화시켜 피부 세포를 보호한다. 또한 비타민E는 흉선샘의 손상을 막아주며, 백혈구와 적혈구 세포 지질의 과산화 반응에 대한 보호 작용을 함으로써 신체의 면역력을 증강시킨다.
아연	100mg/일	아연은 DNA나 RNA와 같은 핵산의 합성과 분해 및 안정화에 관여하고, 단백질의 대사와 합성을 조절한다. 이러한 작용으로 손상된 표피 세포를 치유하는데 필요하다. 또한 피부의 정상적인 유화선 기능에 관여한다.

도움되는 성분

성분	권장량	작용
단백질		단백질은 모든 조직의 구성과 치료에 중요하다. 유리형 아미노산은 신체 내에서 사용이 편리하다.
비타민A		비타민A는 피부 상피 세포의 건강에 중요한 영양소로 상피 조직을 건강하게 하고, 지나친 피지의 생성을 감소시킨다. 체내 비타민A의 부족은 다른 체조직의 건조를 일으킬 수 있다. 상피 조직은 특히 침해받기 쉽다. 상피조직은 피부의 표피, 점막과 위, 장, 방광, 입, 코, 목, 폐 등 여러 기관들의 내막을 형성한다.

성분	권장량	작용
		장기간에 걸쳐 비타민A의 섭취가 낮으면 정상적인 상피 조직 대신 케라틴이라는 거친 단백 물질이 생성된다. 케라틴의 축적은 피부와 점막을 건조하고 각질화 한다. 그 결과 박테리아와 바이러스가 상피 조직으로 쉽게 들어가 감염 질환을 일으킬 수 있다. 비타민A는 또한 면역 기능에도 필요하다.
비타민D	400~1000IU/일	상피 세포의 분화 성숙에 관여하여 조직의 치료에 도움이 된다.
피부염에 도움되는 약용 식물		컴프리, 민들레 등

피부염에 도움되는 사항

글루텐이 첨가된 음식(밀, 호밀, 귀리, 보리 등), 염증을 일으키는 유제품, 설탕, 밀가루, 포화 지방, 튀긴 음식, 가공 음식 등은 섭취를 줄인다.

715

6. 건조한 피부에 좋은 성분

성분	권장량	작용
매우 중요한 성분		
앵초기름	500mg/일	쌍떡잎식물 앵초목 앵초과의 여러해살이풀로서 피부에 필요한 리놀렌산과 필수 지방산이 함유되어 있다.
비타민A		비타민A는 피부 상피 세포의 건강에 중요한 영양소로 상피 조직을 건강하게 하고 지나친 피지의 생성을 감소시킨다. 체내 비타민A의 부족은 다른 체조직의 건조를 일으킬 수 있다. 상피 조직은 특히 침해받기 쉽다. 상피 조직은 피부의 표피, 점막과 위, 장, 방광, 입, 코, 목, 폐 등의 여러 기관들의 내막을 형성한다. 장기간에 걸쳐 비타민A의 섭취가 낮으면 정상적인

성분	권장량	작용
		상피 조직 대신 케라틴이라는 거친 단백 물질이 생성된다. 케라틴의 축적은 피부와 점막을 건조하고 각질화 한다. 그 결과 박테리아와 바이러스가 상피 조직으로 쉽게 들어가 감염 질환을 일으킬 수 있다. 비타민A는 또한 면역 기능에도 필요하다.
아연		아연은 DNA나 RNA와 같은 핵산의 합성과 분해 및 안정화에 관여하고, 단백질의 대사와 합성을 조절한다. 이러한 작용으로 손상된 표피 세포를 치유하는데 필요하다. 또한 피부의 정상적인 유화선 기능에 관여한다.
비타민B군		비타민 B는 피지 분비를 조절해서 피부의 유·수분 밸런스를 정상화시키고 각종 공해나 스트레스, 자외선 등 외부 자극을 감소시켜 피부를 보호하는 기능을 한다.
비타민B12	100mg/하루 3번	피부 및 점막의 상피 세포를 정상으로 유지시키는 작용을 하고, 거친 피부와 모세혈관이 확장된 피부를 건강하게 만들어 주는 작용을 한다.

중요한 성분

성분	권장량	작용
해초류	1,000~1,500mg/일	균형 잡힌 미네랄을 공급하며 좋은 피부 색조를 위하여 필요하다.
비타민E	400IU/일, 서서히 800IU까지 증가	피부 노화의 원인으로 호르몬 작용의 불균형, 원활하지 않은 혈액 순환 등을 꼽을 수 있다. 비타민E는 뇌하수체와 부신 피질 호르몬의 분비를 촉진하고, 피부 대사를 촉진하는 작용을 한다. 또 모세혈관을 확장하여 혈액의 흐름을 좋게 하고, 기미와 잔주름 등의 피부 노화도 막아 준다. 햇볕에 타는 것을 방지하는 데도 효과가 있다. 또한 비타민E는 항산화 작용으로 피부에 손상을 주는 활성산소를 중화시켜 피부 세포를 보호한다. 또한 비타민E는 흉선샘의 손상을 막아주며, 백혈구와 적혈구 세포지질의 과산화 반응에 대한 보호 작용을 함으로써 신체의 면역력을 증강시킨다.

도움되는 성분

성분	권장량	작용
알로에 베라		알로에 베라는 효소 활동을 통해 혈액 순환을 활성화하고, 피부 표면의 죽은 세포를 깨끗이 제거하는 작용을 하기 때문에 안면 기공의 기능을 원활하게 하고 피

성분	권장량	작용
		부가 건강하게 성장하도록 도와준다. 또한 피부에 보호막을 형성하여 유해한 박테리아나 균류(類)가 자리잡지 못하게 할 뿐만 아니라, 그 속의 아미노산이 새 세포의 성장을 촉진한다. 그리고 알로에 베라 겔의 수축성 성분은 여드름의 감염을 방지하는 작용을 하며, 이미 생긴 여드름도 되도록 흠집이 생기지 않고 낫도록 해준다. 한편 알로에 베라는 피부와 비슷한 산성 pH 인자를 띠고 있어서 피부가 자연적 pH 상태를 유지하는데 큰 도움이 된다. 하지만 알로에 베라의 수축성 성분은 단독으로 사용될 경우, 피부를 건조시키는 성질이 있어서 그 건조성을 완화시키는 흡습성 물질을 섞을 필요가 있다.
콜라겐		콜라겐은 세포와 조직을 결합시키는 역할을 하는 단백질로 신체의 형성과 기능의 정상화를 위해 반드시 필요한 성분이다. 수분을 제외한 70%가 콜라겐으로 산소와 영양을 피부에 공급하고, 노폐물을 제거하는 역할을 한다. 콜라겐이 결핍되면 피부의 수분량이 감소하여 피부가 싱싱함을 잃고 노화가 진행된다.
엘라스틴		엘라스틴은 콜라겐과 함께 피부 진피층을 구성하고 있는 단백질로 피부를 윤택하게 하고 탄력을 유지시켜주는 작용을 한다.
글루코사민 황산염		글루코사민은 게에서 추출한 키토산을 분해해 얻어낸 아미노당의 일종으로 피부의 수분을 증가시켜서 피부 건조, 각질층 제거 효과가 인정되었다. 황산염의 형태가 흡수율이 높다.
시스테인	500mg/일	피부의 표피층은 케라틴 단백질로 이루어져 있으며, 공해 독, 유해 물질을 해독시키는 것이 피부 건강의 선행 조건이다. 그것은 케라틴 단백질 구조의 주성분인 유황 아미노산 시스테인이 맡고 있다. 케라틴 단백질 구조의 주성분인 유황 아미노산이 주류를 이루고 있는 유황은 피부 조직의 케라틴 기능을 더욱 향상시켜 축적된 유해 물질을 정화, 해독시켜 준다. 황이 결핍되면 시스테인의 유해 물질 해독 기능이 저하되어 유해 물질의 침착으로 여드름, 아토피, 피부암 등 각종 피부 질환이 생길 수 있다.

성분	권장량	작용
레시틴		레시틴은 세포막이나 미토콘드리아 등의 구성 성분으로 영양의 흡수 및 노폐물의 배설 등 생명의 기초 대사에 관여한다. 세포의 수명을 연장시켜 노화방지 효과를 가져오고, 세포를 재생시키고 치유함으로써 질병 세포 및 장기를 치료하고 질병 예방에 도움을 준다. 또한 필수 지방산의 흡수에 필수적 요소이다.
포도씨유		포도씨의 기름으로 세포막을 손상시키는 활성산소를 파괴하는 강력한 항산화제이다.
셀레늄		셀레늄은 글루타치온 과산화효소의 구성 성분으로 항산화 작용을 하여 활성산소를 파괴하고 세포막을 보호한다. 또한 자외선으로부터 유발되는 피부 손상으로부터 보호한다.
SOD	200mg/일	강력한 항산화제로 세포막을 보호하며 또한 갈색 연령 반점에도 매우 좋다.
비타민C	3,000~5,000mg/ 하루에 나눠서	비타민C는 콜라겐의 합성과 결합 조직의 형성에 필요한 영양소로 결핍되면 정상적인 콜라겐의 합성이 방해되므로 신체 전체에 분포되어 있는 결합 조직에 변화를 주므로 피부가 무르게 된다. 또한 비타민C는 항산화 작용으로 피부의 노화를 방지하여 주고, 자외선에 의한 기미, 주근깨, 피부암 등을 막아준다. 그 밖에도 강력한 염증 억제제이며 면역 기능을 높여준다.
비타민P(바이오 플라보노이드)		비타민P는 비타민C의 작용을 도와주고 모세혈관에서 혈액이 부드럽게 흐르도록 해주며, 모세혈관을 튼튼하게 해주는 작용을 한다. 따라서 피부 세포의 영양 공급, 출혈 방지, 모세혈관 파열 방지, 감염으로부터 보호, 장벽 유지 작용이 있다.
건조한 피부에 도움되는 약용 식물		알로에 베라(먹고 환부에 사용), 컴프리, 라벤더 · 박하 · 카모밀(얼굴 사우나), 알파-히드록시 산(사과, 우유, 포도, 토마토 등) 등

건조한 피부에 도움되는 사항

건조 피부는 갑상선 기능 저하의 징후일 수 있으므로, 검사를 해봐야 하며 세정력이 너무 강한 비누, 콜드크림, 지나친 햇볕은 피하고, 청량 음료, 초콜릿, 감자칩, 알코올, 음주, 흡연, 카페인 등도 피하는 것이 좋다. 세정 후 습기를 공급해 주는 것이 좋다.

7. 지루에 좋은 성분

성분	권장량	작용
필수적인 성분		
불포화 지방산		불포화 지방산은 각 장기에 활력을 주고, 혈액을 통해 세포, 조직, 기관에 산소 공급을 도와주므로 인체 호흡에 대단히 중요하다. 이들은 세포가 분열될 때 크로모솜의 분열에서부터 시작하여 말단 조직인 머리카락이나 손톱, 발톱, 피부에까지 영향을 미친다. 세포들의 탄력이나 유동성을 위해 단백질, 콜레스테롤과 같이 뭉쳐서 건강한 생체막을 만들도록 해준다. 불포화 지방산들은 분비선의 구조물로 정상적인 선의 기능을 유지시켜 주고 건강한 피부와 점막을 위해 영양 공급을 하여 건조를 막아 피부를 부드럽게 해주고 세포 손상을 방지하여 준다. black curran, 앵초, 아마인, 연어 기름을 사용한다.
중요한 성분		
비타민A	50,000IU 이상	비타민A는 피부 상피 세포의 건강에 중요한 영양소로 상피 조직을 건강하게 하고 지나친 피지의 생성을 감소시킨다. 체내 비타민A의 부족은 다른 체 조직의 건조를 일으킬 수 있다. 상피 조직은 특히 침해받기 쉽다. 상피 조직은 피부의 표피, 점막과 위, 장, 방광, 입, 코, 목, 폐 등의 여러 기관들의 내막을 형성한다. 장기간에 걸쳐 비타민A의 섭취가 낮으면 정상적인 상피 조직 대신 케라틴이라는 거친 단백 물질이 생성된다. 케라틴의 축적은 피부와 점막을 건조하고 각질화하게 한다. 그 결과 박테리아와 바이러스가 상피 조직으로 쉽게 들어가 감염 질환을 일으킬 수 있다. 비타민A는 또한 면역 기능에도 필요하다. 비타민A의 부족은 이 병을 일으킬 수 있다.
비타민B군		비타민 B는 피지 분비를 조절해서 피부의 유·수분 밸런스를 정상화시키고 각종 공해나 스트레스, 자외선 등 외부 자극을 감소시켜 피부를 보호하는 기능을 한다.
비타민B6		비타민B6는 단백질과 지방의 활용에 필요한 효소의 구성 성분으로 피지 분비와 여드름 생성을 조절하는데, 비타민B6가 결핍되면 피부 내에 있는 유선이 정

719

성분	권장량	작용
		상 기능을 할 수 없어 눈, 눈썹, 입 주위, 코밑 언저리 및 귀 뒷부분의 피부가 갈라지거나 감각이 둔하고 습진 등의 피부염이 발생한다.
비타민E	400~800IU/일	피부 노화의 원인으로 호르몬 작용의 불균형, 원활하지 않은 혈액 순환 등을 꼽을 수 있다. 비타민E는 뇌하수체와 부신 피질 호르몬의 분비를 촉진하고, 피부 대사를 촉진하는 작용을 한다. 또 모세혈관을 확장하여 혈액의 흐름을 좋게 하고, 기미와 잔주름 등의 피부 노화도 막아 준다. 햇볕에 타는 것을 방지하는 데도 효과가 있다. 또한 비타민E는 항산화 작용으로 피부에 손상을 주는 활성산소를 중화시켜 피부 세포를 보호한다. 또한 비타민E는 흉선샘의 손상을 막아주며, 백혈구와 적혈구의 세포지질의 과산화 반응에 대한 보호 작용을 함으로써 신체의 면역력을 증강시킨다.

도움되는 성분

성분	권장량	작용
유산균		항생제를 복용하고 있을 경우 유익한 장내 세균까지 죽기 때문에 유산균 제제를 보충해주는 것이 좋다.
코엔자임 큐10	60mg/일	코엔자임 큐10은 체내 모든 세포 안의 미토콘드리아에서 전자를 옮겨주는 기능을 갖고 있는 물질로, 에너지의 생산 과정에 대단히 중요한 역할을 담당한다. 또한 항산화 작용이 있어서 세포를 보호한다.
해초류		균형 잡힌 무기질을 포함하고 있으며 요오드가 풍부히 들어있다.
레시틴		레시틴은 세포막이나 미토콘드리아 등의 구성 성분으로 영양의 흡수 및 노폐물의 배설 등 생명의 기초 대사에 관여한다. 세포의 수명을 연장시켜 노화방지 효과를 가져오고, 세포를 재생시키고 치유함으로써 질병 세포 및 장기를 치료하고 질병 예방에 도움을 준다. 또한 필수 지방산의 흡수에 필수적 요소이다.
비타민 복합체 무기질 복합체		비타민과 무기질의 충분한 공급은 치료에 기본이 된다.
단백질		단백질은 생체 조직의 구성 성분으로 치료와 복구에 필요하다.

성분	권장량	작용
아연	50~80mg	아연은 DNA나 RNA와 같은 핵산의 합성과 분해 및 안정화에 관여하고, 단백질의 대사와 합성을 조절한다. 이러한 작용으로 손상된 표피 세포를 치유하는데 필요하다. 또한 피부의 정상적인 유화선 기능에 관여한다.
지루에 도움되는 약용 식물		민들레, 붉은 토끼풀 등

지루에 도움되는 사항

기름기가 많은 화장품이나 크림의 사용은 피한다.

8. 지방질 포낭에 좋은 성분

성분	권장량	작용
매우 중요한 성분		
앵초 기름	1,000mg/하루 3번	쌍떡잎식물 앵초목 앵초과의 여러해살이풀로서 피부에 필요한 리놀렌산과 필수 지방산이 함유되어 있다.
비타민B군		비타민 B는 피지 분비를 조절해서 피부의 유·수분 밸런스를 정상화시키고 각종 공해나 스트레스, 자외선 등 외부 자극을 감소시켜 피부를 보호하는 기능을 한다.
비타민B12	100mg/하루 3번	피부 및 점막의 상피 세포를 정상으로 유지시키는 작용을 하고, 거친 피부와 모세혈관이 확장된 피부를 건강하게 만들어 주는 작용을 한다.
비타민A	하루 25,000IU/ 3달 동안. 그 후에 15,000IU로 줄임. 임산부는 10,000IU가 초과되지 않도록 한다.	비타민A는 피부 상피 세포의 건강에 중요한 영양소로 상피 조직을 건강하게 하고 지나친 피지의 생성을 감소시킨다. 체내 비타민A의 부족은 다른 체 조직의 건조를 일으킬 수 있다. 상피 조직은 특히 침해받기 쉽다. 상피 조직은 피부의 표피, 점막과 위, 장, 방광, 입, 코, 목, 폐 등의 여러 기관들의 내막을 형성한다. 장기간에 걸쳐 비타민A의 섭취가 낮으면 정상적인

성분	권장량	작용
		상피 조직 대신 케라틴이라는 거친 단백 물질이 생성된다. 케라틴의 축적은 피부와 점막을 건조하고 각질화 하게 한다. 그 결과 박테리아와 바이러스가 상피 조직으로 쉽게 들어가 감염 질환을 일으킬 수 있다. 비타민A는 또한 면역 기능에도 필요하다. 비타민A의 부족은 이 병을 일으킬 수 있다.
베타카로틴		베타카로틴은 비타민A의 전구 물질로 필요한 만큼 비타민A로 전환된다.

중요한 성분

성분	권장량	작용
마늘		자연적 항생제이며 면역 기능을 증가시킨다.
해초류	1,000~1,500mg/일	좋은 피부를 유지하게 하는 균형 잡힌 미네랄을 공급한다.
아연	50mg/일	아연은 DNA나 RNA와 같은 핵산의 합성과 분해 및 안정화에 관여하고, 단백질의 대사와 합성을 조절한다. 이러한 작용으로 손상된 표피 세포를 치유하는데 필요하다. 또한 피부의 정상적인 유화선 기능에 관여한다.

도움되는 성분

성분	권장량	작용
알로에베라		알로에 베라는 효소 활동을 통해 혈액 순환을 활성화하고, 피부 표면의 죽은 세포를 깨끗이 제거하는 작용을 하기 때문에 안면 기공의 기능을 원활하게 하고 피부가 건강하게 성장하도록 도와준다. 또한 피부에 보호막을 형성하여 유해한 박테리아나 균류(類)가 자리잡지 못하게 할 뿐만 아니라, 그 속의 아미노산이 새 세포의 성장을 촉진한다. 그리고 알로에 베라 겔의 수축성 성분은 여드름의 감염을 방지하는 작용을 하며, 이미 생긴 여드름도 되도록 흠집이 생기지 않고 낫도록 해준다. 한편 알로에 베라는 피부와 비슷한 산성 pH 인자를 띠고 있어서 피부가 자연적 pH 상태를 유지하는데 큰 도움이 된다. 하지만 알로에 베라의 수축성 성분은 단독으로 사용될 경우, 피부를 건조시키는 성질이 있어서 그 건조성을 완화시키는 흡습성 물질을 섞을 필요가 있다.
SOD		강력한 항산화제로 세포막을 보호하는 작용을 한다.

722

성분	권장량	작용
지방질 포낭에 도움 되는 약용 식물		알로에 베라, 우엉, 엉겅퀴(밀크티슬), 녹차 추출물 등

지방질 포낭에 도움되는 사항

포화 지방이 함유된 음식, 기름에 튀긴 음식, 주류, 유지방 제품(버터, 치즈 등), 초콜릿, 코코아, 계란, 소금, 설탕, 육류, 카페인 등의 섭취를 줄인다.

9. 지성 피부에 좋은 성분

성분	권장량	작용
매우 중요한 성분		
아마인 기름	1,000mg/일	아마는 쌍떡잎식물 쥐손이풀목 아마과의 한해살이 풀로 아마의 종자에서 짠 기름은 필요한 필수 지방산을 공급한다.
앵초 기름	500mg/일	쌍떡잎식물 앵초목 앵초과의 여러해살이풀로서 피부에 필요한 리놀렌산과 필수 지방산이 함유되어 있다.
비타민A	하루 25,000IU/3 달동안. 그 후에 15,000IU로 줄임. 임산부는 10,000IU가 초과되지 않도록 한다.	비타민A는 피부 상피 세포의 건강에 중요한 영양소로 상피 조직을 건강하게 하고 지나친 피지의 생성을 감소시킨다. 체내 비타민A의 부족은 다른 체조직의 건조를 일으킬 수 있다. 상피 조직은 특히 침해받기 쉽다. 상피조직은 피부의 표피, 점막과 위, 장, 방광, 입, 코, 목, 폐 등의 여러 기관들의 내막을 형성한다. 장기간에 걸쳐 비타민A의 섭취가 낮으면 정상적인 상피 조직 대신 케라틴이라는 거친 단백 물질이 생성된다. 케라틴의 축적은 피부와 점막을 건조하고 각질화 하게 한다. 그 결과 박테리아와 바이러스가 상피 조직으로 쉽게 들어가 감염 질환을 일으킬 수 있다.

성분	권장량	작용
비타민B군		비타민 B는 피지 분비를 조절해서 피부의 유·수분 밸런스를 정상화시키고 각종 공해나 스트레스, 자외선 등 외부 자극을 감소시켜 피부를 보호하는 기능을 한다.
비타민B12	100mcg/하루 3번	피부 및 점막의 상피 세포를 정상으로 유지시키는 작용을 하고, 거친 피부와 모세혈관이 확장된 피부를 건강하게 만들어 주는 작용을 한다.

중요한 성분

성분	권장량	작용
해초류	1,000~ 1,500mg/일	건강한 피부선 유지에 필요한 균형 잡힌 무기질의 효율적인 공급원이다.
비타민E	하루 400IU로 시작하여 서서히 800IU로 늘림.	피부 노화의 원인으로 호르몬 작용의 불균형, 원활하지 않은 혈액 순환 등을 꼽을 수 있다. 비타민E는 뇌하수체와 부신 피질 호르몬의 분비를 촉진하고, 피부 대사를 촉진하는 작용을 한다. 또 모세혈관을 확장하여 혈액의 흐름을 좋게 하고, 기미와 잔주름 등의 피부 노화도 막아 준다. 햇볕에 타는 것을 방지하는 데도 효과가 있다. 또한 비타민E는 항산화 작용으로 피부에 손상을 주는 활성산소를 중화시켜 피부 세포를 보호한다. 또한 비타민E는 흉선샘의 손상을 막아주며, 백혈구와 적혈구의 세포 지질의 과산화 반응에 대한 보호 작용을 함으로써 신체의 면역력을 증강시킨다.
아연	50mg/일	아연은 DNA나 RNA와 같은 핵산의 합성과 분해 및 안정화에 관여하고, 단백질의 대사와 합성을 조절한다. 이러한 작용으로 손상된 표피 세포를 치유하는데 필요하다. 또한 피부의 정상적인 유화선 기능에 관여한다.

도움되는 성분

성분	권장량	작용
알로에 베라		알로에 베라는 효소 활동을 통해 혈액 순환을 활성화하고, 피부 표면의 죽은 세포를 깨끗이 제거하는 작용을 하기 때문에 안면 기공의 기능을 원활하게 하고 피부가 건강하게 성장하도록 도와준다. 또한 피부에 보호막을 형성하여 유해한 박테리아나 균류(類)가 자리 잡지 못하게 할 뿐만 아니라, 그 속의 아미노산

성분	권장량	작용
		이 새 세포의 성장을 촉진한다. 그리고 알로에 베라 겔의 수축성 성분은 여드름의 감염을 방지하는 작용을 하며, 이미 생긴 여드름도 되도록 흠집이 생기지 않고 낫도록 해줍니다. 한편 알로에 베라는 피부와 비슷한 산성 pH 인자를 띠고 있어서 피부가 자연적 pH 상태를 유지하는데 큰 도움이 된다. 하지만 알로에 베라의 수축성 성분은 단독으로 사용될 경우, 피부를 건조시키는 성질이 있어서 그 건조성을 완화시키는 흡습성 물질을 섞을 필요가 있다.
포도씨유		세포막을 손상시키는 활성산소를 파괴하는 강력한 항산화제이다.
시스테인	500mg/일	피부의 표피층은 케라틴 단백질로 이루어져 있으며, 공해 독, 유해 물질을 해독시키는 것이 피부 건강의 선행 조건이다. 그것은 케라틴 단백질 구조의 주성분인 유황 아미노산 시스테인이 맡고 있다. 케라틴 단백질 구조의 주성분인 유황 아미노산이 주류를 이루고 있는 유황은 피부 조직의 케라틴 기능을 더욱 향상시켜 축적된 유해 물질을 정화, 해독시켜 준다. 황의 결핍되면 시스테인의 유해 물질 해독 기능이 저하되어 유해 물질의 침착으로 여드름, 아토피, 피부암 등 각종 피부 질환이 생길 수 있다.
레시틴		레시틴은 세포막이나 미토콘드리아 등의 구성 성분으로 영양의 흡수 및 노폐물의 배설 등 생명의 기초 대사에 관여한다. 세포의 수명을 연장시켜 노화 방지 효과를 가져 오고, 세포를 재생시키고 치유함으로써 질병 세포 및 장기를 치료하고 질병 예방에 도움을 준다. 또한 필수 지방산의 흡수에 필수적 요소이다.
SOD		강력한 항산화제로 세포막을 보호하는 작용을 한다.
지성 피부에 도움되는 약용 식물		알로에 베라(환부에 바르면 효과적), 우엉 뿌리, 카모밀, 타임허브, 라벤더, 감초 등

725

지성피부에 도움되는 사항

지성 피부를 치유한다는 것이 피부를 건조하게 한다는 것이 아니며, 비록 기름이 과도하게 피부에 있더라도 피부는 수분이 부족할 수 있다. 여기서 수분이란 말은 피부 세포 안의 수분의 정도를 말하는 것이며, 피부 겉면의 촉촉한 정도를 말하는 것이 아니다. 고로 피부에 수분 공급을 많이 하기 위해 많은 물을 마시고, 기름을 사용하지 않고 수분을 공급해 주며 수분 증발을 막아 주는 화장품이나 크림을 사용한다.

· 알파-하이드록시산은 피부에 자극을 주어 세포를 활성화하고, 피부가 촉촉하도록 하며 매끄러운 피부를 유지하여 피부가 지성으로 변하는 것을 방지하여 주기 때문에 알파-하이드록시산을 포함한 음식을 먹으면 죽은 세포를 제거하고, 새로운 세포의 성장을 촉진하여 여드름을 없애는 데에도 큰 도움을 줄 수 있다. 알파-하이드록시산이 많이 함유된 음식으로는 사과, 포도, 토마토, 우유 등이다.

· 지방이 많은 음식(동물성 지방, 식물성 지방일지라도 과다한 양의 섭취, 튀긴 음식, 유지방 등), 청량음료, 술, 인스턴트 식품, 초콜릿 등은 적게 섭취한다.

726

10. 피부암에 좋은 성분

성분	권장량	작용
필수적인 성분		
코엔자임 큐10	100mg/일	코엔자임 큐10은 체내 모든 세포 안의 미토콘드리아에서 전자를 옮겨주는 기능을 갖고 있는 물질로, 에너지의 생산 과정에 대단히 중요한 역할을 담당한다. 또한 항산화 작용이 있어서 세포를 보호한다.
필수 지방산 감마 리놀렌산		악성 흑색종 피부암의 예방과 치료에 도움이 되고, 세포의 보호에 좋다.
마늘 캡슐		자연적 항생제이며 면역 기능을 증가시킨다.
게르마늄	200mg/일	세포의 산소공급을 도와주고 암세포의 성장을 방해하고 면역을 활성화시킨다.
단백질 분해효소		강력한 활성산소 제거제이다.

성분	권장량	작용
셀레늄	200mcg/일	활성산소는 DNA를 변형시키는데 이는 암을 유발하는 요인이 된다. 셀레늄은 활성산소의 생성을 줄일 수 있으므로 이 미량 무기질을 알맞게 섭취하면 암을 예방하는 데 도움이 된다.
SOD		강력한 항산화제로 세포막을 보호하는 작용을 한다.
비타민A	하루 50,000~100,000IU /10일 동안	비타민A는 피부 상피 세포의 건강에 중요한 영양소로 상피 조직을 건강하게 하고 지나친 피지의 생성을 감소시킨다. 체내 비타민A의 부족은 다른 체조직의 건조를 일으킬 수 있다. 상피 조직은 특히 침해받기 쉽다. 상피조직은 피부의 표피, 점막과 위, 장, 방광, 입, 코, 목, 폐 등의 여러 기관들의 내막을 형성한다. 장기간에 걸쳐 비타민A의 섭취가 낮으면 정상적인 상피 조직 대신 케라틴이라는 거친 단백 물질이 생성된다. 케라틴의 축적은 피부와 점막을 건조하고 각질화 하게 한다. 그 결과 박테리아와 바이러스가 상피 조직으로 쉽게 들어가 감염 질환을 일으킬 수 있다.
베타카로틴	15,000units	베타카로틴의 비타민A의 전구 물질로 필요한 만큼 비타민A로 전환된다. 또한 자체로도 강력한 항산화제로 활성산소를 제거해준다.
비타민B군	100mg/일	비타민B는 정상적인 세포 분열과 각종 신진 대사 촉진 기능에 필요하다.
맥주 효모		맥주 효모는 비타민B군의 효율적인 공급원이다.
비타민C	5,000~10,000mng /하루에 나눠서	비타민C는 콜라겐의 합성과 결합 조직의 형성에 필요한 영양소로 결핍되면 정상적인 콜라겐의 합성이 방해되므로 신체 전체에 분포되어 있는 결합 조직에 변화를 주므로 피부가 무르게 된다. 또한 비타민C는 항산화 작용으로 피부의 노화를 방지하여 주고, 자외선에 의한 기미, 주근깨, 피부암 등을 막아준다. 그 밖에도 강력한 염증 억제제이며 면역 기능을 높여준다.
비타민P (바이오 플라보노이드)	5,000~10,000mng /하루에 나눠서	비타민P는 비타민C의 작용을 도와주고 모세혈관에서 혈액이 부드럽게 흐르도록 해주며, 모세 혈관을 튼튼하게 해주는 작용을 한다. 따라서 피부 세포의 영양 공급, 출혈 방지, 모세혈관 파열 방지, 감염으로부터 보호, 장벽 유지 작용이 있다.

성분	권장량	작용
비타민E	1,000IU/일	피부 노화의 원인으로 호르몬 작용의 불균형, 원활하지 않은 혈액 순환 등을 꼽을 수 있다. 비타민E는 뇌하수체와 부신 피질 호르몬의 분비를 촉진하고, 피부 대사를 촉진하는 작용을 한다. 또 모세혈관을 확장하여 혈액의 흐름을 좋게 하고, 기미와 잔주름 등의 피부 노화도 막아 준다. 햇볕에 타는 것을 방지하는 데도 효과가 있다. 또한 비타민E는 항산화 작용으로 피부에 손상을 주는 활성산소를 중화시켜 피부 세포를 보호한다. 또한 비타민E는 흉선샘의 손상을 막아주며, 백혈구와 적혈구의 세포 지질의 과산화 반응에 대한 보호·작용을 함으로써 신체의 면역력을 증강시킨다.

도움되는 성분

성분	권장량	작용
무기질 복합체		충분한 무기질의 공급은 정상적인 세포 분열에 필수적이다.
칼슘	2,000mg/일	칼슘은 피부를 탄력있게 해준다. 칼슘의 또 다른 기능은 피부 자체의 항산화제를 촉진하는 것이다. 항산화제는 피부의 조기 노화와 피부암으로 이행되는 DNA 손상을 예방한다.
마그네슘	1,000mg/일	마그네슘은 피부 표면에 막을 만들고 체내에 존재하는 수분이 밖으로 나가지 못하도록 하는 동시에 공기 중의 수분을 모아 피부에 전달해준다. 이러한 작용으로 피부의 보습력을 향상시키며 또한 여드름이나 민감한 피부의 염증을 진정시켜주기도 한다.
시스테인		피부의 표피층은 케라틴 단백질로 이루어져 있으며, 공해 독, 유해 물질을 해독시키는 것이 피부 건강의 선행 조건이다. 그것은 케라틴 단백질 구조의 주성분인 유황 아미노산 시스테인이 맡고 있다. 케라틴 단백질 구조의 주성분인 유황 아미노산이 주류를 이루고 있는 유황은 피부 조직의 케라틴 기능을 더욱 향상시켜 축적된 유해 물질을 정화, 해독시켜 준다. 황의 결핍되면 시스테인의 유해 물질 해독 기능이 저하되어 유해 물질의 침착으로 여드름, 아토피, 피부암 등 각종 피부 질환이 생길 수 있다.
타우린		타우린은 세포 분화 및 성장에도 관여하는데 조직의 구성 물질이 되고 유기 조직을 복구한다.

성분	권장량	작용
유산균		항박테리아 효과를 내며 유제품이 섞이지 않은 것이 좋다.
효소 복합체		소화를 도와준다.
비타민 복합체		철분이 없는 것을 복용한다. 암세포는 성장에 철분을 이용한다.
비타민B3	100mg/일	비타민 B3는 피부 조직을 이루는 단백질 생성을 촉진시켜 주름을 감소시키고 피부를 탄력 있게 만들어 피부 노화에 효과적이다. 또한 말초혈관을 확장시키는 작용을 하여 피부 조직에 혈액 순환을 증진시킨다.
엽산		엽산은 DNA, RNA 합성에 필요한 퓨린과 피리미딘 염기 합성에 관여함으로써 세포의 증식을 돕는다. 이러한 작용으로 건강한 모발, 피부, 신경, 점막, 혈액에 중요한 요소이다.
콜린	500~1,000mg/일	콜린은 세포막 건강에 중요한 레시틴 구성 성분이다.
PABA(파라 아미노 벤조익산)	400IU미만/일	피부암을 보호한다.
비타민B12		피부 및 점막의 상피 세포를 정상으로 유지시키는 작용을 하고, 거친 피부와 모세혈관이 확장된 피부를 건강하게 만들어 주는 작용을 한다.
해초류		균형있는 무기질의 효율적인 공급원이다.

피부암에 도움되는 사항

햇볕에 노출을 반드시 피해야 한다. 특히 자외선이 가장 많은 오전 10~오후 2시 사이에는 햇볕에 노출을 피한다. 자외선이 피부암에 유해한 성분으로 작용하기 때문이다.

11. 피부의 주름에 좋은 성분

성분	권장량	작용
매우 중요한 성분		
앵초 기름	1,000mg/하루 3번	
검은 까치밥나무 씨 기름	쌍떡잎식물 장미목 범의귀과의 낙엽 관목	피부에 꼭 필요한 리놀레산이 함유되어 있어 피부염, 여드름을 포함한 대부분의 피부 질환 치료에 좋다.
비타민A	하루 25,000IU/3 달동안. 그 후에 15,000IU로 줄임. 임산부는 10,000IU가 초과되지 않도록 한다.	비타민A는 피부 상피 세포의 건강에 중요한 영양소로 상피 조직을 건강하게 하고 지나친 피지의 생성을 감소시킨다. 체내 비타민A의 부족은 다른 체 조직의 건조를 일으킬 수 있다. 상피 조직은 특히 침해받기 쉽다. 상피 조직은 피부의 표피, 점막과 위, 장, 방광, 입, 코, 목, 폐 등의 여러 기관들의 내막을 형성한다. 장기간에 걸쳐 비타민A의 섭취가 낮으면 정상적인 상피 조직 대신 케라틴이라는 거친 단백 물질이 생성된다. 케라틴의 축적은 피부와 점막을 건조하고 각질화 하게 한다. 그 결과 박테리아와 바이러스가 상피 조직으로 쉽게 들어가 감염 질환을 일으킬 수 있다.
베타카로틴		비타민A의 전구체이며 항산화 작용을 한다.
비타민B군		비타민 B는 피지 분비를 조절해서 피부의 유·수분 밸런스를 정상화시키고 각종 공해나 스트레스, 자외선 등 외부 자극을 감소시켜 피부를 보호하는 기능을 한다.
비타민B12	300~1,000mcg/일	피부 및 점막의 상피 세포를 정상으로 유지시키는 작용을 하고, 거친 피부와 모세혈관이 확장된 피부를 건강하게 만들어 주는 작용을 한다.
중요한 성분		
해초류	1,000~1,500mg/일	생기있는 피부색을 유지하는데 꼭 필요한 미네랄을 균형있게 공급한다.
셀레늄	200mcg/일	셀레늄은 글루타치온 과산화 효소의 구성 성분으로 항산화 작용을 하여 활성산소를 파괴하고 세포막을 보호한다. 또한 자외선으로부터 유발되는 피부를 보호한다. 비타민E와 협동 작용을 하면 효과가 상승한다.

성분	권장량	작용
비타민C	3,000~5,000mg/ 하루에 나눠서	비타민C는 콜라겐의 합성과 결합 조직의 형성에 필요한 영양소로 결핍되면 정상적인 콜라겐의 합성이 방해되므로 신체 전체에 분포되어 있는 결합 조직에 변화를 주므로 피부가 무르게 된다. 또한 비타민C는 항산화 작용으로 피부의 노화를 방지하여 주고, 자외선에 의한 기미, 주근깨, 피부암 등을 막아준다. 그 밖에도 강력한 염증 억제제이며 면역 기능을 높여준다.
비타민P(바이오 플라보노이드)	3,000~5,000mg/ 하루에 나눠서	비타민P는 비타민C의 작용을 도와주고 모세 혈관에서 혈액이 부드럽게 흐르도록 해주며, 모세 혈관을 튼튼하게 해주는 작용을 한다. 따라서 피부 세포의 영양 공급, 출혈 방지, 모세혈관 파열 방지, 감염으로부터 보호 장벽 유지 작용이 있다.
비타민E	400IU/일, 서서히 800IU까지 증가	피부 노화의 원인으로 호르몬 작용의 불균형, 원활하지 않은 혈액 순환 등을 꼽을 수 있다. 비타민E는 뇌하수체와 부신 피질 호르몬의 분비를 촉진하고, 피부 대사를 촉진하는 작용을 한다. 또 모세혈관을 확장하여 혈액의 흐름을 좋게 하고, 기미와 잔주름 등의 피부 노화도 막아 준다. 햇볕에 타는 것을 방지하는 데도 효과가 있다. 또한 비타민E는 항산화 작용으로 피부에 손상을 주는 활성산소를 중화시켜 피부 세포를 보호한다. 또한 비타민E는 흉선샘의 손상을 막아주며, 백혈구와 적혈구의 세포지질의 과산화 반응에 대한 보호 작용을 함으로써 신체의 면역력을 증강시킨다.
아연	50mg/일	아연은 DNA나 RNA와 같은 핵산의 합성과 분해 및 안정화에 관여하고, 단백질의 대사와 합성을 조절한다. 이러한 작용으로 손상된 표피 세포를 치유하는데 필요하다. 또한 피부의 정상적인 유화선 기능에 관여한다.
구리	3mg/일	구리는 세포간의 연결 조직인 콜라겐 및 엘라스틴의 형성을 위해서 필요한 성분이다. 그리고 피부의 색상을 이루는 멜라닌 색소를 만드는 데도 필요한 성분이다. 또한 주름 제거에도 효과를 줄 수 있다. **주의**: 구리의 과잉 섭취는 독성을 유발한다.

도움되는 성분

		알로에 베라는 효소 활동을 통해 혈액 순환을 활성화

성분	권장량	작용
알로에 베라		하고, 피부 표면의 죽은 세포를 깨끗이 제거하는 작용을 하기 때문에 안면 기공의 기능을 원활하게 하고 피부가 건강하게 성장하도록 도와준다. 또한 피부에 보호막을 형성하여 유해한 박테리아나 균류(類)가 자리잡지 못하게 할 뿐만 아니라, 그 속의 아미노산이 새 세포의 성장을 촉진한다. 그리고 알로에 베라 겔의 수축성 성분은 여드름의 감염을 방지하는 작용을 하며, 이미 생긴 여드름도 흠집이 생기지 않고 낫도록 해준다. 한편 알로에 베라는 피부와 비슷한 산성 pH 인자를 띠고 있어서 피부가 자연적 pH 상태를 유지하는데 큰 도움이 된다. 하지만 알로에 베라의 수축성 성분은 단독으로 사용될 경우, 피부를 건조시키는 성질이 있어서 그 건조성을 완화시키는 흡습성 물질을 섞을 필요가 있다.
칼슘	1,500mg/일	칼슘은 피부를 탄력있게 해준다. 칼슘의 또 다른 기능은 피부 자체의 항산화제를 촉진하는 것이다. 항산화제는 피부의 조기 노화와 피부암으로 이행되는 DNA 손상을 예방한다.
마그네슘	750mg/일	마그네슘은 피부 표면에 막을 만들고 체내에 존재하는 수분이 밖으로 나가지 못하도록 하는 동시에 공기 중의 수분을 모아 피부에 전달해준다. 이러한 작용으로 피부의 보습력을 향상시키며, 또한 여드름이나 민감한 피부의 염증을 진정시켜주기도 한다.
콜라겐 크림		건조한 피부에 좋은 영양 크림이다. 콜라겐은 세포와 조직을 결합시키는 역할을 하는 단백질로 신체의 형성과 기능의 정상화를 위해 반드시 필요한 성분이다. 수분을 제외한 70%가 콜라겐으로 산소와 영양을 피부에 공급하고, 노폐물을 제거하는 역할을 한다. 콜라겐이 결핍되면 피부의 수분량이 감소하여 피부가 싱싱함을 잃고 노화가 진행된다.
엘라스틴 크림		엘라스틴은 콜라겐과 함께 피부 진피층을 구성하고 있는 단백질로 피부를 윤택하고 하고 탄력을 유지시켜주는 작용을 한다. 주름을 펴주는데 좋고, 새로운 주름이 생기는 것을 막는다.
아마인 기름	1,000mg/일	아마는 쌍떡잎식물 쥐손이풀목 아마과의 한해살이풀로 아마의 종자에서 짠 기름은 필요한 필수 지방산

성분	권장량	작용
		을 공급한다.
글루코사민 황산염		글루코사민은 게에서 추출한 키토산을 분해해 얻어 낸 아미노당의 일종으로 글루코사민은 건강한 피부와 결합 조직 생성에 중요한 성분으로 피부의 수분을 증가시켜서 피부 건조, 각질층 제거 효과가 인정되었다.
피크노제놀		소나무 껍질에서 추출한 천연 항산화 물질로 활성산소로부터 피부를 보호하고 콜라겐 합성을 촉진시킨다.
SOD		강력한 항산화제로 세포막을 보호하는 작용을 한다. 기미에도 좋다.
비타민D	400IU/일	상피 세포의 분화 성숙에 관여하여 조직의 치료에 도움이 된다. 부족하면 피부가 빨리 노화된다.
피부 주름에 도움되는 약용 식물		우엉, 카모밀, 알팔파, 알로에 베라, 생강, 파슬리, 호박씨 등

피부 주름에 도움되는 사항

물을 많이 마시는 것이 좋고, 흡연, 주류, 카페인, 자외선 등(이것들은 피부를 마르게 하고 많은 주름을 생성시킴)은 피한다.

참고문헌

『21세기 영양학 원리』 최혜미 외, 교문사
『간 다스리는 법』 이종수, 동아일보사
『간肝 편한 세상』 안수연, 역음사
『간계 내과학』 전국한의과대학 간계내과학교수 공저, 동양의학연구원
『간을 다스리는 지혜』 엄태식, 행림출판
『간장병 백과』 김정용 외, 민중서관
『간장병 백과』 마츠다 순호·카미사카 카즈아키, 시공사
『간장병을 고친 사람들』 박형일, 건강한 삶 건강한 이웃
『간장병을 고친 사람들 2』 한국건강 가족동회회 연구실편저, 장생
『감기를 달고 사는 아이들』 대한 소아 알레르기 및 호흡기 학회, 도서출판 풍경
『갑상선 다스리기』 김영호, 서림문화사
『갑상선 백과』 유동준 외, 민중서관
『개정 영양학』 김숙희 외 7인, 신
『개정판 인체생리학』 이인모 외2인, 형설
『갱년기 다스리기』 김영호, 서림문화사
『경락, 경혈』 주춘제, 청호
『경락의 대발견』 藤原知, 芹沢勝助, 일월서각
『경락의 실체』 박석연, 태학사
『경혈도 上·下』 이병국, 현대침구원
『경혈에 침 놓는 요령』 이병국, 현대침구원
『고급 영양학』 한국식품영양 관련학과 교수협의회, 삼광
『고급영양학』 이성동 외, 삼광출판사
『고혈압』 신영기, 계축
『고혈압 자연요법』 민족의학연구소, 여강
『고혈압을 치료하는 한방』 양유선·나카무로지츠로 공저, 국일미디어
『골다공증의 위험과 치료법』 송운하, 태학당
『골다공증이란 무엇인가』 변영순 외 1인, 정담

『관절염 치료법』 제이슨 테오도사키스 외 2인, 도서출판 집사재
『관절염 환자의 자기관리』 이은옥 외 7인, 신광출판사
『관절염을 이겨내는 방법』 박천수 · 김인택, 태일
『귀에서 이상한 소리가 나요』 하미경, 유나미디어
『기초 해부 생리학』 강경희 외 5인, 정담
『기초영양학』 식품영양학 교재편찬 위원회, 광문각
『깨달음의 연금술』 게이트, 유란시아
『나도 피부미인이 되고 싶어』 이금희, 글읽는 세상
『난치병의 과학적 쑥뜸요법』 김진석, 매일건강신문사
『날씨를 바꾸는 요술쟁이 바람』 허창회, 풀빛
『남성도 몰랐던 남성의 호르몬 이야기』 존 리, 뉴스타트 천연치료 연구소
『노건웅 박사의 아토피 탈출법』 노건웅, 웅진
『노화방지호르몬 7가지 이야기』 배영철 · 김상우 · 강영권, 집사제
『뇌졸중 백과(중풍)』 김명호 외, 민중서관
『뇌졸중예방과 식생활 조절법』 고마찌요시오, 태웅출판사
『"눈, 안녕하세요?"』 이동기, 유나미디어
『눈에 대한 모든 것』 임상진, 한솜미디어
『담석증』 김명환 외 3인, 울산대학교 출판부
『"당뇨, 이것만 알면 병도 아니다."』 김양진, 유나미디어
『당뇨병 알아야 이긴다』 김영설, 홍신문화사
『당신의 몸 얼마나 아십니까?』 J.D 래트클리프, 두산동아
『도해 사암 오행침 上 · 下』 이병국, 현대침구원
『독성미네랄이 우리몸을 공격한다』 후쿠다카즈노리, 다정북스
『동맥경화의 예방과 치료법』 현대 건강연구회, 진화당
『동약학개론』 구정혜 외 공저, 여강출판사
『동양의학 혁명』 김홍경, 신농백초
『동양의학과 대체의학』 정성택, 행림출판
『동양의학과 서양과학의 접목과 응용』 장동순, 청홍
『동의내과학』 김규동, 여강출판사
『동의보감』 동의과학연구소 · 허준, 휴머니스트
『동의보감』 허준, 남산당
『동의신개학 上, 下』 두호경, 성보사
『동의심계 내과학』 배형석 외 5인, 서원당
『동의처방학』 조선의학과학원 동의학연구소, 여강출판사

『동의폐계 내과학』전국한의과대학 폐계내과학교실 편저, 국진

『동의학 개론』한상모 외, 여강출판사

『동의한마당』김홍경, 신농백초

『루푸스의 자기관리』송경애 외 2인, 신광출판사

『류병호 박사가 쓴 알레르기의 예방과 치료』류병호, 도서출판 나라

『망진』임양근, 정당

『매력적인 피부미인의 비결』조영섭, 가교

『맥을 먼저 짚어라』이병국, 현대침구원

『맥이나 알고 침통 흔드는가 上·下』이병국, 현대침구원

『맥진』임양근, 정당

『맥학원론』서민욱, 행림출판

『면역력을 높이는 장 건강법』마쓰다야스히데, 조선일보사

『명리사전』박재완, 동양출판사

『몸에 좋은 색깔음식 50』정경연, 고려원북스

『물은 답을 알고 있다』에모토마사루, 나무심는 사람

『물의 세계』요네야마마사노부, 이지북

『민속한방의학으로 관절염을 이겨내는 방』박천수 외 1인, 태일출판사

『바른식생활이 나를 바꾼다』김수현, 일송미디어(약력참조)

『밝히는 남자』김진국 외 1인, 도서출판 은행나무

『밥상위의 보약, 생식』최경순, 가림

『백내장, 녹내장 백과』이상욱 외, 민중서관

『백내장과 녹내장』이상욱·홍영제, 민중서관

『병리학』대한병리학회, 고문사

『병을 치료하는 영양 성분 가이드 북』나가카와 유우조, 아카데미북

『병태생리학』최명애 외6인, 계축문화사

『본초학』전국한의과대학본초학교수 공저, 영림사

『분자교정요법』박성호, 한국분자교정학회

『불임, 무엇이 문제인가』정혁, 우리출판사

『비계 내과학』전국한의과대학 비계내과학교수 공저, 아트동방

『비만다스리기』김영호, 서림문화사

『비타민과 미네랄:근거 중심 접근』Jane Higdon, 군자출판사

『비타민박사의 비타민C 이야기』하병근, 문화마당

『사람 해부학』정인혁, 아카데미서적

『사람의 영양학』채범석, 아카데미서적

『사람해부학』 김경용 외 7인, 정문각

『사상요람』 이제마, 원불교

『사상체질진단법』 박지우, 행림출판

『새로보는 감기의 한약치료』 이종대, 정담

『새로쓰는 간 다스리는 법』 이종수, 동아일보사

『색채본질』 루돌프슈타이너, 물병자리

『생리학』 박인국, 라이프사이언스

『생리학』 이종삼 외 2인, 대학서림

『생리학』 William Ganong MD, 한우리

『생명의 물』 우리 몸을 살린다, 김현원, 고려원북스

『생물학개론』 화학사

『생식이야기』 김또순, 유림

『성인병 알아내기』 김영대, 청홍

『소문난 코박사의 알레르기성 비염, 아토피 피부염』 김남선, 야스미디어

『소아, 청소년 비만 한방으로 끝내기』 이동현, 매일건강신문사

『슈퍼파워효소의 경이』 가루베이사오, 고토마사오, 전파과학사

『식사요법』 모수미 외7인, 교문사

『식사요법 이론 및 실습』 승정자 외, 광문각

『식품성분표 제6개정판 Ⅰ·Ⅱ』 농촌생활연구소, 농촌진흥청

『식품화학』 안승요 외 7인, 교문사

『신 식사요법』 전세열 외 4인, 광문각

『신경전달물질』 서유헌, 민응사

『신부전증 치료생활요법』 류익태, 태웅출판사

『신약』 김일훈, 인산동천

『신장병 동의보감』 건강생활연구회, 인화

『신장병 백과』 유동준 외, 민중서관

『신장병 예방 치료 식사요법』 히라다 키요루미, 태웅출판사

『신장병 예방치료와 식사요법』 평전청문(平田淸文), 태음

『신장병을 치료하는 한방』 홍종수 외 1인, 국일미디어

『신주섭할아버지의 쑥뜸치료법』 김용태, 서울문화사

『신편 종합영양화학』 이성우 외 1인, 동명사

『심장병 알면 이길 수 있다』 이종구, 중앙생활사

『심장병-심장을 알면 건강이 보인다』 이정균, 한양대학교 출판부

『아토피를 잡아라』 다음을 지키는 사람들, 시공사

『아토피성 피부염 다스리기』 김영호, 서림문화사
『아토피성 피부염을 빨리 낫게하는 책』 니와유키에, 지성사
『안진』 임양근, 정당
『알기 쉬운 심장병 119』 박승정, 가림출판사
『알레르기병 다스리기』 김영호, 서림문화사
『앓을 고치는 108가지 방법』 오비츠 로이치, 눈과마을
『암은 스스로 고칠 수 있다』 아보도오루, 중앙생활사
『약초의 성분과 이용』 과학백과사전출판사, 일월서각
『양리학』
『얼굴 한국인의 낯』 조영진, 사계절
『엔자임:효소와 건강』 신현제, 이채
『여성도 몰랐던 여성의 몸 이야기』 존 리 · 제스헬리 · 버즈니아 홉킨스, 명상
『여의보감 2000』 조주연, 순옥장학출판사
『영양사 학습목표에 맞춘 식사요법』 이정실 외 5인, 교문사
『영양생리학』 한양일 외 1인, 효일출판사
『영양성분으로 본 노화억제』 강경홍 외 1인, 형설출판사
『영양의학』 허갑범, 고려의학
『영양학』 임정교, 신정
『영양학 원리』 최혜미 외9인, 교문사
『영양화학』 이혜정 외 1인, 신광출판사
『오운육기학해설』 권의경, 법인문화사
『오행대의』 김수길 · 윤상철, 대유학당
『오행생식요법』 김춘식, 오행생식
『오행은 뭘까』 어윤형, 전창선, 세기
『오행의 새로운 이해』 은남근, 법인문화사
『왕숙화맥경』 이병국, 현대침구원
『요통 · 관절염 동의보감』 건강생활연구회, 인화
『욕망의 식물학』 마이클폴란, 서울문화사
『우리가 꼭 알아야 할 생식이야기 99가지』 김수경, 명상
『우리가 알아야할 우주의 모든것』 이케우치사토루, 아세아미디어
『우주변화의 원리』 한동석, 행림
『운기체질총론』 유태우, 음양맥진출판사
『운동생리학』 박대준 외 8인, 정담
『위장병 끈기로 고칠 수 있다』 오카베 하루야, 태웅출판사

『위장병 다스리기』 김영호, 서림문화사

『위장병 동의보감』 건강생활연구회, 인화

『위장병 동의보감』 이진산, 도서출판 인화

『위장병 예방과 치료』 풀립문학편집실, 풀립문학

『위장병 예방과 치료』 현대 식생활 건강연구회, 도서출판 풀잎문학

『위장병을 치료하는 맛있는 식사』 김상우, 임현숙, 국일미디어

『육식의 종말』 제레미리프킨, 시공사

『음양오행으로 가는 길』 어윤형 · 전창선, 세기

『음양오행으로 풀어본 건강상식 100가지』 장동순, 양문

『음양오행의 개론』 신천호, 명문당

『음양오행체질분류법』 맥진법, 김춘식, 오행생식

『음양이 뭐지』 어윤형 · 전창선, 세기

『의식혁명』 존로빈스, 시공사

『의역개오』 곽동렬, 성보사

『의역동원 上 · 下』 이정례, 동양학술원

『의역동원 역경』 주춘재, 청홍

『의학생화학』 구자현 외 21인, 정문각

『이비인후 질환과 알레르기성 비염』 이시오 테츠오, 도서출판 남희

『이제마의 사상체질 한방요법』 신재용, 학원사

『이하범의 눈 이야기』 이하범, 도서출판 소화

『인간은 왜 늙는가』 스티븐어스태드, 궁리

『인산 쑥뜸요법』 김윤세, 인산동천

『인체 고급영양학』 박정태, 광문각

『인체 해부생리학』 정영태 외 1인, 청구문화사

『인체 해부학』 한국해부생리학 교수협의회, 현문사

『인체 해부학』 안희경, 고문사

『인체구조와 기능』 최명애 외6인, 계축문화사

『인체생리학』 홍승길, 코리아

『인체생리학』 김기환 외 1인, 의학문화사

『인체생리학』 김복랑 외 6인, 고문사

『인체생리학, 김종대 외 3인, 정문각

『인체생리학』 이석강, 계축문화사

『인체생리학』 전세열 외 4인, 광문각

『인체영양학』 장순옥 외 4인, 효일문화사

『인체의 구조와 기능』 대한임상의학연구소, 의학문화사

『인체의 구조와 기능 Ⅰ·Ⅱ』 최명애 외6인, 계축문화사

『인체해부학』 안희경, 고문사

『인체해부학』 이한기 외 6인, 고문사

『일반 병리학』 문형배 외 4인, 고문사

『임상경락수혈학』 이학인 외 공저, 법인문화사

『임상면역학』 권명상 외 5인, 고려의학

『임상병리학』 대한 임상병리학회, 고려의하가

『임상본초학강좌』 김재익, 대성의학사

『임상영양과 식사요법』 김인숙 외 3인, 효일

『임상영양학』 김송전 외 2인, 청구문화사

『임상영양학』 서정숙 외 2인, 지구문화사

『임상진단학』 R.H.MAJOR, 계축문화사

『자연건강요법』 정정숙

『자연은 스스로 치유한다』 반덕진, 계축문화사

『자연의학의 기초』 모리시타 게이이치, 태웅출판사

『자연치료의학』 오홍근, 정한PNP

『자연치유학 개론』 세계 자연치유학회 편저,

『자연치유학 개론』 앤드류와일, 정신세계사

『잘 먹고 잘 마시는 남자가 잘 걸리는 병, 통풍 다스리기』 이은우, 청산

『잘못된 식생활이 성인병을 만든다』 미국상원 영양문제 특별위원회, 형성사

『장상학』 박창국, 성보사

『전립선 질환의 모든 것』 김세철, 일조각

『전립선 질환의 예방과 치료법』 황종찬, 태을

『주역과 중국의학 上·中』 양력, 법인문화사

『중의운기학』 양력, 법인문화사

『중의학의 기초』 김정수, 침코리아

『증상의로 찾아보는 건강식품』 하야시데루아키, 출판부

『증상학』 이사도르 로젠 펠트, 정담

『지구의 마법사 공기』 허창회, 풀빛

『진단검사의학』 대한진단검사의학회 편, 고려의학

『진단적검사와 간호』 송미순 외 4인 편저, 현문사

『진료요람』 김정제, 성보사

『천문유초』 김수길·윤상철, 대유학당

『첨단과학으로 밝히는 기의 세계』김현원, 서지원

『첨단과학으로 밝히는 물의 신비』김현원, 서지원

『체질따라 약이되는 음식』김달래, 중앙생활사

『체질약궁합』김종석, 북일미디어

『체질을 바꿔야 건강을 지킨다』박금실, 아카데미북

『체질을 알면 건강이 보인다』이명복, 태광출판사

『체질을 알아야 기펴고 산다』장동순, 중명출판사

『최신 간장병, 김영복』근영출판사

『최신 고급 영양학』김숙희 외 13인, 신광출판사

『최신 고급 영양학』서정숙 외 3인, 지구문화사

『최신 면역학 강의』정태호 외 2인, 경북대학교 출판부

『최신 영양생리학』한용봉, 효일문화사

『최신 영양학』이기열 · 문수제, 수학사

『최신 인체생리학』정희곤 외 3명, 광문각

『최신 임상영양학』박종훈 · 정상영 외 22인, 전남대학교 출판부

『최한기가 들려주는 기학이야기』최한기, 자음과 모음

『치매, 희망을 이야기합시다』한국치매협회, 조선일보사

『치질, 변비 이야기』양형규, 세창

『치질, 치루 하루면 낫는다』서인근, 미디어서울

『침술14경락도해』이홍재, 얼과 알

『탈출! 만성피로』윤상희, 연린책들

『토종의학 난치병 다스리기』김인택 · 박천수, 태일

『토종의학 암 다스리기』김인택 · 박천수, 태일

『파동으로 난치병을 극복한다』미야자키가케이, 양문

『피부과학』이화영 외5인, 군자

『피부과학 원색도감』편찬위원회, 정당

『피부병 동의보감』건강생활연구회, 인화

『피부병 백과』김수남 외 11인, 민중서관

『피부에 밥을 주는 여자』이금희, 글읽는 세상

『필수 임상 면역학』최승구, 청구문화사

『한국본초도감』안덕균, 교학사

『한국식물도감』이영노, 교학사

『한국인 영양권장량 제7차 개정』한국영양학회

『한국형 당뇨병 맞춤치료』허갑범, 에디터

『한방 병리학』 전국 한의과대학 병리학교실, 일중

『한방 진단학』 김태희 외2인, 성보사

『해부생리학』 이한기 외 5인, 고문사

『핵심 병리학』 송계용 외2인 공저, 고려의학

『허리디스크 수술없이 완치할 수 있다』 자생한방병원, 느낌이 있는 책

『혈액순환이 운명을 좌우한다』 박승만, 느림

『혈액을 맑게 하는 건강혁명』 이시하라 유우미, 양문

『혈액을 맑게하는 건강음식 37가지』 윤방부, 동도원

『혈액을 맑게하는 건강혁명』 이시하라유우미, 양문

『혈액이 맑아지는 1주일 실천법』 요코하마 이즈미, 건강 다이제스트사

『혈액학이론 및 실기』 혈액분과학회, 고려의학

『확실하게 잡아주는 변비 클리닉』 이명규, 코마츠카즈오, 국일미디어

『황제내경 소문해석』 홍원식, 고문사

『황제내경 영추해석』 홍원식, 고문사

『황제내경 운기해석』 백윤기, 고문사

『황제보감 Ⅰ · Ⅱ』 김두헌, 성한

『효소영양학 개론』 에드워드하웨, 한림원

『Nutritional Healing』 James F Balch.M.D 외 1인, 도서출판 예찬

『Prescription for Nutritional Healing Ⅰ · Ⅱ』 James F. BALCH

『The choice is cleoer, Allen E.Banik』 사람과 책

『The wisdom of menopause』 크리스티안노스럽 · 이상춘, 한문화

국립중앙도서관 출판시도서목록(CIP)

동양섭생치유학. 3, 질병별 식이 영양 섭생학 / 차성훈 지음.
-- 서울 : 우리글, 2007
  p. ;   cm. -- (우리글 학예신서 ; 8)

ISBN 978-89-89376-67-5 94510 : \57000
ISBN 89-89376-35-1(세트)

519.25-KDC4
615.882-DDC21   CIP2007001735

우리글학예신서8

동양섭생치유학3 | 질병별 식이 영양 섭생학 Ⅰ

펴낸날 | 2007년 6월 25일 • 1판 1쇄
지은이 | 차성훈
펴낸이 | 김소양
편집 | 차승현, 김영순, 이윤희

펴낸곳 | 도서출판 우리글 • 전화 | 02-566-3410 • 팩스 | 02-566-1164
주소 | 서울시 강남구 역삼동 837-17 삼성애니텔 1001호
이메일 | wrigle@wrigle.com • 홈페이지 | http://www.wrigle.com
출판등록 | 1998년 6월 3일 제03-01074호

ⓒ 도서출판 우리글 2007
Printed in Seoul, Korea

ISBN 978-89-89376-67-5 94510
        89-89376-35-1 세트
* 잘못된 책은 바꾸어 드립니다.
* 책값은 뒤표지에 있습니다.